Christian Schulze

Lehrbuch der Kieferorthopädie

Band 3

Lehrbuch der Kieferorthopädie

Band 3
Die normale und abnorme Entwicklung des Gebisses
Die Umbauvorgänge im Parodontium und Kiefergelenksbereich
Morpho- bzw. Pathogenese und Ätiologie der Dysgnathien

von Prof. Dr. Christian Schulze (em.)
ehem. Leiter der kieferorthopädischen Abteilung an der
Freien Universität Berlin

Quintessenz Verlags-GmbH   1982
Berlin, Chicago, Tokio und Rio de Janeiro

Alle Rechte, auch die des auszugsweisen Nachdrucks, der photomechanischen Wiedergabe, der Verfilmung und der Übersetzung in andere Sprachen vorbehalten

Copyright © 1982 by Quintessenz Verlags-GmbH, Berlin

Lithographieherstellung: Industrie- und Presseklischee, Berlin
Satz: IBV Lichtsatz KG, Berlin
Druck: Druckhaus Langenscheidt KG, Berlin
Bindearbeiten: J. Godry, Berlin
Printed in Germany

ISBN 3 87652 225 0

Inhaltsverzeichnis

	Vorwort	**11**

1. Kapitel	**Klinische Genetik im Rahmen der Kieferorthopädie**		**15**
	1. Einführung		15
	2. Über die Desoxyribonukleinsäure (DNS) und die molekularbiologische Wirkung der Gene		17
	3. Der Zellkern. Die Chromosomen als Träger der Erbanlage		20
	4. Abweichungen der Chromosomenzahl (Genom-Mutation)		23
	a) Trisomie-21 (Down-Syndrom)		25
	5. Formale = klinische Genetik		28
	a) Einleitung		28
	b) Vererbung autosomaler Gene		29
	1. Dominante = heterozygote = einelterliche Vererbung		29
	2. Rezessive = homozygote = beidelterliche Vererbung		32
	c) Vererbung X-chromosomaler Gene		37
	1. Dominante = heterozygote bzw. hemizygote Vererbung		37
	2. Rezessive = homozygote bzw. hemizygote Vererbung		41
	d) Multifaktorielle Vererbung = additive Polygenie im Zusammenwirken mit Exogenie		45
	1. Kontinuierliche Variabilität der Merkmalsausprägung		45
	2. Zwillingsforschung		46
	3. Familien- und Sippenforschung		49

2. Kapitel	**Die intrauterine Entwicklung des Gebisses und die dabei auftretenden Störungen**		**55**
	1. Einführung		55
	2. Normale Entwicklung des primären Gaumens		55

Inhaltsverzeichnis

3. Gestörte, zur LK(G)-Spalte führende Entwicklung des primären Gaumens	57
a) Primäre Spaltbildung	58
b) Sekundäre Spaltbildung	58
4. Normale Entwicklung des sekundären Gaumens	58
5. Gestörte, zur isolierten G-Spalte führende Entwicklung des sekundären Gaumens	60
6. Ätiologie der LK(G)-Spalten und isolierten G-Spalten	61
a) Häufigkeit und Ausprägungsgrade von LK(G)-Spalten	61
b) LK(G)-Spalten und Zähne	67
c) LK(G)-Spalten und Progenie	68
d) Häufigkeit und Ausprägungsgrade von isolierten Gaumen- bzw. Velumspalten	70
e) Erb- und Umweltfaktoren bei der Entstehung von LK(G)-Spalten	71
f) Erb- und Umweltfaktoren bei der Entstehung von isolierten Gaumenspalten	76
g) Genetische Beratung – Medikamentöse Herabsetzung des Spalt-Risikos?	78
7. Normale fetale Entwicklung bis zur Geburt	79
a) Die sagittalen Lagebeziehungen zwischen Ober- und Unterkiefer	79
b) Größen- und Formentwicklung der Alveolarwälle und Kiefer	80
c) Entwicklung der Lippen	83
d) Entwicklung der Zunge	84
8. Abnorme fetale Entwicklung bis zur Geburt	86

3. Kapitel

Die Entwicklung des Milchgebisses von der Geburt bis zum fertigen Milchgebiß und die dabei auftretenden Störungen   **89**

1. Einführung – Der normale Kiefer des Neugeborenen	89
2. Größe und Form des Oberkiefers zur Zeit der Geburt	89
3. Größe und Form des Unterkiefers zur Zeit der Geburt	92
4. Die Kiefergelenke des Neugeborenen	94
5. Die Lagebeziehung von Unter- und Oberkiefer zur Zeit der Geburt	95
a) In sagittaler Richtung	95
b) In vertikaler Richtung	95
c) In transversaler Richtung	97
6. Der abnorme bzw. mißgebildete Kiefer der Neugeborenen	97
a) Vorbemerkung	97
b) Ankyloglosson	99
c) Mikrogenie mit Glossoptose (Robin-Syndrom)	99
7. Die Entwicklung des normalen Milchgebisses	101
a) Durchbruch der Milchzähne	102
b) Okklusionsfindung und Regelbißeinstellung	104
c) Breiten- und Längenentwicklung der Zahnbögen zur Zeit der ersten Dentition	105
d) Über die sogenannten Affen- oder Primatenlücken	106
8. Abnorme Entwicklungen des Milchgebisses	109
a) Vorbemerkung	109

b) Dentitio präcox bzw. Dentitio tarda	111
c) Hypo- und Hyperodontie; Retention	112
9. Das Gebiß zwischen dem Ende der 1. und dem Beginn der 2. Dentition	115

4. Kapitel

Die erste Wechselgebißperiode und die in ihr auftretenden Störungen 117

1. Einführung	117
2. Die Einstellung der M_1 und die dabei auftretenden Störungen	117
a) Normale Entwicklung bei unterschiedlicher Postlactealebene	117
1. Zielinsky-Modus	119
2. Korkhaus-Modus	119
3. Baume-Modus	120
b) Störungen bei der Einstellung und Kontaktfindung der M_1	121
1. Die unterminierende Resorption der m_2	121
2. Nichtanlage der M_1	122
3. Retention der M_1	124
3. Die Einstellung der bleibenden Schneidezähne und ihre Störungen	125
a) Normale Entwicklung	125
1. Die Breitensumme der vier oberen Milchschneidezähne (Si) und ihrer Ersatzzähne (SI)	126
2. Die Breitensumme der Lücken (Slü)	128
3. Die wachstumsbedingten Veränderungen des Zahnbogens während des Schneidezahnwechsels	129
b) Störungen bei der Einstellung der bleibenden Schneidezähne	129
1. Vorbemerkung	129
2. Mesiodens	130
3. Überzahl eumorpher Schneidezähne	133
4. Zwillingsbildung (Gemination)	134
5. Odontom	135
6. Invagination (Dens in dente)	136
7. Abnorme Höcker und „margoide Differentiation"	140
8. Abnormitäten im Wurzelbereich mit kieferorthopädischer Bedeutung (Verdoppelung – Dens tortuosus – Sichelzahn)	141
9. Nichtanlage und Verkümmerung zur Stiftform	144
10. Unterminierende Resorption der c durch I_2	145

5. Kapitel

Die zweite Wechselgebißperiode und die in ihr auftretenden Störungen 147

1. Einführung	147
2. Normaler Ablauf des Zahnwechsels in der Stützzone	148
a) Der Breitenunterschied zwischen Milch- und bleibenden Zähnen, die Durchbruchsreihenfolge und die sekundär richtige Einstellung der M_1	148
b) Die Stützzonenanalyse	150
1. Zugrundelegung von Mittelwerten	150
2. Korrelationsstatistische Berechnungen	150

3. Messungen an intraoralen Röntgenaufnahmen	152
4. Messungen an intraoralen Röntgenaufnahmen in Kombination mit korrelationsstatistischen Berechnungen	153

3. Störungen im Verlauf der zweiten Wechselgebißperiode ... 155
   a) Zusammenbruch der Stützzone ... 155
   b) Hypodontie und ihre Mikroformen ... 159
   c) Hyperodontie, Zwillingsbildung und Verriesung im Stützzonenbereich ... 168
   d) Retention und Halbretention ... 170
4. Der Durchbruch der M_2 und seine Störungen ... 175
   a) Vorbemerkung ... 175
   b) Transversale Durchbruchsstörungen ... 175
   c) Sagittale Durchbruchsstörungen ... 176
   d) Vertikale Durchbruchsstörungen (Retention und Depression) ... 177
   e) Überzahl von Zähnen im Bereich der Molaren ... 183

6. Kapitel   **Die Entwicklung des oro-facialen Systems als Teil der körperlichen Gesamtentwicklung**   **187**

1. Einführung ... 187
2. Überblick über Wachstum und Gestaltwandel des Schädels nach der Geburt ... 188
   a) Zur Zeit der Geburt ... 189
   b) Bei Beginn der 1. Dentition ... 189
   c) Nach Durchbruch der i_1 und i_2 ... 190
   d) Nach Einstellung der m_1, c und m_2 ... 191
   e) Bei Beginn des Schneidezahnwechsels und der Einstellung der M_1 ... 191
   f) Nach dem Schneidezahnwechsel und der Einstellung der M_1 ... 192
   g) Nach Beendigung des Zahnwechsels und der Einstellung der M_2 ... 192
3. Wachstum, Gestaltwandel und Verlagerung von Ober- und Unterkiefer ... 194
   a) Vorbemerkung; Transformation und Translation ... 194
   b) Grundprinzipien des Schädelwachstums ... 195
   c) Zur Entwicklung des Oberkiefers ... 197
   d) Zur Entwicklung des Unterkiefers und der Kiefergelenke ... 200
      1. Vorbemerkung ... 200
      2. Die Entwicklung der Kiefergelenke ... 202
      3. Die räumliche Verlagerung (Translation) von Ober- und Unterkiefer und die Theorie der funktionellen Matrix ... 204
4. Zusammenfassung ... 206

7. Kapitel   **Gewebsveränderungen unter dem Einfluß kieferorthopädischer Geräte**   **209**

1. Einführung ... 209
2. Zur Morphologie des gesunden, jugendlichen Halteapparates bleibender Zähne ... 211

3. Die mechanischen Voraussetzungen kieferorthopädisch provozierter Gewebsveränderungen im Parodontium — 216
4. Die histologischen Veränderungen im Parodontium — 218
   a) Druckseite bei kontinuierlicher Krafteinwirkung — 219
   b) Zugseite bei kontinuierlicher Krafteinwirkung — 222
   c) Diskontinuierliche bzw. intermittierende Krafteinwirkung — 223
   d) Diskrepanzen bei der Beurteilung der von kieferorthopädischen Geräten ausgelösten Gewebsveränderungen im Parodontium — 224
5. Die histologischen Veränderungen im Kiefergelenksbereich — 229

8. Kapitel Pathogenese und Ätiologie der Dysgnathien — 237

1. Einführung — 237
2. Die Angle-Klasse II,1 (Rückbiß mit oberer Spitzfront) — 237
   a) Vorbemerkung — 237
   b) Intraorale Symptome — 237
   c) Extraorale Symptome — 241
   d) Sonstige Symptome, funktionelle Folgen — 242
   e) Pathogenese — 244
   f) Ätiologie — 245
      1. Zwillingsuntersuchungen — 246
      2. Familien- und Sippenuntersuchungen — 246
      3. Exogene Faktoren im polygenen Verband — 248
3. Die Progenie — 259
   a) Vorbemerkung — 259
   b) Intraorale Symptome — 260
   c) Extraorale Symptome — 262
   d) Sonstige Symptome, funktionelle Folgen — 264
   e) Pathogenese — 264
   f) Ätiologie — 265
      1. Zwillingsuntersuchungen — 266
      2. Familien- und Sippenuntersuchungen — 270
      3. Exogene Faktoren im polygenen Verband — 274
      4. Monogene Sondertypen von Progenie — 278
      5. Sind Progenie und Angle-Klasse II,1 komplementäre Dysgnathien? — 278
4. Der Deckbiß — 280
   a) Vorbemerkung — 280
   b) Intraorale Symptome — 281
   c) Extraorale Symptome — 285
   d) Sonstige Symptome, funktionelle Folgen — 287
   e) Pathogenese — 288
   f) Ätiologie — 293
      1. Zwillingsuntersuchungen — 293
      2. Familien- und Sippenuntersuchungen — 296
      3. Hypothetische Zusammenhänge zwischen Deckbiß und weiteren Merkmalen — 298

5. Das Mißverhältnis zwischen Zahn- und Kiefergröße ... 300
    a) Vorbemerkung ... 300
    b) Intraorale Symptome ... 300
    c) Pathogenese und Ätiologie ... 302
6. Das Diastema mediale (Trema) ... 305
    a) Vorbemerkung ... 305
    b) Intraorale Symptome ... 307
    c) Pathogenese ... 309
        1. Physiologisches Trema ... 309
        2. „Echtes Trema" ... 310
        3. „Unechtes Trema" ... 312
    d) Ätiologie ... 312
7. Der offene Biß (Infraokklusion) ... 315
    a) Vorbemerkung ... 315
    b) Offener Biß im Frontzahngebiet ... 316
        a) Intraorale Symptome ... 316
        b) Extraorale Symptome ... 317
        c) Sonstige Symptome, funktionelle Folgen ... 317
        d) Pathogenese ... 317
        e) Ätiologie ... 318
    c) Offener Biß im Seitenzahngebiet ... 325
        a) Intraorale Symptome ... 325
        b) Pathogenese und Ätiologie ... 325
8. Der tiefe Biß (Supraokklusion) ... 326
    a) Vorbemerkung ... 326
    b) Intraorale Symptome ... 327
    c) Pathogenese ... 327
    d) Ätiologie ... 328
9. Der Kreuzbiß ... 329
    a) Vorbemerkung ... 329
    b) Intraorale Symptome ... 330
    c) Extraorale Symptome ... 330
    d) Pathogenese ... 330
    e) Ätiologie ... 331
10. Die Fehlstellung von Einzelzähnen ... 334
    a) Vorbemerkung ... 334
    b) Intraorale Symptome ... 334
    c) Pathogenese ... 334
    d) Ätiologie ... 335

Schrifttum ... **341**

Sachregister ... **363**

Vorwort

Wie schon in Band 1 und 2 angekündigt, bringt Band 3 den Stoff der zweiten Hauptvorlesung im Lehrfach Kieferorthopädie. Er wird wegen seines großen Umfanges zweckmäßigerweise im Wintersemester gelesen, in dem die meiste Zeit zur Verfügung steht. Trotzdem reicht die Zeit nicht aus, um alles ausführlich vortragen zu können. Das Buch dient deshalb auch der häuslichen Nacharbeit und Ergänzung.

Der Stoff gliedert sich in der Hauptsache in 4 Abschnitte: Im ersten Abschnitt wird die normale Entwicklung des Gebisses unter kieferorthopädischem Aspekt geschildert. Das geschieht nicht geschlossen hintereinander weg, sondern unterbrochen durch die für bestimmte Entwicklungsphasen typischen Fehlentwicklungen: Man versteht und merkt sie sich leichter, wenn man die normale Entwicklung gewissermaßen noch im Ohr hat. Der Abschnitt beginnt mit der intrauterinen Entwicklung in der 6. Woche. In ihr kommt es, noch vor der Milchzahnentwicklung, zur Bildung des primären Gaumens und bei deren Störung zur Lippen-Kieferspalte. Sie ist heute vermutlich die häufigste und wichtigste Mißbildung überhaupt. Die mit ihr zusammenhängenden Probleme werden deshalb ausführlich besprochen, zumal jeder Spaltbehaftete nicht nur kieferchirurgisch, sondern auch kieferorthopädisch und prothetisch behandelt werden muß. Der erste Abschnitt wird beendet mit der Einstellung der oberen M2 etwa im 13.–14. Lebensjahr. Selbst dabei kann es noch zu verschiedenartigen Fehlentwicklungen kommen, die man kennen muß, um rechtzeitig aufmerksam zu werden und ihnen therapeutisch begegnen zu können. Die danach in der sogenannten Adoleszens noch ablaufenden Entwicklungsvorgänge werden nur kurz besprochen.

Im zweiten Abschnitt wird der anfangs auf das Gebiß im engeren Sinne begrenzte Blick auf die in seinem Umfeld ablaufenden Entwicklungsvorgänge gelenkt, wenn auch nur kursorisch und in subjektiver Auswahl. Es war nicht leicht, hier die richtige Grenze zu ziehen. Man kann diesen Abschnitt deshalb ebenso für zu ausführlich wie zu dürftig halten. Mir kam es darauf an, zu zeigen, daß trotz des relativ eigenständigen Charakters des Gebisses mannigfaltige Impulse aus dem facialen Umfeld seine Entwicklung beeinflussen, wie umgekehrt das Umfeld Impulse von seiten des Gebisses empfängt. Die im Rahmen dieser Entwicklungsvorgänge ablaufenden Gewebsveränderungen entsprechen prinzipiell den Veränderungen, die auch im Rahmen kieferorthopädischer Behandlungen erfolgen.

Diese kieferorthopädisch in Gang gesetzten und unterhaltenen Gewebsveränderungen werden im 3. Abschnitt besprochen. Ohne Kenntnisse auf diesem Gebiet sollte auch der relativ selten kieferorthopädisch tätige Allgemeinzahnarzt nicht behandeln. Nur so wird er davor bewahrt, mit seinen Behandlungsgeräten unbewußt irreparable Schäden zu setzen. Nicht jede Zahnbewegung ist schadlos, vor allem bei forciertem Tempo; und das möglichst normierte Ausgerichtetsein der Zähne ist nicht das alles entscheidende Ziel einer kieferorthopädischen Behandlung.

Im 4. Abschnitt schließlich geht es um die Morphogenese bzw. Pathogenese sowie die Ätiologie der Dysgnathien. Wie im 1. und 2. Band wurden nicht nur die spezifischen Dysgnathien mit ihrem Syndromcharakter berücksichtigt, sondern auch Einzelmerkmale wie etwa der offene und tiefe Biß – Merkmale also, die zwar häufig als Begleiterscheinung spezifischer Dysgnathien auftreten, aber auch eigenständigen Charakter haben können. Fast alle diese Merkmale haben eine genetische Basis. Das herauszuarbeiten ist ein Hauptanliegen dieses 3. Bandes. Denn noch immer kann man die Meinung hören, daß Erbfaktoren im Konzert der ätiologischen Faktoren eine mehr nebensächliche Rolle spielten und allenfalls mit 5–10% zu Buche schlügen. Entsprechend summarisch werden sie abgehandelt. Tatsächlich dürften sie jedoch eine zumeist entscheidende Rolle spielen. Das läßt sich schon jetzt behaupten, obwohl unsere Kenntnisse auf diesem Gebiet noch relativ dürftig sind. Ich denke z. B. an die noch bestehenden Unklarheiten bezüglich der Häufigkeit einiger Merkmale in der lactealen und permanenten Dentition, an das Fehlen hinreichend großer und vor allem auslesefreier Zwillingsserien oder den Mangel an Familien- bzw. Sippenuntersuchungen, die der Verzerrung durch kasuistische Auslese und der quantitativen Variabilität der Merkmalsausprägung Rechnung tragen. Möglicherweise vererbt sich ein Teil der hier als ätiologisch einheitlich besprochenen Dysgnathien heterogen. Auch Phänokopien, d. h. ausschließlich durch Exogenie verursachte Merkmale bzw. Merkmalskombinationen, dürfen sich in Zukunft als Sondertypen von den genetisch bzw. multifaktoriell verursachten

Merkmalen sicherer als bisher abgrenzen lassen.

Dazu sind natürlich genetische Kenntnisse nötig. Solche Kenntnisse würden das Fach Kieferorthopädie auch vor der möglichen Gefahr bewahren, sich in esoterischer Weise abzugrenzen und die feste Verbindung mit der Allgemeinmedizin, speziell der Genetik als einem zentralen Fach aller biologischen Wissenschaften, aus dem Auge zu verlieren. Wachstumsveränderungen z. B. ausschließlich an Hand von zweidimensionalen FRS-Aufnahmen beurteilen zu wollen, die auf der sogenannten Nasion-Sellageraden zur Deckung gebracht werden, könnten ohne genetische und entwicklungsphysiologische Relativierung leicht in eine Sackgasse führen (*L. J. Baume*, 1958; *C. F. A. Moorrees* u. Mitarb., 1973).

Noch ein Punkt möge erwähnt werden. Ohne Genetik läßt sich auch der oft komplementäre Charakter mancher Merkmale nicht erkennen. Frontaler Zahnengstand z. B. mit seinen kontinuierlichen quantitativen Abstufungen – soweit er „primär" zustandegekommen ist – dürfte auf den gleichen ätiologischen Faktoren beruhen wie frontaler Weitstand mit seinen ebenfalls quantitativen Abstufungen (s. S. 300 ff.). Es handelt sich gewissermaßen um zwei Seiten ein und derselben Medaille. Da auch im Anfangsteil des Bandes ohne genetische Kenntnisse nicht auszukommen ist – etwa bei Besprechung der Entstehungsursachen von Lippen-Kiefer-Gaumenspalten oder von Hypodontie – ist den vier Abschnitten ein Kapitel über klinische Genetik vorangestellt worden.

Ein solches Kapitel gehörte natürlich nicht in ein Lehrbuch der Kieferorthopädie, wenn man sicher sein könnte, daß Studenten der Zahnheilkunde vom vorklinischen Unterricht her über ausreichende genetische Kenntnisse verfügten. Die Erfahrung zeigt jedoch, daß das nicht der Fall ist. Möglicherweise liegt das daran, daß im vorklinischen Unterricht Genetik an Hand botanischer, zoologischer oder allgemeinmedizinischer Beispiele gelehrt wird und Studenten der Zahnheilkunde den Eindruck bekommen, sie gehe das alles wenig an. Da auch die Lehrbücher der klinischen bzw. medizinischen Genetik ihren Lehrstoff der Allgemeinmedizin und nicht der Zahnheilkunde entnehmen, wurde schon in Göttingen (vor 1964) begonnen, das Wintersemester mit einer zehn- bis zwölfstündigen, auf zwei Wochen verteilten Vorlesung über ,,Klinische Genetik für Zahnmediziner" zu beginnen. Herr Prof. Dr. med. *Gerhard Jörgensen* vom Humangenetischen Institut der Universität Göttingen war dabei behilflich, ja trug die Hauptlast. Diese Vorlesung wurde in Berlin weitergeführt. Das Einleitungskapitel stellt nach Art und Umfang den dabei gebotenen, zwangsläufig auf das Allernotwendigste beschränkten Stoff dar. Es ist mir deshalb ein Bedürfnis, auch an dieser Stelle Herrn Professor *Jörgensen* herzlich zu danken.

Weiterer Dank gebührt meinen Mitarbeitern, an ihrer Spitze Herrn Prof. Dr. *R.-R. Miethke.* Das Kapitel über die intrauterine Entwicklung zwischen der 17. und 42. Woche basiert in der Hauptsache auf seinen Untersuchungen an zahlreichen Feten der einzelnen Altersklassen. Auch meiner Sekretärin, Frau *Reiche,* und meiner Helferin, Frau *Lehmann,* schulde ich Dank, ebenso Herrn *Drinda,* der wiederum für die grafische Gestaltung verantwortlich war. Schließlich habe ich dem Quintessenz-Verlag zu danken, der mit gewohnter Präzision auch diesen 3. Band herausgegeben hat.

Christian Schulze

1. Kapitel

Klinische Genetik im Rahmen der Kieferorthopädie

1. Einführung

Wie im Vorwort erwähnt, spielen genetische Aspekte vom Beginn der menschlichen Entwicklung an eine entscheidende Rolle: Zähne, Kiefer und das oro-faciale System insgesamt machen dabei keine Ausnahme. Werden doch im Augenblick der Befruchtung, d. h. der Vereinigung der bei den Reifeteilungen halbierten und dann haploid genannten elterlichen Chromosomensätze die unabänderlichen Weichen dafür gestellt, ob sich das aus der Zygote entwickelnde Individuum normal oder anomal entwickelt. Besonders deutlich tritt das bei monogenen Leiden in Erscheinung. Denn kaum beeinflußt von den übrigen Genen, endogenen Faktoren oder Umwelteinflüssen kann ein solches, irgendwann durch Mutation verändertes Gen andersartige Merkmale bzw. Leiden verursachen. Aber auch bei den durch mehrere Gene gemeinsam (polygen) bedingten Merkmalen kommt es vom Augenblick der Zygotenbildung an zu der für jedes Individuum spezifischen genetischen Konstellation, die allein oder im Zusammenwirken mit exogenen Faktoren (Exogenie) im Laufe der körperlichen und geistigen Entwicklung wirksam wird. Wenn diese durch additive Polygenie verursachten oder mitverursachten Merkmale insbesondere auch für die Vielfalt normaler Eigenschaften sorgen, seien diese nun individueller oder ethnischer Art, so kommen doch auch zahlreiche abnorme Merkmale bzw. Krankheiten auf diese Weise zustande. Ein für den Zahnarzt besonders einprägsames Beispiel ist die Lippen-Kiefer-Gaumenspalte (siehe S. 57 ff.). Da auch Dysgnathien wie Progenie, Deckbiß und Angle-Klasse II,1 dem Zusammenwirken von Polygenie und Exogenie ihr Dasein verdanken und darüber hinaus die für alle Dysgnathien so wichtigen Faktoren wie Zahnzahl, Zahnform und Zahngröße entscheidend von Erbfaktoren beeinflußt werden, ist das 1. Kapitel der klinischen Genetik gewidmet. Es wird sich auf das kieferorthopädisch Relevante beschränken, wobei dem Zusammenwirken von Polygenie und Exogenie besondere Aufmerksamkeit geschenkt wird.

Klinische Genetik, auch medizinische Genetik genannt, ist ein Teil der Humangenetik wie etwa die Zytogenetik, die Strahlengenetik oder die Pharmagenetik. Die Humangenetik selbst wiederum ist nur ein Teil der gesamten Genetik, wie aus Abbildung 1, die von *G. Jörgensen* (1966) stammt, hervorgeht. Genetik kann somit als eine zentrale Wissenschaft bezeichnet werden, die alle biologischen Wissenschaften, speziell Botanik, Zoologie und Medizin eint. Denn Aufbau und Struktur der Erbeinheiten (Gene) und die ,,Umsetzung" der in den Genen gespeicherten Information in Proteine als den generellen Bausteinen des Lebens ist im Prinzip bei allen Lebewesen gleich. Es muß sich also

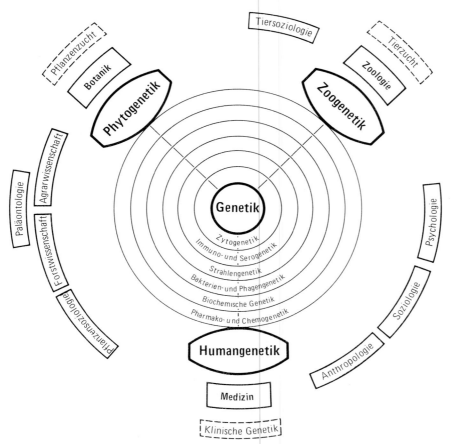

Abb. 1 Die Genetik mit ihren verschiedenen Forschungsrichtungen (Zytogenetik, Immuno- und Serogenetik, Strahlengenetik usw.) als zentrale Wissenschaft für alle Fächer, die direkt oder indirekt mit Biologie zu tun haben.
Aus G. Jörgensen, 1966.

um ein uraltes, am Anfang einer jeden phylogenetischen Entwicklungsreihe stehendes Grundprinzip des Lebendigen handeln.

Die klinische Genetik ist eine ätiologische Wissenschaft, wenn man von der Erbberatung absieht, bei der auf dem Boden genetischer Kenntnisse Eltern oder Familien in bezug auf die Erwartungswahrscheinlichkeit erbkranker Kinder beraten werden. Sie forscht nach Unterschieden von Merkmalen zwischen Individuen oder ethnischen Gruppen (Populationen). Diese Merkmalsunterschiede können morphologischer Art und ohne weiteres erkennbar sein wie Haar-, Augen- oder Zahnfarbe oder erst durch besondere Untersuchungsmethoden aufdeckbar sein, wie Unterschiede von

Blutgruppen oder Plasmaproteinen. Sodann prüft sie mit der von ihr entwickelten Methodik, ob für diese Unterschiede Erbfaktoren verantwortlich sind – und wenn ja, nach welchem „Schema" sie übertragen werden. Man spricht vom Erbtyp oder Erbgang eines Merkmals. Auch der Ausschluß von Erbfaktoren gehört also zu den Aufgaben der klinischen Genetik. So wurde zum Beispiel an Hand von Zwillingsuntersuchungen festgestellt, daß bei den durch Thalidomid (Contergan) verursachten embryonalen Entwicklungsstörungen Erbfaktoren nicht beteiligt sind (*G. Jörgensen*, 1967, 1970). Übrigens ist diese Frage nach dem Erbtyp eines Merkmals nicht ganz korrekt, wenn auch unter Klinikern üblich. Denn übertragen werden nicht die fertigen Merkmale, sondern die Erbeinheiten (Gene) im Zellkern, die auf komplizierte Weise die Merkmalsbildung realisieren. Gene haben somit als Informationseinheiten zu gelten. Sie bestehen in der Hauptsache aus der Kernsäure Desoxyribonukleinsäure, deren chemische Zusammensetzung zwar schon lange bekannt ist, deren Raumstruktur jedoch erst 1953 geklärt worden ist. Obwohl klinische Genetik ohne deren Kenntnis verstanden werden kann, erscheint mir eine kurze Darstellung ihrer Raumstruktur und der Art und Weise, wie die genetische Information im Zellkern „abgetastet" und von da in das umgebende Zytoprotoplasma transportiert wird, um dort die Biosynthese der vielen spezifischen Proteine zu veranlassen, zum besseren Verständnis wünschenswert.

2. Über die Desoxyribonukleinsäure (DNS) und die molekularbiologische Wirkung der Gene

Die Bestandteile des Nuclein, wie ihr Entdecker *J. F. Mischer* (1871) die von ihm erstmals aus Eiterzellen gewonnene Nukleinsäure genannt hat, sind organische Basen, Kohlenhydrate und Phosphorsäure. Bei den Basen handelt es sich um die Pyrimidinabkömmlinge Cytosin und Thymin (bzw. Uracil) sowie die Puridinderivate Adenin und Guanin. Jede der vier Basen ist mit einem Zuckermolekül aus 5 Kohlenstoffatomen, einer Ribose oder – bei Fehlen eines Sauerstoffatoms – einer Desoxyribose verbunden. Die vier Molekülarten werden Nukleoside genannt.

In der Nukleinsäure sind diese Nukleoside esterartig mit Phosphorsäure verbunden, und eine solche Dreiergruppe aus Base, Zucker und Phosphorsäure, Nukleotid genannt, stellt den Grundbaustein der Gene dar. Durch die Phosphorsäure werden die Nukleotide außerdem zu langen Polynukleotiden strangförmig aneinandergeknüpft.

Wie schon angedeutet, tritt die Kernsäure in zwei verwandten Formen auf: als Ribonukleinsäure (RNS), wenn das Zuckermolekül vollständig ist, und als Desoxyribonukleinsäure (DNS), wenn ihm ein Sauerstoffatom fehlt. Der Unterschied besteht aber nicht nur darin: Das RNS-Molekül enthält als zweites Pyrimidinderivat nicht Thymin, sondern Uracil. Außerdem sind die RNS-Stränge kürzer als die DNS-Stränge (s. u.) und haben vermutlich eine andere Raumstruktur.

Die Raumstruktur der DNS ist im Jahre 1953 entdeckt worden, und zwar durch *J. B. Watson* und *F. H. Crick.* Sie haben für ihre Entdeckung 1957 den Nobelpreis erhalten, weil sie die Grundlage des Verständnisses der Genwirkungen im molekularen Bereich bildet. Deshalb ist es seitdem zu einer geradezu explosionsartigen Zunahme aller genetischen Kenntnisse gekommen.

Nach *Watson* und *Crick* kann ein DNS-Strang als Einzelstrang nicht – oder nur einen Augenblick lang während der Mitose – existieren. Stets wird durch Wasserstoffbindung, H-Brücke genannt, zwischen Adenin und Thymin sowie zwischen Guanin und Cytosin ein Doppelstrang gebildet. Jede Base bestimmt aus räumlichen (sterischen) Gründen selbst ihren komplementären Partner, und die Reihenfolge der Basen in einem Strang bestimmt deshalb die Basenfolge im anderen Strang. Da die Zucker- und Phosphorsäuremoleküle etwa senkrecht zu den Basen angeordnet sind, entsteht das Bild einer Leiter (Abb. 2). Doch gibt auch dieses Bild die räumliche Struktur noch nicht vollständig wieder. Denn die aus Zucker- und Phosphorsäuremolekülen bestehenden Leiterholme des Polynukleotid sind in Wirklichkeit wendeltreppenartig umeinander gewunden, wobei auf eine Umdrehung zehn Basenpaare kommen. Das Gebilde als Ganzes wird Doppelhelix genannt (Abb. 3).

Der Kern einer jeden Körperzelle besteht in der

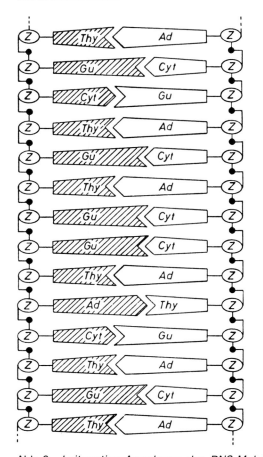

Abb. 2 Leiterartige Anordnung des DNS-Moleküls im entspiralisierten Zustand. Die Leiterholme werden von Zucker (Z)- und Phosphorsäuremolekülen (•) gebildet, die Leitersprossen von vier organischen Basen (Cytosin, Thymin, Guanin, Adenin). Aus sterischen Gründen – sie sind durch Form- und Längenunterschiede der Symbole angedeutet – passen nur Cytosin und Guanin sowie Thymin und Adenin zueinander. Die Basenbindung erfolgt durch Wasserstoff.
Aus Karlson, P. Biochemie, 5. Auflage, Thieme, Stuttgart 1966.

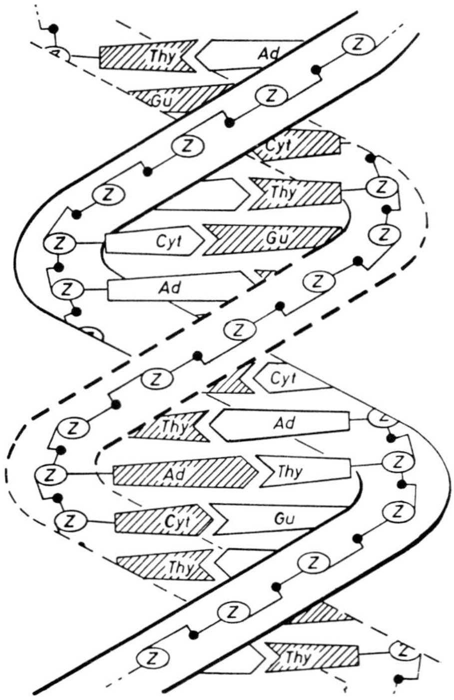

Abb. 3 Im natürlichen, spiralisierten Zustand sind die Leiterholme des DNS-Moleküls wendeltreppenartig umeinander gewunden. Man spricht von Doppelspirale oder Doppelhelix (sogenanntes Watson-Crick-Modell).
Aus Karlson, P. Biochemie, 5. Auflage, Thieme, Stuttgart 1966.

Hauptsache aus DNS in Doppelhelixform, und die genetische Information liegt in der Reihenfolge der Nukleotide bzw. der vier organischen Basen Adenin, Cytosin, Guanin und Thymin verschlüsselt. Ihre Anfangsbuchstaben A, C, G und T stellen gewissermaßen ein Alphabet aus vier Buchstaben dar.

Es war lange bekannt, daß zum Aufbau von tierischem Eiweiß (Protein; Polypeptid) insgesamt 20 verschiedene Aminosäuren nötig sind und daß die Primärstruktur der Proteine, die entweder als Strukturprotein oder als Enzym in der Zelle produziert werden, sich durch die Reihenfolge der Aminosäuren voneinander unterscheiden. Es lag deshalb die Annahme nahe, daß die Spezifität der Aminosäurensequenz etwas mit der Spezifität der Basensequenz in der Kernsäure zu tun habe. Und sollten die genannten vier Basen bzw. ihre Nukleotide tatsächlich Codewörter sein, so müßte ein Codewort für jeweils eine Aminosäure aus drei benachbarten Basen bestehen. Denn zwei Basen ergeben nur $4^2 = 16$, drei Basen dagegen $4^3 = 64$ Möglichkeiten zur Determinierung der Aminosäurensequenz im Polypeptid. Es stellte sich heraus, daß drei Nukleotide, Triplet genannt, tatsächlich jeweils ein solches Codewort darstellen. Es wird Codon genannt und hat universellen Charakter, gilt also für Bakterien wie Menschen in gleicher Weise. Allerdings ergibt sich aus der Differenz zwischen den zwanzig für die Polypeptidsynthese benötigten und den tatsächlich vorhandenen vierundsechzig Codewörtern eine „Degeneration": Für eine Reihe von Aminosäuren gibt es mehrere Codewörter. Dieser Codewortkatalog ist vollständig bekannt.

Die Frage, wie der genetische Code aus dem Kern zu den Ribosomen, den Eiweißproduktionsstellen im Zytoplasma, gelangt, entschlüsselt und in Eiweiß spezifischer Bauart transformiert wird, wurde ebenfalls gelöst. Die Zelle benutzt dazu eine RNS, die mit der DNS strukturell fast identisch ist und in drei Varianten vorkommt. Die Varianten unterscheiden sich chemisch zwar nur durch ihre Länge und damit ihr Molekulargewicht, haben aber jeweils eine andere Funktion.

1. Die Boten-RNS (m-RNS vom engl. messenger-RNS) ist die längste von ihnen. Sie besitzt ein Molekulargewicht zwischen einigen Hunderttausend und mehreren Millionen und hat die Aufgabe, die in der DNS enthaltene Information gewissermaßen abzuschreiben, dann die Kernmembran zu überwinden und die Information als eine Art Bote zu den Eiweißproduktionsstätten im Zytoplasma zu bringen. Ein komplizierter Vorgang. Denn in der Basenfolge eines Triplets steckt ja nur das Codewort für eine einzige Aminosäure, und Polypeptide bestehen aus vielen tausenden von Aminosäuren. Polypeptide benötigen deshalb je nach Bauart unterschiedlich viele Codons, und erst die Summe dieser Codons entspricht einem „Strukturgen". Außerdem werden die Basen eines Doppelhelixstranges von den komplementären Basen des anderen Stranges durch ihre H-Bindung unter Verschluß gehalten. Um heranzukommen, ist es also nötig, die einem Strukturgen entsprechende Stelle der Doppelhelix zu entspiralisieren und die H-Bindung so lange zu lösen, bis der Transskription genannte Abtastvorgang am „codogenen" Strang der Doppelhelix erfolgt ist. P. Karlson (1974) hat vorgeschlagen, statt von messenger-RNS von Matrizen-RNS zu sprechen. Denn nach Art einer Matrize, d. h. der Hohlform eines zum Druck eines „Textes" (Proteinsynthese) erforderlichen Druckstockes, wird die m-RNS tatsächlich im Zellkern aufgebaut. Das geschieht unter Einwirkung eines Enzyms in der gleichen sterischen Weise, wie sich bei den Zellteilungen der eine Strang der Doppelhelix seinen komplementären Strang aufbaut, nur daß hier die komplementäre Base von Adenin nicht Thymin, sondern Uracil ist. Sonst entspräche der m-RNS-Strang völlig dem anticodogenen Teilstück der Doppelhelix.

Ist die Transskription erfolgt, verläßt die Matrize den Kern durch Poren der Kernmembran und heftet sich bestimmten, zur Eiweißsynthese befähigten Zellorganellen an. Sie heißen Ribosomen und enthalten die zweite RNS-Variante.

2. Die ribosomale RNS (r-RNS) ist kürzer als die m-RNS, sie hat ein Molekulargewicht von 500 000 bis 1 000 000. Sie macht nur etwa 65% der Ribosomen aus, der Rest besteht aus Protein. Bei den Ribosomen handelt es sich um submikroskopische Partikel, die entweder in kleinen Zusammenballungen frei im Zytoplasma liegen und dann als Polysomen bezeichnet werden oder membranständig am endoplasmatischen Reticulum aufgereiht sind, alles in riesigen Mengen. An diese Partikel lagert sich die m-RNS an, und hier erfolgt, in Dreiergruppen, die Verknüpfung der vorher aktivierten Aminosäuren zu spezifischen Enzymen oder Strukturproteinen. Das geschieht in komplizierter Weise in zwei morphologisch und funktionell verschiedenen Arealen der Ribosomen; doch braucht hier darauf nicht eingegangen zu werden. Beim Transport und der Verknüpfung der Aminosäuren spielt die dritte RNS-Variante, die Transfer-RNS, eine entscheidende Rolle.

3. Die Transfer-RNS (t-RNS) ist mit einem Molekulargewicht von 25 000 bis 30 000 die kürzeste RNS. Sie ist im Zytoplasma frei gelöst und hat in ihrer Primärstruktur die Form eines abgewinkelten Stäbchens. Das eine Ende trägt ein Triplet, das einem Triplet (Codon) der am Ribosomen angehefteten m-RNS komplementär ist – man nennt es deshalb

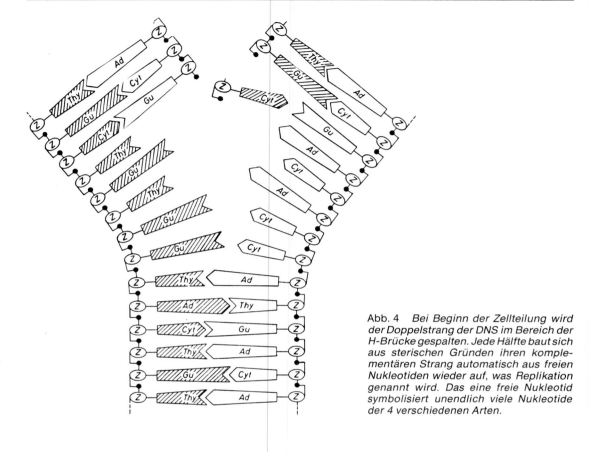

Abb. 4 Bei Beginn der Zellteilung wird der Doppelstrang der DNS im Bereich der H-Brücke gespalten. Jede Hälfte baut sich aus sterischen Gründen ihren komplementären Strang automatisch aus freien Nukleotiden wieder auf, was Replikation genannt wird. Das eine freie Nukleotid symbolisiert unendlich viele Nukleotide der 4 verschiedenen Arten.

auch Anticodon – und das andere Ende eine Aminosäure, die mit Hilfe von Adenosintriphosphat (ATP) aktiviert, d.h. auf ein hohes Gruppenübertragungspotential gehoben worden ist. Nunmehr erfolgt die Aneinanderlagerung von Codon und Anticodon nach dem Prinzip der Basenpaarung und damit natürlich auch die Verbindung von einer Aminosäure an die andere. Die Sprache der Basen ist exakt in die Sprache der Aminosäuren übersetzt worden, ein Vorgang, der mit dem englischen Wort Translation ausgedrückt zu werden pflegt.

3. Der Zellkern. Die Chromosomen als Träger der Erbanlage

Der Zellkern erfüllt seine Aufgabe, die in ihm gespeicherte Information im rechten Augenblick zur Herstellung eines bestimmten Enzyms oder Strukturproteins bereitzustellen, in den Zeiten zwischen den Zellteilungen, dem sogenannten Interphasenzustand, auch als Ruhekern bezeichnet. Im Elektronenmikroskop sind dann im Kern kaum Strukturen zu erkennen, vom Nucleolus abgesehen. Der Kern besteht zwar in der Hauptsache aus DNS, doch ist diese mit RNS und Proteinen vermischt, die aus basischen Eiweißstoffen (Histonen) bestehen. Dieser Komplex wird Chromatin genannt. Obwohl man Einzelheiten im Interphasenkern nicht erkennen kann, weiß man aus Kreuzungsexperimenten, daß die einzelnen Gene linear angeordnet und in doppelter Ausfertigung vorhanden sind. Es ist also ein durchgehender Strang im Sinne einer Doppelhelix vorhanden, dem ein homologer zweiter DNS-Strang angelagert ist. Er enthält an gleicher Stelle (Locus) das zugehörige zweite Gen. Die Partner einzelner Gene werden Allele genannt (siehe S. 29).

Dieses Zustandsbild des Kernes ändert sich, wenn eine Zellteilung beginnt. Dabei kommt es darauf an, das gesamte genetische Material unverfälscht auf beide Tochterzellen zu übertragen. Dazu wird es zunächst verdoppelt. Dank der Forschungsarbeiten von *Watson* und *Crick* (1953) weiß man, daß dazu die Doppelhelix im Bereich der H-Brücke gespalten wird und daß sich anschließend jede Hälfte ihren komplementären Strang selbst wieder aufbaut. Man spricht deshalb von identischer Selbstreduplikation oder von Replikation. Da der neue DNS-Strang zur Hälfte alt und zur Hälfte neu ist, wird auch von semikonservativer Weitergabe der DNS an die beiden Tochterzellen gesprochen (Abb. 4).

Erst nach dieser Verdoppelung der DNS treten Veränderungen in der Zelle auf, die unter dem Begriff Mitose zusammengefaßt werden. Sie sind im Lichtmikroskop sichtbar und deshalb schon seit 100 Jahren bekannt (*W. Flemming*, 1879). Zunächst „verdichtet" sich das im Zellkern verteilte Chromatin und lagert sich zu ungleich großen und ungleich geformten Paketen zusammen, Chromosomen genannt (Abb. 5). Diese Chromosomen bestehen in Wirklichkeit schon aus zwei Hälften, nämlich den im Interphasenzustand verdoppelten DNS-Strängen, die Chromatiden genannt werden. Die Art und Weise, wie diese „Verdichtung" der DNS zu den etwa 500mal dickeren Chromosomen zustande kommt, ist im einzelnen noch ungeklärt; auf jeden Fall sind Spiralisations- und Faltungsprozesse beteiligt.

Gleichzeitig mit dieser Verdichtung des Chromatins löst sich die Kernmembran auf, die eigentlich eine Membran des Zytoplasmas ist. Außerdem fängt der Spindelapparat an, sich auszubilden. Er besteht aus kontraktilen, faserartigen Elementen und zwei sogenannten Zentralkörperchen (Centrosomen), die an entgegengesetzter Stelle der Zelle entstehen: übrigens „auf Befehl" einer DNS, die nicht im Kern lokalisiert ist. Es gibt also auch im Zytoplasma einer Zelle DNS. Die von den Zentrosomen ausgehenden spindelartig angeordneten Fasern inserieren an den Chromatiden, und zwar an einer für jedes Chromosom charakteristischen Stelle. Diese Spindelfaseransatzstellen werden Zentromer genannt.

Damit ist der Prophase genannte erste Schritt der Mitose beendet. Beim zweiten Schritt, der Metaphase (noch in eine Prometaphase unterteilt) ordnen sich die dicht aneinanderliegenden Chromatiden in der sogenannten Äquatorialplatte. Dabei lassen sich Form und Zahl im Lichtmikroskop eindeutig erkennen. Danach erfolgt die Wanderung der Chromatiden, jetzt zu Chromosomen getrennt, zu den beiden Zellpolen. Mit der Ansatzstelle der Spindelfasern voran, werden sie von den sich verkürzenden Fasern dorthin gezogen. Diese Phase der Wanderung heißt Anaphase. Sie wird beendet durch die Telophase. Die Chromosomenpakete strecken sich und lösen sich gewissermaßen auf. Ihre Konturen verschwinden, und die Chromosomen sind wieder zu Chromatin geworden. Dabei beginnt sich auch das Zytoplasma zu teilen: Aus einer Zelle sind zwei Zellen mit völlig gleicher genetischer Information geworden.

Wie gesagt, lassen sich Form und Zahl der Chromosomen im Metaphasezustand am besten erkennen, zumal sich dieser Augenblick der Kondensation und Separation durch ein Mitosegift (Colchicin) abbrechen und dadurch sichtbar machen läßt. Untersuchungen dieser Art werden in der Regel

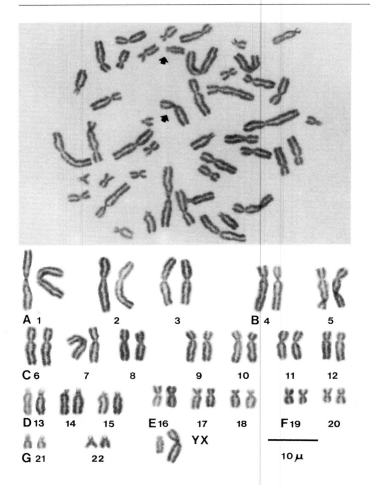

Abb. 5 *Karyogramm (Idiogramm) eines Mannes (44, XY), Giemsafärbung. Aufnahme Humangenet. Institut, Göttingen.*

an Zellkulturen durchgeführt. Sie haben ergeben, daß die Zahl der menschlichen Chromosomen nur 46 und nicht, wie bis 1956 angenommen worden ist, 48 beträgt (*J. H. Tjio* u. Mitarb., 1956). Die Chromosomen – mit einer Ausnahme – treten in Paaren auf und lassen sich nach Größe und Form ordnen. Dazu fotografiert und vergrößert man sie, schneidet sie aus und fügt die Paare zu einem Karyogramm zusammen (Abb. 5). In Denver (USA) wurde 1960 eine internationale Klassifizierung festgelegt, die die einzelnen Chromosomen nach absoluter und relativer Länge, Armindex und Zentromerindex ordnet. Durch besondere Färbeverfahren, autoradiographische Untersuchungen (der Zellkultur wird vor der Mitose radioaktives Thymidin angeboten, das infolge der semikonservativen Reduplikation des DNS-Fadens im Interphasekern in den komplementären Strang eingebaut und dann durch Schwärzung einer Fotoemulsion nachgewiesen werden kann) und Fluoreszenzverfahren lassen sich heute auch Strukturierungen innerhalb der Chromosomen nachweisen, die die Identifizierung und Zuordnung wesentlich verbessert haben.

Die obengenannte Ausnahme bei der Paarbildung betrifft die beiden Geschlechtschromosomen (Gonosomen) des Mannes, die man mit den Buchstaben X und Y zu bezeichnen pflegt. Das Y-Chromosom hat keinen Partner. Die auf ihm lokalisierten Gene haben vermutlich auch kein Allel auf dem X-Chromosom, ganz im Gegensatz zu den paarigen X-Chromosomen weiblicher Individuen. Die Allele ihrer X-Chromosomen verhalten sich ganz wie die der Autosomen. Allerdings wird eines dieser X-Chromosomen in einer frühen Phase der Entwicklung (12. bis 16. Tag) genetisch inaktiviert. Es wird der inneren Zellwand angeheftet und tritt dort als dunkler Punkt in Erscheinung. Nach seinem Entdecker *M. L. Barr* (1949) wird er Barr-Körper oder Zellkernkörper genannt. Er besteht aus Heterochromatin: So wird der Teil der Chromosomen genannt, der im Interphasekern weniger aufgelockert ist und deshalb stärker färbbar bleibt als der genetisch vermutlich aktivere Teil, der Euchromatin genannt wird. Der Zellkernkörper läßt sich aus Zellausstrichen, etwa der Mundschleimhaut oder eines herausgezupften Haarbalges, leicht im Mikroskop nachweisen. Bei Verdacht auf Intersexualität wird er zur Feststellung des gonosomalen Geschlechtes phänotypisch weiblicher Personen bei Sportwettkämpfern benutzt. Fehlt ein *Barr*-Körperchen, handelt es sich genetisch um einen Mann und nicht um eine Frau, auf Ausnahmen komme ich zurück. Diese Inaktivierung eines der beiden X-Chromosomen hat bei X-chromosomalen Krankheiten oder Anomalien Konsequenzen; auch darauf komme ich zurück.

Alle nicht gonosomalen Chromosomen faßt man unter der Bezeichnung Autosomen zusammen. Es gibt 22, nach Größe, Spindelansatzstelle und Färbung unterscheidbare Paare (siehe Abb. 5). Der gesamte Chromosomensatz einer Frau läßt sich mit 44-XX, der eines Mannes mit 44-XY angeben.

4. Abweichungen der Chromosomenzahl (Genom-Mutation)

Relativ häufig kommen Störungen dieser numerischen Verhältnisse vor. Sie kommen dadurch zustande, daß bei den als Meiose bezeichneten Reifeteilungen (bei denen die Chromosomen und damit das genetische Material nicht nur halbiert, sondern mit Hilfe eines Crossing-over genannten Vorganges auch ausgetauscht wird), die gepaarten Chromosomen nicht getrennt werden (Non-disjunction). Dadurch bekommt die eine Gamete (Ei oder Spermium) ein Chromosom zuviel (Trisomie), die andere ein Chromosom zuwenig (Monosomie). Bei der Befruchtung besitzt die neuentstandene Zygote dann entweder eine Tri- oder eine Monosomie statt der normalen Disomie. Dabei sind Monosomien im allgemeinen nicht lebensfähig. Eine Ausnahme macht das Fehlen eines der beiden X-Chromosomen beim 44-X0-Zustand, wie überhaupt numerische Störungen der Gonosomen in bezug auf die Lebensfähigkeit der Zygote weniger ins Gewicht fallen als entsprechende Störungen der Autosomen. So gibt es weibliche Individuen mit drei, vier, ja fünf X-Chromosomen. Man spricht dann scherzhaft von „Superweibchen" (super-females), wobei sich das allein auf die Chromosomenzahl und nicht etwa auch auf ihr weibliches Aussehen oder Verhalten bezieht. Dieses Weniger-ins-Gewicht-fallen hängt vermutlich damit zusammen, daß alles überschüssige chromosomale Material als *Barr*-Körperchen inaktiviert wird: Bei einer 44-XXX-Frau sind dann zwei *Barr*-Körperchen an der Zellwand nachzuweisen, und bei einer 44-

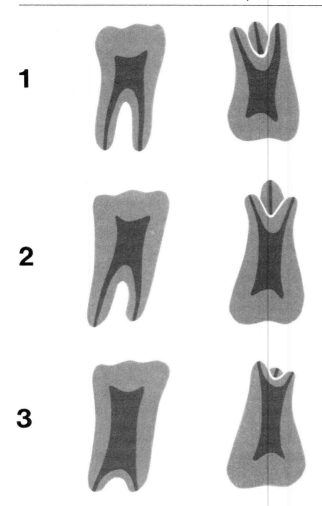

Abb. 6 Sogenannter Taurodontismus (tauros = Stier): Die Bifurkation der Molaren beginnt nicht in Zahnhalshöhe, sondern tiefer. Je nach Ausprägung wird von Hypo-, Meso- oder Hypertaurodontismus gesprochen (J. C. Middleton Shaw, 1928). Vor allem bei Hypertaurodontismus nehmen die Molaren Prismenform an. Sie sind mit den „prismatischen Molaren von Kropina" (K. Gorjanovic-Kramberger, 1906) identisch. Die 3 Varianten kommen nebeneinander oder zusammen mit normalen = kynodonten (kynos = Hund) Molaren vor, zum Teil in Kombination mit sonstigen Abartungen (Literaturübersicht bei L. Lysell, 1962, und J. L. Ackerman u. Mitarb., 1973). 1 = Hypotaurodontismus; 2 = Mesotaurodontismus; 3 = Hypertaurodontismus.
Aus J. L. Ackerman u. Mitarb., 1973. Ausschnitt und Umzeichnung.

XXXX-Frau drei. Solche *Barr*-Körperchen, die bei normalen männlichen Individuen fehlen, können bei diesen nur dann auftreten, wenn sie nicht den üblichen 44-XY-Zustand aufweisen, sondern einen XXY-Zustand oder einen 44-XXYY-Zustand. Männer mit mehr als einem Y-Chromosom werden auch als super-males bezeichnet.

Im Gegensatz zu den super-females äußert sich das auch in mehr „Männlichkeit": sie sind überdurchschnittlich groß und überdurchschnittlich aggressiv. Sie kommen deshalb unter Schwerverbrechern überdurchschnittlich häufig vor.

Individuen ohne Y-Chromosom, also mit einem 44-X0-Zustand sind stets von weiblichem Habitus – mit anderen Worten: Allein das Y-Chromosom bzw. die auf ihm lokalisierten Gene entscheiden darüber, ob sich aus einer Zygote ein männliches Individuum entwickelt oder nicht.

Gonosomale numerische Aberrationen (es handelt sich im wesentlichen um die *Turner-* und *Klinefelter-* Syndromgruppen mit einer X0- bzw. XXY-Konstitution) haben für die Zahnheilkunde keine praktische Bedeutung: Die Beobachtung (*C. Keeler,* 1973; *R. E. Stewart,* 1974), daß beim *Klinefelter*-Syndrom regelmäßig Verformungen der Molaren im Sinne von Taurodontismus aufträten (Abb. 6), hat sich nicht bestätigt (*Ch. Feichtinger* u. Mitarb., 1977).

Anders ist es mit den autosomalen Aberrationen. Von ihnen sind drei wohl definierte, als Syndrom* in Erscheinung tretende Arten bekannt: die Trisomie-13 (*Pateau*-Syndrom), die Trisomie-18 (*Edwards*-Syndrom) und die Trisomie-21, früher als Mongolismus, heute zumeist als *Down*-Syndrom bezeichnet. Bei allen drei Syndromen gibt es unmittelbare zahnärztliche bzw. kieferorthopädische Beziehungen: bei der Trisomie-13 ein- oder doppelseitige LKG-Spalten als obligatorisches Symptom neben zahlreichen anderen; bei der Trisomie-18 tiefansetzende Ohrmuscheln und Verkümmerungen der Mandibula im Sinne von Mikro- und Retrogenie; und bei der Trisomie-21 Progenien mit sonstigen Kopf und Gesicht betreffenden Atypien. Da bei Trisomie-13 nur eine Lebenserwartung von Stunden oder Tagen, bei der Trisomie-18 von Wochen oder Monaten besteht, so daß ein Zahnarzt sie gar nicht zu Gesicht bekommt, gehe ich nur auf die Trisomie-21 näher ein. Die Lebenserwartung kann mehrere Jahrzehnte betragen, und Kinder dieser Art kommen zunehmend in die kieferorthopädische Behandlung (s. u.).

---

* Syndrom = ,,Symptomen-Komplex, bei dem die feste Zusammengehörigkeit der Symptome zwar aus genetischen oder anderen Gründen wahrscheinlich, pathogenetisch aber nicht geklärt ist'' (*W. Lenz* 1976).

a) Trisomie-21 (Down-Syndrom)

Obwohl *J. L. Down* bereits 1866 zahlreiche Symptome der ,,Degeneration'' beschrieben hat, wurde erst 1959 von *J. Lejeune* u. Mitarb. nachgewiesen, daß sie durch die Anwesenheit eines dritten Chromosoms zustande kommt. Der Karyotyp eines Mädchens ist also 47-XX + 21, der eines Jungen 47-XY + 21. Das 3. Chromosom kann auch an ein Chromosom angeheftet werden, zum Beispiel an Nr. 14 oder 21. Dann ist die Zahl der Chromosomen unverändert, die pathologische Wirkung bleibt dagegen erhalten.

Die auf dem Chromosom 21 lokalisierten Gene liegen beim *Down*-Syndrom somit nicht in zweifacher, sondern in dreifacher Ausfertigung vor. Das ist die Ursache seiner vielfältigen Symptome. Möglicherweise ist die Tatsache, daß das Chromosom (zusammen mit dem Chromosom 22 und dem Y-Chromosom) das kleinste aller Chromosomen ist und die Zahl der auf ihm lokalisierten Gene entsprechend gering sein dürfte, dafür verantwortlich, daß die Behafteten relativ lange am Leben bleiben. Denn da die meisten Gene die Produktion von Proteinen mit enzymatischer Wirkung veranlassen, muß es vom Anfang der Entwicklung an zu Stoffwechselstörungen und damit zu Entwicklungsstörungen verschiedenster Organe kommen. Bei Trisomien laufen die zugrundeliegenden chemischen Reaktionen vermutlich zu schnell, bei Monosomien – von denen die meisten deshalb nicht lebensfähig sind – zu langsam ab. Je komplizierter ein Organ aufgebaut ist, desto störanfälliger dürfte es sein. Deshalb ist bei allen Trisomien die Entwicklung des zentralen Nervensystems beeinträchtigt. Es bestehen Mikrozephalie und Schwachsinn (Oligophrenie), bei Trisomie-21 zumeist im Sinne von Imbezillität. Der Intelligenzquotient (IQ) liegt zwischen 30 und 50. Dabei könnte der Unterschied darauf beruhen, daß die Behafteten, wären

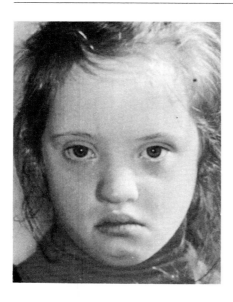

Abb. 7 Down-Syndrom (Mongolismus), 7jähriges Mädchen; nur eine „Mongolenfalte" am inneren Augenwinkel fehlt, sonst sind die typischen Merkmale wie flache Gesichtsform mit schrägen Lidspalten, „Knopfnase" und dysplastischen Ohrmuscheln vorhanden.

sie von der Trisomie verschont geblieben, auch entsprechend große Unterschiede ihres IQ aufgewiesen hätten (W. Lenz, 1976). Bei relativ hohem IQ besteht bei intensiver Zuwendung und zweckmäßiger Schulung soviel Lernvermögen, daß praktische Fähigkeiten erworben werden können, die zu nützlicher Tätigkeit z. B. im elterlichen Haushalt ausreichen. Bei diesen Kindern sind deshalb auch kieferorthopädische Behandlungen möglich (s. u.). Allerdings verbringen die meisten Kinder ihr Leben heute noch in Heimen für Behinderte – und jedes 10. Heimkind etwa ist ein mongoloides Kind.

Die Symptome der Trisomie betreffen praktisch den gesamten Organismus. Die Behafteten bleiben klein, leiden an muskulärer Hypotonie, überstreckbaren Gelenken, überdurchschnittlich häufig an Herzfehlern und sind gegenüber Infektionskrankheiten anfällig. Deshalb überleben auch heute noch nur etwa 50% das 10. Lebensjahr. Auf diese Symptome im einzelnen einzugehen, erübrigt sich. Für den Zahnarzt sind die Besonderheiten des Schädels und des Gesichtes wichtig. Sie sind in ihrer Gesamtheit so charakteristisch, daß eine „Blick-Diagnose" möglich ist. Der Kopf ist klein und sitzt auf kurzem Hals. Das Gesichtsprofil erscheint als Folge einer naso-maxillären Hypoplasie flach. Die Lidspalten sind schräg von außen oben nach innen unten gestellt. Zusammen mit der „Mongolenfalte" am inneren Augenwinkel (Epikanthus) und der kleinen, sattelförmigen Nase ergibt das den „mongoloiden" Eindruck, der zur ersten Namensgebung geführt hat (Abb. 7). Auch die Ohren sind oft klein und nur mangelhaft modelliert.

Die Lippen sind trocken und rissig und werden offen gehalten. Wo die Zunge groß und im Sinne einer Lingua plicata gefaltet ist – die Angaben schwanken zwischen 40% und 60% – liegt ihre Spitze zwischen

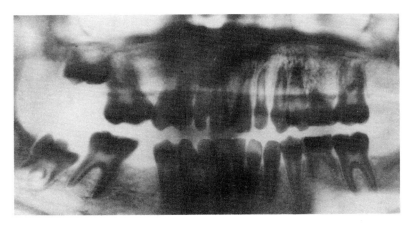

Abb. 8 Orthopantomogramm bei Down-Syndrom, Ausschnitt. Neben Mikrodontie besteht Hypodontie. Auf der linken Seite sind P_2, M_2 und M_3 nicht angelegt, auf der rechten Seite P_2 und M_3. Zu Abbildung 7 gehörend, aber erst im Alter von 11 Jahren angefertigt. Kieferorthopädische Behandlung noch nicht beendet.

den Zähnen und den Lippen. Überdurchschnittlich häufig besteht eine Progenie mit unterem Vorbiß und Kreuzbiß im Seitenzahngebiet. Wegen der Hypoplasie des gesamten naso-maxillären Komplexes mit verkürztem Gaumen wird sie als Pseudoprogenie klassifiziert. Zusammen mit Verkümmerungs- und Verformungserscheinungen an den Zähnen – neben allgemeiner Mikrodontie liegt oft auch Hypodontie vor (Abb. 8) – besteht darin vor allem das Problem einer kieferorthopädischen Behandlung. Auch fibromatöse Verdickungen der Gaumenschleimhaut, die das Gaumengewölbe spitzbogig erscheinen lassen, können den Sitz herausnehmbarer Geräte beeinträchtigen. Übrigens scheint die Kariesanfälligkeit geringer als bei gesunden Kindern zu sein (*R. A. Winer* u. Mitarb. 1961).

Im Fall der Abbildung 8 waren alle vier P_2, die beiden linken M_2 sowie alle vier M_3 nicht angelegt. Neben dem umgekehrten Überbiß der Schneidezähne bestand doppelseitiger Kreuzbiß. Die Behandlung, die sich vor allem auf die Überstellung der Frontzähne konzentrierte, wurde im Alter von 8,0 Jahren mit der Extraktion der noch vorhandenen i_2 eingeleitet. Die Extraktion der c folgte ein halbes Jahr später. Nach Ausrichtung der Schneidezähne erfolgte ihre Überstellung mit einer abnehmbaren schiefen Ebene, die auch beim Essen getragen werden mußte. Nach der Überstellung, die 0,8 Jahre in Anspruch nahm, wurde die aktive Behandlung unterbrochen und die weitere Gebißentwicklung beobachtet. Bei Durchbruch der C und P_1 wurden zur Platzgewinnung die m_2 zunächst mesial beschliffen und links, wo die M_2 angelegt waren, später extrahiert (Abb. 9).

Das Risiko, ein Kind mit einer Chromosomenanomalie zu bekommen – zumeist in Form des *Down*-Syndrom – beträgt im Durchschnitt 1 auf 700 Geburten (0,13%). Es steigt jedoch mit zunehmendem Alter der Mutter an und erreicht mit 37 Jahren etwa 1%, mit 40 Jahren 2% und mit 45 Jahren sogar 5%. Älteren Schwangeren ist deshalb dringend zu raten, genetische Beratungsstellen aufzusuchen, um eine vor-

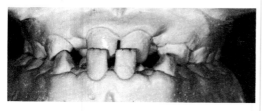
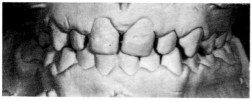

Abb. 9 *Progenie bei Down-Syndrom: Oben vor, unten gegen Ende der kieferorthopädischen Behandlung mit aktiven Platten. Zu Abbildungen 7 und 8 gehörend.*

geburtliche Diagnose stellen zu lassen. Dazu wird, am besten in der 16. Woche, eine Amniozentese durchgeführt: So nennt man eine transabdominal durchgeführte Punktion zur Fruchtwassergewinnung. Die im Fruchtwasser schwimmenden Zellen des Feten werden in Nährmedien weiter gezüchtet und ihre Chromosomen nach entsprechender Vorbereitung ausgezählt. Besteht eine Chromosomenanomalie, darf ein legaler Schwangerschaftsabbruch auch nach dem gesetzlich zulässigen Termin noch durchgeführt werden.

5. Formale = klinische Genetik

a) Einleitung

Oben wurde gesagt, daß ein Triplet der DNS die kleinste genetische Informationseinheit sei, weil es den Einbau bestimmter Aminosäuren in die langfädigen Eiweißketten (Polypeptide) veranlasse. Deshalb liegt die Annahme nahe, ein solches Triplet generell auch für ein Gen zu halten. Denn ein durch Mutation entstandener Fehler müßte oder könnte ein insgesamt fehlerhaftes Enzym oder Struktureiweiß zur Folge haben, und das müßte die Leistung der Zelle bzw. das von ihr abhängige Produkt (Phän) erkennbar verändern. Doch ist diese Annahme falsch. Wie sich zum Beispiel bei Kreuzungsuntersuchungen mit Bakterien ergeben hat, deren aus DNS gebildetes, wenn auch kernloses Erbgut in verschiedener Weise gegenüber der „Wild-Population" verändert war, besteht ein Gen aus zahlreichen Triplets. Ein Gen ist also ein Triplet-Strang, eine Funktionsgruppe der DNS, die die gesamte Information zur Synthese eines spezifischen Proteins enthält. Man spricht deshalb auch von Strukturgenen. Innerhalb dieser Funktionsgruppe sind kleine, unter Umständen nur ein einziges Triplet betreffende mutative Veränderungen möglich. Ein Triplet ist deshalb die kleinste durch Mutation veränderbare Einheit der DNS. Sie wird deshalb auch Muton genannt. Bei der klinischen Genetik, die auf *G. Mendel* (1866) zurückgeht, wird vom Merkmal (Phän) eines Individuums auf die zugrundeliegende Erbeinheit (Gen) zurückgeschlossen. Man geht von solchen Merkmalen aus, die sich vom gewohnten Normalzustand sicht- oder meßbar unterscheiden. Sobald feststeht, daß der Unterschied von Genen bestimmt oder mitbestimmt ist, wozu vor allem Zwillingsuntersuchungen geeignet sind (siehe S. 46 ff.), prüft man, nach welchen Gesetzmäßigkeiten die Gene bzw. die von ihnen abhängenden Phäne neu kombinieren. Diese Aufgabe ist der entscheidende Teil der klinischen Genetik. Von ihm soll im folgenden die Rede sein, wobei mit der Neukombination der Gene begonnen wird.

Wie die Chromosomen, so treten auch die Gene paarweise auf. Die beiden Partner eines Paares nennt man Allele. Sie nehmen zur Zeit der Mitose den gleichen Platz (Locus) auf einem Chromosomenpaar ein. Sie dürften auch im „Ruhekern", der funktionell der „Arbeitskern" ist, nebeneinanderliegen. Stets stammt ein Allel vom Vater, das andere von der Mutter – von den Genen abgesehen, die auf dem Y-Chromosom lokalisiert sind: das Y-Chromosom selbst hatte ja auch keinen Partner (siehe S. 21). Wenn das so ist, haben natürlich auch die auf dem X-Chromosom des Mannes liegenden Gene keinen Partner – ganz im Gegensatz zu einem X-chromosomalen Gen der Frau. Dieser Unterschied hat bedeutsame Folgen.

Allele sind entweder von gleicher Beschaffenheit oder von ungleicher: Man bezeichnet die Träger eines Allelenpaares mit gleicher Wirkung als Homozygote, mit ungleicher Wirkung als Heterozygote. Wo Allele fehlen, also bei den Genen des X-Chromosoms des Mannes, nennt man die Träger Hemizygote – anders ausgedrückt: Männer verhalten sich bezüglich aller ihrer gonosomalen Gene bzw. der von ihnen verursachten Merkmale hemizygot. Wenn die phänische Auswirkung eines Genpaares ungleichmäßig ist, erkennt man in der Regel nur die Behafteten, die das wirkungsstärkere Gen besitzen. Dieses Gen wird als dominant, das wirkungslose bzw. wirkungsschwache als rezessiv bezeichnet. Rezessive Gene lassen also erst im homozygoten Zustand ihre Wirkung in Erscheinung treten.

Gene sind entweder auf einem der beiden Geschlechtschromosomen oder auf einem der 44 Nicht-Geschlechtschromosomen lokalisiert. Erstere nennt man gonosomale, letztere autosomale Gene. Da über die Y-chromosomalen Gene mit Sicherheit nur bekannt ist, daß sie für die primären Geschlechtsmerkmale des Mannes verantwortlich sind, spricht man statt von gonosomalen gleich von X-chromosomalen Genen.

b) Vererbung autosomaler Gene

1. Dominante = heterozygote
= einelterliche Vererbung

Wie bereits ausgeführt, sind die Partner eines Allelenpaares am gleichen Platz (Locus) homologer Chromosomen angeordnet. Man kann sich das für ein beliebiges Elternpaar schematisch wie auf Abbildung 10 (oben) darstellen. Dabei ist es gleichgültig, ob man sich links den Mann oder die Frau vorstellt. Eines der vier dargestellten Allele soll nun als Folge einer Mutation verändert und dominant über die drei anderen Allele geworden sein. Es ist zur Kennzeichnung geschwärzt worden.

Bei der Bildung der Keimzellen werden die beiden Allele, die jeder Elternteil („Elter") besitzt, getrennt. Jedes Allel hat die gleiche Wahrscheinlichkeit von 50% (0,5), in eine der beiden Gameten zu gelangen (Abb. 10 Mitte). Ebenso hat jedes Allel der vier Keimzellen – da diese sich frei nach den Gesetzen des Zufalls kombinieren – eine 25%ige Chance (0,25), sich mit einem der anderen Allele zu vereinigen (Abb. 10 unten).

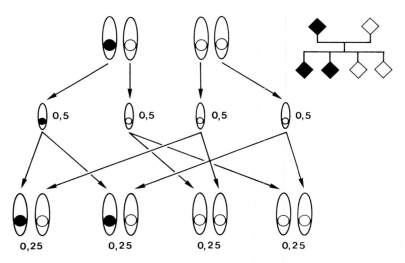

Abb. 10 *Schema der dominanten = heterozygoten = einelterlichen Vererbung autosomaler Gene.*
Obere Reihe: Homologe autosomale Chromosomenpaare zweier Eltern mit je einem eingezeichneten Allelenpaar am gleichen Locus. Ein Gen, durch Mutation verändert (schwarzer Kreis), ist dominant über die drei anderen Gene (weiße Kreise) geworden: Der Träger zeigt das neue Merkmal, er ist behaftet (siehe Schema oben rechts).
Mittlere Reihe: Trennung der elterlichen Allele bei Bildung der Keimzellen. Jede Keimzelle hat die gleiche 50%ige Chance (0,5), das mutierte oder nicht mutierte Gen zu erhalten.
Untere Reihe: Jedes Gen der vier Keimzellen hat bei der Befruchtung eine 25%ige Chance (0,25), sich mit einem der 3 anderen Allele zu vereinigen: Von 4 Kindern sind durchschnittlich zwei (0,5) Merkmalsträger, weil sie das dominante Gen geerbt haben, zwei (0,5) merkmalsfrei.
Oben rechts: So würde die Sippentafel aussehen. Die auf der Kante stehenden Symbole zeigen an, daß das Geschlecht hier ohne Bedeutung ist.
◆ *= Symbol für ein behaftetes,* ◇ *= Symbol für ein nichtbehaftetes Individuum.*

Von den im Schema angenommenen vier Kindern dieser Eltern haben somit durchschnittlich zwei (50% = 0,5) das dominante Gen geerbt, das einer der Eltern hatte. G. Jörgensen (1978) spricht deshalb auch von **einelterlicher Vererbung**. Dabei bedeutet durchschnittlich, daß in einer solchen Ehe mit vier Kindern zufällig auch drei, ja vier Kinder behaftet – oder umgekehrt, nicht behaftet sein können. Erst wenn man zahlreiche Geschwisterschaften, die zudem in der Regel heutzutage kleiner als vier sind, untersucht, nähern sich die Prozentzahlen zwischen behaftet und nicht behaftet dem geforderten Verhältnis von 50% : 50%. Wenn man bedenkt, daß Familien oder Familienverbände (Sippen) in der Regel von einem Ausgangsfall (**Proband, Propositus**) aus erfaßt werden, der wegen dieses Erbleidens zur Untersuchung kommt, erkennt man, daß Familien mit zwei, drei und mehr Behafteten in einer Geschwisterschaft öfter erfaßt werden als Familien mit nur einem behafteten Kind. Familien ohne ein behaftetes Kind werden überhaupt nicht erfaßt.

Daraus folgt, daß bei Sammlungen dieser Art (Sammelkasuistik) in den Geschwisterschaften oft mehr als 50% Behaftete sind. Man wünscht sich natürlich, diesen Fehler korrigieren zu können, vor allem dann, wenn Zweifel an der Erbgangshypothese auftauchen (s. u.).

Im allgemeinen macht die Erkennung dominanter Merkmale keine Schwierigkeiten: Das Merkmal ist in der Regel klar zu erkennen, selbst wenn der Ausprägungsgrad, die sogenannte Expressivität, oft schwankt; es ist lückenlos durch zwei, drei, ja mehr Generationen zu verfolgen, und Überträger kann ebenso ein Mann wie eine Frau sein. Wird einmal eine Generation übersprungen, spricht man von Penetranzschwankung: Obwohl das Gen vorhanden ist, äußert es sich nicht. Man sucht dann nach einer Erklärung und kann das Allel, sonstige Gene und/oder Umwelteinflüsse dafür verantwortlich machen. Damit ist folgendes gemeint:

1. Das Allel des dominanten, d.h. durch Mutation gewandelten („krank gewordenen") Gens im Beispiel der Abbildung 10 ist zwar normal („gesund"), kann sich aber durchaus von einem anderen gesunden Allel unterscheiden, zum Beispiel dadurch, daß es die Wirkung des kranken Gens abzuschwächen in der Lage ist. Ist die Schwächung gering, resultiert eine Expressivitätsschwankung, ist sie stark, eine Penetranzschwankung: Die beiden Begriffe bezeichnen also Unterschiede der phänischen Äußerungsmöglichkeit eines kranken Gens bis hin zur Unerkennbarkeit. Es gibt somit Allele verschiedener Qualität. Das wird mit dem Begriff Allelen-Reihe zum Ausdruck gebracht. Die Gesamtheit der Gene einer solchen Reihe findet man in einer Population bzw. ethnischen Gruppe. Ein einzelnes Individuum hat dagegen immer nur ein Allelen-Paar.

2. Sonstige Gene für die Ursache derartiger Expressivitäts- und Penetranzschwankungen zu halten, ist ebenfalls berechtigt. Denn ein Gen agiert nicht isoliert, sondern im Verband anderer Gene. Dieser Verband ist gewissermaßen die natürliche Umwelt eines Gens. Es läßt sich deshalb u. U. von benachbarten Genen beeinflussen. Macht sich dieser Einfluß öfter oder gar regelmäßig bemerkbar, entstehen natürlich Zweifel, ob von dominanter Wirkung überhaupt noch gesprochen werden kann (s. u.).

3. Gleiches gilt von der modifizierenden Wirkung von Umwelteinflüssen. Gerade bei Merkmalen mit langer Entwicklung, wie der Zähne bzw. der Zahnstellung, ist es leicht zu verstehen, daß Umwelteinflüsse, etwa in Form des Lutschens, stets in Betracht zu ziehen sind, vor allem natürlich bei der Angle-Klasse II,1. Aber auch beim Trema zum Beispiel, von dem angenommen wird, daß es durch heterozygote Genwirkung zustande kommt, wird durch Lutschprotrusion die genetisch verursachte Lücke vergrößert. Die Vermutung, daß dem Trema ein dominantes autosomales Gen zugrundeliege, ist erstmals von *A. Kantorowicz* (1914) geäußert, der Nachweis von *M. Weniger* (1933) zu führen versucht worden. Frau *Weniger* hat über die Ergebnisse von 26 Familien bzw. Sippen berichtet; auf Abbildung 11 ist eine der Sippen dargestellt. Es gibt aber Zweifel, ob das Trema wirklich dominant vererbt wird (siehe S. 305ff.).

Bei häufigen Merkmalen – und alle kieferorthopädisch relevanten Merkmale sind häufig – kann es vorkommen, daß beide Eltern behaftet sind. Es liegt also eine Paarung heterozygot × heterozygot vor (Abb. 12). Dann sind von 4 Kindern im Durchschnitt 3 (75% = 0,75) behaftet, wovon ein Kind homozygot ist, also die doppelte Dosis des kranken Gens hat. Doch sollte das klinisch nicht zu erkennen sein, weil definitionsgemäß von Dominanz nur dann gesprochen wird, wenn sich der heterozygote vom homozygoten Zustand phänisch nicht

Klinische Genetik im Rahmen der Kieferorthopädie

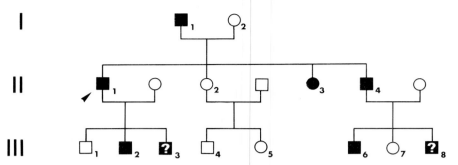

Abb. 11 Sippentafel bei dominantem autosomalem Erbgang, hier bei Diastema mediale, auch Trema genannt (siehe S. 305ff.). Das Merkmal wird lückenlos durch 3 Generationen übertragen. Überträger können Männer wie Frauen sein. Im Durchschnitt ist bei einem behafteten Elter die Hälfte der Kinder behaftet.
■ = Symbol für behaftete Männer; ● = Symbol für behaftete Frauen; ? = Behaftung fraglich; Proband = ◀. Aus Margarete Weniger, 1933, Umzeichnung.

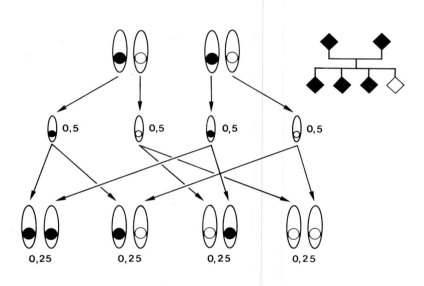

Abb. 12 Schema der dominanten autosomalen Vererbung, wenn beide Eltern Merkmalsträger sind (obere Reihe). Bei 4 Kindern sind im Durchschnitt 3 behaftet. Davon ist ein Kind homozygot; es besitzt das durch Mutation veränderte Gen doppelt (untere Reihe links), unterscheidet sich phänisch in der Regel jedoch nicht von den beiden heterozygoten Geschwistern.
Oben rechts: Die entsprechende Sippentafel.
(Bedeutung der Symbole siehe Abbildung 10.)

unterscheidet. Mit genetischen Mitteln wäre eine Unterscheidung dadurch möglich, daß alle Kinder eines solchen homozygoten Elter Merkmalsträger werden (Abb. 13). Mit zunehmender Erfahrung zeigte es sich allerdings, daß der homozygote Zustand eines dominanten Gens in einer Reihe von Fällen sehr wohl ausgeprägtere Merkmale bzw. Leiden verursacht – bis hin zur schweren Mißbildung, ja zum Abort.

2. Rezessive = homozygote = beidelterliche Vererbung

Sie liegt vor, wenn sich ein durch Mutation verändertes Gen im heterozygoten Zustand nicht äußert, weil das normal gebliebene Gen dominant über das veränderte Gen geworden ist (Abb. 14). Erst im homozygoten Zustand wirkt sich das mutierte Gen also aus – oft als schweres Leiden, wenn der Stoffwechsel beeinträchtigt wird:

Formale = klinische Genetik

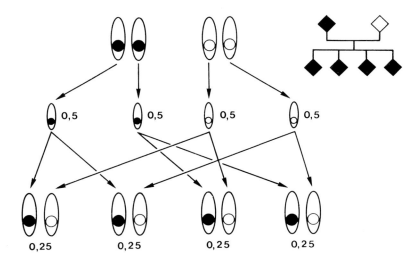

Abb. 13 Schema der dominanten autosomalen Vererbung, wenn einer der beiden Eltern Homozygoter ist (obere Reihe links): Alle Kinder werden heterozygote Merkmalsträger (untere Reihe), wie groß die Zahl der Kinder auch sein mag.
Oben rechts: Die entsprechende Sippentafel. (Bedeutung der Symbole siehe Abbildung 10.)

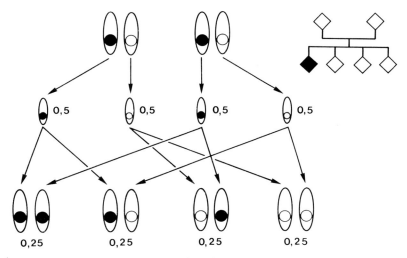

Abb. 14 Schema der rezessiven = homozygoten = beidelterlichen Vererbung autosomaler Gene. Durch die Mutation ist das normalgebliebene Gen dominant über das mutierte geworden. Nur darin unterscheidet sich das Schema von Abbildung 12.
Obere Reihe: Beide Eltern haben das mutierte Gen (schwarzer Kreis), aber in einfacher Ausfertigung, sie sind also phänisch normal.
Mittlere Reihe: Trennung der elterlichen Allele bei Bildung der Keimzellen.
Untere Reihe: Nur der für das mutierte Gen Homozygote (links) wird Merkmalsträger, bei 4 Kindern durchschnittlich 25% (0,25).
Zwei Kinder haben das Gen, wie ihre Eltern, in einfacher Dosis und sind damit phänisch normal.
Oben rechts: Die entsprechende Sippentafel. (Bedeutung der Symbole siehe Abbildung 10.)

Die Phenylketonurie und die Mukoviszidose sind zwei bekannte Beispiele. Vom zahnärztlichen Gesichtspunkt aus ist die Akatalasämie zu nennen: Im Blut der Behafteten fehlt das Ferment Katalase, das Wasserstoffperoxid in Wasser und Sauerstoff spaltet. Deshalb schäumt Wasserstoffperoxid bei Berührung mit Blut nicht auf, es wird schwarz. Auch leiden die Behafteten oft an schmerzhaften Ulcera der

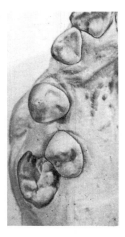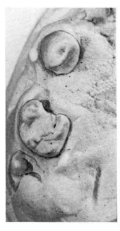

Abb. 15 *Retention und Halbretention oberer Prämolaren und Molaren bei zwei Geschwistern, deren Eltern Vetter und Base 1. Grades waren. Bei sehr seltenen Merkmalen ist das ein Hinweis auf mögliche beidelterliche Vererbung.*

Gingiva mit progressiver Parodontitis, die oft im gangränösen Zerfall des Alveolarfortsatzes und im Ausfall von Zähnen endet. Die in Europa kaum vorkommende Erkrankung ist von einem japanischen Zahnarzt entdeckt worden (*S. Takahara*, 1952). Er beschrieb zunächst neun, später in Zusammenarbeit mit verschiedenen anderen Forschern 29 weitere Fälle (*C. J. Witkop*, 1970).

Wie aus Abbildung 14 hervorgeht, ist bei rezessiver Vererbung die Paarung in der Regel heterozygot × heterozygot, genau so, wie das auch in Abbildung 12 der Fall war. Es erben also auch hier durchschnittlich drei von vier Kindern das kranke Gen. Der Unterschied zu Abbildung 12 besteht darin, daß hier nur ein Kind phänisch erkrankt. Zwei Kinder (50% = 0,5) sind Träger des Gens, ohne erkrankt zu sein. Man nennt sie deshalb auch Konduktoren, weil erst aus der Verbindung von zwei Konduktoren phänisch kranke Kinder hervorgehen können. Das ist bei seltenen Leiden und freier Partnerwahl (Panmixie) nur selten zu erwarten. Wo diese Wahlmöglichkeit durch geographische, religiöse, rassische oder sprachliche Isolation beeinträchtigt wird, ändert sich das. Rezessive Gene reichern sich in Isolaten durch Inzucht an, und die Voraussetzungen für beidelterliche Übertragungen werden günstiger. Auch bei Ehen unter nahen Blutsverwandten (Vetter und Base 1. Grades; Onkel und Nichte) treten rezessive Merkmale überdurchschnittlich häufig auf, weil sie durchschnittlich 12,5% ihrer Gene gemeinsam haben. Deshalb ist bei Verdacht auf Rezessivität stets die Frage nach Blutsverwandtschaft der Eltern zu stellen – anders ausgedrückt: Bei einem seltenen, ätiologisch unklaren Merkmal, wie etwa der multiplen Retention bzw. Halbretention von Prämolaren und Molaren bei zwei Geschwistern, erlaubt die Tatsache, daß die Eltern Vetter und Base 1. Grades sind, die Vermutung auf ein rezessives Leiden (Abb. 15).

Rezessive Merkmale, die gemäß Abbildung 14 im Durchschnitt bei einem Viertel der Kinder (0,25) heterozygoter Eltern vorkommen, werden sich in Sammelkasuistiken genauso in den bekannt werdenden Geschwisterschaften anreichern, wie das bei dominanten Leiden der Fall war. Auch hier

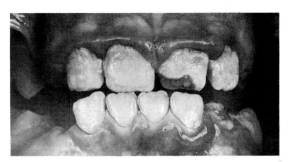

Abb. 16 *Hochgradige Hypomineralisation des Schmelzes bleibender Zähne, 9jähriger Junge. Der Schmelz, opakweiß und gelb gefleckt, löst sich gewissermaßen langsam im Speichel auf. Zurück bleibt der sich dunkelbraun verfärbende Dentinstumpf. Bruder ebenso behaftet. Vermutlich rezessiver Erbgang.*

sind also Verfahren nötig, um die verfälschten Zahlen zu korrigieren. Bei der nach heutiger Kenntnis geringen Bedeutung rezessiver Merkmale in der Zahnheilkunde und speziell der Kieferorthopädie gehe ich hier noch nicht darauf ein. Bei den kinderarmen Ehen unserer Tage sind die meisten Merkmalsträger Einzelfälle – auch solitäre Fälle genannt – oder Geschwisterfälle. Der Ausdruck solitär wird gelegentlich mit nicht erblich gleichgesetzt, zu Unrecht, wie man sieht. Selbst ein dominantes Merkmal tritt zunächst solitär auf. Denn die ihm zugrundeliegende Mutation bei der Oo- bzw. Spermiogenese der Eltern kann sich immer nur bei einem einzigen Kind bemerkbar machen, sei die Geschwisterschaft auch noch so groß. Denn eine Mutation ist ein außerordentlich seltenes Ereignis, wenn man ein bestimmtes einzelnes Gen ins Auge faßt. Die Annahme, daß die gleiche Mutation bei der Gametenbildung der Eltern ein zweites Mal aufgetreten und auch noch zur Befruchtung gekommen sei, ist praktisch auszuschließen. Zwei behaftete Geschwister können deshalb nicht auf Neu-Mutation beruhen. Auf der anderen Seite sind Mutationen bei der auf mehrere Hunderttausend bis einige Millionen geschätzten Gesamtzahl der menschlichen Gene durchaus keine Seltenheit: Jeder Mensch ist vermutlich Träger irgendeines mutierten Gens.

Wie schon gesagt, scheint beidelterliche Vererbung in der Zahnheilkunde, im Gegensatz zur Allgemeinmedizin, keine große Rolle zu spielen. Das ist nicht verwunderlich, wenn man daran denkt, daß Homozygote zumeist an schweren Erkrankungen vor allem des Stoffwechsels leiden. Bei diesen gelingt es zunehmend, den zugrundeliegenden Enzymdefekt, also die Primärwirkung des Gens, nachzuweisen – auch schon im heterozygoten Zustand, weshalb man von Heterozygotentest spricht. Das ist ein in prophylaktischer Hinsicht (Familienberatung) großer Erfolg, wenn man bedenkt, daß unbehandelte Homozygote zum Teil nicht einmal das Fortpflanzungsalter erreichen.

Als zahnärztliches Beispiel ist neben einer hochgradigen Hypomineralisation des Schmelzes, die schon im Kindesalter zum weitgehenden Verlust des Schmelzes blei-

Klinische Genetik im Rahmen der Kieferorthopädie

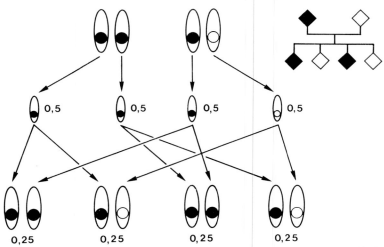

Abb. 17   Schema der rezessiven Vererbung, wenn einer der Eltern das Merkmal als Homozygoter aufweist (oben links) und der andere Elter als Heterozygoter phänisch normal ist (rechts). Von 4 Kindern sind im Durchschnitt 2 behaftet (0,5) und 2 merkmalsfrei (0,5). Es wird also dominanter Erbgang vorgetäuscht (Pseudodominanz).
Oben rechts: Die entsprechende Sippentafel. (Bedeutung der Symbole siehe Abbildung 10.)

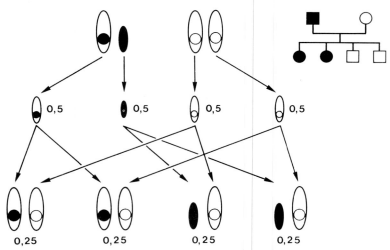

Abb. 18   Schema der Vererbung dominanter X-chromosomaler Gene.
Obere Reihe: Träger des mutierten Gens ist der Vater (oben links). Sein Y-Chromosom (klein und schwarz) enthält kein Allel, er ist also hemizygot.
Mittlere Reihe: Trennung der elterlichen Allele bei Bildung der Keimzellen.
Untere Reihe: Alle – im Schema zwei – Töchter erhalten mit dem X-Chromosom des Vaters auch das mutierte Gen, erkranken also. Alle Söhne, die ja Söhne werden, weil sie vom Vater das Y-Chromosom erben, bleiben merkmalsfrei.
Oben rechts: Die entsprechende Sippentafel.
■ = Symbol für ein behaftetes, □ = für ein nichtbehaftetes männliches Individuum, ● = Symbol für ein behaftetes, ○ = für ein nichtbehaftetes weibliches Individuum.

bender Zähne führt (Abb. 16) und in dieser schweren Form bisher nur solitär oder bei Geschwistern beobachtet worden ist, die bilaterale Transposition von oberen C und P₁ zu nennen. *Ch. Feichtinger* u. Mitarb. (1977) haben in einer fast vollständig durch 4 Generationen erfaßten Sippe (n = 91) in der 4. Generation 3 von 8 Geschwistern behaftet gefunden (siehe S. 338). Die Eltern waren blutsverwandt.

Bei rezessiven Merkmalen solch harmloser Art werden natürlich weder Lebenserwartung noch Fortpflanzungsfähigkeit beeinträchtigt. Jeder phänisch Behaftete würde seine beiden abnormen Gene also so weiter vererben, wie das auf Abbildung 13 dargestellt wurde. Dort handelte es sich allerdings um ein dominantes Gen: Alle 4 Kinder (100% = 1,0) waren deshalb Merkmalsträger. Hier handelt es sich dagegen um ein rezessives Gen: Die vier Geschwister sind allesamt merkmalsfrei, aber allesamt Genträger und damit Konduktoren. Würde ein Homozygoter eine Heterozygote heiraten, sind im Durchschnitt 2 behaftete Kinder zu erwarten, während die beiden anderen Kinder als Heterozygote merkmalsfrei wären (Abb. 17). Da somit ein Elter und zwei von vier Kindern Merkmalsträger sind, wird dominanter Erbgang vorgetäuscht; man spricht deshalb von Pseudo-Dominanz. Übrigens würden aus der Ehe von zwei Homozygoten ausschließlich homozygote Kinder und damit Merkmalsträger hervorgehen.

c) Vererbung X-chromosomaler Gene

Wie schon auf Seite 23 erwähnt, haben die auf dem X-Chromosom des Mannes lokalisierten Gene kein Allel, weil das zweite X-Chromosom fehlt und das Y-Chromosom keine Allele enthält. Frauen haben dagegen ein zweites X-Chromosom und damit auch X-chromosomale Allele. Bei ihnen besteht also im Prinzip kein Unterschied zwischen X-chromosomalen und autosomalen Genen.

Bei der Besprechung der Besonderheiten X-chromosomaler Erbgänge wird wiederum mit der Annahme eines dominanten Gens begonnen.

1. Dominante = heterozygote bzw. hemizygote Vererbung

Es gibt nur wenige Merkmale, die auf diese Weise zustande kommen. Bevor darauf eingegangen wird, sollen die Besonderheiten an Hand der Abbildungen 18 und 19 schematisch dargestellt werden. Zunächst sei angenommen, daß das dominante Gen auf dem X-Chromosom des Vaters lokalisiert ist (Abb. 18). Das Symbol für das Y-Chromosom ist klein und schwarz gezeichnet. Da es kein Allel enthält, fehlt auch das Symbol dafür: Der Vater ist hemizygot. Von 4 Kindern werden durchschnittlich zwei Töchter und zwei Söhne geboren. Da Töchter Töchter werden, weil sie vom Vater das X-Chromosom erben und auf diesem X-Chromosom das kranke Gen lokalisiert ist, müssen alle Töchter, wieviel es auch immer sein mögen, Merkmalsträger sein. Allerdings sind sie im Gegensatz zum Vater heterozygot. Umgekehrt werden Söhne Söhne, weil sie vom Vater das Y-Chromosom erben. Auf dem Y-Chromosom fehlt jedoch das Allel bzw. jedes Allel. So müssen also alle Söhne merkmalsfrei bleiben. Noch einmal zusammengefaßt: Behaftete Väter übertragen ihr krankes Gen auf sämtliche Töchter, nie aber auf einen Sohn.

Anders, wenn die Mutter Trägerin des kranken Gens auf einem ihrer beiden X-Chromosomen ist (Abb. 19). Sie überträgt dieses Gen auf Söhne und Töchter. Im Durchschnitt ist die Hälfte der Söhne und Töchter behaftet, genau so also, wie das bei einem autosomalen Gen der Fall wäre. Hier besteht zwischen behafteten Söhnen und behafteten Töchtern nur insofern ein

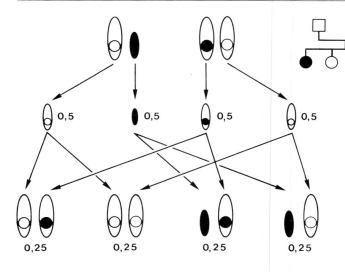

Abb. 19 *Schema der Vererbung dominanter X-chromosomaler Gene, wenn das mutierte Gen auf einem der beiden X-Chromosomen der Mutter lokalisiert ist (oben rechts). Die Mutter ist also heterozygot und überträgt das Gen durchschnittlich auf die Hälfte der Töchter und die Hälfte der Söhne. Ist das Gen nur unvollständig (intermediär) dominant, sind behaftete Töchter weniger schwer erkrankt als behaftete Söhne.*
Oben rechts: Die entsprechende Sippentafel.
(Bedeutung der Symbole siehe Abbildung 18.)

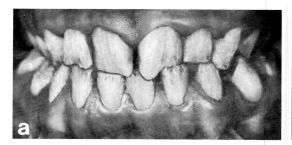
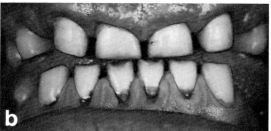

Abb. 20 *Erbliche Schmelzhypoplasie, unvollständig dominanter, X-chromosomaler Typ. Bei Frauen (a) ist klinisch Schmelz nachweisbar. Er ist in Graten und Rillen angeordnet, die von der Schneidekante zum Zahnhals verlaufen. Die Farbe ist gelbweiß, in den Rillen auch braun. Bei Männern (b) ist klinisch kein Schmelz vorhanden; die Zahnkronen sind klein, glatt und gelb verfärbt.*

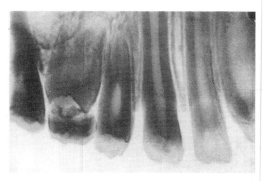
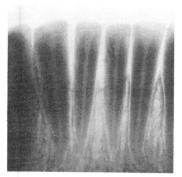

Abb. 21 *Erbliche Schmelzhypoplasie, unvollständig dominanter, X-chromosomaler Typ. Bei Frauen (links) ist auch röntgenologisch Schmelz nachweisbar. Er ist sehr dünn und ungleich dicht. Milch- und bleibende Zähne sind in gleicher Weise betroffen. Bei Männern (rechts) fehlt auch röntgenologisch aller Schmelz.*

Unterschied, als erstere kein Allel haben, also hemizygot sind, während letztere ein gesundes Allel haben und deshalb heterozygot sind. Nach der auf Seite 32 gegebenen Definition des Wortes dominant dürfte das keinen Unterschied bei der Merkmalsbildung machen. Denn wenn der heterozygote nicht vom homozygoten Zustand zu unterscheiden ist bzw. sein soll, kann auch der hemizygote nicht vom heterozygoten Zustand verschieden sein. Bei den bekannten Merkmalen ist das jedoch nicht in voller Schärfe der Fall: Der hemizygote Zustand äußert sich schwerer als der heterozygote. Das gesunde Allel der Frau schwächt die Wirkung des dominanten kranken Gens ab, das kranke Gen ist also nur unvollständig (intermediär) dominant.

Diese Abschwächung ist besonders gut an einem zahnärztlichen Beispiel zu erkennen.

a) Erbliche Schmelzhypoplasie,
dominanter X-chromosomaler Typ

Es handelt sich um eine 1952 von mir entdeckte erbbedingte Schmelzhypoplasie, die sich deutlich von den autosomalen Formen – es gibt mindestens 10 – unterscheidet. Beim hemizygoten Mann ist klinisch (Abb. 20b) und röntgenologisch gar kein Schmelz vorhanden (Abb. 21 rechts). Nur histologisch ist zu erkennen, daß eine dünne, emailleartige Schicht das Dentin überzieht. Das darunterliegende Dentin verfärbt sich und schimmert gelb bis braun durch. Bei einer heterozygoten Frau ist Schmelz dagegen auch klinisch (Abb. 20a) und röntgenologisch (Abb. 21 links) nachzuweisen. Er überzieht in dünner Schicht die Kronen der Milch- und bleibenden Zähne und ist ungleichmäßig verteilt: Schmelzgrate und Schmelzrillen wechseln streifenförmig miteinander ab. Sie ziehen von der Kaufläche bzw. Schneidekante zum Zahnhals und geben den Schneidezähnen ein gezacktes Aussehen. Auf Abbildung 22 ist die Sippentafel einer solchen Sippe dargestellt, auf Tabelle I das Gesamtergebnis von 6 bis dahin erforschten Sippen (Ch. Schulze, 1956). Wie man sieht, übertragen 18 behaftete Männer ihr krankes Gen auf alle 29 Töchter und nie auf einen Sohn, behaftete heterozygote Frauen dagegen auf etwa die Hälfte der Söhne und Töchter – die fehlende Zahlabweichung bei den Söhnen (23:23) ist ebenso zufällig wie die vorhandene Abweichung bei den Töchtern (29:14). Nicht zufällig ist dagegen in Tabelle I, daß Frauen etwa doppelt so häufig behaftet sind wie Männer (58:23). Das hängt damit zusammen, daß Frauen zwei X-Chromosome haben und jedes Chromosom mit gleicher Wahrscheinlichkeit Träger des kranken Gens ist. Diese Gesetzmäßigkeit gilt natürlich für alle dominanten X-chromosomalen Gene bzw. Merkmale gleichermaßen.

Auffällig an den genannten Unterschieden der Schmelzbeschaffenheit ist die Tatsache, daß Frauen nicht einfach etwas mehr Schmelz haben als Männer, sondern daß sie ein streifiges Muster mit Schmelzgraten und Schmelzrillen aufweisen. *M. A. Rushton* (1964) hat das mit einer nach *M. F. Lyon* (1962) genannten Hypothese in Verbindung gebracht. Danach wird das zweite X-Chromosom im Blastozystenstadium (12. bis 16. Tag) funktionell inaktiviert, was histologisch als *Barr*-Körperchen in Erscheinung tritt. Bei *Lyon* handelte es sich bei Fellfarbe und Haarstruktur bei weiblichen Mäusen, verursacht von zwei verschiedenen X-chromosomalen Genen, die entweder zusammen auf einem oder getrennt auf zwei X-Chromosomen lokalisiert sind – was durch Crossing-over bei der Meiose ermöglicht wird. Ohne näher darauf einzugehen: Entscheidend ist, daß so früh schon für jede Zelle festgelegt wird, ob dieses oder jenes X-Chromosom genphysiologisch aktiviert bzw. inaktiviert wird. Dieses Muster wird dann von allen nachfolgenden Tochterzellen beibehalten. Für die Ameloblasten heißt das, daß teils Schmelz gebildet wird (Grat), teils kein oder zuwenig Schmelz gebildet wird (Rille). Die streifigen Muster entsprechen also den Richtungen, in denen die Abkömmlinge der jeweiligen Ameloblastenarten Schmelz produzieren.

Dieses mutierte X-chromosomale Gen tritt noch in einer Variante auf. Es verursacht dann zusätzlich zur Schmelzhypoplasie einen offenen Biß, weshalb ich auf Seite 323 darauf zurückkomme. Auch der offene Biß ist bei Männern stärker als bei Frauen ausgebildet und kommt ohne gleichzeitige Schmelzhypoplasie nicht vor. Das zugrundeliegende Gen hat somit durch seine Mutation eine zweifache Wirkung bekommen: es ist **diphän**. Insofern ist es von dem nur die Schmelzbildung störenden X-chromosomalen Gen eindeutig zu unterscheiden. Möglicherweise handelt es sich um ein Allel des erstgenannten Gens.

Neben einer seltenen Anomalie der Haarfollikel (Keratosis follicularis spinulosa) und einer Sonderform von Zahnunterzahl (siehe S. 167) beruht noch eine besondere Art von Rachitis auf einem dominanten X-chromosomalen Gen: die Vitamin-D-resistente Form mit Hypophosphatämie, deshalb auch Phosphatdiabetes genannt. Für den Kieferorthopäden interessanter sind

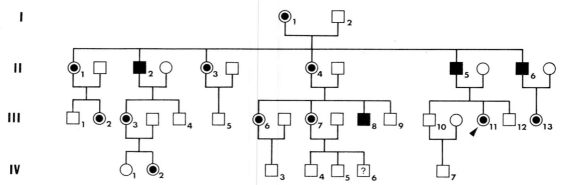

Abb. 22 Erbliche Schmelzhypoplasie, unvollständig dominanter, X-chromosomaler Typ: Da bei behafteten Frauen Schmelz in dünner, gratartiger Anordnung vorhanden ist – Wirkung des gesunden Allels –, sind ihre Symbole nur unvollständig geschwärzt. Alle behafteten Männer übertragen auf alle Töchter, nie auf einen Sohn. Behaftete Frauen übertragen auf Söhne und Töchter. ◀ = Proband.
Aus Ch. Schulze, 1956.

Tabelle I Erbliche Schmelzhypoplasie, unvollständiger, X-chromosomaler Erbgang. In 6 Sippen waren 18 behaftete Väter, sie übertrugen auf keinen Sohn, aber auf alle 29 Töchter. 34 behaftete Mütter übertrugen auf die Hälfte der 46 Söhne (23 : 23 = 1 : 1) und auf 29 von 43 Töchtern. Die Abweichung vom 1 : 1-Verhältnis ist zufällig. Nicht zufällig ist, daß von insgesamt 73 Söhnen nur 23, von insgesamt 72 Töchtern dagegen 58 behaftet sind. Dieses 23 : 58-Verhältnis entspricht etwa dem bei diesem Erbgang zu erwartenden 1 : 2-Verhältnis zwischen Behafteten des männlichen und weiblichen Geschlechts.

■ = Behaftete männlichen, ⊙ = Behaftete weiblichen Geschlechts

Behaftete Väter/Mütter	Söhne ■	□	Töchter ⊙	○
■ n = 18	0	27	29	0
⊙ n = 34	23	23	29	14
■ : ⊙	23	50	58	14
■□ : ⊙○	73		72	

Aus Ch. Schulze, 1955. Tabellarische Zusammenfassung der Angaben

zwei Leiden, bei denen der hemizygote Zustand schon pränatal Letalwirkung hat. Sie können also nur bei heterozygoten Frauen beobachtet werden. Übertragungen dieser Art werden auch hologyn genannt, weil nur Frauen behaftet und deshalb auch nur Frauen Überträgerinnen sein können. Im Durchschnitt ist die Hälfte der Töchter behaftet. Holandrisch werden dagegen Erbgänge genannt, die nur bei Männern auftreten und stets auf alle Söhne übertragen werden, weil das Gen auf dem Y-Chromosom lokalisiert ist bzw. lokalisiert sein soll. Lange galten „Stachelschweinmenschen" – so genannt, weil die verdickte Haut sich mit zunehmendem Alter in borstenartige Schuppen von bis zu 1 cm Länge zu verwandeln pflegt – als Beispiel holandrischer Vererbung. Nachprüfungen haben jedoch Zweifel aufkommen lassen, ob die Anomalie tatsächlich Y-chromosomaler Art ist (*C. Stern,* 1968).
Bei den beiden Merkmalen mit Letalwirkung im hemizygoten Zustand handelt es sich um das oro-facio-digitale Syndrom (OFD-Syndrom) und die Incontinentia pigmenti, nach den Erstbeschreibern auch *Bloch-Sulzberger*-Syndrom genannt. Bei den wenigen Beobachtungen im männlichen Geschlecht wird angenommen, daß es sich um „Durchbrenner" handelt (*W. Lenz,* 1976).

b) Oro-facio-digitales Syndrom

Beim OFD-Syndrom sind die interessantesten Symptome intraoral zu finden, wenn man von einer Kerbe in der Mitte der Oberlippe absieht, die oft fehlt. Zahlreiche Frenula überqueren das Vestibulum, vor allem im unteren Frontzahnabschnitt und im Gebiet der oberen C. Sie kerben dabei den Alveolarfortsatz regelrecht ein (Abb. 23) und verursachen häufig eine isolierte Überzahl oberer C, was sonst praktisch nicht vorkommt (Abb. 24). Die Zunge ist oft partiell mit dem Mundboden verwachsen, und die Zungenränder sind kleeblattartig gekerbt. Beides wird in der Regel schon frühzeitig vom Chirurgen korrigiert, so daß der Zahnarzt oft nur noch die Narben an der Zunge erkennen kann. Überdurchschnittlich häufig sind auch isolierte Gaumenspalten unterschiedlichen Ausmaßes zu finden. Der Kariesbefall ist zumeist stark: Die unteren bleibenden Schneidezähne und sonstige kariesresistente Zähne sind oft schon in der Kindheit kariös, ja tief zerstört.
Von den sonstigen Symptomen seien noch vorzeitiger Haarausfall (Alopezie), Kurzfingrigkeit (Brachydaktylie), Verwachsung von Fingern und Zehen (Syndaktylie) sowie unterschiedliche Grade von Schwachsinn genannt. Jedes einzelne Merkmal kann fehlen, die Diagnose ergibt sich aus der Summe der Symptome.

Am beständigsten sind die multiplen Frenula im Vestibulum.

c) Incontinentia pigmenti
(*Bloch-Sulzberger*-Syndrom)

Das Syndrom ist durch Streifen oder wirbelförmige Pigmentverfärbungen der Haut ausgezeichnet, die vor allem am Rumpf, in den Achselhöhlen und an Armen und Beinen auftreten. Sie verschwinden mit zunehmendem Alter oder verblassen doch wenigstens. Diese Streifen werden wiederum im Sinne der *Lyon*-Hypothese interpretiert (siehe S. 40). Oft treten zusätzlich spastische Lähmungen, Epilepsien und Augenveränderungen, vor allem in Form von Glaskörpertrübungen auf. Für den Zahnarzt sind Durchbruchsverspätungen, vor allem aber Hypodontie und Verkümmerungserscheinungen an den vorhandenen Zähnen von besonderem Interesse. Auch das Milchgebiß ist betroffen, wie Abbildung 25 zeigt. Es handelt sich um ein 5jähriges Mädchen, dessen Schwester und Mutter ebenfalls behaftet sind. Bei der Mutter fehlen alle M_2 und M_3, bei der Schwester alle P_2, während ein unterer I_2 stiftförmig ist. Nach *E. Hagemann* (1963) zeigen 91,5% der Behafteten entsprechende Zahnveränderungen.

2. Rezessive = homozygote bzw. hemizygote Vererbung

a) Das bekannteste Leiden dieser Art ist die Hämophilie. Schon die Juden des Alten Testament wußten, daß bei der Beschneidung von Jungen gelegentlich unstillbare Blutungen auftraten, die dann ebenso bei Brüdern, Halbbrüdern – falls die Mutter die gleiche war – und den Vettern, deren Mütter Schwestern waren, auftraten bzw. auftreten konnten. Für diese gefährdeten Jungen galt das Beschneidungsgesetz nicht. Aus dem Schema der Abbildung 26 ist ersichtlich, wie das zugrundeliegende Gen weitergegeben wird und weshalb nur Söhne nicht behafteter Väter Bluter werden. Das Gen ist auf einem der beiden X-Chromosomen der Mutter lokalisiert. Es äußert sich bei ihr nicht, weil das gesunde Allel dominant über das kranke ist – nur darin besteht der Unterschied zu Abbildung 19. Dieses Gen wird, wie üblich, im Durchschnitt auf die Hälfte der Söhne und Töchter übertragen. Letzte-

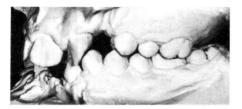

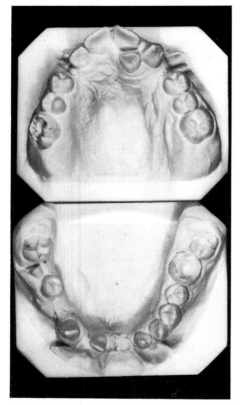

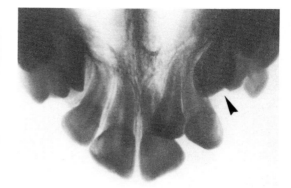

Abb. 24 Röntgen-Aufbißaufnahme zu Abbildung 23. Überzähliger linker oberer C (Pfeil) retiniert; C oben rechts verlagert und retiniert.

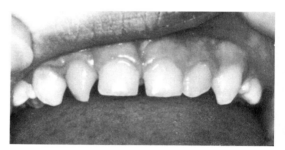

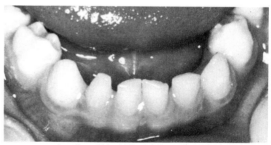

Abb. 23 Oro-facio-digitales Syndrom, Modelle eines 11jährigen Mädchens. Vestibulum von zahlreichen Bändern durchzogen, die aus der Lippenschleimhaut kommend zum Alveolarfortsatz bzw. Gaumen ziehen und diese kerben. Aplasie der unteren I_2, I_1 links bereits durch Karies zerstört. Vermutlich dominante, X-chromosomale Vererbung mit pränataler Letalwirkung bei den hemizygoten Knaben. Deshalb sind nur weibliche Personen behaftet.

Abb. 25 Milchgebiß bei Incontinentia pigmenti (Bloch-Sulzberger-Syndrom). Verkümmerungserscheinungen an den oberen und unteren i_2 der rechten Seite bei einem 5jährigen Mädchen, dazu Nichtanlage aller P_2. Schwester und Mutter ebenfalls hypodont, bei der Mutter fehlen die oberen M_2 und M_3.

Formale = klinische Genetik

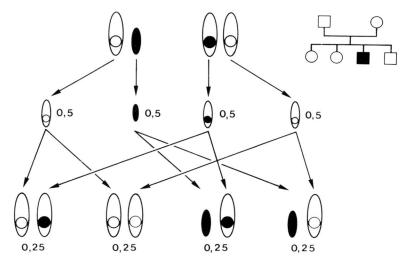

Abb. 26 *Schema der Vererbung rezessiver X-chromosomaler Gene. Die Art der Übertragung entspricht der von Abbildung 19, nur die Wirkung ist anders. Bei Hämophilie zum Beispiel bluten nur die hemizygoten Merkmalsträger (untere Zeile Nr. 3), im Durchschnitt die Hälfte aller Knaben. Die eine Hälfte der Mädchen kann, statistisch gesehen, wie die Mutter Konduktorin werden, die andere Hälfte nicht.*
Oben rechts: Die entsprechende Sippentafel.
(Bedeutung der Symbole siehe Abbildung 18.)

ren „schadet" das Gen jedoch nichts, weil sie vom gesunden Allel vor dem Verbluten geschützt werden. Einer der beiden Söhne von Abbildung 26 aber wird Bluter, weil ihm als Hemizygoten das Allel fehlt. Falls Bluter früher lange genug am Leben blieben und heirateten, waren ihre Söhne stets gesund. Dafür wurden ihre Töchter stets Konduktoren: Das Übertragungsschema entspricht also dem für dominante X-chromosomale Leiden (siehe Abb. 19), nur daß hier das gesunde Allel dominant über das rezessive ist und deshalb die heterozygoten Frauen nicht erkranken. Seit mehreren Jahren weiß man im übrigen, daß es nicht nur zwei Allele für Hämophilie gibt, sondern daß es zwei verschiedene, nicht allele Gene für Hämophilie gibt. Sie werden Hämophilie A1 und A2 sowie Hämophilie B genannt.

Beide Gene sind auf dem X-Chromosom lokalisiert und vererben sich rezessiv. Die Blutungsneigung beim Typ A ist stärker als beim Typ B, das Häufigkeitsverhältnis beträgt etwa 5:1.

b) Im oro-facialen Bereich ist ein Merkmal bekannt, das durch ein rezessives X-chromosomales Gen zustandekommt, die **anhidrotische (hypohidrotische) ektodermale Dysplasie**, nach den Erstbeschreibern auch *Christ-Siemens-Touraine*-Syndrom genannt. Alle Organe ektodermaler Abkunft werden in Mitleidenschaft gezogen. Als Folge fehlender oder zu geringer Schweißdrüsenanlagen ist die Haut schon im Kindesalter trocken und faltig, die Wärmeregulierung des Organismus stark beeinträchtigt. Die Lippen sind gewulstet und rissig, die Kopfhaare spärlich,

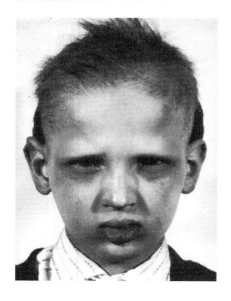
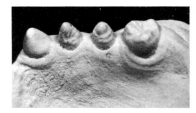

Abb. 28 Verkümmerungserscheinungen an den vorhandenen Zähnen bei Oligodontie. Dargestellt sind c, P_1, P_2 und M_1 im Oberkiefer links. M_1 ist nur dreihöckrig.

Abb. 27 Anhidrotische ektodermale Dysplasie, 10jähriger Knabe. Schüttere Haare, fehlende Wimpern und Augenbrauen. Trockene Haut durch Hypoplasie bzw. Aplasie der Schweißdrüsen, dadurch mangelhafte Wärmeregulation. Rissige Lippen, Oligodontie. Rezessive Vererbung eines X-chromosomalen Gens, Auswirkung im hemizygoten Zustand. Homozygoter Zustand nicht bekannt. Heterozygoter Zustand: Hypodontie mit zum Teil unregelmäßigen Bezirken fehlender Schweißdrüsen?

die Körperbehaarung einschließlich der Wimpern und Augenbrauen nur angedeutet. Nägel an Händen und Füßen sind zwar vorhanden, aber dünn und brüchig. Oft ist eine atrophische Rhinitis vorhanden (Abb. 27), wobei die Nasenwurzel eingezogen erscheint.

Den Zahnarzt interessiert vor allem der intraorale Befund; zumeist sind nur wenige Zähne (Oligodontie), gelegentlich gar keine Zähne vorhanden (Anodontie). Die vorhandenen Zähne sind zudem verkümmert und verformt. Schneide-, Eck- und Backenzähne pflegen mehr oder weniger stiftförmig zu sein, während die oberen Molaren drei-, die unteren vierhöckrig sind (Abb. 28). Kieferorthopädisch stellen Oligodonte nur insofern ein Problem dar, als die vorhandenen Zähne möglichst so zu verteilen sind, daß die prothetische Versorgung erleichtert wird.

Wie bei Blutern sind nur Männer behaftet. Heterozygote Frauen können jedoch Mikrosymptome zeigen: Es fehlen ihnen einzelne Zähne im Sinne von Hypodontie, und es sind gewisse Mängel der Schweißdrüsenfunktion nachzuweisen (R. J. Gorlin und J. J. Pindborg, 1964). Im übrigen scheint sich die anhidrotische ektodermale Dysplasie heterogen zu vererben. Denn es gibt mehrere Beobachtungen über die vollen Symptome auch bei Frauen. Das wäre bei rezessiven X-chromosomalen Leiden nur möglich, wenn ein hemizygoter Merkmalsträger eine Konduktorin, d. h. eine heterozygote Genträgerin heiratete. Das war bei den genannten Beobachtungen jedoch nicht der Fall. Es wird deshalb angenommen, daß es neben dem X-chromosomalen mindestens noch ein autosomales rezessives Gen für hypohidrotische ektodermale Dysplasie gibt (R. J. Gorlin u. Mitarb., 1970).

d) Multifaktorielle Vererbung = additive Polygenie im Zusammenwirken mit Exogenie

1. Kontinuierliche Variabilität der Merkmalsausprägung

Monogene Merkmale zeichnen sich dadurch aus, daß sie sich eindeutig vom Normalzustand unterscheiden, selbst wenn dieser in einer als „natürlich" empfundenen Bandbreite variiert. So gibt es zum Beispiel Menschen mit hellem oder dunklem, gelblichem oder grauem Schmelz – und das in vielfältigen Kombinationen, wie sich zum Beispiel an den sogenannten Farbringen ablesen läßt. Trotzdem lassen sich die Farbveränderungen der verschiedenen erbbedingten Schmelzhypoplasien eindeutig diagnostizieren. Expressivitätsunterschiede der zumeist als Hypomineralisation oder als Hypoplasie in Erscheinung tretenden Veränderungen sind zwar vorhanden, aber kaum je so stark, daß ein Genträger nicht auch als Merkmalsträger in Erscheinung träte: Penetranzschwankungen kommen also nur selten vor.

Betrachtet man eine der als erbbedingt geltenden Dysgnathien, erkennt man sofort einen wesentlichen Unterschied: Die Merkmalsausprägung schwankt erheblich, die Breite eines Trema z. B. zwischen 0,1 und 6,0, ja mehr Millimetern – und zwar kontinuierlich. Daß man bei weniger als 1 mm Breite oft noch nicht von Trema spricht, ist zwar in therapeutischer Hinsicht verständlich, in ätiologischer Hinsicht aber falsch, weil willkürlich (siehe S. 305ff.). Oder die Progenie: Jeder kennt und akzeptiert die quantitative Variabilität der verschiedenen, eine Progenie kennzeichnenden Einzelsymptome wie Mesialbiß, Kreuzbiß, unteren Vorbiß, positive inzisale Stufe usw., ist aber nicht bereit, von Progenie zu sprechen, wenn der untere Vorbiß fehlt, weil dieser als pathognomisch gilt. Wiederum ist das in ätiologischer Hinsicht ungerechtfertigt, weil es Mikrosymptome bis hin zur Nichterkennbarkeit gibt. Entsprechendes gilt für den Deckbiß und das Mißverhältnis zwischen Zahn- und Kiefergröße – übrigens auch für die Angle-Klasse II,1, die noch immer als typisches Beispiel einer durch Exogenie entstandenen Dysgnathie gilt (siehe S. 237ff.).

Bei dieser Sachlage ist es klar, daß sich bei Familien- oder Sippenuntersuchungen Fehler einschleichen können. Die Entscheidung der Frage: Behaftet oder nicht?, ist bei einem Teil der Sippenangehörigen willkürlich. Sippenuntersuchungen ergeben also oft kein klares Bild. Nähme man trotzdem heterozygote Genwirkung an, stellt sich die Frage, wodurch denn die so auffälligen Expressivitätsunterschiede zustandekommen.

Seit langem ist bekannt, daß normale Merkmale, die in einer Bevölkerung kontinuierlich variieren, von mehreren Genen bzw. Genpaaren verursacht werden, zum Beispiel die Körpergröße oder die Farbe der Haut. Diese Merkmale weisen eine eingipflige *Gauß*sche Verteilung auf. Die Körpergröße der Menschen schwankt um einen Mittelwert, und die Anzahl der Kleinen und Großen wird immer geringer, je kleiner die Kleinen und je größer die Großen werden. Manche Extremvarianten können dabei durchaus krankhaften Charakter annehmen. Da fragt es sich natürlich, ob Polygene nicht für die genannten Dysgnathien auch in Betracht kommen. Erklärten sie doch zwanglos die kontinuierliche Variabilität ihrer Merkmalsausprägung. Man könnte annehmen, daß jedes beteiligte Gen einen gewissen, wenn auch im Ausmaß wechselnden Beitrag zur Merkmalsausbildung liefere, ja, daß das Merkmal erst nach Überschreiten einer genetischen Schwelle in Erscheinung trete. Das bringt man mit der Bezeichnung additive Polygenie mit Schwellenwerteffekt zum Ausdruck. Natürlich ändert sich dadurch nichts am Verhalten der beteiligten Genpaare (Allele) untereinander. Dieses Verhalten kann auch bei Polygenen nur dominant, rezessiv oder intermediär sein. Die Wirkung eines dominanten Gens tritt im polygenen Verband im allgemeinen jedoch nicht in Erscheinung. Tritt sie in Erscheinung, wird von einem Haupt- oder Leitgen gesprochen (*G. Jörgensen,* 1974).

Für polygene Merkmale ist es charakteristisch, daß exogene Faktoren modifizierend einwirken. So wird die Körpergröße während des Wachstums von der Ernährung beeinflußt. Für ein Merkmal wie die Stellung bleibender Zähne, das viele Jahre zur Entwicklung braucht und sich während dieser Zeit mit exogenen Faktoren verschiedener Art (Lutschen, Kauen, Sprechen usw.) auseinandersetzen muß, ist das ebenfalls von vornherein klar. Um diesen Sachverhalt zum Ausdruck zu bringen, spricht man von multifaktorieller Vererbung oder besser von einem multifaktoriellen genetischen System (MGS). Für die Klärung der Frage, ob quantitativ variable Merkmale tatsächlich durch additive Polygenie bzw. ein MGS zustandekommen, ist die Zwillingsforschung von besonderer Bedeutung.

2. Zwillingsforschung

Auf die Bedeutung von Zwillingsuntersuchungen zur Klärung des Einflusses von Erb- und Umweltfaktoren hat bereits *F. Galton* (1869) hingewiesen. Sie systematisch in der klinischen Genetik („Zwillingspathologie") angewandt zu haben, ist das Verdienst des Berliner Arztes *H. W. Siemens* (1924). Die Zwillingsforschung beruht auf dem Unterschied zwischen eineiigen und zweieiigen Zwillingen. Eineiige Zwillinge (EZ) entstehen durch eine ihrer Ursache nach unbekannte Teilung eines befruchteten Eies, also einer Zygote, im frühen Blastulastadium. Die sich getrennt weiterentwickelnden Hälften werden zu vollständigen Individuen, die somit erbgleich sind. Sie werden deshalb auch als monozygotische oder identische Zwillinge bezeichnet. Zweieiige Zwillinge (ZZ) entstehen dagegen aus der Befruchtung zweier zufällig zu gleicher Zeit ovulierter Eier durch je ein Spermium. Es handelt sich somit um gewöhnliche Geschwister, die sich allerdings zu gleicher Zeit und einer dadurch möglichen gegenseitigen Beeinträchtigung intrauterin entwickelt haben. Sie werden deshalb auch dizygotische oder nicht identische Zwillinge genannt. Wie gewöhnliche Geschwister haben sie durchschnittlich die Hälfte ihrer gemeinsam ererbten Gene gemeinsam. Im Gegensatz zu EZ können ZZ somit auch ein ungleiches Geschlecht aufweisen: sie werden dann als Pärchen-Zwillinge (PZ) bezeichnet.

Das Zahlenverhältnis zwischen gleich- und ungleichgeschlechtigen ZZ beträgt in Mitteleuropa und Nordamerika etwa 1:1, das Verhältnis zwischen EZ und ZZ etwa 1:2; letzteres weist populationsspezifische Unterschiede auf. Sie hängen damit zusammen, daß Zwillingsgeburten, die im Durchschnitt mit einer Häufigkeit von 1,1% bis 1,2% auftreten, in manchen Ländern häufiger (Nigeria 2,2 bis 4,5%) oder seltener (Japan 0,4 bis 0,7%) vorkommen. Da von den Unterschieden nur die ZZ und nicht die EZ betroffen werden, muß das Zahlenverhältnis zwischen EZ und ZZ verschieden werden.

Es ist in der Regel leicht, auch gleichgeschlechtige Zwillingspaare in EZ und ZZ zu trennen. EZ-Paare sehen sich meistens so ähnlich, daß man die Partner immer wieder miteinander verwechselt, während ZZ-Partner deutlich verschieden sind. Immerhin kommt es vor, daß sich EZ-Paare auf den ersten Blick unähnlich und ZZ-Paare ähnlich sehen. Man muß deshalb eine sorgfältige Zwillingsdiagnostik betreiben. Früher galt der Eihautbefund – speziell von Amnion und Chorion – als entscheidend. Seitdem man jedoch weiß, daß zwar alle Zwillinge mit gemeinsamem Chorion EZ sind, nicht aber alle EZ ein gemeinsames Chorion haben, d. h. wie alle ZZ dichorisch sind – es sind etwa 30 % –, wird zur Klärung der poly-symptomatische Ähnlichkeitsnachweis geführt. Dazu prüft man eine Reihe erbbedingter Merkmale, wie zum Beispiel Augenfarbe, Irisstruktur, Lidfaltenverlauf und Haarfarbe. Intraoral können Form und Größe der Zähne, aber auch Zahl und Form der Plicae transversae herangezogen werden. Zwillinge, die in allen Merkmalen übereinstimmen, sind EZ, die anderen ZZ. Wo es auf absolute Genauigkeit ankommt, sollte man zusätzlich die Bestimmung der Blut-, Serum- und Enzymgruppen veranlassen und ggf. sogar Hautstückchen von einem zum anderen Partner transplantieren. Sie wachsen nur bei EZ reaktionslos an, weil nur diese alle die Gene gemeinsam haben, die für die Gewebsverträglichkeit (Histokompatibilität) zwischen Spender und Empfänger verantwortlich sind.

Steht fest, daß es sich um ein EZ- oder ZZ-Paar handelt, wird geprüft, ob beide Partner das fragliche Merkmal besitzen oder ob es nur einer hat; ersteres wird K o n k o r d a n z, letzteres D i s k o r d a n z genannt. Das ist bei alternativ verteilten Merkmalen wie den oben genannten Schmelzhypoplasien ohne weiteres klar, nicht aber bei Merkmalen, die eine kontinuierliche Variabilität zeigen. Am Beispiel der Lippen-Kiefer-Gaumenspalten (LKG) möge das erläutert werden, wobei vorauszuschicken ist, daß diese Spalten im Ausprägungsgrad stark variieren und daß ,,der häufige Typ" (*G. Jörgensen*, 1974) multifaktoriell vererbt werden dürfte (siehe S. 57ff.). Die Frage lautet: Sind nur die Paare konkordant, die beide linksseitig eine LKG-Spalte haben oder auch die, die sie links oder rechts haben? Niemand bezweifelt, daß letzteres richtig ist und ebensowenig, daß ein Partner eines konkordanten Paares eine doppelseitige, der andere aber nur eine einseitige Spalte aufweisen kann.

Selbst wenn ein Parnter eine doppelseitige LKG-Spalte und der andere nur eine Lippenspalte, ja eine Kerbe im Lippenrot hätte, besteht kein Zweifel, daß Konkordanz vorliegt. Denn auch die Kerbe ist ein eindeutiges Symptom, das nur als Folge der genetischen Anlage zustandekommen kann: Auch hier ist die Schwelle der ätiologischen Faktoren, die zur Merkmalsäußerung nötig ist, überschritten.

Vorsichtiger muß man bei variablen Merkmalen sein, bei denen eine solche Schwelle nicht erkennbar ist und möglicherweise auch nicht besteht. Ich nenne als Beispiel die Progenie. Stünde man auf dem Standpunkt, daß Progenie erst diagnostizierbar ist, wenn unterer Vorbiß besteht, dann wäre erst bei diesem Vorbiß die Schwelle der ätiologischen Faktoren erreicht und es könnten konkordant nur Paare sein, die im falschen Vorbiß konkordant wären. Doch Progeniker sind auch ohne unteren Vorbiß eindeutig erkennbar, ja der Ausprägungsgrad ihrer Progeniesymptome kann ohne Vorbiß größer sein als mit Vorbiß (näheres S. 259ff.). Konkordant sind somit alle Paare, bei denen das Merkmal Progenie eindeutig, wenn auch ungleich deutlich erkennbar ist. Einzelne Mikrosymptome, die nur den Verdacht auf Progenie wecken, genügen dagegen nicht.

Die Unterschiede im Ausprägungsgrad müssen natürlich eine Ursache haben. Sie können bei erbgleichen EZ-Paaren nur durch exogene Faktoren, bei ZZ-Paaren dagegen auch durch genetische Faktoren bedingt sein.

In diesem Zusammenhang sei eine Anmerkung gemacht. Schon *G. Mendel* (1866) hat bei seinen Kreuzungsversuchen mit Erbsen Einzelmerkmale (Farbe und Form der Blüte oder der Früchte) analysiert. Dieses Konzept hat sich auch in der klinischen Genetik bewährt. Man könnte deshalb meinen, auch bei den spezifischen Dysgnathien solle man nicht die Gesamtheit der sie kennzeichnenden Symptome ins

Auge fassen, sondern bestimmte herausgreifen, bei Deckbiß zum Beispiel den Distalbiß. Denn er scheint ein charakteristisches Symptom zu sein, weil er statt bei 15 bis 20% in einer mitteleuropäischen Population in 60 bis 80% der Fälle vorkommt. Oder es könnte der tiefe Biß sein, weil auch er bei Deckbiß überdurchschnittlich häufig und zumeist besonders ausgeprägt ist. Distalbiß wie tiefer Biß für sich genommen haben jedoch mit Deckbiß nur indirekt zu tun, beide kommen bei Angle-Klasse II,1-Fällen ebenfalls vor. Sie sind bei Deckbiß jedoch Folge einer übergeordneten Störung, nämlich der Inversion der oberen I_1 (siehe S. 280ff.). Es ist deshalb, solange ein Leitsymptom nicht mit Sicherheit feststeht, richtiger, bei den spezifischen Dysgnathien mit ihrem Syndromcharakter das Ganze ins Auge zu fassen und ihren Ausprägungsgrad nach der Summe und dem Ausmaß ihrer Einzelsymptome zu beurteilen. Klinische Erfahrung, so vage der Begriff ist, dürfte vorerst der Beurteilung einer Dysgnathie besser gerecht werden als ein herausgegriffenes Einzelsymptom. Das ist bei sonstigen Syndromen, etwa dem *Down*-Syndrom, nicht anders. In den Sippentafeln bringt man die unterschiedlichen Ausprägungsgrade durch unterschiedliche Schwärzung der Symbole zum Ausdruck.

Aufgabe der Zwillingsforschung bei einem ätiologisch offenen Merkmal ist die Klärung der Frage, ob Erbfaktoren beteiligt sind oder nicht (s.u.). Bei den durch Contergan verursachten Embryopathien war das bekanntlich nicht der Fall (siehe S. 17): Zwischen EZ- und ZZ-Paaren, von denen wenigstens ein Partner eine Verkümmerung der Extremitäten (Mikromelie) hatte, bestand kein signifikanter Unterschied in der Konkordanz-:Diskordanzrate. Bei dieser Untersuchung wurden praktisch alle Contergankinder der Bundesrepublik erfaßt. Nachdem über die Einwohnermeldeämter festgestellt war, wer von den Behafteten Zwilling war, wurden bei den Paaren die Konkordanz- beziehungsweise Diskordanzverhältnisse festgestellt. Auf diese Weise wurde vermieden, daß eine kasuistische Auslese zustande kam, die die Aussagekraft der Zwillingsserie hätte schmälern können. Eine solche Serie wird als systematische Serie bezeichnet. Sie käme auch dann zustande, wenn man alle Zwillingspaare einer Stadt oder eines Landes ohne Rücksicht auf ein Merkmal erfaßte, nur liefe man Gefahr, für ein bestimmtes Merkmal keine oder zu wenige verwertbare Paare zu erhalten. In der Regel kommen Zwillingsserien deshalb anders zustande: Man sammelt bei gegebenem Anlaß die in der Literatur veröffentlichten Fälle und fügt die eigenen, oft zufälligen Beobachtungen hinzu; man nennt das Sammelkasuistik. Dabei haben konkordante Paare eine höhere Chance, erfaßt zu werden als diskordante, und EZ-Paare eine höhere als ZZ-Paare. Denn EZ-Paare hält man wegen der verblüffenden Gleichartigkeit des Aussehens oder der häufigen Konkordanz der Merkmale für interessanter als ZZ-Paare. Das ergibt sich allein daraus, daß in solchen Sammelkasuistiken die Zahl der EZ-Paare höher liegt als die der ZZ-Paare, während es umgekehrt sein müßte. Denn die Zahl der ZZ-Paare ist durchschnittlich etwa doppelt so hoch wie die der EZ-Paare. Da systematische Serien jedoch nicht zur Verfügung stehen, sollte man Zwillinge ohne Rücksicht auf „Eiigkeit" und Konkordanz oder Diskordanz der Merkmale sammeln und fragliche Fälle der Literatur ausmerzen. Dann erfüllen auch Sammelkasuistiken ihre Aufgabe (*W. Fuhrmann,* 1965). Auf jeden Fall sollte angegeben werden, wie die Serie zustandegekommen ist, um zu weit gehende Interpretationen zu vermeiden.

1. Die Auskunft allgemeinster Art ist die, ob Erbfaktoren bei dem untersuchten Merkmal eine Rolle spielen. Da die einzelnen EZ- und ZZ-Paare in der Regel ge-

meinsam aufwachsen und etwa gleichen Milieufaktoren ausgesetzt sind, folgt aus einer statistisch signifikanten Häufung von Konkordanz bei den EZ- gegenüber den ZZ-Paaren, daß Erbfaktoren eine Rolle spielen. Umgekehrt spielen sie keine Rolle, wenn Konkordanz und Diskordanz gleich groß sind. Es kommt also auf den Unterschied im Konkordanzgrad an und nicht auf die absolute Höhe der Konkordanz bei den EZ, die bei LKG-Spalten zum Beispiel weniger als 40% beträgt (siehe S. 75). Deshalb spricht ein einzelnes diskordantes EZ-Paar auch nicht gegen Vererbung – nur dagegen, daß es ein regelmäßig dominantes, rezessives oder ausschließlich von Polygenen abhängiges Merkmal ist; und ein einzelnes konkordantes EZ-Paar spricht nicht für Vererbung oder gar für ein dominantes Leiden.

2. Bei Verdacht auf multifaktorielle Entstehung, etwa bei kontinuierlicher Variabilität der Merkmalsausprägung, bekommt die Zwillingsforschung eine weitere Aufgabe: die der Überprüfung einer Erbgangshypothese – der Frage also, ob ein autosomal dominanter oder rezessiver Erbgang in Frage kommt. Denn bei Dominanz muß das Konkordanz:Diskordanzverhältnis zwischen EZ und ZZ 2:1 (100%:50%) betragen, weil EZ alle Gene und ZZ durchschnittlich die Hälfte ihrer Gene gemeinsam haben. ZZ erben also ein bestimmtes Gen nur mit 50% Wahrscheinlichkeit von einem der Eltern. Bei Rezessivität dagegen muß das Verhältnis 4:1 (100%:25%) betragen, weil wiederum die EZ alle Gene, also auch die rezessiven, gemeinsam haben und somit konkordant sind, während ZZ-Paare nur mit 25%iger Wahrscheinlichkeit homozygot für ein beliebiges rezessives Gen sind und damit Merkmalsträger werden.

Es muß betont werden, daß diese Zahlen nur für Merkmale gelten, die ausschließlich genetisch determiniert sind. Ist das nicht der Fall, weil Nebengene oder Umweltfaktoren ätiologisch beteiligt sind, ändern sich die Zahlen. Statt 100% bei den EZ könnten zum Beispiel nur noch 90% oder 80% konkordant sein. Dem würden bei den ZZ durchschnittlich 45% bzw. 40% für dominante und 22,5% bzw. 20,0% für rezessive Merkmale entsprechen. Das 2:1- bzw. 4:1-Verhältnis bleibt also erhalten.

Diese Abnahme der Konkordanz bei den EZ wird als „Abnahme der Manifestationswahrscheinlichkeit der Anlage" (M) bezeichnet. Sie bringt den umweltbedingten Teil der Gesamtanlage zum Ausdruck. M errechnet sich aus dem Konkordanz-Diskordanzverhältnis bei den EZ-Paaren nach der Formel:

$$\frac{kEZ \times 2}{kEZ \times 2 + dEZ,}$$

wobei k konkordant und d diskordant bedeuten.

Die o. g. Manifestationswahrscheinlichkeit kann man übrigens auch auf Grund von Familienuntersuchungen errechnen.

Beträgt das Konkordanz-Diskordanzverhältnis weniger als 4:1, läßt es sich nicht mehr mit monogenen Erbgangshypothesen in Einklang bringen. Vor allem dann, wenn die prozentualen Konkordanzzahlen bei ZZ deutlich hinter den entsprechenden Zahlen bei EZ zurückbleiben, ist das ein Indiz für Polygenie. Denn je höher die Zahl der zur Manifestation erforderlichen Gene ist, desto geringer ist die Wahrscheinlichkeit, daß beide ZZ-Partner diese Genkonstellation erben. Denn schon bei zwei rezessiven Genpaaren (Digenie) beträgt die Wahrscheinlichkeit für beide Paare, homozygot zu sein, für jeden ZZ nur noch $1/16$ und für drei Genpaare $1/64$. Bei dominanten Genen betragen die Zahlen, die sich nach der Formel der Binomialverteilung $(a+b)^n$ berechnen, $1/8$ bzw. $1/32$.

3. Familien- und Sippenforschung

Wie aus dem vorigen Abschnitt hervorging, bestehen bei Merkmalen mit kontinuierlicher quantitativer Variabilität der Merkmalsausprägung, bei denen das Konkordanz-Diskordanzverhältnis zwischen EZ und ZZ größer als 4:1 ist, wenig Zweifel an ihrer polygenen bzw. multifaktoriellen Ätiologie. Allerdings muß die Zwillingsserie groß genug und „systematisch" erhoben sein. Mindestens muß es sich um eine Sammelkasuistik handeln, bei deren Zusammenstellung weder „Eiigkeit" noch Konkordanz bzw. Diskordanz eine Rolle gespielt haben. Leider gibt es für keine Dysgnathie eine Zwillingsserie, die diesen Ansprüchen voll gerecht wird. Obwohl alle Dysgnathien wegen der kontinuierlichen Variabilität ihrer Ausprägungsgrade polygenieverdächtig sind, ist es demzufolge erforderlich, weitere Kriterien heranzuziehen.

Diese Kriterien ergeben sich aus Familien- und Sippenuntersuchungen. Leider sind manche früheren Publikationen für eine Analyse ungeeignet, weil es sich offensichtlich um kasuistische Auslesen gehandelt hat: Wenn auch unbewußt, wurde publiziert, wenn eine Dysgnathie beim Probanden möglichst ausgeprägt war und die Anamnese auf weitere Behaftete in der Verwandtschaft schließen ließ, sonst nicht. Auch wurden Schwankungen im Ausprägungsgrad bei den Behafteten eingangs vielleicht pauschal erwähnt, später ignoriert: Alle Symbole für Behaftete wurden in den Sippentafeln gleichmäßig geschwärzt. Weiter wurden anamnestische Angaben kritiklos übernommen und die Häufigkeit der Dysgnathien in der Population bei der Interpretation der Ergebnisse nicht berücksichtigt, obwohl klar ist, daß bei einer Häufigkeit von 5, 10 oder gar 20 und mehr Prozent – und das sind die für Dysgnathien relevanten Zahlen – rein zufällige Häufungen in bestimmten Sippen vorkommen müssen. So nimmt es nicht Wunder, daß als Ergebnis der meisten Sippenuntersuchungen für Deckbiß und Progenie als den beiden klassischen „erbbedingten Dysgnathien" dominanter bzw. unregelmäßig dominanter Erbgang herauskam.

Es stellt sich zunächst die Frage, wie bei der Sammlung und Erforschung von Familien und Sippen vorgegangen werden sollte:

1. Der Ausprägungsgrad der Dysgnathie beim Probanden, der mit einem P oder Pfeil auf der Sippentafel gekennzeichnet wird, sollte keine Rolle spielen. So vermeidet man eine Auslese nach starken Ausprägungsgraden bzw. zahlreichen Polygenen. Noch besser wären getrennte Untersuchungen, die einmal von Probanden mit hochgradigen, das andere Mal mit mäßigen Ausprägungsgraden, ja mit Mikrosymptomen, ausgingen (siehe S. 273).

2. Anamnestische Befragungen nach gleichen Dysgnathien in der Verwandtschaft sollten unterbleiben, jedenfalls bei der Auswahl der Probanden keine Rolle spielen. Nur nach der Zahl der Geschwister kann man fragen, weil geschwisterlose Probanden bei der statistischen Auswertung ausfallen (siehe S. 52). Jeder Behaftete sollte also die gleiche Chance haben, Proband zu werden.

3. Alle Sippenangehörigen sollte man selbst untersuchen, auch die „hineingeheirateten". Denn bei der Häufigkeit aller Dysgnathien muß stets mit Neuzugängen aus nicht verwandten „Linien" und damit einer Zunahme der Behafteten bzw. der Genträger in den Sippen gerechnet werden. Ersatzweise kann man sich bei nicht erreichbaren Sippen-Angehörigen von Kollegen Unterlagen, vor allem Modelle, aber auch Röntgenaufnahmen und Photographien beschaffen. Bei Verstorbenen kann man auf Photographien zurückgreifen, falls aus ihnen das Behaftetsein einwandfrei hervorgeht. Das ist zum Beispiel bei ausgeprägten Progenien der Fall. In der Regel werden die Sippen aber nur zwei, höchstens drei Generationen umfassen.

4. Da im Milch- oder frühen Wechselgebiß

eine Dysgnathie noch nicht erkennbar oder, etwa bei Deckbiß, vorgetäuscht sein kann, ist unter Umständen eine Nachuntersuchung erforderlich. Die Altersabhängigkeit spielt auch bezüglich des Ausprägungsgrades eine Rolle: Aus der mäßigen Progenie eines Achtjährigen kann in den folgenden Jahren eine hochgradige Progenie werden, braucht es jedoch nicht. Bei älteren Sippenangehörigen stören eingetretene Zahnmangelzustände: Sie können die Erkennbarkeit oder den Ausprägungsgrad einer Dysgnathie erheblich beeinflussen. Deshalb wird es häufig eine Reihe fraglicher Fälle geben, die die Auswertung der Unterlagen erschwert.

5. Die Frage nach der Bedeutung von FRS zur ätiologischen Beurteilung von Dysgnathien ist offen. Wenn man davon ausgeht, daß sich eine Dysgnathie den verschiedenartigsten Schädelformen aufpfropft und die Analyse der FRS vorzugsweise der Erkennung individueller Zusammenhänge zwischen Dysgnathie bzw. Gebiß auf der einen und den davon mehr oder weniger unabhängigen Strukturen des Gesichtsschädels auf der anderen Seite dient, ist man skeptisch hinsichtlich ihrer Bedeutung. Wenn man dagegen davon ausgeht, daß Dysgnathien auch Ausdruck dysproportionaler Wachstumsvorgänge des Gesichtsschädels sind, kann man zuversichtlicher sein. Das betrifft vor allem die Angle-Klasse II,1 und die Progenie. Obwohl sie sich morphologisch ausschließen, könnten sie vom ätiologischen Standpunkt aus komplementäre Dysgnathien sein (siehe S. 278 ff.). Der Analyse von FRS stehen bei umfangreichen Sippenuntersuchungen allerdings große Schwierigkeiten entgegen. Denn die Angehörigen einer Sippe müssen in der Regel zu Hause oder in Praxen von Kollegen ohne entsprechende Röntgeneinrichtung untersucht werden.

Sind die Untersuchungen abgeschlossen, werden die Sippentafeln nach dem Muster der Abbildung 11 gezeichnet. In ersten tabellarischen Übersichten werden folgende Fragen beantwortet:

1. Wieviel behaftete und wieviel nicht behaftete Sippenangehörige wurden erfaßt; wie oft war eine sichere Zuordnung nicht möglich?
2. Wie ist die Verteilung der Schweregrade bei den Probanden, wie bei den sonstigen Behafteten der Sippen?
3. Sind die beiden Geschlechter gleichmäßig hinsichtlich der Zahl der Behafteten und hinsichtlich der Ausprägungsgrade des Merkmals behaftet oder gibt es signifikante, d.h. nicht zufallsbedingte Unterschiede?
4. Wie ist das Verhältnis zwischen Behafteten und Unbehafteten in den vollständig erfaßten Geschwisterschaften?
5. Wie ist das Verhältnis zwischen behafteten und unbehafteten Geschwistern, wenn von den Eltern beide, einer oder keiner behaftet ist?

Diese erste Übersicht gibt die Zahlenverhältnisse insofern verzerrt wieder, als die durch die Art der Erfassung (Probandenauslese, Familienauslese) bedingte Anreicherung behafteter Sippenangehöriger nicht korrigiert worden ist. Darauf wurde schon bei Besprechung der autosomal dominanten, vor allem aber der rezessiven Merkmale hingewiesen. Zur Korrektur sind mehrere Verfahren bekannt. Die beiden bekanntesten, hier allein besprochenen, gehen auf *W. Weinberg* (1908) zurück. Sie ergänzen sich gegenseitig. Obwohl *Weinberg* betont hat, daß bei ihrer Anwendung exakte Ergebnisse nur zu erwarten sind, wenn sämtliche Fälle in einer Bevölkerung erfaßt werden oder die Familienauslese repräsentativ ist, d.h. Probanden mit gesunden Geschwistern ebenso häufig erfaßt werden wie solche mit kranken – was in der Regel nicht der Fall bzw. nicht sicher bekannt ist –, werden die als Geschwister- und Probandenmethode bekannten Korrekturverfahren in der klinischen Genetik allgemein benutzt.

1. *Probandenmethode.* Der Proband einer – voll erfaßten – Geschwisterschaft wird nicht mitgezählt. Er gilt als Indikatorfall, der auf das Vorhandensein eines bestimmten Merkmals bzw. Genotyps in einer Familie nur aufmerksam macht. Bei den übrigen Geschwistern hängt ja die Häufigkeit des Merkmals allein vom Genotyp der Eltern und den Vererbungsgesetzmäßigkeiten ab. Nach der Probandenmethode ist also bei zwei kranken und drei gesunden Geschwistern das Verhältnis krank:gesund wie 1:3, bei einem kranken und drei gesunden Geschwistern wie 0:3 zu zählen. Geschwisterlose Probanden fallen ganz aus, und die Zahl der Kranken unter den Geschwistern wird oft unerwünscht klein. Darin liegt der Nachteil dieser Methode.

Die nach der Probandenmethode korrigierten Geschwisterzahlen werden in gleicher Weise wie die unkorrigierten Zahlen tabellarisch zusammengestellt.

2. *Geschwistermethode.* Hier wird jeder Behaftete einer voll erfaßten Geschwisterschaft als Proband gezählt. Waren zum Beispiel bei der Probandenmethode in einer Familie mit 3 kranken und 4 gesunden Kindern 2 kranke und 4 gesunde zu zählen, so sind bei der Geschwistermethode 3 mal 2 = 6 kranke und 3 mal 4 = 12 gesunde Geschwister zu zählen.

Die nach der Geschwistermethode gewonnenen Zahlen werden ebenfalls tabellarisch zusammengestellt. Da bei Sippenuntersuchungen der genannten Art oft ein Gemisch von Probanden- und Familienauslese – bzw. von fehlender Auslese – vorliegt, pflegt man den Mittelwert aus einfacher Auszählung, Probandenmethode und Geschwistermethode seinen Überlegungen zugrunde zu legen.

Nach Bereitstellung dieser Daten stellt man mit Hilfe von Prüf- bzw. Schätzmethoden fest, welcher Erbgangshypothese der Vorzug zu geben ist, wobei es sich im Rahmen der Dysgnathien allein – oder doch vor allem – um die Frage handelt, ob ätiologisch ein dominantes autosomales Gen mit herabgesetzter Expressivität und Penetranz in Frage kommt oder additive Polygenie bzw. ein multifaktorielles genetisches System. Alle diese Methoden gehen im übrigen davon aus, daß es sich um vergleichsweise seltene Merkmale von weniger als 1 Prozent handelt. Auch wird allein die Wirkung der Polygene in Rechnung gestellt, während der gleichzeitige Einfluß von exogenen Faktoren unberücksichtigt bleibt, obwohl Korrelationsunterschiede zwischen behafteten Geschwistern untereinander bzw. zwischen ihnen und den behafteten Eltern Hinweise auf Exogenie geben. Es ist deshalb nicht zu erwarten, daß die folgenden Prüfmethoden – es gibt weitere, die zweckmäßigerweise in Zusammenarbeit mit Genetikern angewandt werden – alle eindeutig sind bzw. bei zukünftigen Untersuchungen eindeutige Ergebnisse liefern werden. Anders ausgedrückt: Durch Sippenuntersuchungen allein sind unregelmäßig dominanter Erbgang und multifaktorielle Vererbung bei so häufigen Merkmalen wie den Dysgnathien nur schwer voneinander zu trennen.

1. Anders als bei dominantem Erbgang sind häufig Kinder bzw. Geschwister behaftet, auch wenn keiner der Eltern behaftet ist. Die Zahl behafteter Geschwister steigt bei Behaftung eines Elter und noch mehr bei Behaftung beider Eltern an. Da letzteres auch bei dominantem Erbgang der Fall ist (75%), sind die beiden ersten Punkte wichtiger.

2. Das Risiko für nahe Verwandte des Probanden, ebenfalls behaftet zu sein, wächst mit dem Ausprägungsgrad des Merkmals beim Probanden. Bei Merkmalen, auf die auch exogene Faktoren stark einwirken, ist das weniger deutlich als bei Merkmalen, bei denen Polygene im Vordergrund stehen.

3. Die Zahl der Behafteten geht mit abnehmendem Verwandtschaftsgrad deutlich

zurück und nähert sich schließlich der Merkmalshäufigkeit in der Bevölkerung. Dieses Verhältnis zwischen der prozentualen Krankheitshäufigkeit bei nahen Blutsverwandten und der Durchschnittsbevölkerung wird durch den K-Wert (*L. S. Penrose,* 1953) zum Ausdruck gebracht. Er ist um so größer, je geringer die Häufigkeit des Merkmals in der Bevölkerung ist. Diese Abnahme der Befallshäufigkeit bei entfernten Verwandten hängt damit zusammen, daß die Wahrscheinlichkeit, gleiche Gene zu erben, vom Verwandtschaftsgrad abhängt. Diese Abnahme ist bei Merkmalen mit hoher durchschnittlicher Häufigkeit – und erst recht in Sippen mit „eingeheirateten" Merkmalsträgern – weniger deutlich als bei seltenen Merkmalen.

4. Falls ein signifikanter Geschlechtsunterschied besteht (siehe LKG-Spalte S. 73), ist unter den Blutsverwandten der Probanden, die seltener erkranken, die also zur Erkrankung eine größere Gendosis gebrauchen, eine höhere Belastung zu erwarten als unter den Blutsverwandten des häufiger erkrankten Geschlechtes.

2. Kapitel

Die intrauterine Entwicklung des Gebisses und die dabei auftretenden Störungen

1. Einführung

Von der Zygotenbildung an, also schon während der etwa 6 Tage dauernden Wanderung des Eies durch den Eileiter, erfolgen zahlreiche mitotische Teilungen. Sie führen nicht zu einer wesentlichen Zunahme des Eivolumens, sondern zu einer Untergliederung des Eies in kleinere Zelleinheiten, die sich in einer Furchung der Oberfläche zu erkennen gibt. Dadurch verschiebt sich das ursprüngliche Kern-Plasma-Verhältnis zugunsten des Kernmaterials; außerdem werden die Stoffwechselbedingungen verbessert (*D. Starck*, 1975).

Im Innern des Zellhaufens treten alsbald blasenartige Umformungen und Verflüssigungen auf, und in diesem Blastozysten-Stadium erfolgt die Einnistung (Nidation) des Keimes in die Uterusschleimhaut. Sie ist mit komplizierten, als Plazentation bezeichneten Veränderungen der Schleimhaut und des Keims verbunden.

Die für den Zahnarzt bedeutsamsten Entwicklungsvorgänge beginnen gegen Ende der dritten Woche am ventralen Ende des sogenannten Vordarmes, Mundbucht (Stomadeum) genannt. Zu dieser Zeit ist die Blastogenese, das 1. Stadium der intrauterinen Entwicklung, abgeschlossen und das 2. Stadium beginnt. Es wird Embryogenese genannt und dauert bis zum Ende des 3. Monats. Die flache Mundbucht, vom unpaaren Stirnwulst oben und zwei paarigen Ober- und Unterkieferwülsten seitlich begrenzt, vertieft sich durch auffällige Veränderungen im Bereich des Stirnwulstes. Bei einer Störung führt das zur Lippen-Kieferspalte (LK-Spalte) und darüber hinaus zu einer Beeinträchtigung der Zahnentwicklung. Eine weitere, wenn auch nicht regelmäßige Folge einer LK-Spalte ist eine Gaumenspalte (G-Spalte). Und da diese Gesichtsspalten zu den wichtigsten, weil häufigsten Mißbildungen überhaupt gehören – nur Klumpfuß (pes varus) kommt öfter vor –, und weil sich mit diesen Spalten alle Zahnärzte, speziell die Kieferchirurgen und Kieferorthopäden, gleichermaßen zu beschäftigen haben, erscheint mir eine relativ ausführliche Besprechung geboten. Dabei ist die Kenntnis der normalen Entwicklung die Vorraussetzung für das Verständnis der fehlerhaften.

2. Normale Entwicklung des primären Gaumens

Gegen Ende der 3. Woche ist an beiden Seiten des Stirnwulstes eine elliptische Epithelverdickung zu erkennen, die als Riechplatte oder Riechplakode bezeichnet wird. Durch Einsenkung des Epithels und gleichzeitiges Wachstum des umgebenden Bindegewebes kommt es zur Ausbildung eines Randwulstes, der die Riechplakoden zu Riechgruben werden läßt. Dieser Randwulst ist zur Mundhöhle hin unterbrochen. Die beiden Enden wer-

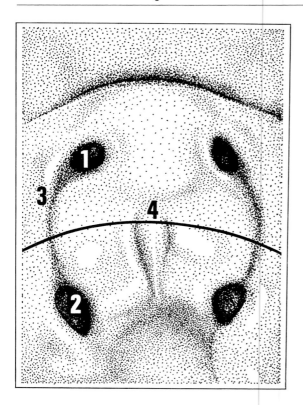

Abb. 29 *Aufblick auf ein Modell vom primären Gaumen nach Ausbildung des Nasenloches (1) und der Choanalmembran (2). Die Epithelmauer verursacht oral die primäre Gaumenfurche (3). Die primäre Zahnleiste, die quer zu den beiden Gaumenfurchen in die Tiefe wächst, wird durch eine Bogenlinie (4) markiert. In Höhe der Kreuzungsstellen mit den Epithelmauern entstehen die oberen i_2 bzw. I_2.*
Aus K. Peter, 1933. Umzeichnung.

den medialer und lateraler Nasenwulst genannt. Die früher übliche Bezeichnung Nasenfortsatz ist falsch, weil von Spalten getrennte Fortsätze nur bei fehlerhafter Entwicklung vorkommen. Die normalerweise vorhandenen Wülste werden von flachen Furchen begrenzt, die im Laufe der weiteren Entwicklung durch Mesenchym-Proliferation eingeebnet werden.

Medialer und lateraler Nasenwulst wachsen im Laufe der 6. Woche aufeinander zu und legen sich zur Bildung der beiden Nasenlöcher (Nares) aneinander (siehe Abb. 30). Dabei entsteht eine epitheliale Verbindung, die Epithelmauer genannt wird. Sie führt vom Boden der primären Nasenhöhle zum Dach der primären Mundhöhle und wird schon kurz nach ihrer Entstehung wieder aufgelöst, indem sie vom Bindegewebe durchwachsen wird. Nur dorsal, am Ende der inzwischen schlauchartig vertieften Riechgruben, bleibt für kurze Zeit ein Rest vorhanden. Er wird zur Membrana bucconasalis und bildet das Ende der primären Nase. Erst wenn diese Membran reißt, stehen die Riechschläuche mit der primären Mundhöhle in offener Verbindung, sind also die primären Choanen entstanden.

Dieser Vorgang, an dem sich zunehmend auch die Oberkieferwülste beteiligen, spielt sich innerhalb der 6. Woche ab, in der der Embryo von etwa 6 auf 12 mm heran-

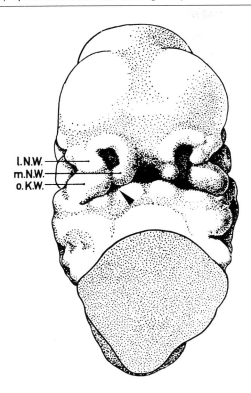

Abb. 30 *Entstehung eines primären LK-Spaltes (linke Gesichtsseite). Der laterale Nasenwulst (l. N. W.) erreicht wegen mangelhaften Wachstums nicht den medialen Nasenwulst (m. N. W.) und den Oberkieferwulst (o. K. W.). Rechte Gesichtsseite: Normale Entwicklung. Die Epithelmauer bildet an der Gaumenseite eine Rinne (Pfeil).
Aus G. Töndury, 1955.*

wächst. Die Einsenkung der primären Zahnleiste folgt unmittelbar danach am Anfang der 7. Woche. Auch sie beginnt mit einer Epithelproliferation, wobei die Zahnleiste quer zu den beiden ehemaligen Epithelmauern in die Tiefe wächst (Abb. 29). Da, wo die Epithelmauer war und in Resten noch vorhanden sein kann, entwickeln sich die Keime der oberen i_2. So kommt es, daß sie und ihre Ersatzzähne so oft bei einer Störung dieser primär die Nase betreffenden Entwicklung in Mitleidenschaft gezogen werden (siehe S. 67).

3. Gestörte, zur LK(G)-Spalte* führende Entwicklung des primären Gaumens

Der soeben geschilderte normale Entwicklungsvorgang kann in zweifacher Weise gestört werden und zur LK(G)-Spalte führen: Man spricht von primärer und sekundärer Spaltbildung.

* Lippen-Kiefer-Spalten (LK-Spalten) sind Spaltungen des primären Gaumens, Gaumenspalten (G-Spalten) Spaltungen des sekundären Gaumens. Sie haben pathogenetisch nichts miteinander zu tun. LK-Spalten führen zumeist, jedoch nicht immer, zur G-Spalte. Um das zum Ausdruck zu bringen, wird im folgenden von LK(G)-Spalten einerseits und von isolierten G-Spalten andererseits gesprochen. Bei Beschränkung einer G-Spalte auf das Velum wird auch von V-Spalte gesprochen.

a) Primäre Spaltbildung

Entscheidend ist mangelhafte Proliferation der beiden Nasenwülste, nach G. Töndury (1950) vor allem des lateralen Wulstes. Die Wülste kommen nicht in Kontakt, so daß sich eine Epithelmauer und in ihrem Gefolge eine bindegewebige Verwachsung der Teile nicht ausbilden kann (Abb. 30). Folge dieser relativ frühen Entwicklungsstörung ist vermutlich stets eine durchgehende (totale) LK-Spalte, die zumeist auch eine G-Spalte nach sich zieht. G. Töndury, der diesen Entstehungsmodus 1950 beschrieben hat, vergleicht die zur Peripherie hin fortschreitende epitheliale Verschmelzung der beiden Wülste mit einem Reißverschluß, der die anfängliche Nasentasche zu einem immer tiefer werdenden Nasenschlauch zuzieht.

b) Sekundäre Spaltbildung

Die Kenntnis dieses Spalttyps ist älter und wird auf F. Hochstetter (1891) und E. H. Pohlmann (1910) zurückgeführt. Bei ihm kommt es zwar zu einer Aneinanderlagerung der medialen und lateralen Nasenwülste und einer „Verklebung" ihrer Epithelien zu einer Epithelmauer, doch mißlingt danach die bindegewebige Durchwachsung ganz oder teilweise. Beim weiteren Gesichtswachstum auftretende Zug- und Scherspannungen führen dann, relativ spät, zur partiellen oder totalen Trennung des Epithels bzw. der Wülste und damit zur vollständigen oder partiellen LK-Spalte. Da der Spalt erst nach zunächst gelungener Vereinigung der beiden Nasenwülste auftritt, wird er sekundär genannt.

LK-Spalten mit Weichteilbrücken zwischen den Stümpfen, die nach W. Hoppe (1965) in 8 bis 9% der Spaltfälle vorkommen, sind bei primärer Spaltentstehung nicht möglich. Sie sind vielmehr Ausdruck einer unvollkommenen bindegewebigen Durchwachsung der Epithelmauer. Allerdings sind auch intrauterine Heilungsvorgänge primärer Spalten nicht ganz auszuschließen (H. Maurer, 1938), so daß an Hand solcher Brücken primäre und sekundäre Spalttypen nicht sicher voneinander getrennt werden können (s. u.). Das ist bedauerlich, weil die beiden Spalttypen ja nicht nur pathogenetisch, sondern auch ätiologisch verschieden sein könnten. Bevor jedoch von der Ätiologie der LK(G)-Spalten gesprochen wird, sollen die Entwicklungsvorgänge besprochen werden, die zur Bildung des definitiven (sekundären) Gaumens bzw. zur G-Spalte führen.

4. Normale Entwicklung des sekundären Gaumens

Bis zum Ende der 7. Woche und einer Länge des Embryos von etwa 17 mm besteht ein gemeinsamer Nasen- und Mundraum. Er wird teils von der Zunge, teils vom Nasenknorpel ausgefüllt (Abb. 31a). Die sogenannten Gaumenplatten oder Gaumenfalten sind bereits vorhanden, hängen aber mehr oder weniger senkrecht nach unten. Um sich zur Bildung des Gaumendaches aufrichten zu können, muß die Zunge den Nasenraum verlassen, was mit einer mandibulären Protrusionsbewegung in Zusammenhang gebracht wird, die als embryonale Progenie bezeichnet wird (siehe S. 264).

Noch während die Zunge den Nasenraum verläßt, richten sich die beiden Gaumenplatten auf und wachsen in der Medianlinie zusammen (Abb. 31b). Fast gleichzeitig erfolgt auch die Vereinigung mit dem inzwischen länger gewordenen Nasenseptum (Abb. 31c). Diese Verwachsung beginnt stets vorn in Höhe der primären Choanen, wobei durch die Vereinigung von primärem Gaumen, Nasenseptum und Gaumenplatten der Ductus naso-palatinus bzw. das Foramen incisivum entsteht. Die Verwachsung schreitet reißverschlußartig von vorn nach hinten fort, bis auch die Uvula verei-

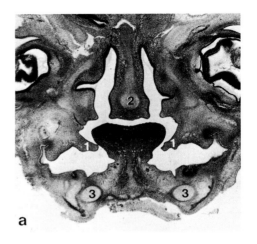

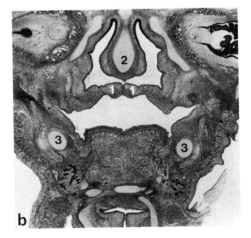

Abb. 31 Bildung des sekundären Gaumens in der 8. bis 12. Embryonalwoche.
a) Bevor sich die beiden Gaumenplatten (1) aufrichten und mit der Nasenscheidewand (2) vereinigen können, muß die Zunge den oberen Teil des bis dahin gemeinsamen Nasen- und Mundraumes verlassen.
b) Die Verwachsung beginnt im anterioren Teil des sekundären Gaumens, hinter den primitiven Choanen, wodurch sich der Canalis naso-palatinus ausbildet. Von da schreitet die Vereinigung nach dorsal fort.
c) Vereinigung der Gaumenplatten mit der Nasenscheidewand.
3 = Meckelscher Knorpel; 4 = Zahnkeim.

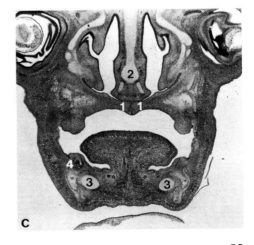

nigt ist; letzteres geschieht zum Teil erst nach der Geburt.
Die Ursache der Aufrichtung der beiden Gaumenplatten zu horizontalen Gaumenfortsätzen ist noch unklar. Umformung und/oder Verlagerung kommen in Betracht. Es sind deshalb verschiedene Hypothesen aufgestellt worden, etwa die, daß der Embryo zur fraglichen Zeit den Mund spontan oder reflektorisch öffne, daß die Zunge dabei durch Bewegung oder Formveränderung unter die Gaumenplatten gerate und diese anhebe oder gar die, daß der Embryo seine Hand zu Hilfe nehme. Dabei steckt die Differenzierung des muskulären und nervösen Apparates der Hand noch in den Anfängen, und außerdem könnte die Hand wegen der starken Ventralflexion des Kopfes den Mund auch gar nicht erreichen. Man muß also wohl an örtliche Wachstumsdifferenzen im Bindegewebe der Gaumenplatten denken, obwohl eine mechanische Unterstützung mit im Spiel sein könnte: P. M. Carsten (1959) hat zum Beispiel nachgewiesen, daß zur Zeit der Aufrichtung auf den beiden Seiten einer Gaumenplatte unterschiedlich viel Gewebshyaluronidase gebildet wird. Er schließt daraus, daß die Muco-Polysaccharide der einen Seite depolymerisiert würden und die so entstehenden Quellungsunterschiede einen Biegungs- bzw. Aufrichtungseffekt hätten. Dieser Effekt sei mit der Bewegung eines zusammengeklebten Stückchens Pergament (nicht quellend) und Gelatine (quellend) bei Berührung mit Wasser zu vergleichen.
Wenn auch nicht bei der Aufrichtung der Gaumenplatten, so scheint das Epithel bei der „Verklebung" der in der Gaumenmitte in Kontakt geratenen Fortsätze eine Rolle zu spielen. Die übliche Kontakt-Inhibition findet nicht statt, und zwar offensichtlich durch Degenerationserscheinungen im Epithel (M. Blunck, 1970).
Bei der bindegewebigen Durchwachsung können Epithelreste zurückbleiben, die dann proliferieren und als hirsekorngroße Epithelperlen oder, bei Verflüssigung im Innern, als kleine Retentionszysten klinisch in Erscheinung treten. Nach dem Erstbeschreiber (1866) werden sie *Bohn*sche Knötchen genannt. Sie sind zur Zeit der Geburt noch häufig vorhanden, verschwinden aber im Laufe der ersten Lebensmonate.

5. Gestörte, zur isolierten G-Spalte führende Entwicklung des sekundären Gaumens

Unterbleibt die Vereinigung der Gaumenfortsätze ganz, entsteht eine totale, vom Foramen incisivum bis zur Uvula reichende Gaumenspalte. Sie liegt median-sagittal und verhindert in der Regel auch die Verbindung mit dem Nasenseptum. Kommt einseitig eine Verbindung zustande, wird von links- oder rechtsseitiger Spalte gesprochen. Doch kommt das offenbar nur selten vor.
Da die Vereinigung stets hinter dem späteren Foramen incisivum beginnt und von da nach dorsal fortschreitet, da außerdem die Vereinigung jederzeit durch zu geringes Wachstum der Fortsätze abgebrochen werden kann, gibt es eine Fülle von Ausprägungsgraden zwischen Totalspalte und Uvulakerbe. Spalten, die nur noch den weichen Gaumen betreffen, werden auch Gaumensegel- oder Velum-Spalte (V-Spalte) genannt. Intermediäre G-Spalten kommen praktisch nicht vor. Ein Fall ist von J. Gabka (1973) beschrieben worden: Bei ihm überquerte eine etwa 5 mm breite Schleimhautbrücke den Spalt, und zwar 10 mm dorsal vom Foramen incisivum. Auch das auf Abbildung 32 dargestellte Beispiel ist eine Beobachtung Gabkas. Allerdings muß man bei älteren Prothesenträgern an die Möglichkeit einer Gummisauger-Perforation denken.
Neben diesen auf den ersten Blick erkennbaren G-Spalten gibt es versteckte Spal-

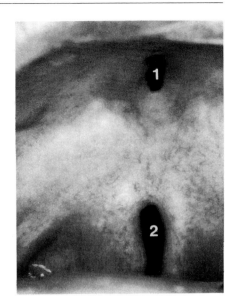

Abb. 32 Partielle Gaumenspalte (1) in Kombination mit vollständiger Velumspalte (2). Da es sich um einen zahnlosen Greis handelt, ist nicht auszuschließen, daß es sich bei (1) um eine Gummisaugerperforation handelt.
Beobachtung Prof. J. Gabka, Berlin.

ten. Entweder ist nach der bindegewebigen Vereinigung der Gaumenplatten die knöcherne Vereinigung des harten Gaumens teilweise ausgeblieben oder es ist eine submuköse Dehiszenz der Aponeurose des Gaumensegels entstanden. Beides kann sich durch näselnde Sprache bemerkbar machen.

6. Ätiologie der LK(G)-Spalten und der isolierten G-Spalten

Wie gezeigt wurde, unterscheiden sich LK(G)-Spalten und isolierte G-Spalten pathogenetisch völlig voneinander. Außerdem kommen LK-Spalten – selbst totale und doppelseitige – ohne gleichzeitige G-Spalte und, was häufiger ist, G-Spalten ohne gleichzeitige LK-Spalte vor. Die Häufigkeit des Zusammentreffens von LK- und G-Spalten beim gleichen Individuum ist wesentlich größer, als das bei rein zufälligem Zusammentreffen verschiedenartiger Mißbildungen der Fall wäre. Also muß es dafür einen Grund geben. Bevor er genannt wird, soll über die durchschnittliche Häufigkeit von LK(G)- und isolierten G-Spalten einschließlich ihrer verschiedenen Ausprägungsgrade berichtet werden. Dabei gehe ich nur auf das ätiologisch Bedeutsame ein; ausführlichere Zusammenstellungen sind zum Beispiel bei *R. J. Gorlin* (1970) und *J. Gabka* (1973) zu finden.

a) Häufigkeit und Ausprägungsgrade von LK(G)-Spalten

Es gibt bei LK(G)-Spalten deutliche Frequenzunterschiede zwischen ethnischen Gruppen. So werden für Europäer und Weiße Nordamerikas durchschnittlich etwa 0,1% (1 auf 1000 Geburten), für Japaner 0,17% (1,7 auf 1000) und für Neger Nordamerikas 0,04% (1 auf 2500) angegeben. Doch sind auch innerhalb gleicher ethnischer Gruppen Unterschiede vorhanden.
Auffällig ist eine deutliche, wenn regional

Die intrauterine Entwicklung des Gebisses und die dabei auftretenden Störungen

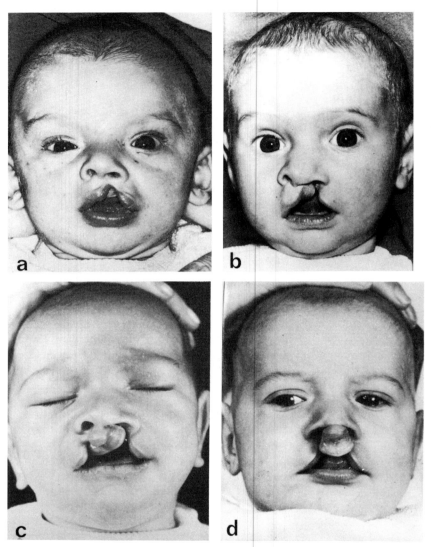

Abb. 33 Unterschiedliche Ausprägungsgrade und Kombinationen von Lippen-Kiefer-Gaumenspalten:
a = Partielle Lippen-Kieferspalte links mit seitlich verzogenem Nasenloch; b = Totale LKG-Spalte links; c = Partielle LK-Spalte rechts, totale LKG-Spalte links; d = Totale doppelseitige LKG-Spalte.

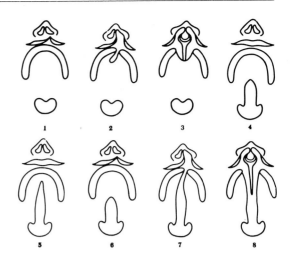

Abb. 34 *Klassifizierung von Lippen-Kiefer-Gaumenspalten nach D. A. Kernahan u. Mitarb. (1958): 1 = Einseitige Lippenspalte, partiell oder total; 2 = Einseitige Lippen-Kieferspalte; 3 = Doppelseitige Lippen-Kieferspalte; 4 = Isolierte Velumspalte; 5 = Isolierte Gaumenspalte; 6 = Lippen-Kieferspalte (partiell oder total) mit isolierter G- oder V-Spalte; 7 = Einseitige Lippen-Kiefer-Gaumenspalte (Totalspalte); 8 = Doppelseitge LKG-Spalte.*

auch verschieden große Zunahme in den letzten Jahrzehnten. Sie hängt vermutlich mit der Verringerung der Sterblichkeit im Säuglingsalter, der Herabsetzung der Operationssterblichkeit und der Verbesserung des ästhetischen und funktionellen Ergebnisses von chirurgischen, kieferorthopädischen und logopädischen Behandlungsmaßnahmen zusammen. So kommen mehr Behaftete als früher ins fortpflanzungsfähige Alter, finden leichter und öfter einen Ehepartner und bekommen somit auch häufiger Kinder. Diese aber sind überdurchschnittlich häufig behaftet und sorgen für eine Verbreitung der Gene, die am Zustandekommen von LK(G)-Spalten beteiligt sind. Diese Erwartungssteigerung für Kinder behafteter Eltern ist für die genetische Familienberatung von Gewicht (siehe S. 78).

Ätiologisch von Interesse ist sodann die Bevorzung des männlichen Geschlechtes. Es ist im Verhältnis von etwa 2:1 häufiger als das weibliche betroffen, und nicht nur das. Es prävaliert auch bezüglich des Ausprägungsgrades: Die schwerste Form, die doppelseitige LK(G)-Spalte, kommt bei Männern mehr als doppelt so häufig wie bei Frauen vor. Merkwürdigerweise scheint das bei nordamerikanischen Negern, die relativ selten Spaltträger sind, nicht der Fall zu sein (*I. C. Greene* u. Mitarb., 1965).

Was die Lokalisation der LK(G)-Spalten und ihre Ausprägungsgrade beim einzelnen Behafteten anbelangt, so gibt es zahlreiche Unterschiede bzw. Kombinationen; Abbildung 33 zeigt einige Beispiele und Abbildung 34 einen auf *D. A. Kernahan* u. Mitarb. (1958) zurückgehenden Klassifikationsvorschlag. In Wirklichkeit gibt es weitergehende Kombinationen, wie Abbildung 35 schematisch zum Ausdruck bringen soll. Manche dieser Kombinationen sind selten. Ätiologisch interessant ist vor allem die Kombination von partieller L- bzw. LK-Spalte und partieller G-Spalte, etwa in Form einer V-Spalte, worauf ich zurückkomme. Hier sei noch erwähnt, daß linksseitige Spalten etwa doppelt so häufig sind wie rechtsseitige – der Grund ist unklar – und daß einseitige LK(G)-Spalten

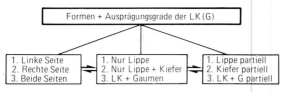

Abb. 35 *Schematische Darstellung der verschiedenen Ausprägungsgrade und Kombinationsmöglichkeiten von L-Spalten, K-Spalten und G-Spalten.*

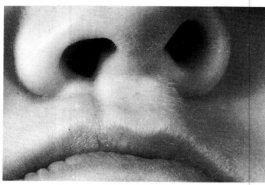

Abb. 36 *Furchung der Oberlippe rechts, geradlinig vom Nasenloch zur Oberlippe verlaufend, keine Narbe. Nasenloch seitlich verzogen. Mikrosymptom einer LK(G)-Spalte. Apertura piriformis rechts tiefer als links (entspr. Abb. 37b).*

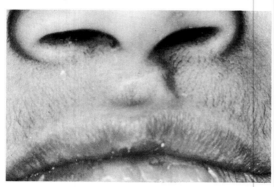

Abb. 37a *Eindellung der Oberlippe links als Mikrosymptom einer LK(G)-Spalte. Farbiger Patient mit physiologisch schräggestellten Nares. Deshalb ist die Verziehung des Nasenloches links kaum zu erkennen. Quere Narbe über dem Philtrum ist unfallbedingt.*

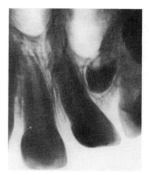

Abb. 37b *Zu Abbildung 37a gehörend. Intraorale Röntgenaufnahme. Apertura piriformis links tiefer als rechts. Überzähliger I_2 im Bereich der unvollständigen K-Spalte; er ist zur Stiftform verkümmert und verspätet mineralisiert.*

rund dreimal häufiger vorkommen als doppelseitige.
Partielle L-Spalten, selbst wenn sie nur als Kerbe im Lippenrot in Erscheinung treten, sind noch nicht der geringste Ausprägungsgrad einer LK-Spalte. Auf den Abbildungen 36 und 37 sind strich- bzw. dellenförmige Hauteinsenkungen neben dem Philtrum zu erkennen, die nur wegen der Beleuchtung deutlich in Erscheinung treten. Zusätzlich ist eine Verziehung des zugehörenden Nasenloches erkennbar. Eine solche Verziehung kann auch einziges äußerlich erkennbares Symptom einer Spalte

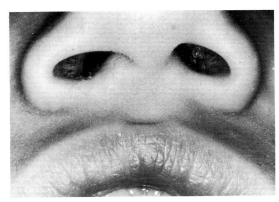

Abb. 38a *Seitliche Verziehung des rechten Nasenloches als einziges äußerlich sichtbares Symptom einer in der Anlage vorhandenen rechtsseitigen LK-Spalte. Zwillingsbruder (ZZ) ist nicht behaftet.*

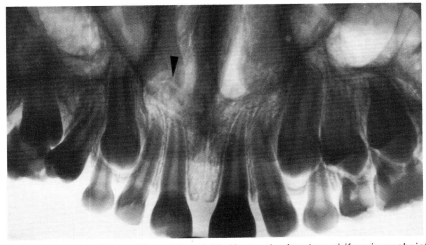

Abb. 38b *Zu Abbildung 38a gehörend. Die Kontur der Apertura piriformis erscheint rechts (Pfeil) wie verwischt; außerdem steht sie tiefer als links.*

sein (Abb. 38a). Röntgenaufnahmen haben jedoch ergeben, daß in Fällen dieser Art, die unter dem Begriff Mikrosymptom oder Mikroform zusammengefaßt werden, stets die Apertura piriformis tiefer steht als auf der gesunden Seite und/oder wie „verwischt" erscheint (Abb. 38b).

Neben diesen eindeutigen werden zweideutige, ja falsche Mikrosymptome genannt. Da ist einmal die Nichtanlage oder Verkümmerung von oberen i_2 bzw. I_2. Da die Zusammenhänge zwischen Zähnen und LK(G)-Spalten in den letzten Jahren einen neuen Aspekt erhalten haben, gehe

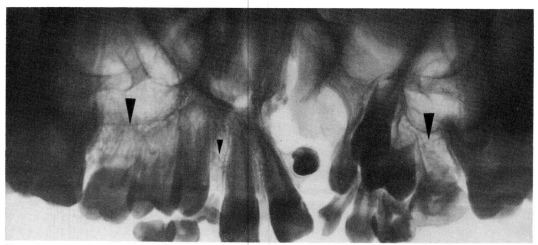

Abb. 39 *Aplasie der oberen P_2 (große Pfeile) und des rechten oberen I_2 (kleiner Pfeil) bei einer linksseitigen LKG-Spalte mit überzähligem, atypisch geformtem I_2 im Spaltbereich. Alter des Patienten 9 Jahre.*

ich darauf in einem eigenen Abschnitt ein. Zum anderen werden diffuse, röntgenologisch erkennbare Aufhellungen im Knochen oberhalb der Wurzelspitze oberer I_2 genannt. Verwechslungen mit apikalen Parodontopathien pulpentoter I_2 sind zwar auszuschließen, nicht aber Verwechslungen mit weitmaschigen Spongiosastrukturen, die hier wie an anderen Zähnen auch vorkommen und deshalb einer willkürlichen Interpretation Tür und Tor öffnen. Gleiches gilt für Mineralisationsstörungen an den oberen I_2, etwa in Form von internen Hypoplasien, und von „Kieferrandkerben", wie seichte knöcherne Einziehungen zwischen I_2 und C bisweilen genannt werden. Solche Einziehungen kommen zum Beispiel bei Deckbißträgern mit apikaler Protrusion der oberen I_1 vor; sie haben mit LK(G)-Spalten nichts zu tun.
Es bleibt zum Schluß dieses Abschnitts die Frage, wie oft Mikrosymptome der eindeutigen Art vorkommen. Bei einer Untersuchung von 616 Berliner Schülern zwischen 7 und 16 Jahren fand sich ein einziges Mikrosymptom, und zwar in Form einer Verziehung des Nasenloches gemäß Abbildung 38a. Das entspricht einer Häufigkeit von 0,16%. Da die durchschnittliche Zahl von Spaltträgern in Berlin etwa ebenso hoch ist (*J. Gabka*, 1962, 1973), ergibt sich ein Verhältnis zwischen Spalt und Mikrosymptom von 1:1. *M. Tolarowa* u. Mitarb. (1967) geben jedoch an, bei 2270 Untersuchten in 4,9% Mikrosymptome gefunden zu haben. Das würde bedeuten, daß bei einer durchschnittlichen Spalthäufigkeit von 0,1% Mikrosymptome fast 50mal häufiger als LK(G)-Spalten vorkämen. Das widerspricht jeder klinischen Erfahrung, wie sie zum Beispiel bei der Analyse der diagnostischen Unterlagen von nicht spaltbehafteten kieferorthopädischen Patienten gesammelt wird und hätte, falls die Zahlen stimmten, erhebliche Rückwirkungen auf die heutigen Vorstellungen von der Durch-

Tabelle II Prozentuale Häufigkeit von Hypodontie bei 85 LK(G)-Spaltpatienten im Vergleich zu 1874 nicht spaltbehafteten Kindern einer kieferorthopädischen Abteilung: erstere sind mit 61,2% etwa 6mal so oft hypodont. Entsprechende Angaben (jeweils 65%) stammen von W. Weise u. Mitarb. (1967) und H. Byloff-Clar u. Mitarb. (1972).

	obere I_2	obere P_2	untere P_2	untere I_1	sonstige Zähne	Summe
LK(G) n = 85	48,2	16,5	11,8	1,2	13,0*	61,2
Nicht-LK(G) n = 1874	4,6	2,6	5,4	1,4	2,0	10,7

* vor allem obere I_1 am Spalt

Aus A. Sollich, 1974. Tabellarische Zusammenfassung der Angaben

setzung der Bevölkerung mit Genen, die bei der Entstehung dieser Spalten eine Rolle spielen. Definitiv ist die gestellte Frage also noch nicht zu beantworten. Fest steht dagegen die ätiologisch so bedeutsame Tatsache (s. u.), daß Spaltträger morphologisch ein weites Spektrum von nur röntgenologisch erfaßbaren Mikroformen bis hin zu vollständigen doppelseitigen LK(G)-Spalten aufweisen können.

b) LK(G)-Spalten und Zähne

Auf Seite 57 wurde begründet, weshalb bei einer Störung im Bereich der Epithelmauer so oft die oberen I_2 in Mitleidenschaft gezogen werden. Diese Störung äußert sich zumeist als Über- oder Unterzahl, kann aber auch als Verkümmerung oder Zwillingsbildung in Erscheinung treten. Auch die Ersatzzähne (I_2) werden in gleicher Weise betroffen, ja sie können die allein Geschädigten sein: Die Ersatzzahnleiste, die schon im Kappenstadium des I_2-Keimes nach lingual vorwächst, scheint also in dieser frühen Entwicklungsphase besonders störanfällig zu sein. Sie reagiert vor allem mit Nichtanlage (Unterzahl): Nach einer von R. J. Gorlin (1970) stammenden Zusammenfassung ist die Unterzahl der I_2 bei Spaltträgern dreimal häufiger als die der i_2 (45%:15%), während es bei der Überzahl umgekehrt ist: 35% überzähligen i_2 stehen nur 15% überzählige I_2 gegenüber.

Über- wie Unterzahl im Spaltbereich werden im allgemeinen als mechanische Folge des Spaltes beurteilt. Mit Zunahme der Spaltbreite scheint die Unterzahl, mit Abnahme der Spaltbreite die Überzahl der i_2 – oder die Verdoppelung im Sinne von Zwillingsbildung – anzusteigen. G. Pfeiffer (1966), der dies an Hand von Untersuchungen an 406 spaltbehafteten Säuglingen festgestellt hat, glaubt, damit auch ein Indiz für primäre bzw. sekundäre Spaltentstehung zu haben; zusätzlich bestünden noch Unterschiede im Lippenrot-Verlauf und in der Kieferstumpfform. Da jedoch nicht auszuschließen ist, daß primäre Spalten intrauterin mehr oder weniger vollständig verheilen und auch sekundäre Spalten Totalspalten werden können, bestehen noch Zweifel. Ich gehe nicht näher darauf ein, weil die ausschließlich mechanische Deutung der Zahnanomalien im Spaltbereich falsch sein dürfte.

Schon 1953 war aufgefallen (Ch. Schulze), daß spaltbehaftete Kinder überdurchschnittlich häufig Zahnanomalien ver-

Tabelle III Auf Hypodontie hinweisende Mikrosymptome (falsche Keimlage, Mineralisationsverspätung, Größenreduktion) bei LK(G)-Spaltträgern im Vergleich zu vollbezahnten Kindern und hypodonten, aber nicht spaltbehafteten Kindern. Durchbruchsverspätung als weiteres Mikrosymptom wurde nicht berücksichtigt. Angaben in Prozenten.

Art der Probanden n	Keimverlagerung	verspätete Mineralisation	Verkümmerung
vollbezahnt n = 200	11,0	2,0	1,5
hypodont n = 200	35,0	6,5	20,0
LK(G)-behaftet n = 85	100,0	10,6	29,4

Aus A. Sollich, 1974. Tabellarische Zusammenfassung der Angaben

schiedener Art auch außerhalb des Spaltbereiches aufweisen, etwa Aplasien der P_2 oder „Hypoplasien" der P_2, die sich später als Mineralisationsverspätungen herausstellten (Abb. 39). Von mehreren Autoren wurde dieser Befund später bestätigt und statistisch gesichert. Tabelle II, die von A. Sollich (1974) stammt, ist zu entnehmen, daß Unterzahl bei Spaltbehafteten etwa sechsmal häufiger auftritt als bei Nicht-Spaltbehafteten und daß entscheidenden Anteil daran die Nichtanlage der oberen P_2 und nicht, wie sonst, der unteren P_2 hat. Da aber die Anzahl nicht angelegter P_2 auch im Unterkiefer verdoppelt ist, kommt eine operationsbedingte Keimschädigung als Ursache nicht in Betracht. Übrigens kommen auch auf Hypodontie hinweisende Mikrosymptome häufiger vor (Tab. III), so daß kein Zweifel mehr besteht, daß Unterzahl von Zähnen bei LK(G)-Spaltträgern nicht nur eine mechanische Folge des Spaltes ist: Spalt und Unterzahl müssen eine gemeinsame Ursache haben, selbst wenn die überproportionale Häufung fehlender oberer I_2 mechanisch verursacht sein dürfte (siehe S. 75).

Es liegt nahe, eine genetisch determinierte Störung der Wechselbeziehungen zwischen Epithel und Mesenchym anzunehmen, die für die Zahnbildung und die Entstehung (bzw. Auflösung) der Epithelmauer gleichermaßen von Bedeutung ist. Natürlich fragt es sich dann, ob Hypodontie, speziell der oberen I_2, nicht doch als Mikrosymptom einer LK(G)-Spalte aufgefaßt werden kann. Obwohl das theoretisch denkbar ist, bleibt es im konkreten Einzelfall vage, und zwar wegen der Häufigkeitsunterschiede. Hypodontie insgesamt (mit Ausschluß der M_3) ist 50- bis 100mal häufiger als Spaltbildung (10 % : 0,1 bis 0,2 %) und Hypodontie der oberen I_2 20- bis 40mal häufiger (4 % : 0,1 bis 0,2 %) – zu oft also, als daß ein Hypodonter in einer Sippe mit Spaltträgern als verkappter Spaltträger aufgefaßt werden dürfte. Sippenuntersuchungen mit Hypodonten als Probanden haben deshalb auch nie eine Häufung von LK(G)-Behafteten gegenüber dem Populationsdurchschnitt erbracht.

c) LK(G)-Spalten und Progenie

Operierte Spaltträger leiden häufig an ei-

Tabelle IV Prozentuale Häufigkeit von Progenie (unterteilt nach 3 Ausprägungsgraden) bei doppelseitiger LK(G)-Spalte, isolierter G-Spalte und isolierter V-Spalte. Die überdurchschnittliche Häufigkeit von Progenie auch bei isolierten V-Spalten spricht, in Verbindung mit der überdurchschnittlichen Häufigkeit von Hypodontie (s. Tab. II) dafür, daß Spaltbildung nur der sinnfälligste Ausdruck einer komplexeren Störung des oro-facialen Systems ist bzw. sein kann.

Spaltart	n	Progenie einschl. Mikrosymptome		deutliche Progenie		umgek. Überbiß mit/ohne Stufe	
		n	%	n	%	n	%
dopp. LK (G)-Spalte	40	33	82,5	30	75	19	47,5
isol. G-Spalte	50	20	40,0	14	28	6	12,0
isol. V-Spalte	35	14	40,0	11	31,4	5	14,2

Aus B. Reinicke-Hille, 1980

ner mehr oder weniger ausgeprägten Progenie. Sie wird in der Regel als „unechte" Progenie eingestuft, weil ihr eine Verkümmerung des Oberkiefers als Folge des Spaltes, besonders aber des operativen Eingriffs und nicht eine Überentwicklung des Unterkiefers auf der Basis einer „echten" Progenie zugrundeliegen soll. Natürlich können Spaltbehaftete zusätzlich auch eine „echte" Progenie haben. Wenn man deren Häufigkeit – unter Zugrundelegung der deutlich ausgeprägten Progenieformen – auf 6% schätzt (siehe S. 265), müßten auch 6% aller LK(G)-Spaltträger gleichzeitig eine „echte" Progenie haben. Unechte und echte Progenie zusammen würden dann für exzessive Ausprägungsformen der Progenie bei Spaltträgern sorgen.

Klinische und röntgenologische Analysen von FRS bei Spaltbehafteten haben jedoch den Verdacht aufkommen lassen, daß Überentwicklungen der Mandibula im Sinne einer „echten" Progenie überdurchschnittlich häufig vorkommen. J. Flath (1969) gab in der Altersgruppe 20 bis 30 Jahre zum Beispiel 25% an; A. Fleischer-Peters (1976) nannte „mindestens 15,2%" und stellte bei einer klinischen und kephalometrischen Untersuchung der Eltern und Geschwister von offensichtlich Progenie- und Spaltbehafteten fest, daß in 15 Fällen Vater und/oder Mutter, in 5 der 15 Fälle außerdem Geschwister eine deutlich ausgeprägte Progenie aufwiesen.

Die Autorin gibt an, daß Progenie in Franken, wo die Probanden beheimatet waren, besonders häufig vorkomme: 18% der Patienten ihrer kieferorthopädischen Abteilung gehörten dem progenen Formenkreis an. Zufälliges Zusammentreffen von Progenie und LK(G)-Spalt wäre in ihren Fällen also möglich. Nachdem jedoch auch B. Reinicke-Hille (1980) die Ergebnisse einer Untersuchung von 40 doppelseitigen LK(G)-Spaltträgern den Ergebnissen von 85 isolierten G-Spaltträgern gegenübergestellt (Tab. IV) und von diesen 85 G-Spaltträgern noch einmal die Träger von V-Spalten (n = 35) ausgesondert hat, muß in Erwägung gezogen werden, daß die Anlage über Spaltbildung und gehäufte Aplasie von Zähnen hinaus den naso-maxillären Bereich als Ganzes im Sinne von

Progenie in Mitleidenschaft zieht. Denn nicht nur die doppelseitigen LK(G)-Spaltträger mit 75% und die isolierten G-Spaltträger mit 28% wiesen e i n d e u t i g progene Symtpome („deutliche Progenie") auf, sondern auch – und das ist das Entscheidende – die V-Spaltträger mit 31,4%. Die durchschnittliche Häufigkeit eindeutig in Erscheinung tretender Progenien liegt in Berlin nämlich bei nur 6%. Da operationsbedingte Wachstumsbehinderungen des naso-maxillären Bereiches bei isolierten V-Spalten – im Gegensatz zu LK(G)- und G-Spalten – aus anatomischen Gründen nicht zu befürchten sind, mindestens vernachlässigt werden können, weist dieses auf dem 1%-Niveau signifikante Verhältnis von 6% zu 31,4% eindeutig in die genannte Richtung. Für eine definitive Beurteilung reicht das Material noch nicht aus. Es müßte geprüft werden, ob andere Operateure mit anderer Operationstechnik zu anderen Ergebnissen kommen. Dabei ist zu berücksichtigen, daß das Tuber maxillare, unmittelbar über der Grenzregion von hartem und weichem Gaumen gelegen, für die Maxilla eine Zone besonders intensiven Wachstums darstellt (siehe S. 199). So sind auch geringfügige operationsbedingte Störungen unter Umständen in der Lage, die maxilläre Entwicklung zu beeinträchtigen. Sollte sich aber der Verdacht bestätigen, wäre das ein weiterer Hinweis auf die zum Teil noch bestrittene ätiologische Zusammengehörigkeit von LK(G)- und isolierten G-Spalten (siehe S. 73 ff.).

d) *Häufigkeit und Ausprägungsgrade von isolierten Gaumen- bzw. Velumspalten*

Etwa 30% aller Gesichtsspaltträger (quere und schräge Gesichtsspalten sowie mediane Oberlippenspalten mit oder ohne Hypoplasie der Praemaxilla sind so selten, daß sie unberücksichtigt bleiben können) haben lediglich eine isolierte G- bzw. V-Spalte. Das entspricht, je nach ethnischer Gruppe, einer durchschnittlichen Häufigkeit von 1:2000 bis 1:3000. Die prozentualen Angaben schwanken allerdings stark. So gab *H. Fujino* (1966) für Japaner 16,1% und *A. L. Soivio* (1957) für Finnen 50,9% an. Anders als bei LK(G)-Spalten ist das weibliche Geschlecht bevorzugt. Für G- und V-Spalten zusammen errechnete *J. Gabka* (1973) ein Geschlechtsverhältnis von 3:2 (549:405). Etwa die Hälfte aller G-Spaltträger hat nur eine V-Spalte.

Was die Häufigkeit von Mikroformen in Gestalt submuköser Knochen- bzw. Muskeldefekte anbelangt, so sind mir keine verläßlichen Angaben bekannt. Offenbar sind sie relativ selten. Anders ist das bei den Uvulaspalten (Uvula bifida s. bipartita) und Uvula-Kerben, die ebenfalls zu den Mikroformen zählen. Sie sind im Vergleich zu G-Spalten sehr verbreitet. So fanden *L. H. Meskin* u. Mitarb. (1964) unter Weißen Nordamerikas eine G-Spalthäufigkeit von 1 auf 2500 (0,04%), eine Uvula-Spalthäufigkeit dagegen von 1 auf 80 (1,25%). Bei Mischlingen zwischen Indianern und Weißen liegt die Frequenz offenbar noch höher, was Zweifel an der Interpretation von Uvulaspalten als Mikroform einer G-Spalte aufkommen läßt. Es handelt sich ätiologisch möglicherweise um ein eigenständiges Merkmal, das neben Populationsverschiedenheiten auch Altersabhängigkeiten zeigt. Denn nach *U. Schaefer* (1952) kommen Uvulaspalten bei Kindern bis zu 8 Jahren in 2,3% und bei Erwachsenen in 1,4% der Fälle, nach *M. Tolarova* u. Mitarb. (1967) bei Drei- bis Sechsjährigen in 6,4% und bei Achtzehn- bis Einundzwanzigjährigen in 1,8% vor.

Zu den Mikroformen werden von einigen Autoren auch hohe, dachfirstförmige Gaumengewölbe gezählt. Doch abgesehen davon, daß bei der Beurteilung der Gaumenhöhe unbewußt das Verhältnis von Höhe und Breite, d.h. der Gaumenhöhenindex und nicht die absolute Gaumenhöhe her-

Ätiologie der LK(G)-Spalten und der isolierten G-Spalten

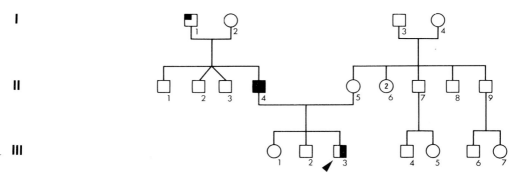

Abb. 40 LK(G)-Spalte, Beobachtung P. Fogh-Andersen (1942, Fig. 19). Die Sippentafel scheint für Übertragung durch ein autosomales dominantes Gen mit Expressivitätsschwankungen zu sprechen.
◨ = linksseitige L-Spalte; ■ = doppelseitige LKG-Spalte; ◧ = rechtsseitige LKG-Spalte. ◀ = Proband.

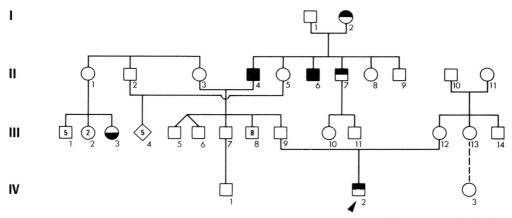

Abb. 41 LK(G)-Spalte, Beobachtung P. Fogh-Andersen (1942, Fig. 27). Die Sippentafel scheint für Übertragung durch ein autosomales dominantes Gen mit Expressivitäts- und Penetranzschwankungen („unvollständige Dominanz") zu sprechen.
■ ◓ = doppelseitige LK-Spalte; ◓ = isolierte Gaumenspalte (!); ■ = doppelseitige LKG-Spalte; ◀ = Proband.

angezogen wird, weshalb sich die Diagnose „hoher Gaumen" bei den sogenannten Kompressionsanomalien großer Beliebtheit erfreut, fehlt dieser Annahme bisher jegliche Grundlage.

e) Erb- und Umweltfaktoren bei der Entstehung von LK(G)-Spalten

Noch heute kann man die Meinung hören, LK(G)-Spalten seien nur bei „positiver" Anamnese erbbedingt, und das sei bei höchstens 20 bis 30% der Spalt-Behafteten der Fall. Sonst, d. h. bei den solitären

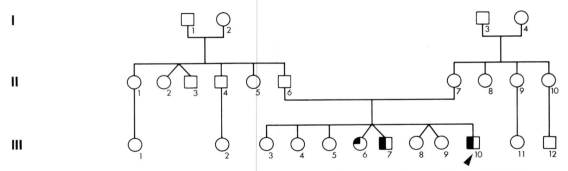

Abb. 42 LK(G)-Spalte, Beobachtung P. Fogh-Andersen (1942, Fig. 32). Die Sippentafel scheint für Übertragung durch ein autosomales rezessives Genpaar mit Expressivitätsschwankungen zu sprechen.
◐ = linksseitige LK-Spalte; ◧ = linksseitige LKG-Spalte; ◂ = Proband.

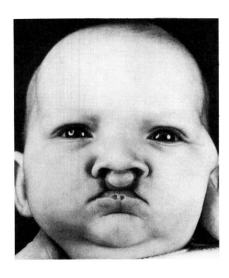

Abb. 43 Doppelseitige LKG-Spalte mit sogenannten Unterlippenfisteln. Dominant vererbter Sonder-Spalttyp. Das zugrundeliegende autosomale Gen hat triphäne Wirkung: Fisteln, LK(G)-Spalte oder isolierte G-Spalte.

Fällen, seien exogene Faktoren schuld, etwa Krankheiten der Schwangeren, Medikamente, Streßeinwirkungen, ja „Versehen" beim Anblick einer Mißbildung. War die Anamnese positiv, wird je nach Zahl und Verteilung der Spaltträger in der näheren und weiteren Blutsverwandtschaft des Probanden von dominantem, unregelmäßig dominantem, bedingt dominantem oder von rezessivem Erbgang gesprochen.

Auf den Abbildungen 40 bis 42 sind drei Beobachtungen von P. Fogh-Andersen (1942) zu sehen, die solche Angaben verständlich erscheinen lassen. Doch gehe ich nicht mehr darauf ein, weil inzwischen feststehen dürfte, daß LK(G)-Spalten in der Regel multifaktoriell, d.h. durch gemein-

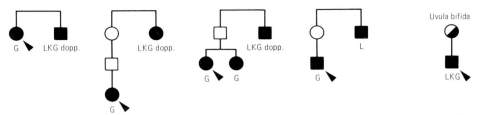

Abb. 44 *Zusammentreffen von LK(G)-Spalten und isolierten G-Spalten in gleicher Familie. Beobachtungen G. Jörgensen, Göttingen.* ▼ = *Probanden. Aus G. Jörgensen, 1974.*

same Wirkung von Polygenen und Umwelteinflüssen zustandekommen. Neben der kontinuierlichen Variabilität der Merkmalsausprägung ist es vor allem der hohe Konkordanzunterschied zwischen EZ und ZZ, der dafür spricht – darauf gehe ich gleich noch ein. Aber auch die Sippenuntersuchungen lassen sich kaum anders deuten. Einmal ist solitäres Behaftetsein bei Polygenie häufiger zu erwarten als familiäre Häufung. Zum anderen ist die Zahl der Behafteten unter nahen Blutsverwandten durchschnittlich größer als unter entfernten Verwandten. Und schließlich hat sich herausgestellt, daß das seltener an LK(G)-Spalten leidende weibliche Geschlecht, weil es zur phänischen Äußerung eine höhere Gendosis braucht als das häufiger und durchschnittlich auch schwerer betroffene männliche Geschlecht, in seiner Blutsverwandtschaft die größere Zahl von Behafteten aufweist (*C. M. Woolf* u. Mitarb., 1964, *C. O. Carter,* 1963). Das schließt nicht aus, daß gelegentlich auch Exogenie allein oder heterozygote Genwirkung zum Spalt führen kann. Ein dominantes Gen ist z. B. durch seine di- bzw. triphäne Wirkung identifiziert worden: Es verursacht neben LK(G)-Spalten isolierte G-Spalten und, am regelmäßigsten, sogenannte Unterlippenfisteln (Abb. 43). Auch gibt es viele Syndrome, die mehr oder weniger häufig mit LK(G)- oder isolierten G-Spalten einhergehen. Doch sind das Sonderfälle, auf die nicht eingegangen wird. Hier geht es allein um die LK(G)-Spalten vom „häufigen Typ" (*G. Jörgensen,* 1974), die in der Regel ohne sonstige körperliche oder geistige Beeinträchtigung ihrer Träger auftreten. Ungeklärt ist noch die Frage, ob die pathogenetisch verschiedenartigen LK(G)-Spalten auf der einen und die isolierten G- oder V-Spalten auf der anderen Seite ätiologisch verschieden sind. *P. Fogh-Andersen,* der 1942 über seine Untersuchungen an 703 Spaltträgern der dänischen Bevölkerung berichtet hat, bejahte die Frage. Denn isolierte G-Spalten kamen in seinen Sippen mit LK(G)-Spalten nur gelegentlich vor, und zwar im Ausmaß ihrer populationsspezifischen Häufigkeit; umgekehrt waren in Sippen mit isolierten G-Spalten LK(G)-Spaltträger nicht überdurchschnittlich häufig anzutreffen (sieben Mal bei 205 Probanden).

Trotzdem befriedigt diese noch weitgehend akzeptierte Annahme nicht. Erwähnt wurde schon, daß es ein dominantes autosomales Gen gibt, das neben Unterlippenfisteln entweder LK(G)- oder isolierte G-Spalten verursacht. Weiterhin häufen sich Beobachtungen über familiäres Zusam-

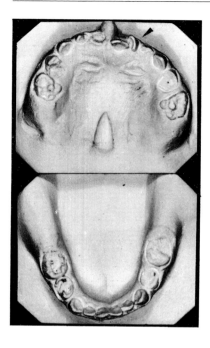

Abb. 45 Partielle linksseitige LK-Spalte mit Überzahl eines oberen linken i_2 (Pfeil) und partieller G-Spalte. 5jähriger Knabe.

mentreffen von LK(G)-Spalten und isolierten G-Spalten, die bei der Seltenheit des Vorkommens jedes einzelnen Spalttyps die Annahme eines zufälligen Zusammentreffens erschweren; auf Abbildung 44 sind zum Beispiel 5 Beobachtungen von G. Jörgensen (1974) dargestellt. Drittens läßt sich das Zusammentreffen von partiellen L- bzw. LK-Spalten und G-Spalten bei ein und demselben Patienten nicht mechanisch erklären, vor allem dann nicht, wenn auch die G-Spalte nur in Form einer V-Spalte auftritt (Abb. 45). Viertens sprechen tierexperimentelle Forschungen dagegen. Man kann durch Medikamente, zum Beispiel Cortison, oder durch Sauerstoffmangel bei trächtigen Mäusen G-Spalten phänokopieren, jedoch nur dann, wenn sie einem Inzuchtstamm entstammen, in dem LK(G)-Spalten in Abhängigkeit von der genetischen Konstellation spontan in einer bestimmten Häufigkeit vorkommen: Je höher der Anteil spontaner LK(G)-Spalten im Stamm, desto höher der Anteil phänokopierter isolierter G-Spalten bei den Neugeborenen. Das Ausmaß der erbbedingten Anlage zur LK-Spaltentstehung ist somit entscheidend für die Häufigkeit phänokopierter G-Spalten. Und schließlich, fünftens, scheinen keine wesentlichen Frequenzunterschiede bezüglich der Beteiligung des Zahnsystems in Form der Nichtanlage von oberen und unteren P_2 zwischen Trägern von LK(G)-Spalten und isolierten G-Spalten zu bestehen. So wiesen 70,9% von 55 Probanden mit doppelseitiger LK(G)-Spalte, die B. Reinicke-Hille (1980) untersucht hat, Aplasie von Zähnen auf – besonders oft zwar im Spaltbereich (I_2), in 45,5% jedoch auch im Bereich der

Tabelle V Konkordanz (++) und Diskordanz (O+) bei 361 EZ- und ZZ-Paaren mit LK(G)-Spalten. EZ sind gegenüber ZZ 6,4fach häufiger konkordant, wichtigstes Indiz für polygene Ätiologie.

	++		O+		KK	
	n	%	n	%	n	EZ:ZZ
EZ	37	29,6	88	70,4	125	= 6,4
ZZ	11	4,7	225	95,3	236	
n	48		313		361	

Aus *G. Jörgensen* und *J. Gabka*, 1971

oberen und unteren P2; 94 Träger isolierter G-Spalten waren jedoch nur wenig seltener hypodont, nämlich in 34%. Auch hier fehlten atypischerweise obere P2 häufiger (17%) als untere P2 (13,8%) –, in 9,6% übrigens auch obere I2, obwohl doch gar kein LK-Spalt vorlag, der das mechanisch verursacht haben könnte. Das beweist, daß auch die Unterzahl oberer I2 bei LK(G)-Spaltträgern nicht nur vom Spalt abhängt. Alle genannten Gründe zusammen führen zu dem Schluß, daß LK(G)- und isolierte G-Spalten ätiologisch miteinander zu tun haben. Ich komme darauf zurück.

Auf Seite 49 wurde erläutert, weshalb Zwillingsuntersuchungen bei Merkmalen, die quantitativ kontinuierlich variieren – und das ist bei LK(G)-Spalten ja zweifellos der Fall –, von so großer Bedeutung für die Beurteilung von Erbgangshypothesen sind. Tabelle V zeigt eine Zusammenstellung von *G. Jörgensen* und *J. Gabka* (1971). Da die Zahl der ZZ-Paare fast doppelt so hoch ist wie die der EZ-Paare, was den natürlichen Verhältnissen entspricht, kommt ihr vermutlich große Aussagekraft zu.

Auffällig ist zunächst die geringe Konkordanzrate bei den EZ (29,6%), die in anderen Zusammenstellungen bei 35% bis 40% liegt. Sie beweist, daß neben Erbfaktoren intrauterine, sich bereits in der 6. Schwangerschaftswoche äußernde Umweltfaktoren von Gewicht sind. Als ein solcher Faktor werden Unterschiede in der Blut- und damit Sauerstoffversorgung der EZ – und nur der EZ – angesehen. Denn EZ sind in etwa 70% der Fälle monoamniotisch und weisen dann häufig Plazentargefäß-Anastomosen auf, die hämodynamische Störungen mit unterschiedlicher O_2-Versorgung der beiden Früchte verursachen (*K. Benirschke*, 1965). Trotz gleicher genetischer Anlage genügt also offenbar ein geringes O_2-Defizit in dieser kritischen Phase der Kieferentwicklung, um „die genetische Schwelle in das Terrain ihrer phänischen Äußerung zu heben" (*G. Jörgensen*, 1974). Bei ZZ spielt dieser exogene Faktor dagegen keine Rolle, weil sie stets diamniotisch sind. Während der genetische Anteil an der Merkmalsbildung bei den EZ somit unterschätzt wird, dürfte die niedrige Konkordanzrate der ZZ (4,7%) allein oder doch vor allem durch die genetischen Unterschiede zwischen den Partnern zustande kommen.

Der Konkordanzunterschied zwischen EZ und ZZ beträgt gemäß Tabelle V das 6,35fache. Er läßt sich weder mit dominanter (2:1) noch mit rezessiver Vererbung (4:1) in Übereinstimmung bringen und kann als stärkstes Indiz für additive Polygenie bzw. ein MGS gelten. Aber auch die aus Familien- und Sippenuntersuchungen abgeleiteten empirischen Belastungsziffern, über die im Zusammenhang mit der

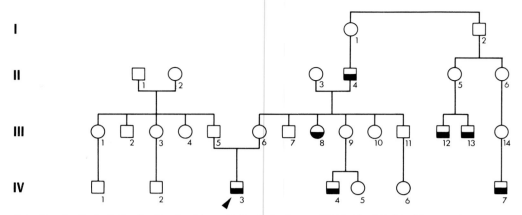

Abb. 46 Isolierte G-Spalte, Beobachtung P. Fogh-Andersen (1942, Fig. 59). Die Sippentafel scheint für Übertragung durch ein autosomales dominantes Gen zu sprechen; allerdings hat nur einer von 7 Behafteten (III,8) einen behafteten Elter.
■● = isolierte G-Spalte; ◀ = Proband.

genetischen Beratung (S. 78) noch einmal berichtet wird, lassen keine andere Deutung zu.

f) Erb- und Umweltfaktoren bei der Entstehung von isolierten Gaumenspalten

Auf Seite 73ff. wurden bereits fünf Gründe genannt, die gegen eine ätiologische Sonderstellung der isolierten G-Spalten sprechen. Da die Frage aber nicht entschieden ist, soll noch auf drei Argumente eingegangen werden, die für eine Sonderstellung sprechen oder zu sprechen scheinen: die Bevorzugung des weiblichen Geschlechtes, der andere Erbtyp und das meist solitäre Auftreten von G-Spalten. Vorher soll folgendes in Erinnerung gerufen werden:
Hätten LK-Spalten und G-Spalten ätiologisch nichts miteinander zu tun, dürften Kombinationen, also LK(G)-Spalten, nur höchst selten vorkommen. Das ergibt sich aus der geringen durchschnittlichen Häufigkeit jedes einzelnen Spalttyps. Tatsächlich haben aber etwa zwei Drittel aller LK-Spaltträger auch eine G-Spalte. Die Erklärung wird darin gesehen, daß das spaltbedingte Klaffen des primären Gaumens den etwa 8 Tage später beginnenden Verschluß des sekundären Gaumens mechanisch nicht zuläßt. Damit stimmt überein, daß es bei doppelseitigen LK-Spalten, bei denen die Spaltränder oft auch ausgiebiger klaffen als bei einseitigen LK-Spalten, den Gaumenplatten seltener gelingt, sich zu einem normalen Gaumengewölbe zu vereinigen, als bei einseitigen LK-Spalten. J. Gabka (1973) fand zum Beispiel unter 477 doppelseitigen LK-Spaltträgern nur 85 mit geschlossenem sekundären Gaumen (etwa 5:1), bei 1089 einseitigen LK-Spaltträgern dagegen 504 (etwa 2:1). Der mechanische Faktor hat also sein Gewicht. Allerdings beweist der Befund nicht, daß G-Spalten bei LK-Spaltträgern **ausschließlich** mechanisch verursacht werden.
Was die Bevorzugung des weiblichen Geschlechtes bei isolierten G-Spalten angeht, so ist sie vielfach belegt. Eine Ausnahme könnten Neger mit ihrer niedrigen durchschnittlichen Gesamtspaltrate machen. J. C. Greene u. Mitarb. (1963) fanden bei Negern Nordamerikas mit 51,9% ein leich-

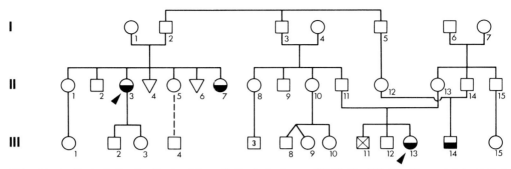

Abb. 47   Isolierte G-Spalte, Beobachtung P. Fogh-Andersen (1942, Fig. 60). Die Sippentafel scheint am ehesten für Übertragung durch ein autosomales rezessives Genpaar zu sprechen. Die Sippe wurde von zwei Probanden aus erfaßt.
● ■ = isolierte G-Spalte; ▽ = Abort; ⊠ = sonstige Mißbildung; ◀ = Proband.

tes Überwiegen der Männer, während es bei den Weißen (caucasian race) 43,4% waren, hier also Frauen mit 56,6% überwogen. Es gibt im übrigen weitere Hinweise dafür, daß das Ausmaß der Geschlechtsbevorzugung bei isolierten G-Spalten von der populationsspezifischen Gesamtspaltrate abhängt. So fand J. Gabka (1973) in Berlin mit der hohen Gesamtspaltrate von 1,84 auf 1000 Lebendgeborene 61,6% gaumenspaltbehaftete Frauen und H. Fujino (1963) bei Japanern mit einer Gesamtspaltrate von 2,34 auf 1000 Lebendgeborene sogar 65,5%.

Was schließlich den anderen Erbtyp anbelangt, so lassen zwar einige der von P. Fogh-Andersen (1942) publizierten Sippentafeln seine Interpretation: „unregelmäßig dominanter Erbgang" zu – eine ist auf Abbildung 46 dargestellt – andere aber kaum noch (Abb. 47). Hier wäre eher an rezessiven Erbgang zu denken. Bei 81% der Probanden ergab sich überhaupt kein Hinweis auf Vererbung, und Fogh-Andersen hielt ihre Spalten deshalb für Phänokopien oder das Ergebnis einer neuen Mutation mit dominanter Wirkung.

Das alles erinnert an die Vorstellung, die bisher auch für die Ätiologie von LK(G)-Spalten galt: nur 20 oder 30% seien überhaupt vererbt und die vererbten seien teils unregelmäßig, teils „bedingt" dominant – d. h. im allgemeinen rezessiv. Solche Hilfskonstruktionen sind bei Annahme von Polygenie bzw. eines MGS unnötig. Denn dann sind solche Verschiedenartigkeiten zu erwarten. Sie hängen von der Anzahl und Wirkungsintensität der ererbten Polygene ebenso ab wie von der der Milieufaktoren. Deshalb ist nicht nur die Wahrscheinlichkeit groß, daß sich auch isolierte G-Spalten polygen vererben, sondern unter Berücksichtigung der auf Seite 73ff. genannten Gründe auch, daß zwischen LK(G)- und isolierten G-Spalten ätiologisch kein Unterschied besteht. Das schließt nicht aus, daß G-Spalten gelegentlich phänokopiert werden und daß es einen allein auf den sekundären Gaumen bezogenen Spalttyp gibt, der sich monogen vererbt. In diesem Zusammenhang sei an das Robin-Syndrom (siehe S. 99) oder das oro-facio-digitale Syndrom (siehe S. 40) erinnert, bei denen fakultativ isolierte

Tabelle VI Empirische Erbprognose bei LK(G)-Spalten. Der Erwartungswert für ein beliebiges Kind entspricht der durchschnittlichen Häufigkeit von LK(G)-Spalten in der Population (0,1–0,18%). Das Risiko für Knaben ist höher als das für Mädchen. Schon wenn ausschließlich ein Vetter 1. Grades Spaltträger in der Verwandtschaft ist, ist die Erbprognose kaum noch erhöht. Die Zahlen gründen sich auf Angaben von *P. Fogh-Andersen* (1942) und gehen davon aus, daß LK(G)-Spalten und isolierte G-Spalten ätiologisch verschieden sind. Das dürfte jedoch nicht zutreffen.

für ein beliebiges Kind	0,1–0,18%
1 Geschwister behaftet	3,5–4,4%
1 Elter behaftet	2,0–3,5%
1 Elter und 1 Geschwister behaftet	14,0%
1 Vetter behaftet	0,2%

Aus *W. Fuhrmann* und *F. Vogel*, 1968, Ausschnitt aus Tab. 9

Gaumenspalten beobachtet werden. Das OFD-Syndrom wird von einem X-chromosomalen dominanten Gen verursacht, das im hemizygoten Zustand zum Abort und im heterozygoten Zustand, d. h. bei Frauen, manchmal nur zur isolierten Gaumenspalte führt. Das OFD-Syndrom kommt jedoch zu selten vor, als daß es zur Erklärung der Bevorzugung des weiblichen Geschlechtes bei isolierten G-Spalten ausreiche.

g) *Genetische Beratung – Medikamentöse Herabsetzung des Spalt-Risikos?*

Bei der genetischen Beratung kommt es darauf an, Ratsuchende über das Risiko aufzuklären, mit dem ein von Erbfaktoren abhängiges Leiden in der Nachkommenschaft zu erwarten ist. Im Fall von LK(G)-Spalten sind Ratsuchende in der Regel Verlobte oder Ehepaare, die von Spalten in der Verwandtschaft wissen, die schon ein spaltbehaftetes Kind haben oder die – Mann oder Frau – selbst behaftet sind, wobei das Behaftetsein der Frau ungünstiger zu beurteilen ist als das des Mannes (siehe S. 73).

Anders als bei monogenen Leiden, bei denen sich die Erwartungswerte aus Erbtyp, Häufigkeit des Leidens in der Population und dem Verwandtschaftsgrad der Eltern (sogenannter Inzuchtkoeffizient) ableiten lassen, ist man bei multifaktoriell bedingten Leiden wie den LK(G)-Spalten auf empirisch gewonnene Risikozahlen angewiesen. Die auf Tabelle VI enthaltenen Angaben gehen auf *P. Fogh-Andersen* (1942, 1964) zurück. Ihnen liegen systematische Sippenuntersuchungen bei insgesamt 703 Probanden zugrunde. Wie man sieht, ist die Erhöhung des Risikos gegenüber dem durchschnittlichen Erwartungswert, der zwischen 0,1 und 0,2% liegt, gering, wenn lediglich in der entfernteren Verwandtschaft ein Spaltträger vorhanden ist. Doch steigt das Risiko beträchtlich an, wenn entweder schon ein behaftetes Geschwister da ist (3,5 bis 4,4%) oder einer der Ehepartner Spaltträger ist (2,0 bis 3,5%). Besonders hoch wird das Risiko für Kinder, wenn bereits ein Elter und ein Geschwister Spaltträger sind (14,0). Nicht berücksichtigt ist bei diesen Risikoziffern der Ausprägungsgrad des Spaltes bei Eltern bzw. Geschwistern. Wenn man davon ausgeht, daß er vor allem von der Anzahl der einwirkenden Gene abhängt, dürfte das Risiko bei einer doppelseitigen LK(G)-Spalte größer sein als bei einer einseitigen partiellen Spalte. Möglicherweise ist das auch der Grund (oder einer der Gründe), weshalb *R. Gräsbeck* u. Mitarb. (1967) in Ehen mit einem behafteten Elter (n = 115), die nach der Eheschließung weiter beobachtet worden sind, unter den 309 Kindern einen höheren Anteil Behafteter (11,9%) gefunden haben, als nach den oben angeführten Risikozahlen (2,0 bis 3,5%) zu erwarten war. Vielleicht spielen aber auch unterschiedliche Milieufaktoren eine Rolle. Es gibt zum Beispiel Angaben darüber, daß, ähnlich wie beim *Down*-Syndrom, das Alter der Mutter eine Rolle spielt, allerdings konträre. Nach einigen Autoren sollen sehr junge, nach anderen alte Mütter überdurchschnittlich häufig Spaltkinder gebären. Bei *P. Fogh-Andersen* (1942) unterschied sich das Alter der Mütter dagegen nicht signifikant vom durchschittlichen Gebäralter der Frauen in Dänemark. So dürfte dieser Faktor, der auch als Risikofaktor bezeichnet wird, wenn überhaupt, nur eine untergeordnete Rolle spielen.

Sogenannte Risikofaktoren sind exogene Faktoren, die in einem MFG-System einen schwellenwertsenkenden Effekt haben. So soll zum Beispiel eine Benachteiligung in der Sauerstoffversorgung für einen der beiden Partner monoamniotischer EZ der Grund dafür sein, daß er eine LK(G)-Spalte bekommt und der andere nicht. Da auch Vitaminmangelzustände den gleichen Effekt haben können, wie aus tierexperimentellen Untersuchungen hervorgeht, und umgekehrt Vitamingaben die ungünstige Wirkung von Cortison auf die Spalthäufigkeit in den Würfen erblich belasteter Mäuse mildern, ja aufheben können, ist man auf den Gedanken gekommen, gefährdeten Frauen hochdosierte Vitamingaben in der kritischen Phase der Schwangerschaft (5. bis 10. Woche) zu verordnen. *J. Gabka* und *G. Jörgensen* (1971) haben darüber hinaus angeregt, ein speziell die Sauerstoffaufnahme verbesserndes bzw. den oxidativen Glukoseabbau in der Zelle intensivierendes Präparat in bestimmten Abständen den Frühschwangeren zu injizieren. Es handelt sich um einen eiweißfreien standardisierten Extrakt aus dem Blut junger Kälber (Actihaemyl). Exakte Ergebnisse lagen jedoch bis 1980 noch nicht vor. Da der O_2-aktivierende Effekt des Actihaemyl strittig ist, führt der eingeschlagene Weg vielleicht nicht weiter. Das ändert nichts an der Tatsache, daß es bei multifaktoriell vererbten Leiden grundsätzlich möglich ist, durch Ausschaltung der exogenen Komponente die genetische Schwelle zu erhöhen und damit das Gefährdungsausmaß zu senken.

7. Normale fetale Entwicklung bis zur Geburt

a) Die sagittalen Lagebeziehungen zwischen Ober- und Unterkiefer

Bevor auf die Entwicklung nach Verschluß des sekundären Gaumens eingegangen wird, die mit dem Ende der embryonalen und dem Beginn der fetalen Entwicklung in etwa zusammenfällt, soll noch einmal an die Aufrichtung der Gaumenplatten zu Beginn der 8. Woche erinnert werden. Sie setzt das Verschwinden der Zunge aus dem gemeinsamen Nasen-Mund-Raum voraus, und es wurde erwähnt, daß das mit der sogenannten embryonalen Progenie in Zusammenhang gebracht werde: Die über das Diaphragma oris mit dem Unterkiefer verbundene Zunge solle vom schnell vorwachsenden Unterkiefer mitgenommen werden und so den Raum zur Aufrichtung der Gaumenplatten freigeben. Diese Annahme soll auf *S. Sicher* (1915) zurückgehen und wurde nach erneuter Untersuchung durch *A. M. Schwarz* (1931) an 174 Embryonen und Feten bzw. 64 Neugeborenen kaum noch bezweifelt. *Schwarz* fand bestätigt, daß synchron mit der Aufrichtung der Gaumenplatten der bis dahin gegenüber dem Oberkiefer in einer 1. **embryonalen Retrogenie** zurückliegende Unterkiefer plötzlich intensiv wächst, den Oberkiefer überholt und solange in dieser **embryonalen Progenie** verharrt, bis der sekundäre Gaumen geschlossen ist. Anschließend wächst der Oberkiefer wieder stärker und überholt allmählich, wenn beim einzelnen Individuum auch unterschiedlich schnell, den Unterkiefer, so daß zur Zeit der Geburt in der Regel wieder Retrogenie, nunmehr 2. **embryonale (fetale) Retrogenie** genannt, besteht.

Die Regelmäßigkeit, mit der die embryonale Progenie aufzutreten scheint, ist bei der Fragwürdigkeit sonstiger Erklärungen

natürlich ein starkes Indiz für die Richtigkeit der Annahme. Trotzdem haben sich Zweifel eingestellt. So hat *R. Becker* (1966) bei histologischen Untersuchungen beobachtet, daß schon zur Zeit der 1. embryonalen Retrogenie erhebliche Differenzierungen innerhalb der Zungenmuskulatur ablaufen und schloß daraus, daß die in der 8. Woche zu beobachtende mandibuläre Protrusion nicht die Ursache, sondern die Folge dieser mit Volumenzunahme und Lageveränderung einhergehenden Differenzierung der Zunge sei. Auch er bezweifelte jedoch nicht die Regelmäßigkeit der Entwicklung zur embryonalen Progenie.
Um so überraschender war es deshalb, als *M. Thiele* (1978) diese allgemein akzeptierte Auffassung nicht bestätigen konnte.

Er hat bei einer Untersuchung von 62 Feten im Alter zwischen 10 und 20 Wochen, die in 5 Altersgruppen unterteilt wurden, erstmals Messungen mit einem Stereokomparator durchgeführt, der mit Hilfe seines Doppelmikroskops von achtfacher Vergrößerung Messungen mit einer Genauigkeit von 0,02 mm zuläßt: bei der Kleinheit der Objekte – die maximale Oberkieferlänge zum Beispiel liegt in diesen 10 Wochen zwischen 5 und 12 mm – ein unschätzbarer Vorteil. Entscheidend bei dieser Meßmethode ist, daß das Objekt räumlich gesehen wird und mit ebenfalls räumlich erscheinenden Meßmarken dreidimensional vermessen werden kann. In der Regel werden zur Vermessung Fotografien benutzt, die aus zwei verschiedenen Winkeln aufgenommen werden. Da genügend kontrastreiche und spiegelungsfreie Aufnahmen von den feuchten, formalinfixierten Köpfen nicht zu gewinnen waren, wurden die Köpfe median-sagittal durchtrennt, die beiden Hälften direkt auf die Bildträger des Stereokomparators gelegt und so vermessen.
Die Bestimmung der Lagebeziehung von Ober- und Unterkiefer erwies sich als schwierig, weil stets die Zunge zwischen den Kieferkämmen lag und eine Berührung der beiden Alveolarwälle in der „Kauebene" nicht zuließ. Da ohne Kontakt aber nicht genau genug gemessen werden konnte, mußte die Zunge entfernt werden. Danach ließ sich der sagittale Abstand der Vorderkanten der beiden Alveolarwälle, der allgemein zur Beurteilung der Bißlage herangezogen wird (siehe S. 95), exakt vermessen.

Das Hauptergebnis war, daß selbst im Entwicklungsabschnitt zwischen der 10. und 12. Woche, in dem die Verwachsung der Gaumenplatten zum Gaumengewölbe zum Teil noch im Gang ist, keineswegs immer eine embryonale Progenie besteht. In 6 von 14 Fällen (42,9%) war das nicht der Fall, es lag weiterhin eine embryonale Retrogenie vor. Wenn man bedenkt, daß sich auch die Ausmaße positiver oder negativer Stufen in diesem Alter in Größenordnungen von 0,1 mm bewegen, wird klar, daß das Tiefertreten der Zunge bei Bildung des sekundären Gaumens mit so geringen Wachstumsdifferenzen nicht oder nicht allein erklärt werden kann. Die embryonale Progenie, wie immer auch entstanden, könnte allenfalls unterstützend wirken. Der Hauptmechanismus muß anderer Art sein. Möglicherweise nimmt die Größe des oro-nasalen Raumes durch differenziertes Wachstum zur fraglichen Zeit so stark zu, daß die Zungenverlagerung und damit die Aufrichtung der Gaumenplatten allein dadurch ermöglicht wird (*G. H. Sperber*, 1976). Fotografien von Embryonen und Feten täuschen im übrigen durch unterschiedliche Dicke von Ober- und Unterlippe ein höheres Ausmaß sagittaler Diskrepanzen vor. Bestätigt wurde durch diese neuen Untersuchungen dagegen, daß die Anzahl progener Feten mit zunehmendem Alter seltener wird.

b) Größen- und Formentwicklung der Alveolarwälle und Kiefer

Sobald die Entwicklung des sekundären Gaumens beendet ist, besteht die weitere Entwicklung vor allem in einer Größenzunahme von Ober- und Unterkiefer. Über die einzelnen Schritte dieser Entwicklung sind wir gut unterrichtet, weil es *M. Thiele* (1978) für die Zeit der 10. bis 20. Woche und *R.-R. Miethke* (1978) für die anschließende Entwicklung bis zur Geburt (42. Woche) gelang, insgesamt 217 Feten, in Altersklassen von 14 Tagen Abstand unterteilt, zu

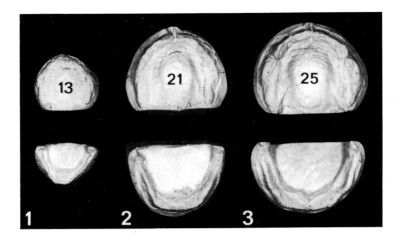

Abb. 48a Ober- und Unterkiefermodelle von Feten, gleichmäßig leicht vergrößert (1) = 17. bis 18. Woche; (2) = 27. bis 28. Woche; (3) = 31. bis 32. Woche. Gaumenbreite in Millimeter-Angabe.
Aus R.-R. Miethke, 1977.

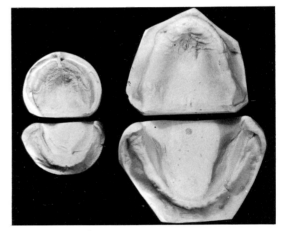

Abb. 48b Form- und Größenunterschiede der Kiefer bei der Geburt und – nach Zahnverlust – im Erwachsenenalter. Vorgeburtlich prävaliert die Breiten-, nachgeburtlich die Längenentwicklung. Besonders deutlich treten die dadurch bedingten Formunterschiede im Oberkiefer zutage.
Modelle gleichmäßig verkleinert.

untersuchen. Hier die wesentlichsten Ergebnisse:
Bei der Breitenmessung des Oberkiefers kann zwischen maximaler Oberkiefer- und maximaler Gaumenbreite unterschieden werden. Dabei ist ersteres der größte Abstand der vestibulären Alveolarfortsatzpunkte, letzteres der größte Abstand der transitorischen Gaumenfurchen voneinander (siehe Abb. 55). Die maximale Oberkieferbreite beträgt im Alter von 10 bis 12 Wochen durchschnittlich 5 mm und gegen Ende der embryonalen Entwicklung (20. Woche) 16 mm. Die Zunahme beträgt in dieser Zeit also 11 mm. Von da an bis zur Geburt erreicht der Oberkiefer durchschnittlich eine Breite von knapp 32 mm, wobei die Zunahme relativ gleichmäßig erfolgt. Die Ausmaße der Breitenzunahme im Unterkiefer entsprechen mit durchschnittlich 10,5 mm denen des Oberkiefers. Vergleicht man damit die Längenent-

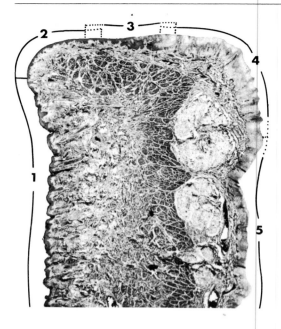

Abb. 49 *Paramedianer Sagittalschnitt durch die Unterlippe eines Feten der 36. Schwangerschaftswoche. Einteilung der Lippenzonen nach Miethke; die Zonen überschneiden sich zum Teil etwas (gepunktet). 1 = Pars cutanea; 2 = Pars glabra; 3 = Pars intermedia; 4 = Pars villosa; 5 = Pars mucosa.*
Aus R.-R. Miethke, 1978.

wicklung des Oberkiefers in den einzelnen Altersabschnitten, so ergibt sich auch hier eine recht gleichmäßige Zunahme. Die Länge wird gemessen von einer Tangente an die Tubera bis zum Scheitelpunkt des Oberkieferbogens. Die Länge nimmt von 5 auf 23 mm zu, wächst von der 10. Woche bis zur Geburt durchschnittlich also 18 mm. Somit bleibt das Längenwachstum des Oberkiefers im Laufe der fetalen Entwicklung hinter dem Breitenwachstum zurück. Dadurch verändert sich auch die Form des Oberkiefers. Man kann diese Form mathematisch als Gaumenbreitenindex (Breite mal 100 durch Länge) mit einer einzigen Zahl zum Ausdruck bringen. Je nach Index-Größe wird von schmalen, mittelbreiten, breiten und überbreiten Gaumenformen (dolicho-, meso-, brachy- oder hyper-brachy-uranen Formen) gesprochen. Da sich die Breiten- und Längenwachstumsunterschiede individuell verschieden früh bemerkbar machen, gibt es in allen Stadien zwischen der 17. und 42. Woche die genannten Formen nebeneinander, es überwiegen jedoch die mittelbreiten und breiten (Abb. 48a). Vergleicht man einen Neugeborenen-Oberkiefer mit dem eines (zahnlosen) Erwachsenen (Abb. 48b), erkennt man, wie sehr vorgeburtlich das Breitenwachstum prävaliert: Neugeborene haben bereits 55% bis 60% der definitiven Kieferbreite, aber erst 30% bis 35% ihrer Kieferlänge erreicht (*Krogman*, 1958).

Mit fortschreitender Entwicklung nimmt auch die Höhe des Gaumengewölbes zu, proportional gesehen sogar stärker als die Gaumenbreite. Die Meßwerte betragen in der 17. bis 20. Woche durchschnittlich 2,7 mm und zur Zeit der Geburt 6,6 mm: Der Zuwachs beträgt also etwa 4 mm. Individuell gibt es allerdings starke Unterschiede, sie schwanken zur Zeit der Geburt zum Beispiel zwischen 4,5 und 8,8 mm. Das trifft übrigens auch auf andere Aspekte der

Normale fetale Entwicklung bis zur Geburt

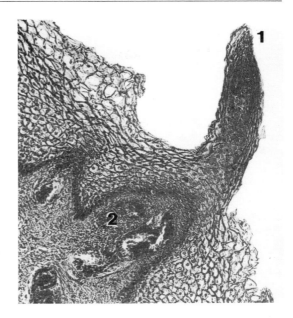

Abb. 50 *Paramedianer Sagittalschnitt durch die Unterlippe eines Feten der 32. Schwangerschaftswoche, Pars villosa, starke Vergrößerung. Fingerförmige Zotte (1) mit zentralem (hier schräg angeschnittenem) Bindegewebskern (2), dessen Gefäße prall mit Blut gefüllt sind.*
Aus R.-R. Miethke, 1978.

Gaumenform zu, etwa den Anstieg der Gaumenkurve in der Median-Sagittal-Ebene. Doch soll auf Einzelheiten noch nicht eingegangen werden, weil sie erst zur Zeit der Geburt voll in Erscheinung treten (siehe S. 89ff.) Statt dessen soll hier noch kurz auf die Entwicklung von Strukturbesonderheiten der Lippen und der Zunge eingegangen werden, der beiden antagonistischen Muskelgruppen also, die für den sogenannten Saugakt und andere Funktionen des Kausystems von so großer Bedeutung sind.

c) *Entwicklung der Lippen*

Lippen bestehen in der Hauptsache aus dem ringförmigen M. orbicularis oris. Andere, der mimischen Muskulatur zugehörende Muskeln strahlen von verschiedenen Seiten in ihn ein, im Oberkiefer zum Beispiel der M. levator labii superioris, im Unterkiefer der M. mentalis. Die Muskulatur wird außen von Haut typischer Schichtung bedeckt (Pars cutanea), in die Haarbälge sowie Talg- und Schweißdrüsen eingebettet sind, und innen von Schleimhaut (Pars mucosa), in der zahlreiche alveolo-tubuläre Drüsen liegen. Dabei ist strittig, ob neben Schleim produzierenden Drüsen auch freie, d.h. nicht an Haare gekoppelte Talgdrüsen vorkommen. Das Lippenrot bildet den Übergang von Haut und Schleimhaut. Üblicherweise werden zwei Zonen unterschieden: Außen die zur Zeit der Geburt etwa 2 mm breite Pars glabra, innen die etwa 4 bis 6 mm breite Pars villosa. R.-R. Miethke (1977) fand zwischen diesen beiden Zonen noch eine dritte Zone, die sich deutlich von den genannten unterscheidet und nannte sie Pars intermedia (Abb. 49).

Auf Einzelheiten braucht hier nicht eingegangen zu werden. Von praktischer Bedeutung ist vor allem die Frage, ob tatsächlich Zotten in der Pars villosa vorkommen oder ob es sich um histologische

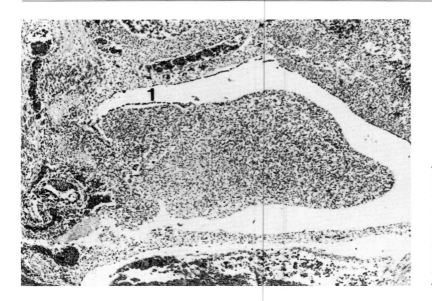

Abb. 51 *Zunge und Mundhöhle eines Embryo von 6 mm SSL (etwa 31. Tag). Die Zunge besteht noch aus undifferenzierten Mesenchymzellen. Die Epithelisierung beginnt an der Zungenwurzel (1) mit einem einschichtigen Epithel.*
Aus G. Breitner, 1976.

Artefakte im Sinne epithelialer Desquamationen handelt, die durch ungenügende Konservierung der Feten zustandegekommen sind. Bis in die neueste Literatur hinein gibt es in diesem Punkt widersprüchliche Ansichten. So hält *D. Stark* (1975) zum Beispiel Artefakte für wahrscheinlicher als wirkliche, d. h. die Oberfläche überragende und sie dadurch vergrößernde Zotten (villi); auch könnten hohe Papillarkörper des Corium, die durch das Epithel hindurchschimmern, Zotten vortäuschen.

Es kann jedoch kein Zweifel mehr bestehen, daß die Pars villosa ihren Namen zu Recht trägt. Bis zur 36. Woche liegt allerdings tatsächlich nur ein hoher Papillarkörper vor, der von einem dicken, mehrschichtigen Epithel gewissermaßen eingeebnet wird. Erst danach nimmt die Höhe des Papillarkörpers überproportional zu, so daß zum Schluß die Epitheloberfläche weit überragt wird. Wie aus Abbildung 50 hervorgeht, haben die nunmehr als Zotten zu bezeichnenden Gebilde etwa die doppelte Höhe des Epithels. *R.-R. Miethke* (1977) fand sie bei allen Feten der 37. bis 42. Woche. Sie dürften deshalb zur Zeit der Geburt eine regelmäßige Erscheinung sein. Da er im Bindegewebskörper der Zotten stark spiralisierte Blutgefäße fand, hält er eine Schwellkörperfunktion für möglich. Sie könnte den luftdichten Abschluß der Mundhöhle beim Saugen fördern. Die Zotten bilden sich übrigens schon im Laufe des 1. Lebensjahres vollständig zurück.

d) *Entwicklung der Zunge*

An ihrer Entwicklung sind Gewebe verschiedener Herkunft beteiligt. Im ventralen Abschnitt des Mandibularbogens, im Grenzgebiet zwischen Ekto- und Entoderm, entsteht zunächst das Tuberculum impar, ein medianes Höckerchen, das von seitlichen Zungenwülsten (T. linguae laterales) eingefaßt wird. Die drei verwachsen alsbald, ihre Grenzen verfließen und später entwickeln sich daraus die Zungenspitze und der Zungenkörper. Die Zungenwurzel

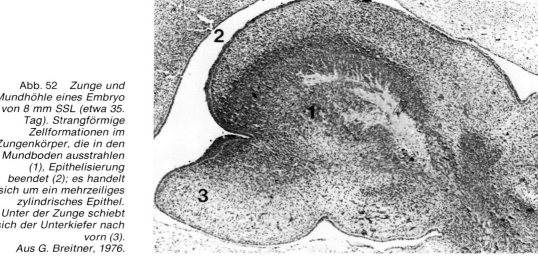

Abb. 52 *Zunge und Mundhöhle eines Embryo von 8 mm SSL (etwa 35. Tag). Strangförmige Zellformationen im Zungenkörper, die in den Mundboden ausstrahlen (1), Epithelisierung beendet (2); es handelt sich um ein mehrzeiliges zylindrisches Epithel. Unter der Zunge schiebt sich der Unterkiefer nach vorn (3). Aus G. Breitner, 1976.*

dagegen entstammt dem Gewebsmaterial des sogenannten Hyalbogens, wobei sich Mesenchym der beiden folgenden Visceralbögen beteiligt. Die erste Anlage dieser Zungenwurzel, Copula genannt, bildet sich zwar unmittelbar hinter dem Tuberculum impar, ist aber entodermaler Abkunft. Vordere und hintere Zungenanlage vereinigen sich zu einem einheitlichen, zapfenartigen Gebilde, wobei die V-förmige Grenzlinie (Sulcus terminalis) zeitlebens erkennbar bleibt.

Mitte der 5. Embryonalwoche ist die Form der Zunge bereits deutlich zu erkennen (Abb. 51). Sie besteht zunächst aus undifferenzierten Mesenchymzellen und ist nur im dorsalen Bereich von einem noch einschichtigen Epithel bedeckt. Die Aufnahme verdanke ich ebenso wie die drei folgenden *G. Breitner* (1976), die die frühe embryologische Entwicklung der menschlichen Zunge vom 30. bis 100. Tag an Hand median-sagittal geführter histologischer Schnitte beschrieben hat. Auffällig ist das Tempo dieser Entwicklung: Das am 31. Tag noch völlig undifferenzierte und ungeordnete Gewebe zeigt bereits einige Tage später strangförmige Zellformation, die den späteren Verlauf der verschiedenen Zungenmuskeln andeuten (Abb. 52). Auch ist die gesamte Zungenoberfläche epithelisiert, und zwar mehrzeilig. Wiederum einige Tage später (etwa 45. Tag), also zur Zeit der Einsenkung der primären Zahnleiste, sind diese Strukturen schon weit fortgeschritten: Nicht nur quer-, längs- und transversal gerichtete Züge sind im Zungenkörper zu erkennen, sondern auch konzentrisch zur Mandibula ziehende, die Zungenbodenmuskulatur präformierende Faserzüge. Dabei tritt die Mandibula noch unverknöchert als *Meckel*scher Knorpel in Erscheinung.

Kurz bevor die Zunge den Nasenraum verläßt, um die Aufrichtung der Gaumenplatten zu gewährleisten, sind erste ausgereifte, d.h. kontraktionsfähige Muskelzellen nachzuweisen. Abbildung 53 zeigt die Zunge am 54. Tag. Unterhalb der Zungenspitze ist eine Zahnanlage, davor das noch flache Vestibulum oris und anschließend die Unterlippe zu erkennen. Die Aufnahme macht noch einmal deutlich, daß eine mandibuläre Protrusionsbewegung von 0,1 bis 0,2 mm zwischen der 8. und 10. Woche sicherlich nicht ausreicht, um die gesamte Zunge aus dem Nasenraum herauszuziehen. Eher dürften es Aktivitäten der Zunge, vor allem der zum Unterkiefer vorn und zum Zungenbein hinten verlaufenden, sich gerade in dieser Zeit zu ausgereiften Muskelfasern des Mundbodens verwan-

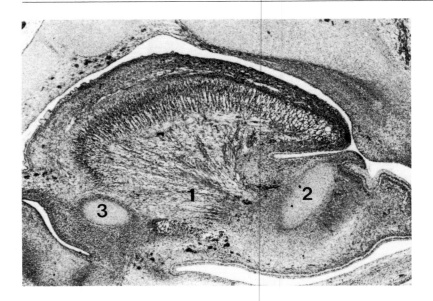

Abb. 53 *Zunge und Mundhöhle eines Embryo von 14 mm SSL (etwa 45. Tag). Die Zunge hat sich inzwischen nur wenig vergrößert, aber weiter differenziert. Der M. geniohyoideus ist als Differenzierungsprodukt des Mesenchym in seiner Verlaufsrichtung bereits angedeutet (1). Er ist an der knorpligen Spitze der Mandibula (2) angeheftet. Bei (3) Zungenbein. Aus G. Breitner, 1976.*

delnden Mesenchymzüge sein, die diese auffällige Bewegung der Zunge bei gleichzeitigem Formwandel zustande bringen.

Schließlich noch eine Aufnahme vom etwa 73. Entwicklungstag (Abb. 54). Hier ist die Zungenentwicklung mit ihren verschiedenen Muskelfaserzügen praktisch schon beendet. Am Zungengrund sind jetzt auch Geschmackspapillen zu erkennen und an der Spitze des Unterkiefers die ersten Verknöcherungen, die dem *Meckel*schen Knorpel zunächst als sogenanntes Dentale angelagert werden, um ihn sodann allmählich zu ersetzen.

Die Schilderung der Zungenentwicklung soll abgeschlossen werden mit der Feststellung von *M. Thiele* (1978) und *R.-R. Miethke* (1978), daß die Zungenränder von der 10. bis 42. Woche stets die Kieferkämme vestibulär überragen und daß deshalb von einer Stemmkörperwirkung der Zunge im fetalen Leben kaum gesprochen werden kann (siehe S. 277).

8. Abnorme fetale Entwicklung bis zur Geburt

Nach Bildung des sekundären Gaumens gibt es keine so tiefgreifenden Entwicklungsstören mehr, daß sie mit LK(G)- oder isolierten G-Spalten auf eine Stufe gestellt werden könnten. Nur bei generalisierten, später zumeist als Syndrom in Erscheinung tretenden Fehlern mag das anders sein, doch wird darauf nicht eingegangen. Die während der fetalen Entwicklung vorkommenden Störungen sind fast immer geringfügiger Art und äußern sich nur als Varianten der normalen Entwicklung – mit Ausnahme der fetalen Entwicklung zur Progenie.

Wie schon auf Seite 80 erwähnt, waren bei den von *M. Thiele* (1978) untersuchten Embryonen der 10. bis 12. Woche 57,1% (8 von 14) progen, in der 12. bis 14. Woche waren es noch 21,4% und in der 14. bis 16. Woche 13,3%. Von da an gab es keine Progene mehr, sondern nur noch Prognathe.

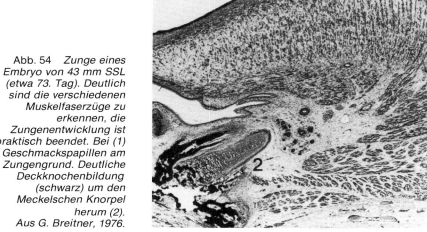

Abb. 54 *Zunge eines Embryo von 43 mm SSL (etwa 73. Tag). Deutlich sind die verschiedenen Muskelfaserzüge zu erkennen, die Zungenentwicklung ist praktisch beendet. Bei (1) Geschmackspapillen am Zungengrund. Deutliche Deckknochenbildung (schwarz) um den Meckelschen Knorpel herum (2). Aus G. Breitner, 1976.*

Bei den von *R.-R. Miethke* (1978) untersuchten 155 Feten der 17. bis 42. Woche war das anders. Zwar fehlten in den Wochen, die unmittelbar der Entwicklung des sekundären Gaumens folgten, also der Zeit, wo sie am ehesten zu erwarten gewesen wären, Progenien ganz. Doch gab es in späteren Stadien 2 Kopfbiß- und 3 Progeniefälle, zusammen also 3,2%. Dabei verteilten sich letztere auf die 26., 35. und 40. Woche. Diese Progenien waren um so weniger zu erwarten, als sich unter 6450 von verschiedenen Autoren untersuchten Säuglingen, die *Miethke* erfaßt und seinen eigenen Untersuchungen gegenübergestellt hat, offenbar keine Progeniker befanden. Eine Ausnahme machten nur *R. Bay* (1950/51), der unter 30 Feten einen Fall (3%) fand, *U. Heckmann* u. Mitarb. (1963), die unter 102 Neugeborenen 1 Fall (1%) sahen und vor allem *A. M. Schwarz* (1931, 1951): Er gab auf Grund von Untersuchungen an 64, später an „ungefähr 100 Neugeborenen aus Wien und Umgebung" unterschiedliche prozentuale Häufigkeiten an, die zwischen 3% und 10%, ja bei Hinzuzählung „larvierter" Fälle sogar bei 30% lagen. Letzteres waren Fälle, bei denen die normale negative inzisale Stufe nur durch die unterschiedliche Bogenform von Ober- und Unterkiefer vorgetäuscht wurde, während die „Bißlage", im c-Bereich beurteilt, progen gewesen sein soll. Ich komme darauf zurück.

Es besteht somit kein Zweifel, daß sich Progenien bereits intrauterin ausbilden können und zur Zeit der Geburt in Erscheinung treten. Zweifel bestehen lediglich hinsichtlich ihrer Häufigkeit und ihrer Interpretation. *A. M. Schwarz* war der Meinung, daß es sich um persistierende embryonale Progenien handele. Wegen einer allgemeinen Entwicklungsverzögerung hätte sich die Umwandlung zur zweiten fetalen Retrogenie nicht mehr in der Fetalzeit vollzogen und werde nun post partum nachgeholt. Deshalb sei bei diesen Kindern später im Milchgebiß nicht etwa Progenie,

sondern Prognathie, etwa im Sinne einer Angle-Klasse II,1, zu erwarten.
Diese Meinung steht jedoch auf schwachen Füßen. Einmal wurde nicht erklärt, worin sich die allgemeine Entwicklungsverzögerung bei diesen Kindern geäußert hat. *R.-R. Miethke* jedenfalls hat bei seinen Progenikern keinen Hinweis dieser Art gefunden. Zum anderen stellen embryonale Progenien, wie gezeigt worden ist, keine regelmäßige Erscheinung dar. Deshalb ist eher anzunehmen, daß Neugeborenen-Progenien Ausdruck einer frühzeitigen Überentwicklung des Unterkiefers gegenüber dem Oberkiefer im Sinne einer Progenie sind. Umgekehrt könnten exzessive Ausmaße einer negativen inzisalen Stufe Ausdruck einer relativen Überentwicklung des Oberkiefers gegenüber dem Unterkiefer im Sinne einer späteren Angle-Klasse II,1 sein. Im nächsten Kapitel komme ich darauf zurück.

3. Kapitel

Die Entwicklung des Milchgebisses von der Geburt bis zum fertigen Milchgebiß und die dabei auftretenden Störungen

1. Einführung – Der normale Kiefer des Neugeborenen

Größe und Form der Kiefer zur Zeit der Geburt und ihre Lagerung zueinander ("Bißlage") haben zu zahlreichen Untersuchungen angeregt. Man wollte vor allem wissen, ob sich die Variabilität der definitiven Gebißform schon im Säuglingskiefer ankündigt und ob bestimmte Dysgnathien intrauterin so weit vorgebildet werden, daß sie bereits bei der Geburt in Erscheinung treten. Die Frage ist noch nicht klar zu beantworten. Es liegen zuwenig Längsschnittuntersuchungen vor, die die Entwicklung der Kiefer von der Geburt bis zum fertigen bleibenden Gebiß lückenlos dokumentieren. Manches spricht dafür, daß sagittale und transversale Bißlagefehler bereits intrauterin entstehen können.

Manche Autoren haben angeborene Fehlbildungen von vererbten und umweltbedingten (exogenen) abtrennen wollen. Dazu besteht jedoch kein Anlaß, weil angeborene Störungen ebenfalls exogener oder endogener Natur sind. Die Mikromelie im Gefolge von Contergan z. B. ist ein eindrucksvolles Beispiel für eine angeborene Störung exogener Herkunft und die Syndaktylie ein Beispiel für Vererbung.

2. Größe und Form des Oberkiefers zur Zeit der Geburt

Ein Oberkiefer ist zur Zeit der Geburt im Durchschnitt 32 mm breit und 23 mm lang. Doch schwanken beide Maße individuell erheblich. Die Breite übertrifft also weiterhin die Länge, der Breitenindex ist in der Regel meso- bis brachy-uran (siehe Seite 82).

Die Form des Oberkiefers insgesamt ist hufeisenförmig. Denn hinter der maximalen Oberkieferbreite, etwa in Höhe der beiden Jochbögen, nähern sich die beiden Schenkel der Alveolarwälle einander wieder etwas und bilden in Tuberhöhe die posteriore Oberkieferbreite. Diese beträgt nach R.-R. Miethke (1978) im Durchschnitt 27,5 mm und ist damit etwa 5 mm schmaler als die breiteste Stelle. Auch diese posteriore Oberkieferbreite streut natürlich (Abb. 55).

Das, was soeben Alveolarwall genannt wurde, trägt diesen Namen nur teilweise zu Recht. Der dorsale Teil enthält nämlich noch keine Zahnanlagen und wird deshalb als Pseudoalveolarwall bezeichnet. Eine schräg von vorn-innen nach hinten-außen verlaufende Rinne, postero-lateraler Sulcus genannt, markiert diese Grenze mehr oder weniger deutlich. Der Alveolarwall zeigt im übrigen oft schon Segmentierungen, die von den Keimen der Milchzähne herrühren – besonders deutlich bei c und m_1. Hier ist eine kleine Kerbe im Alveolarwall zu sehen, die als Sulcus lateralis bezeichnet wird. Noch deutlicher ist der Einschnitt im Alveolarwall zwischen den beiden Keimen der i_1, der vom Lippen-

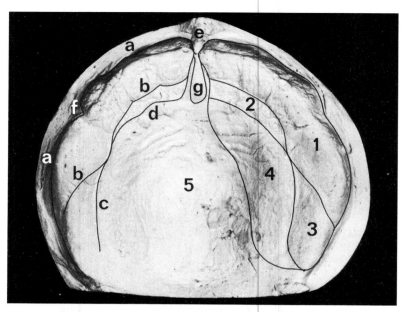

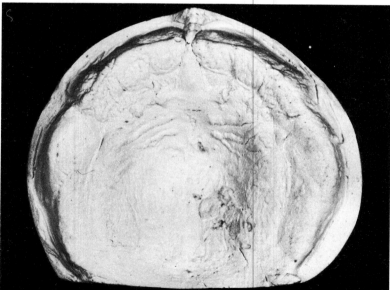

Abb. 55 Oberkiefer eines Neugeborenen, oben mit eingezeichneten Begrenzungslinien der erkennbaren Strukturbesonderheiten: 1 = Alveolarwall; 2 = Tektalwall; 3 = Pseudo-Alveolarwall; 4 = Tektalwulst; 5 = Gaumengewölbe; a = Vestibuläre Umschlagfalte; b = Dento-gingivale Furche; c = Transitorische Gaumenfurche; d = Anteriore Gaumenfurche; e = Frenulum labiale; f = Frenulum laterale; g = Papilla incisiva.
Aus R.-R. Miethke, 1978.

Abb. 56 *Unterschiedliche Verlaufsformen des frontalen Alveolarkammes einschließlich des inzisalen Plateaus bei 15 Feten der 33. bis 34. Schwangerschaftswoche (links) und 14 Feten der 41. bis 42. Schwangerschaftswoche (rechts). Durchzeichnungen von paramedian durchtrennten Gipsmodellen, die auf der sogenannten Schneidenkante zur Deckung gebracht wurden. Wegen fließender Übergänge ist eine klare Zuordnung des inzisalen Plateaus im Sinne flacher, mittelsteiler und steiler Stufenbiß bzw. Schachtelbiß nicht möglich (siehe Abbildung 59). Aus R.-R. Miethke, 1978.*

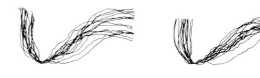

bändchen herrührt. Doch gehe ich darauf erst später ein.

Im lateralen Bereich schließt sich dem Alveolarwall gaumenwärts ein zumeist niedrigerer Wall an, der Tectalwulst genannt wird. Er ist durch eine mehr oder weniger deutliche Furche vom Alveolar- bzw. Pseudoalveolarwall abgesetzt und hat keine knöcherne, sondern eine bindegewebige Basis, in die Inseln von Fett- und Drüsengewebe eingestreut sind. Er mündet im anterioren Bereich ins inzisale Plateau: So wird der Abschnitt zwischen der Kuppe des Alveolarwalles und dem Anfang des Gaumengewölbes genannt. Da letzterer nicht immer klar zu erkennen ist, kann auch die Länge des inzisalen Plateaus nicht immer exakt bestimmt werden; sie beträgt zur Zeit der Geburt durchschnittlich 7 mm.

Große Bedeutung wird dem Neigungswinkel des inzisalen Plateaus zur „Okklusionsebene" nachgesagt. Er kann flach, mittelsteil und steil verlaufen. Eine klare Bestimmung ist allerdings oft nicht möglich, wie aus Abbildung 56 hervorgeht. *A. M. Schwarz* (1931) hat den Neigungsgrad dieses Plateaus, der vom Neigungsgrad der Milchzahnkeime abhängen soll, mit dem Grad des Überbisses (overbite) des oberen über den unteren Alveolarwall in der Schlußbißlage in Verbindung gebracht. Daraus resultieren gewisse Anklänge an die Frontzahnstellung bei Deckbiß bzw. bei Angle-Klasse II,1. Ich gehe jedoch erst darauf ein, wenn über die Bißlagebeziehungen des Neugeborenen in sagittaler und vertikaler Richtung berichtet wird (siehe S. 95).

Das inzisale Plateau wird median-sagittal oft eingekerbt, nach *R.-R. Miethke* (1978) in etwa 70% der Fälle (Abb. 57). Lippenbändchen (Frenulum labiale) und vorderer Teil der Papilla incisiva, Papillenstiel genannt, sind die Ursache. Wenn die beiden sich zu einem Strang vereinigt haben, spricht man von Frenulum tectolabiale. Es kommt mit etwa 80% bei weitem häufiger vor als ein einfaches Frenulum labiale, übrigens unabhängig vom Alter der Feten. Andere Autoren haben es seltener beobachtet.

Breite und Konsistenz der Frenula schwanken sehr, bei 45% liegen starke Ausprägungsgrade vor. Die Tiefe der Alveolarkerbung wird von der Mächtigkeit eines Frenulum tectolabiale offenbar nicht berührt, es gibt jedenfalls zarte Frenula mit tiefer Kerbe und kräftige mit flacher Kerbe.

Die klinische Bedeutung des Frenulum tectolabiale ergibt sich im Zusammenhang mit der Frage, ob eine Lücke zwischen den oberen I_1, Trema oder Diastema mediale genannt, durch dessen Persistenz zustande kommt oder ob umgekehrt das Frenulum persistiert, weil die I_1 aus irgendei-

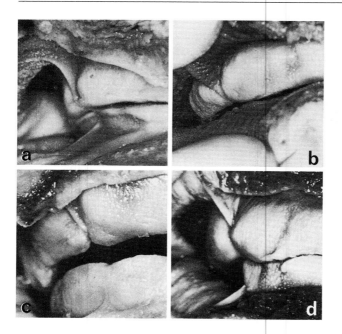

Abb. 57 *Frenula tectolabiales = strangartige Verbindungen zwischen Lippenbändchen und Papilla incisiva bei 4 Feten. Die Frenula sind unterschiedlich strukturiert und kerben den Alveolarwall unterschiedlich tief ein. Etwa 20% der Neugeborenen haben einfache Lippenbändchen, etwa 30% keine Kerbe. Die Tiefe der Kerbe – von a nach d zunehmend – ist unabhängig vom Alter.
Aus R.-R. Miethke, 1978.*

nem Grund, zum Beispiel wegen eines Mißverhältnisses zwischen Zahn- und Kiefergröße, nicht aneinandergerückt sind. Deshalb ist auch die Textur des Bandes von Interesse. *H. J. Noyes* (1935) hat darüber an Hand histologischer Untersuchungen an 12 Neugeborenen berichtet. Der Schnittverlauf wurde unterschiedlich sagittal, horizontal oder frontal geführt, um die Verlaufsrichtung der Bindegewebszüge rekonstruieren zu können. Danach besteht das Lippenbändchen aus faserreichem Bindegewebe, in das einzelne Muskelfasern einstrahlen können, die aus dem M. orbicularis oris stammen. Diese erreichen jedoch nie den Alveolarfortsatz, enden also frei. Die Fasern des Bindegewebes dagegen, die hauptsächlich sagittal verlaufen, inserieren teils im Periost, teils in der medianen Sutur, setzen sich über die Sutur aber nicht bis zu den Faserbündeln fort, die aus der Papilla incisiva stammen und nach ventral ziehen. Nur in oberflächlichen Anteilen, also unmittelbar unter dem Epithel, gibt es Verflechtungen der beiden Fasergruppen. Auch aus diesem Grunde ist es bei der Lippenbandoperation also unnötig, nach der Ablösung der Fasern vom Periost auch das interdentale Septum mit einer Fräse zu zerstören, um hier fälschlich vermutete Verbindungen zu beseitigen (siehe Band 2, S. 227).

3. Größe und Form des Unterkiefers zur Zeit der Geburt

Die Bestimmung von maximaler Breite und Länge des Alveolarwalles stößt auf Schwierigkeiten, weil es im Gegensatz zum Oberkiefer keine eindeutigen Bezugspunkte gibt. *R.-R. Miethke* (1977) hat die beiden höchsten, am weitesten nach distal

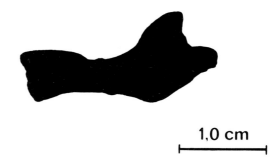

Abb. 58 *Fotografisch hergestellter Schattenriß eines exartikulierten und halbierten Unterkiefers von einem Feten der 17. bis 18. Schwangerschaftswoche. Schon in diesem Alter ist der Formenreichtum groß, zum Beispiel den Verlauf des Unterkieferrandes, die Länge des Proc. condylaris und/oder coronoideus sowie die Kieferwinkelgröße betreffend. Aus R.-R. Miethke, 1978.*

1,0 cm

und lateral liegenden Alveolarwallpunkte gewählt und die Länge der Verbindungsstrecke als maximale Unterkieferbreite bezeichnet. Die auf dieser Verbindungsstrecke stehende Senkrechte bis zum vorderen Ende der Schneidekante zwischen den Keimen der i_1 stellt die maximale Unterkieferlänge dar. Danach überschreitet die maximale Unterkieferbreite (31,5 mm) zur Zeit der Geburt die maximale Oberkieferbreite (29,0 mm) durchschnittlich um 2,5 mm, während die maximale Unterkieferlänge (16,5 mm) durchschnittlich um 6,5 mm hinter der des Oberkiefers (23,0 mm) zurückbleibt. Auch hier sind die individuellen Streuungen beträchtlich. Der Unterschied zwischen Ober- und Unterkieferlänge kann sich u. U. später auf die antagonistische Stellung der oberen und unteren Schneidezähne nachteilig auswirken.

Was die Form des Alveolarwalles als Ganzes anbelangt, so ergibt sich aus den beiden Zahlen für Breite (31,5 mm) und Länge (16,5 mm), daß Halbkreisform die treffendste Bezeichnung wäre. Oft ist aber eine stärkere Knickung in c-Höhe zu erkennen, wodurch ein eher parabelartiger Eindruck entsteht. Wie im Oberkiefer, gibt es auch hier individuelle Unterschiede nach Länge und Breite, so daß sich Indices berechnen lassen. Die relativ längste Form wird im Unterkiefer als cycloform, die breiteste als platyform bezeichnet.

Strukturen wie inzisales Plateau und Tectalwulst fehlen im Unterkiefer. Statt dessen ist dorsal ein relativ breiter, vorn ein schmaler Alveolarwall vorhanden, der in einer rundlichen oder auch spitzen Kante ausläuft. Im Seitenzahngebiet sind wie im Oberkiefer Segmentierungen vorhanden, die von den heranwachsenden c und m_1 herrühren (siehe Abb. 137).

Angaben zur Kieferwinkelgröße bei Neugeborenen beruhen zumeist auf Schätzungen oder auf Messungen am FRS. Diese Messungen sind jedoch oft ungenau, weil die dazu benötigten Tangenten an Corpus und Ramus nicht eindeutig zu ziehen sind. So bestehen Zweifel, ob man den Proc. condylaris, der den dorsalen Rand des Ramus in unterschiedlichem Ausmaß überragt, einbeziehen soll oder nicht.

R.-R. Miethke (1978) ging in der Weise vor, daß er Unterkiefer totgeborener Feten der 39.–42. Woche exartikulierte, freipräparierte und eine Hälfte fotografierte, indem er sie direkt auf Fotopapier legte. Auf diese Weise entstand ein unverzerrter Schattenriß (Abb. 58), der genau vermessen werden konnte. Beim Ziehen der Tangente an den hinteren Rand des Ramus blieb der Proc. condylaris unberücksichtigt. Die Messungen ergaben für den Kieferwinkel einen

Durchschnittswert von 140°, die Streuung war jedoch unerwartet groß: sie lag zwischen 124° und 146°. Übrigens bestand zu der Winkelgröße bei Feten jüngeren Alters kein signifikanter Unterschied, wenn auch ein gewisser Trend zur Verkleinerung mit zunehmendem Alter zu erkennen war.

Betrachtet man die Unterkieferform als Ganzes, etwa die Verlaufsform des Unterkieferrandes oder das Größenverhältnis von Muskel- und Gelenkfortsatz zueinander, so fällt schon in diesem Alter die Vielfalt der Formen in die Augen – wenn natürlich auch noch nicht so deutlich wie später beim Erwachsenen (vgl. Band 1, S. 24). Das wird betont, weil es davor bewahrt, bestimmte Strecken und Winkel bei der FRS-Analyse überzubewerten: Unterkiefer ist nicht gleich Unterkiefer, und der Winkel zwischen den unteren I_1 und der Unterkieferrand-Tangente zum Beispiel wird nicht nur von der Stellung der I_1, sondern auch von der Form des Corpus bestimmt.

4. Die Kiefergelenke des Neugeborenen

Die Kiefergelenke nehmen in mehrfacher Hinsicht eine Sonderstellung ein. Einmal haben sie im Laufe der Stammesgeschichte (Phylogenese) komplizierte Veränderungen durchgemacht. Die primär das Gelenk bildenden, auf knorpliger Grundlage entstandenen Ersatzknochen Palatoquadratum und Mandibulare, die die Kiefergelenke der Nicht-Säuger (Nonmammalia), also der Knorpelfische, Fische, Amphibien, Reptilien und Vögel bilden, sind beim Kiefergelenk der Säuger (Mammalia) nicht mehr beteiligt. Gelenkbildner sind nunmehr das Schläfenbein (Os temporale), das durch desmale Osteogenese entsteht und die Gelenkpfanne bildet, sowie die Proc. condylares des Unterkiefers, die nicht aus dem *Meckel*schen Knorpel, sondern sekundär aus einem akzessorischen Knorpel hervorgehen. Dieser Knorpel bildet sich etwa in der 10. intrauterinen Woche im Gebiet der späteren Rami aus. Das menschliche Kiefergelenk – und das aller anderen Säugetiere auch – wird deshalb als **Sekundärgelenk** bezeichnet.

Zweitens entsteht das Kiefergelenk als sogenanntes **Anlagerungsgelenk** – im Gegensatz zu den meisten anderen Gelenken, die als Abgliederungsgelenke aus einem einheitlichen Blastem hervorgehen.

Drittens sind die Kiefergelenke paarige Gelenke. Sie funktionieren immer nur gemeinsam, wobei sie sich bei den Öffnungsbewegungen gleichartig, bei den Lateralbewegungen ungleichartig bewegen. Die Möglichkeit, verschiedenartige Bewegungen gleichzeitig durchzuführen, hat ihnen die Bezeichnung **freies Gelenk** oder **Mischgelenk** eingebracht.

Viertens ist jedes Kiefergelenk für sich ein **Doppelgelenk**. Man kann es jeweils als die Kombination zweier Gelenke mit verschiedenartigen Bewegungsmustern bezeichnen. Denn sie werden durch den Discus in zwei voneinander völlig getrennte Räume unterteilt. Gleichzeitig hat diese Discus genannte, faserige, leicht S-förmige Platte mit ihren aufgeworfenen Rändern die Aufgabe, die bei den Gelenkbewegungen auftretenden Inkongruenzen zwischen Capitulum, Fossa und Tuberculum articulare auszugleichen – gleichsam eine transportable Pfanne für das konvexe Gelenkköpfchen bei dessen Bewegungen am ebenfalls konvexen Tuberculum articulare.

Schließlich, fünftens, wird dem Knorpelüberzug des Capitulum eine Wuchsknorpelfunktion zugeschrieben, wie sie Epiphysenscheiben der langen Röhrenknochen und Synchondrosen der Schädelbasis besitzen. Auf Seite 202 ff. gehe ich näher darauf ein; in diesem Zusammenhang soll auch die Gelenkform der Neugeborenen erst besprochen werden.

5. Die Lagebeziehung von Unter- und Oberkiefer zur Zeit der Geburt

a) In sagittaler Richtung

Es besteht normalerweise eine negative inzisale Stufe. Sie beträgt nach R.-R. Miethke (1978) im Durchschnitt 4 mm, streut aber zwischen 2 und 9 mm. Dabei ist es fraglich, ob eine übergroße, etwa 7 bis 9 mm betragende Stufe noch als normal zu bezeichnen ist. Miethke hat im übrigen auf die Schwierigkeit der Messung hingewiesen. Sie besteht vor allem wegen der zwischengelagerten Zunge. Er zog deshalb mehrere Meßverfahren heran: die direkte Messung des Abstandes der vorderen Kante des inzisalen Plateaus zur Kuppe des unteren Alveolarwalles nach Entfernung der Zunge, die indirekte Messung an Hand von Kiefermodellen unter Benutzung eines „Wachsbisses" und schließlich die Messung an Hand von FRS. Dabei wurde der sagittale Abstand der unteren und oberen i_1 zugrunde gelegt, der sich nach senkrechter Projektion auf die Okklusionsebene ergab.

Wie schon bei Feten wird auch bei Neugeborenen eine negative Stufe oft als Retrogenie und eine positive Stufe als Progenie bezeichnet. Es ist aber klar, daß das eine unzulässige Vereinfachung ist. Denn wie ein Bezahnter bei korrekter Bißlage (Neutralbiß) eine negative oder positive inzisale Stufe haben kann, so sagt auch beim Neugeborenen eine negative Stufe nichts Sicheres über die Bißlage aus. Wenn man sich die Unterschiede im Krümmungsgrad der beiden Alveolarbögen vor Augen hält, müßte eine negative Stufe von 2 bis 4 mm eigentlich das Normale sein. Es müßte bis zu diesem Ausmaß also von Orthogenie (bzw. Orthognathie) gesprochen werden. Doch ist das nicht üblich. Kopfbißartige Stellungen und erst recht positive Stufen dürften dagegen tatsächlich einer abnormen Bißlage im Sinne eines Mesialbisses bzw. einer Progenie entsprechen.

b) In vertikaler Richtung

Es sind kaum Niveauunterschiede im Sinne einer Supra- oder Infraokklusion der beiden Alveolarwälle zu erkennen. Auf eine Glasplatte gelegt, würden sie diese also gleichmäßig berühren. Man sollte deshalb meinen, daß es dann auch keine tiefen oder offenen Bisse geben könne. Doch ist das nicht der Fall. Beides kommt vor, und zwar vermutlich als Folge der Rotationsbewegung des Unterkiefers beim Kieferschluß. Wenn beim Zubeißen die seitlichen Partien der Alveolarwälle als erstes in Kontakt geraten, können die frontalen Partien noch ohne Kontakt sein (offener Biß) oder sich im Sinne eines tiefen Bisses überfassen. Voraussetzung für letzteres ist allerdings eine inzisale Stufe. Bei kopfbißartiger Kieferkammstellung ist es dagegen möglich, daß der erste Kontakt im anterioren Bereich auftritt und im posterioren Bereich die Kieferwälle im Sinne eines seitlich offenen Bisses klaffen: R.-R. Miethke hat das vereinzelt beobachtet.

Was die prozentuale Häufigkeit von frontal offenen und tiefen Bissen zur Zeit der Geburt anbelangt, so sind offene Bisse mit 57% gegenüber tiefen Bissen mit 21,5% deutlich in der Überzahl, die restlichen 21,5% sind die Fälle mit ringsherum gleichmäßigem Kontakt (vgl. Abb. 138). Das durchschnittliche Ausmaß offener wie tiefer Bisse ist gering. Es schwankt bei tiefen Bissen zum Beispiel zwischen 0,5 und 2,5 mm bei einem Durchschnitt von knapp 1 mm. Angaben der einzelnen Forscher schwanken hier beträchtlich. B. Klemke zum Beispiel, der 1939 die Modelle von 200 Neugeborenen untersuchte, fand nur bei 10% offenen Biß und das in einem Ausmaß zwischen 1 und 4 mm. Die Unterschiede deuten darauf, daß sie eher vorgetäuscht als real sind: Bei toten und mehr noch bei lebenden Neugeborenen ist jede Bestimmung intermaxillärer Kontaktbeziehungen schwierig und deshalb im Ergebnis unsicher.

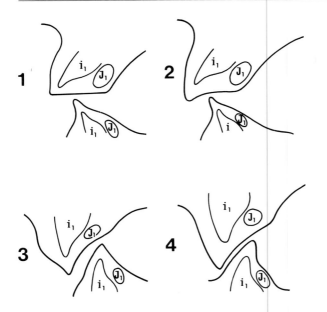

Abb. 59 *Unterschiedliche Neigungsgrade des inzisalen Plateaus im Oberkiefer zur Zeit der Geburt. 1 = flacher Stufenbiß; 2 = mittelsteiler Stufenbiß; 3 = steiler Stufenbiß; 4 = Schachtelbiß. Die Zeichnungen suggerieren die Vorstellung eines Zusammenhangs zwischen dem Neigungsgrad des inzisalen Plateaus und dem Grad des frontalen Überbisses. Dieser Zusammenhang besteht jedoch nicht.*
1, 3 und 4 aus A. M. Schwarz, 1961, Umzeichnung. Zeichnung Nr. 2 wurde beigefügt.

Auf Seite 91 wurde bereits erwähnt, daß *A. M. Schwarz* (1931) den tiefen Biß der Neugeborenen mit dem Steilheitsgrad des inzisalen Plateaus in Verbindung gebracht hat. Wie den Zeichnungen der Abbildung 59 zu entnehmen ist, soll mit zunehmendem Steilheitsgrad des Plateaus proportional auch der Überbißgrad ansteigen, bis aus dem flachen Stufenbiß (1) schließlich der Schachtelbiß (4) geworden ist. Alle mit tiefem Biß einhergehenden Kieferformen setzen jedoch eine inzisale Stufe voraus, sei diese nun positiv oder negativ. Es handelt sich bei diesen Zeichnungen also um eine unzulässige Verquickung von drei verschiedenen Einzelmerkmalen: der Form des inzisalen Plateaus, dem Grad des Überbisses und dem Vorhandensein einer inzisalen Stufe, obwohl die Stufe nur bei (1) und (2) vorhanden ist und der Ausdruck Schachtelbiß die Vorstellung einer Stufe sogar ausschließt. Macht man sich jedoch klar, daß 78,5% der Neugeborenen offene Bisse oder Kopfbisse haben und daß der Neigungsgrad des inzisalen Plateaus bei diesen 78,5% ebenso schwankt wie bei den 21,5% der Neugeborenen mit tiefem Biß, erkennt man, daß eine solche Verquickung unzulässig ist. Denn nur bei tiefem Biß soll es ja steile Stufenbisse oder Schachtelbisse geben. Es wäre also zu prüfen, ob wenigstens bei diesen 21,5% mit tiefem Biß bei einer Zunahme des Überbißgrades auch der Steilheitsgrad des inzisalen Plateaus zunimmt. Ich halte das jedoch für unwahrscheinlich.

Die *Schwarz*schen Zeichnungen über das Aussehen der Neugeborenen-Kiefer haben vermutlich eine so große Verbreitung gefunden, weil sie wegen der Ähnlichkeit mit der Frontzahnstellung bestimmter Dysgnathien deren Vorläufer zu sein suggeriert haben. Das bezieht sich vor allem auf den steilen Stufenbiß und dessen Extremvariante, den Schachtelbiß. Die Steilheit des Plateaus, der tiefe Biß und der „verschachtelte" Kontakt zwischen den beiden Alveolarwällen rufen ja in der Tat den Eindruck eines bereits präformierten Deckbisses hervor. Da Längsschnittuntersuchungen zur Überprüfung dieser Frage nicht vorliegen, können ersatzweise Querschnittuntersuchungen herangezogen werden. Die Frage lautet: Wie oft kommen steile Stufenbisse und Schachtelbisse bei Neugeborenen und wie oft Deckbisse im Milch- bzw. im bleibenden Gebiß vor? Nach Angaben von *A. M. Schwarz* kommen steile Stufenbisse in 28% und Schachtelbisse in 14% der Fälle (n = 64) vor. Diesen insgesamt 42% stehen jedoch nur etwa 6% Deckbisse im Milch- und bleibenden Gebiß gegenüber (siehe S. 289). Das sind unvereinbare Zahlen, die eine solche „Vorläuferhypothese" praktisch ausschließen.

c) In transversaler Richtung

Überkreuzungen der Alveolarwälle im posterioren Bereich sind physiologisch: Das ergibt sich aus der unterschiedlichen Form von Oberkiefer (Hufeisen) und Unterkiefer (Parabel) sowie aus der durchschnittlich größeren Breite des unteren Alveolarwalles im posterioren Bereich. Daneben gibt es aber Überkreuzungen in anderen Bereichen – regelrechte Kreuzbisse also, die durch mandibuläre Verschiebungen oder durch Asymmetrien der Alveolarwälle verursacht werden. Es gibt sie zwar schon während der gesamten fetalen Entwicklung, doch treten sie erst zur Zeit der Geburt deutlich in Erscheinung. *B. Klemke* (1939) fand sie bei etwa 20% seiner Neugeborenen und *R.-R. Miethke* (1978) bei 26% der Feten kurz vor der Geburt. Es ist deshalb anzunehmen, daß sie zur normalen Variabilität der Kieferform bzw. der transversalen Bißlage gehören. Denn wie sich aus der Häufigkeit von Kreuzbissen im Milchgebiß ergibt, die bei knapp 6% liegt, gleichen sich die meisten Kreuzbisse bis zur ersten Dentition wieder aus. Doch steht nicht fest, in welchem Umfang Kreuzbisse im Milchgebiß Übertragungen aus der Fetalzeit und wie oft sie Folge von Zwangsführungen bei der Entwicklung des Milchgebisses sind (siehe S. 331ff.).

6. Der abnorme bzw. mißgebildete Kiefer der Neugeborenen

a) Vorbemerkung

Wie aus dem vorigen Abschnitt hervorging, sind die Grenzen zwischen normal und abnorm fließend, und man weiß nicht von vornherein, was aus den extremeren Varianten normaler Kiefer nachgeburtlich wird. Eine Ausnahme scheinen positive inzisale Stufen zu machen, die wohl als bereits fetal entstandene Progenien aufzufassen sind. Doch ist auch das nicht sicher. Ich beobachtete zum Beispiel bei 15 Schädeln von Neugeborenen indischer Abstammung dreimal (20%) eine progene bzw. kopfbißartige Stellung des Unterkiefers (Abb. 60), während bei etwa 300 Schädeln von Erwachsenen Progenien nur selten (1,0%) vorkamen. Somit liegt die Annahme nahe, daß eine Neugeborenen-Progenie keineswegs auch zur Erwachsenen-Progenie zu führen braucht. Da bei Besprechung der Pathogenese der einzelnen Dysgnathien auf diese Extremvarianten und ihre mögliche Bedeutung jeweils eingegangen wird, erübrigt sich eine weitere Erörterung an dieser Stelle.

Was hier zu besprechen bleibt, sind einige bei Neugeborenen vorkommende Mißbildungen des oro-facialen Bereichs. Dabei beschränke ich mich auf das für Kieferorthopäden Relevante. Unberücksichtigt bleiben seltene, zum Teil mit dem Leben nicht vereinbare Mißbildungen wie partielle und totale Verdoppelungen des Ober-

Die Entwicklung des Milchgebisses von der Geburt bis zum fertigen Milchgebiß und die auftretenden Störungen

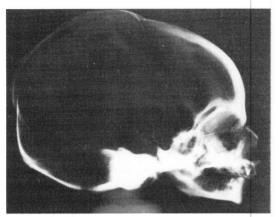
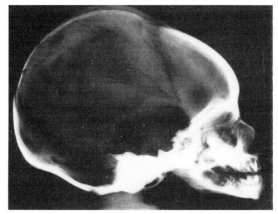

Abb. 60   *Fernröntgenaufnahmen von zwei Schädeln neugeborener Kinder indischer Abstammung. Links: Normale Überbißverhältnisse mit negativer inzisaler Stufe. Rechts: Progene Überbißverhältnisse mit positiver Stufe.*

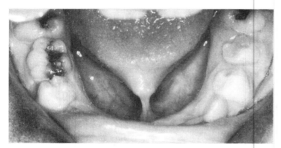

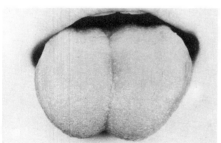

Abb. 61   *Ankyloglosson: Anheftung des sehnenartig verstärkten Zungenbändchens an der Zungenspitze und dadurch bewirkte Bewegungsbeeinträchtigung der Zunge, besonders beim Herausstrecken.*

und Unterkiefers und andere teratomartige Besonderheiten. Auch auf Spaltungen, Verdoppelungen oder Verkümmerungen der Zunge bis hin zur Aplasie, mediane Spaltungen der Mandibula und anderes gehe ich nicht ein. Eine kurze Zusammenstellung solcher Mißbildungen ist bei *R. J. Gorlin* (1970), eine ausführliche bei *R. J. Gorlin* und *J. J. Pindborg* (1964) zu finden. Da über LK(G)-Spalten und isolierte G-Spalten, den bei weitem häufigsten und wichtigsten Mißbildungen bereits gesprochen worden ist (siehe S. 57 ff.), soll nur noch auf das Ankyloglosson und die Mikrogenie mit Glossoptose (*Robin*-Syndrom) eingegangen werden.

b) Ankyloglosson

Bei dieser auch Ankyloglossum oder (partielle) Ankyloglossie genannten Anomalie handelt es sich um eine von Fall zu Fall verschieden stark ausgeprägte, manchmal sehnenartige Veränderung des Zungenbändchens. Sie geht mit einer Verkürzung des Bändchens und einer Verlagerung seiner Ansatzstelle von der Mitte der Unterzunge in Richtung Zungenspitze einher. Oft setzt das Band, das Fasern des M. genioglossi enthalten kann, am Alveolarfortsatz hoch an. Ein unteres Trema pflegt sich nur selten auszubilden (Abb. 61).

Die klinische Bedeutung liegt in der Bewegungsbeeinträchtigung: Die Zunge rollt sich beim Herausstrecken nach unten, und ihre Spitze erreicht beim Anheben nicht das Gaumengewölbe. Dadurch können manche Laute wie D und L nicht immer rein ausgesprochen werden. Insgesamt pflegt jedoch eine gute sprachliche Anpassung zu erfolgen. Auch Saugen und Schlucken sind nicht oder nur wenig behindert. *D. Neumann* (1949) beobachtete zwar bei einem 7jährigen Jungen nach dem Schlucken zurückgebliebene Speisereste auf dem Zungenrücken und führte den hohen Kariesbefall des Kindes darauf zurück. Doch läßt sich diese Beobachtung nicht generalisieren. Auch Drehungen bzw. Engstände der unteren Schneidezähne sind dem Ankyloglosson angelastet worden, mit dem dauernden Zug des Bändchens am Alveolarfortsatz als vermuteter Ursache – ja selbst offene Bisse und Progenien. Alles dürfte unbegründet sein: Zufälliges Zusammentreffen ist mit Ursache verwechselt worden.

Die Anomalie soll zur Zeit der Geburt wesentlich häufiger auftreten als später; ja sie ist früher als für Säuglinge physiologisch bezeichnet worden. Bei einer Überprüfung ergab sich, daß ersteres richtig und letzteres falsch ist. *L. Koch* (1950) fand zum Beispiel unter 80 Säuglingen 2 (2,5%) und *W. Baumann* (1966) unter 75 Neugeborenen 5 (6,6%) mit einem Ankyloglosson. Im Milch- und Wechselgebiß ist dagegen nur noch mit einer durchschnittlichen Häufigkeit zu rechnen, die zwischen 0,4% und 0,25% liegt, wie Angaben von *E. T. McEvery* u. Mitarb. (1941) und *C. J. Wittkop* u. Mitarb. (1963) zu entnehmen ist. Somit handelt es sich um ein zur Zeit der Geburt recht häufiges Merkmal, das eine hohe spontane Ausgleichstendenz hat. Man sollte es deshalb nicht zu früh operativ beseitigen. *W. K. Baumann*s Hauptanliegen war die Klärung der Frage, ob das Ankyloglosson vererbt wird, wie das zum Beispiel *K. Stucke* (1946) und *D. P. Keizer* (1952) angenommen haben, und um welchen Erbgang es sich handelt. Er fand, daß unter allen Angehörigen der 5 behafteten Säuglinge weitere Behaftete waren. Insgesamt hat er 18 Sippen erfaßt. Bei der Auszählung nach der *Weinberg*schen Probandenmethode ergab sich, daß in den Geschwisterschaften 15 Behaftete und 11 Nichtbehaftete waren. Das entspricht einer Krankheitserwartung von 57% und stimmt gut mit den 50% überein, die bei regelmäßig dominantem Erbgang zu erwarten sind. Von den Eltern waren allerdings nur 36% behaftet, was *Baumann* auf spontane Rückbildung zurückgeführt hat. Doch ist auch daran zu denken, daß das Bändchen bei den Eltern operativ beseitigt worden ist: Kinderärzte haben früher bei Säuglingen und Kleinkindern ein ihnen zu kurz erscheinendes Bändchen mit Scherenschlag durchtrennt. Dazu wurde ein Metallspatel mit Schlitz am Kopfende benutzt, der unter die Zunge geschoben wurde. Eine Überprüfung der *Baumann*schen Untersuchungsergebnisse erscheint mir wünschenswert. Dabei ist vor allem den offensichtlich vorhandenen Expressivitätsschwankungen Rechnung zu tragen.

c) Mikrogenie mit Glossoptose (Robin-Syndrom)

Es handelt sich um ein Syndrom im Bereich der Kiefer und der Zunge, das von dem französischen Zahnarzt *Pierre Robin* 1929 erstmals unter der Bezeichnung Glossoptose beschrieben worden ist. Es wird heute in der Regel *Robin*-Syndrom genannt.

Die Entwicklung des Milchgebisses von der Geburt bis zum fertigen Milchgebiß und die auftretenden Störungen

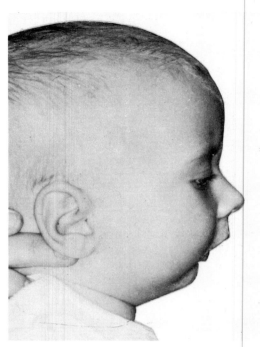

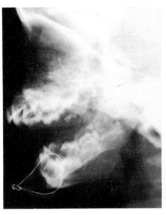

Abb. 63 Röntgenaufnahme vom Kiefer eines Säuglings mit Robin-Syndrom, keine G-Spalte. Drahtumschlingung im Bereich der Unterkiefersymphyse zur Befestigung eines Extensionsverbandes, der den Unterkiefer und damit die Zunge nach vorn zieht und so die Atmung ermöglicht bzw. erleichtert.

Abb. 62 Robin-Syndrom: Hypoplasie des Unterkiefers mit fliehendem Profilverlauf und Zungenrückfall (Glossoptose). Eine zusätzliche isolierte G-Spalte fehlt nur bei etwa einem Drittel der behafteten Kinder.

Die Mißbildungskombination ist lange vor *Robin* unter anderer Bezeichnung beschrieben worden – nach *H. J. Freund* (1974) erstmals von *Moschner* (1826). Hauptsymptome sind Hypoplasie des Unterkiefers mit fliehendem Profilverlauf, Rückfall der Zunge (Glossoptose) und isolierte Gaumenspalte. Die Gaumenspalte ist allerdings nicht obligatorisch. Sie tritt nur bei zwei Dritteln der Behafteten auf, zum Teil nur in Form eines fehlenden oder gespaltenen Zäpfchens. Entscheidend für den Zungenrückfall ist vermutlich eine Unterentwicklung des Unterkiefers (Abb. 62). Dadurch kommt die Zunge in eine so weit dorsale Position, daß die Atemwege im Bereich des Pharynx bzw. der Epiglottis blockiert werden. Pfeifende Atemgeräusche (Stridor) und Erstickungsanfälle (Asphyxie) mit Blauverfärbung (Zyanose) sind die Folge. Auch Trinkschwierigkeiten sind häufig vorhanden: Sie führten früher oft zur Aspirationspneumonie.
Es muß schnell geholfen werden, wenn die Kinder nach der Geburt am Leben bleiben sollen. Dazu eignet sich ein Tubus, der die Zunge nach vorn drückt und die Luftwege freihält. In minder schweren Fällen – die Ausmaße schwanken beträchtlich – kann ständige Bauchlage und „orthostatische Fütterung" (Rückwärts- und Seitwärtsbeugung des Kopfes beim Saugen zum Zwecke der verstärkten Aktivierung der protrahierenden Unterkiefermuskulatur) bzw. ein Flaschenaufsatz nach *Davis* u. Mitarb. (1933) genügen. Auch Gaumenplatten, die mit zwei Außenbügeln an einer Kopfkappe befestigt sind und ein weit nach dorsal und kaudal geführtes Luftrohr enthalten sowie Stützbandagen (*H. Mathis*, 1953) sind geeignet bzw. empfohlen worden. In schweren Fällen mit akuter Erstickungsgefahr wird heute in der Regel eine Extensionsbehandlung durchgeführt. Dazu wird der Unterkiefer links und rechts von der noch unverknöcherten Symphyse mit chirurgisch gelegten Drahtumschlingungen gefaßt und mit einem Gewicht, das an einer Schnur über eine Rolle am Bett geführt wird, nach vorn gezogen (Abb. 63). Das geschieht stundenweise, das Kind liegt dabei auf dem Rücken. In der übrigen

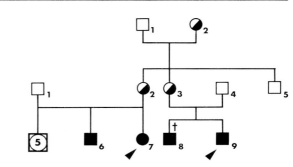

Abb. 64 Robin-Syndrom, vermutlich Sondertyp mit autosomal dominanter Vererbung. Diphäne Wirkung (isolierte G-Spalte und Unterkieferhypoplasie) des mutierten Gens. Die Sippe wurde von zwei Probanden aus erfaßt.
■● = voll ausgeprägte Symptome;
◐ = nur isolierte G-Spalte; ◀ = Proband.
Aus H. J. Freund, 1974, Umzeichnung.

Zeit wird der Kopf seitwärts gelagert. Bleiben die Kinder am Leben – die Angaben über die Mortalitätsrate schwanken zwischen 21% (M. Crow u. Mitarb., 1965) und 64% (B. Douglas, 1946) – holt der Unterkiefer seinen Wachstumsrückstand offenbar relativ schnell auf, wenn der klinische Eindruck auch täuschen kann, wie R. Stellmach u. Mitarb. (1967) bei FRS-Analysen von 12 inzwischen 10 Jahre alt gewordenen Kindern festgestellt haben. Auf jeden Fall entwickelt sich nicht zwangsläufig eine Dysgnathie in der Art einer Angle-Klasse II,1 daraus. Die Gaumenspalte wird, falls vorhanden, zumeist erst im 3. bis 4. Lebensjahr geschlossen.

In einer Reihe von Fällen sind weitere Mißbildungen etwa der Füße, der Hände, des Thorax und der Augen vorhanden. Auch Ohrverbildungen sind beschrieben worden. Sie gehen jedoch, im Gegensatz zur Dysostosis oto-mandibularis, nicht mit einer Hypo- oder Aplasie der Proc. condylares einher. Es fragt sich deshalb, ob das Syndrom, das pathogenetisch auf Differenzierungsstörungen des 1. und 2. Kiemenbogens beruhen soll und den sogenannten Otokephalien zugerechnet wird, ätiologisch überhaupt einheitlich ist. Die Zweifel werden auch durch die Ergebnisse von Familienuntersuchungen genährt. Die meisten Fälle treten solitär auf, nur gelegentlich sind Geschwisterfälle beobachtet worden, so von W. Ristow (1956), J. L. Smith u. Mitarb. (1960) und R. Becker u. Mitarb. (1966). Es könnte an rezessiven Erbgang gedacht werden, wenn bei dem relativ seltenen Merkmal öfter nahe Blutsverwandtschaft der Eltern beobachtet worden wäre. Doch ist das nach H. J. Freund (1974), der die Verwandtschaft von 14 Probanden systematisch erfaßt hat, nicht der Fall. Nur in einem seiner Fälle (Abb. 64) kamen weitere Behaftete vor. Diese hatten jedoch vor allem isolierte Gaumenspalten unterschiedlichen Ausmaßes. Die Mikrogenie war selbst bei den Probanden nur mäßig ausgeprägt. Solche sippenmäßigen Häufungen, bei denen Eltern und/oder Geschwister zumeist nur Mikrogenie oder isolierte V-Spalten hatten, sind auch von R. Becker u. Mitarb. (1966) und von H. Weyers beobachtet worden, dessen Befunde 1964 von H. Mathis u. Mitarb. publiziert worden sind. In dieser Sippe kam neben Mikrogenie und Gaumenspalte gehäuft noch Schwerhörigkeit vor.

In den genannten Sippen ist dominante (heterozygote) Genwirkung anzunehmen. Möglicherweise handelt es sich um ein Gen mit diphäner Wirkung, dessen Hauptwirkung auf unvollständigen Gaumenschluß gerichtet ist, während die Zweitwirkung eine zu geringe Unterkieferentwicklung zur Folge hat. Becker u. Mitarb. (1966) sind dagegen überzeugt, daß es sich primär um eine Entwicklungsstörung der Zunge handelt. Sie verhindere oder verzögere die Senkung der Zunge zur Zeit der Entwicklung des sekundären Gaumens (siehe S. 58), und das führe nicht nur zur Gaumen- oder Velumspalte, sondern – induktiv – auch zur mandibulären Hypoplasie (siehe S. 277).

Wie gesagt, scheinen dominante Fälle die Ausnahme zu sein. Manches spricht dafür, daß das Syndrom ätiologisch nicht einheitlich ist (G. Jörgensen, 1979) und auch durch exogene Noxen verursacht werden kann. Denn tierexperimentelle Forschungen mit Vitaminmangelkost oder Tetracyclinen haben bei Ratten ähnliche Kombinationen von Gaumenspalt und Mikrogenie zustandegebracht (J. Warkany u. Mitarb., 1955; V. Mela u. Mitarb., 1957).

7. Die Entwicklung des normalen Milchgebisses

Spätestens im Verlauf der 1. Dentition muß der Unterkiefer seinen perinatalen Rück-

Tabelle VII Durchschnittliche Durchbruchszeit und Durchbruchsreihenfolge der Milchzähne nach den Angaben verschiedener Forscher. Im Gegensatz zur permanenten Dentition sind nur bei den unteren und oberen i_1 deutliche Zeitunterschiede vorhanden.

Nr.	Zahn		Monat
1	i_1	UK	6–8
2	i_1	OK	8–10
3	i_2		10–14
4	m_1		14–18
5	c		18–24
6	m_2		24–30

Aus P. W. Stöckli, 1976, Ausschnitt aus Tab. 4

stand gegenüber dem Oberkiefer aufholen, wenn er nicht in einen Distalbiß geraten soll. Somit verläuft auch nach der Geburt die sagittale Entwicklung der beiden Kiefer nicht gleichmäßig ab. Doch bespreche ich vorher den Durchbruch der Milchzähne.

a) Durchbruch der Milchzähne

Im Zusammenhang mit der Entwicklung der LK-Spalten wurde erwähnt, daß die Einsenkung der primären Zahnleiste noch während der Auflösung der Epithelmauer zwischen medialem und lateralem Nasenwulst in der 7. intrauterinen Woche erfolgt. Schon in der 12. Woche ist die Entwicklung so weit fortgeschritten, daß auch die m_2 histologisch nachzuweisen sind. Die einzelnen Milchzahnkeime sitzen „wie Schwalbennester labial an der Zahnleiste" (W. Meyer, 1932) und rücken durch überproportionales Wachstum – im Vergleich zum allgemeinen Kieferwachstum – allmählich dichter aneinander, ja bedrängen sich im Frontzahnabschnitt sogar. Deshalb sind u. U. spontane Stellungskorrekturen der i_2 während ihres Durchbruchs nötig. Sie gelingen aber ziemlich regelmäßig, so daß frontale Engstände im Milchgebiß relativ selten sind.

Der Durchbruch der Milchzähne beginnt durchschnittlich im 6. bis 8. Lebensmonat. Die Reihenfolge ergibt sich aus Tabelle VII. Sie ist von P. W. Stöckli (1976) an Hand der Angaben verschiedener Autoren zusammengestellt worden. Danach beginnen so gut wie immer die unteren i_1 mit dem Durchbruch, denen etwa 2 Monate später die oberen i_1 folgen. Bei den anderen Zähnen ist zwischen Ober- und Unterkiefer kein deutlicher Zeitunterschied mehr vorhanden, obwohl das, wenn auch in relativ engen Grenzen, individuell verschieden sein kann. Es fehlen also die für das bleibende Gebiß so charakteristischen Eruptionsperioden mit ihren jeweils 3 Phasen. Diese Individualität des Milchzahndurchbruches bezieht sich auch auf das Zahnen als Ganzes. Es gibt ausgesprochene Früh- wie Spätzahner. Die unteren i_1 zum Beispiel können bereits kurz nach dem 4. oder erst kurz vor dem 13. Monat erscheinen, ohne daß von Dentitio präcox bzw. tarda gesprochen werden dürfte. Mit diesen Bezeichnungen werden erst die außerhalb der normalen Variabilität liegenden Varianten bezeichnet (siehe S. 111). Beginnt die erste Zahnung früh, endet sie in der Regel auch früh und umgekehrt. An der durchschnittlichen Durchbruchsfolge i_1–i_2–m_1–c–m_2 ändert sich dadurch nichts.

Im Gegensatz zu den bleibenden Zähnen sind keine oder nur geringe Geschlechtsunterschiede vorhanden, Knaben haben im allgemeinen einen leichten Vorsprung gegenüber Mädchen. Möglicherweise bestehen aber Populationsunterschiede, wie P. Adler (1967) in einer ausführlichen Darstellung der Chronologie der Gebißentwicklung dargelegt hat. Als Ursache kommen zwar genetische Unterschiede in Betracht, doch ist der Unterschied vielleicht auch nur durch exogene, die körperliche Entwicklung insgesamt beeinflus-

Die Entwicklung des normalen Milchgebisses

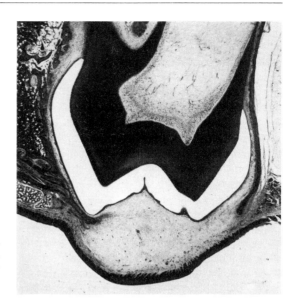

Abb. 65 *Oberer Milchmolar vor dem Durchbruch. Die Krone ist, im Gegensatz zu den bleibenden Zähnen, okklusal nicht von Knochen, sondern von fibrösem Bindegewebe bedeckt. Schmelz (weiß) durch Entkalkung ausgefallen.*
Aus W. Meyer, 1950.

sende Verschiedenheiten wie Art und Menge der Ernährung, Dauer der Sonneneinstrahlung, Art der Kinderaufzucht usw. zustandegekommen. So fand *I. Szabo* (1959) zum Beispiel, daß in den Sommermonaten geborene Knaben und Mädchen etwa 0,2 Monate früher zahnen als in Wintermonaten geborene, so daß Sommerkinder am 1. Geburtstag durchschnittlich mehr Milchzähne haben als Winterkinder.
Der Vorgang des Zahndurchbruchs selbst ist kompliziert und bis heute nicht vollständig verstanden. *J. Franke* (1953) nannte „etwa ein Dutzend Theorien über die Ursache des Zahndurchbruchs" (siehe S. 338). Er soll hier deshalb nur insoweit dargestellt werden, als er praktische Bezüge aufweist. Der Durchbruch beginnt nach Abschluß der Kronenentwicklung bei einsetzender Wurzelentwicklung. Dabei schreitet nicht nur die Länge der Wurzel bzw. der Alveole kontinuierlich fort, sondern es werden auch alle jene knöchernen, bindegewebigen und epithelialen Strukturen gebildet, die als Parodontium bezeichnet werden (siehe S. 211 ff.). Sie erfahren erst nach der Okklusionsfindung der Zähne ihre volle funktionelle Ausrichtung.
Von praktischer Bedeutung sind die Vorgänge über den Milchzahnkronen. Dort befindet sich vor allem faserreiches Bindegewebe. Im Gegensatz zu den Ersatz- und Zuwachszähnen sind die Milchzahnkronen also okklusal nicht von Knochen überlagert (Abb. 65). Die Resorption des Bindegewebes geschieht als Folge des Durchbruchsdruckes der Zähne, also durch Druckatrophie. Dabei handelt es sich um enzymatische Vorgänge, die kollagene Fasern und Grundsubstanz in kleinere Bausteine zerlegen, so daß sie von Gefäßen abtransportiert oder von Makrophagen phagozytiert werden können. Sobald sich die Spitze des Zahnes der Mundhöhle nähert,

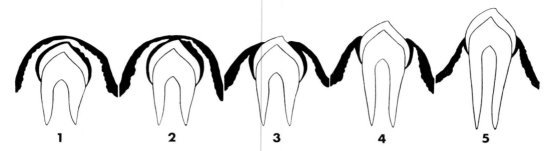

Abb. 66 Darstellung mehrerer Phasen des Milchzahndurchbruchs nach Mikrofotogrammen gezeichnet. Bei (2) ist die Vereinigung von Schmelzepithel und Mundhöhlenepithel bereits vollzogen. Sie sorgt dafür, daß die Kontinuität der Epithelbedeckung während des Durchbruchs gewahrt bleibt.
Aus W. Meyer, 1958.

kommt es zur Vereinigung des Mundhöhlenepithels mit dem Epithel, das die Krone umhüllt (Abb. 66). Bei letzterem handelt es sich um die Reste des ehemals dreischichtigen Schmelzepithels, das nach Verlust der Schmelzpulpa mit der Produktion von Schmelz aufgehört hat und nun einer neuen Aufgabe entgegensieht. Es wird nach der Vereinigung mit dem Mundhöhlenepithel und während des Zahndurchbruchs zum inneren Teil einer die Krone fest umfassenden Epithelmanschette, die als Epithelansatz, besser als Saumepithel bezeichnet wird. Als Epithelansatz wird heute nur noch die Art der Epithelanheftung am Schmelzoberhäutchen bezeichnet. Diese Anheftung erfolgt, ähnlich wie bei den Verbindungen der Zellen untereinander, durch sogenannte Desmosomen bzw. Halbdesmosomen. Das sind im Elektronenmikroskop sichtbar werdende Verdichtungen der Zellmembran, die einen Abschnitt des gesamten Schlußleistenkomplexes darstellen.

Der Zahndurchbruch ist somit ein physiologischer Vorgang, der ohne Wunde oder gar Blutung vor sich geht. Es gibt deshalb auch keine Zahnungsbeschwerden, gegen die Beißringe oder Salben verordnet werden müßten und keine Dentitionskrankheiten, die Fieber oder gar Krämpfe erzeugten. Möglicherweise befällt die Kinder im Gefolge der Druckatrophie des Bindegewebes bei der Zahnung eine gewisse Unruhe, die mit erhöhtem Speichelfluß einhergeht und durch „Knabbern" an Gegenständen gedämpft wird.

b) Okklusionsfindung und Regelbißeinstellung

Ein wichtiges Ereignis für den späteren Gesamtzustand des Milchgebisses ist die Kontaktfindung der vier m_1 etwa im 16. Lebensmonat. Denn jetzt entscheidet es sich, ob die oralen Haupthöcker der oberen m_1 wenigstens so weit in die zentralen Grübchen der unteren m_1 geraten, daß durch ihre Führung eine korrekte „Verschlüsselung" aller Seitenzähne im Sinne von Neutralbiß erreicht wird. Denn nur wenn das der Fall ist, werden auch die später durchbrechenden c und m_2 fast automatisch korrekt eingestellt. Spätestens bis zu diesem Zeitpunkt muß also die perinatal noch physiologische Retrogenie durch ver-

Die Entwicklung des normalen Milchgebisses

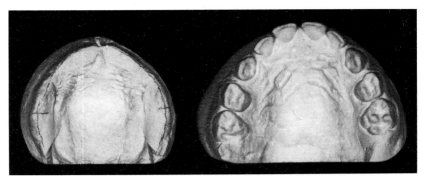

Abb. 67 *Kiefermodelle bei der Geburt (links) und nach Abschluß der Milchgebißentwicklung (rechts). Die sagittale Entwicklung erfolgt nachgeburtlich schneller als die transversale, vorgeburtlich ist es umgekehrt.*

stärktes Unterkieferwachstum aufgeholt worden sein. Außerdem beginnt mit der Einstellung der m_1 eine Bißhebung, die 1. physiologische Bißhebung genannt wird und sich bis in die Zeit des m_2-Durchbruchs fortsetzt. Man erkennt sie daran, daß sich die seitlichen Alveolarwälle, die während des Schneidezahndurchbruchs in Kontakt geblieben waren, voneinander entfernen und daß der Grad des frontalen Überbisses abnimmt (siehe Abb. 139 und 140). Ob diese Bißhebung Folge der „Durchbruchsenergie" der m_1 bzw. m_2 oder der wachstumsbedingten Vertikalentwicklung des Gesichtsschädels insgesamt ist, ist fraglich; letzteres ist aber wahrscheinlicher.

c) Breiten- und Längenentwicklung der Zahnbögen zur Zeit der ersten Dentition

Nach Einstellung der c und m_2 ist die Milchgebißentwicklung beendet. Die im Laufe der 1. Dentition stattgefundene Größenzunahme erkennt man mit einem Blick, wenn man Modelle von Neugeborenen und Zweieinhalbjährigen vergleicht (Abb. 67).

Die Breitenzunahme beträgt nach U. Heckmann u. Mitarb. (1963), die 102 Kinder von der Geburt bis zum Abschluß der 1. Dentition laufend erfaßt haben, bei 32 eugnathen Kindern im Oberkiefer durchschnittlich etwa 8 mm (von 30,7 auf 38,5 mm) und im Unterkiefer 7,5 mm (von 26,9 auf 34,3 mm). Sie war bei 70 dysgnathen Kindern kaum geringer: Allerdings war die individuelle Variationsbreite größer. Gemessen wurde bei den Neugeborenen an der breitesten Stelle der Alveolarkämme, bei den Zwei- bis Dreijährigen dagegen im zentralen Grübchen der oberen m_2 bzw. den distobukkalen Höckern der unteren m_2 – den Meßpunkten also, die den Meßpunkten an den M_1 zur Bestimmung der posterioren Zahnbogenbreite bei der Modellanalyse entsprechen. Die Form der m_2 und M_1 pflegt im übrigen beim gleichen Individuum bis in Einzelheiten übereinzustimmen, weswegen auf eine gemeinsame genetische Steuerung der Grundmuster dieser Zähne geschlossen werden kann. Nur die Ausprägung des Tub. Carabelli an den oberen m_2 und M_1 kann deutliche Unterschiede aufweisen. Es handelt sich bei diesem Höcker also vermutlich um ein genetisch eigenständiges Merkmal.

Was die **Längenentwicklung** der Kiefer bzw. der Zahnbögen anbelangt, die fetal der Breitenentwicklung etwas hinterherhinkte, so wird sie nachgeburtlich ausgeglichen. Die Zahnbögen wachsen in sagittaler Richtung also stärker als in transversaler. Nach *J. H. Sillmann* (1964), der 65 Kinder von der Geburt bis zum 25. Lebensjahr laufend kontrolliert hat, nimmt die Gesamtlänge des Oberkiefers bis zum Ende der 1. Dentition um etwa 10 mm (von 27 auf 37 mm) und im Unterkiefer um 12 mm (von 20 auf 32 mm) zu. Gemessen wurde von einer Tangente an die Tubera bis zur Spitze des Zahnbogens in Höhe der i_1. Diese Angabe darf nicht fehlen, weil bei solchen Messungen häufig unterschiedliche Meßpunkte benutzt werden, die einen Vergleich erschweren.

Auch in Hinsicht auf die Längen- und Breitenentwicklung der Zahnbögen zur Zeit der 1. Dentition gibt es große Verschiedenheiten und deshalb ein breites Spektrum zwischen extrem schmalen und langen bzw. extrem breiten und kurzen Zahnbögen (siehe Band 1, Abb. 1). Solche Extremvarianten dürfen jedoch nicht als abnorm bezeichnet werden: Zahnstellung und Bißlage werden dadurch nicht berührt. Auch weisen Breitkiefrige nicht regelmäßig mehr bzw. breitere Lücken zwischen den Zähnen auf als Schmalkiefrige und letztere nicht häufiger Engstand als erstere. Engstand ist zwar relativ selten, beträgt nach *D. Dausch-Neumann* (1979) aber immerhin 5,4%. Trotzdem pflegt man nur zwischen lückigen und lückenlosen Milchgebissen zu unterscheiden. Dabei schwanken die Häufigkeitsangaben für Lücken zwischen 15% und 85%, zumeist wird ein Verhältnis von 65% (lückig) zu 35% (lückenlos) angegeben. Beide Varianten gelten gleichermaßen als normal (Abb. 68), wenn die lückenlose Variante beim Schneidezahnwechsel auch zum frontalen Engstand prädestiniert ist. Die früher vertretene Ansicht, daß Lücken erst sekundär durch transversales Wachstum vor Beginn des Zahnwechsels entstünden und damit ein „Reifezeichen" seien, ist falsch (siehe S. 115).

Lücken im Milchgebiß sind nicht nur beim Ersatz der vier Milchschneidezähne durch ihre im Oberkiefer durchschnittlich 9 mm, im Unterkiefer 7 mm breiteren Ersatzzähne von Bedeutung, sondern auch für die korrekte Einstellung der M_1. Dabei handelt es sich speziell um Lücken hinter den unteren und vor den oberen Milcheckzähnen, die angeblich am regelmäßigsten vorkommen. Sie werden Affen- oder Primatenlücken genannt – allerdings wohl fälschlicherweise, wie aus dem Folgenden hervorgeht.

d) Über die sogenannten Affen- oder Primatenlücken

Bei den sogenannten Affenlücken soll es sich um ein phylogenetisches Relikt handeln, das mit überlangen, die Kaufläche weit überragenden und als Waffe benutzbaren Eckzahnkronen in Zusammenhang steht. Denn solche Eckzähne, wie sie zum Beispiel Menschenaffen (Pongiden) besitzen, würden ohne Lücken den Zahnreihenschluß verhindern. Überlange c bzw. C und Lücken bedingen einander also, und die Bezeichnung Affenlücke soll zum Ausdruck bringen, daß bei den heutigen und den ausgestorbenen Menschenrassen (Hominiden) zwar die Länge der Eckzahnkrone zurückgebildet sei, nicht aber die komplementäre Lücke, jedenfalls im Milchgebiß – eine Frage übrigens, die schon im Jahre 1924 zwischen *P. Adloff* und *A. Remane* (Anthropologe) lebhaft diskutiert worden ist. *Adloff* hielt die Eckzähne der Hominiden von Anfang an, d.h. bei allen ihren Vorfahren für klein. *Remane* plädierte dagegen für die Reduktionstheorie, wobei ihn weniger die Lücken als viel-

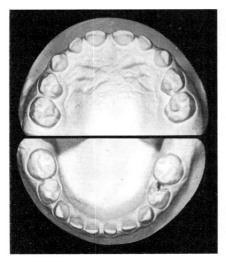
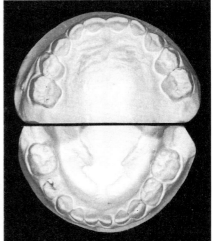
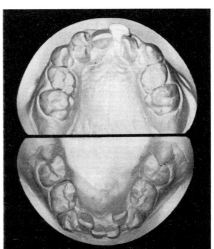

Abb. 68 Lückiges (oben links), lückenloses (oben rechts) und engstehendes Milchgebiß (unten). Es handelt sich um einen extremen Fall von Engstand, der durch die Zwillingsbildung des rechten oberen i_2 noch gesteigert worden ist. Engstand ist in der Regel nur mäßig ausgeprägt und relativ selten (etwa 5%).

mehr Formbesonderheiten der Eckzähne, speziell der oberen und der unteren m_1 bzw. P_1 als den Hauptantagonisten der oberen Eckzähne als Beweismittel dienten. Aus heutiger Sicht handelte es sich bei der damaligen Diskussion eher um ein Mißverständnis. Wurde sie doch aus der Vorstellung heraus geführt, daß sich der Jetztmensch (Neanthropine) über mehrere archanthropine Zwischenstufen, zu denen zum Beispiel der Homo heidelbergensis gehörte (Abb. 69), durch Mutation und Se-

Die Entwicklung des Milchgebisses von der Geburt bis zum fertigen Milchgebiß und die auftretenden Störungen

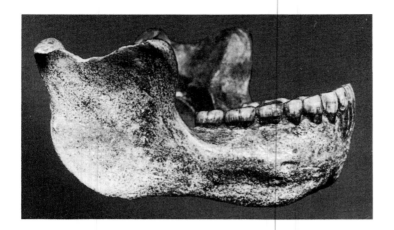

Abb. 69 *Unterkiefer des Homo erectus heidelbergensis, eines Vertreters der frühdiluvialen Anthropus-Gruppe, Alter etwa 500000 Jahre. Typisch menschliches Gebiß mit kurzer C-Krone und fehlender „Affenlücke" zwischen C und P_1. Fehlende Kinnbildung.*
Aufnahme A. Stahl, München 1966.

Tabelle VIII   Anzahl und Verteilung der Lücken im Milchgebiß bei 87 eugnathen Kindern. Starke Abnahme der sog. Affenlücken (Pfeile) gegenüber den sonstigen Lücken im Frontzahnabschnitt des Unterkiefers.

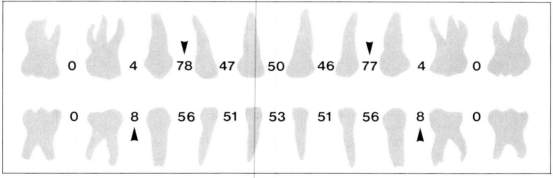

Zahlen nach *J. Bilfinger,* 1969

lektion aus Menschenaffen als direkten Vorfahren entwickelt hätten.

Heute ist diese Stufenhypothese von der Radiationshypothese abgelöst. Pongide wie Hominide haben sich aus einer gemeinsamen Vorfahrensgruppe unterschiedlich weiterentwickelt. Diese gemeinsamen präpongiden wie prähominiden Vorfahren hatten zweifellos übergroße Eckzähne und damit Affenlücken. Sobald jedoch bei fossilen Funden eindeutig hominide Merkmale vorliegen, die auf aufrechten Gang sowie Feuer- und Werkzeuggebrauch schließen lassen, ist auch der Eckzahn bzw. die Eckzahnkrone be-

reits reduziert und die Zahnreihe geschlossen. Lebewesen dieser Art werden unter der Bezeichnung Australopithecinen zusammengefaßt. Sie entstanden vor etwa 3 Millionen Jahren. Abbildung 70 zeigt den Unterkiefer eines solchen Australopithecus, wie er von *G. Heberer* (1968) beschrieben worden ist. Der vordere Gebißanteil ist unverhältnismäßig klein, Lücken fehlen. Der gleichen Publikation ist auch Abbildung 71 entnommen, wobei die Ähnlichkeit der Zähne zwischen Mensch (1) und Australopithecus (2) evident ist. Die Größenreduktion der Eckzähne dürfte danach zusammen mit dem Verlust der Lücken bereits in der prä-australopithecinen Zeit erfolgt sein. Und damit

Abnorme Entwicklungen des Milchgebisses

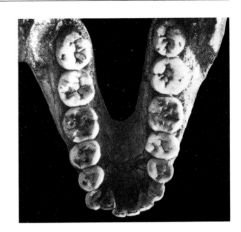

Abb. 70 *Unterkiefer eines Australopithecus. Geschlossene Zahnreihe mit menschentypischer Gestalt der Zahnkronen. Alle Frontzähne relativ klein, P_1 und vor allem P_2 relativ groß. Fund von Swartkrans, seitlich etwas zusammengedrückt. Aus G. Heberer, 1968.*

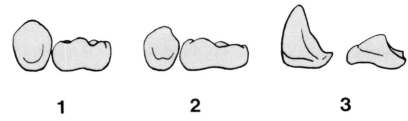

Abb. 71 *Form und Stellung unterer c und m_1. 1 = beim Menschen; 2 = bei einem Australopithecus (sogenannter P-Typ); 3 = bei einem Schimpansen. Nur bei 3 überlange Eckzahnkrone mit Affenlücke zwischen c und m_1 zur Aufnahme des oberen c bei Kieferschluß. Aus G. Heberer, 1968.*

---

dürfte es falsch sein, besagte Lücken im Milchgebiß als Affen- oder Primatenlücken zu bezeichnen.
Ein weiterer Punkt kommt hinzu. Die Lücken hinter den unteren c sind keineswegs die regelmäßigsten im Unterkiefer. Nach F. Bilfinger (1969) kommen sie hier sogar am seltensten vor, wie aus Tabelle VIII hervorgeht. Dabei sind 87 Probanden mit eugnathen Milchgebissen zugrundegelegt worden – möglicherweise einer der Gründe für die erheblichen Abweichungen von den Angaben anderer Autoren, etwa von L. J. Baume (1949) oder D. Neumann (1954). Von einer entscheidenden Bedeutung dieser Lücken für die primär korrekte Einstellung der M_1 kann also kaum die Rede sein. Ich komme auf Seite 118 darauf zurück.

8. Abnorme Entwicklungen des Milchgebisses

a) Vorbemerkung

Noch zu Beginn dieses Jahrhunderts galt die Meinung, daß die 1. Dentition weitgehend störungsfrei verlaufe und deshalb das fertige Milchgebiß in der Regel „normal" sei. Das lag vermutlich daran, daß im bleibenden Gebiß so auffällige Abweichungen wie frontaler Engstand mit seinen Drehungen und Kippungen im Milchgebiß fehlen oder nur mäßig ausgebildet sind.

Tabelle IX Häufigkeit von Zahnstellungs- und Bißfehlern im Milchgebiß 2–6jähriger Kinder. Angaben in Prozent. Der Mittelwert beträgt 49,2%.

Autor	Jahr	n	Alter in Jahren	%
Thielemann	1923	750	2–6	49,5
Frevert	1934	1747	6	22,0
Brückl	1937	1000	3–6	33,5
Dietz	1949	406	3–6	42,5
Kraus	1952	3645	2–3	50,7
Rakosi	1953	910	3–6	52,6
Gross	1953/54	888	3–6	55,5
Brehmer	1954	223	1–3	83,9
Brehmer	1954	146	4–6	74,7
Hafen	1955	1100	5–6	27,9
Rakosi u. Mitarb.	1958	2600	2–6	55,0
Herbst, M.	1960	507	3–4	40,0
Taatz	1963	1019	3–6	52,2

Aus *H. Taatz,* 1970, Tab. 14 (Ausschnitt)

Heute weiß man, daß Stellungsfehler auch im Milchgebiß häufig sind; das gilt insbesondere für Bißlagestörungen wie Distalbiß, offener Biß und Kreuzbiß.
Die ersten prozentualen Angaben, die auf systematischen Untersuchungen beruhen, stammen von *A. Chiavaro* (1914). Er untersuchte 1000 zwei- bis sechsjährige Kinder und fand bei 29,4% Fehler irgendeiner Art. Bei entsprechenden Untersuchungen an ebenfalls 1000 Kindern gleichen Alters kam *F. Bilfinger* (1969) dagegen auf 84,3% – und zwischen diesen rund 30% und 85% bewegen sich im allgemeinen die Ergebnisse der zahlreichen Untersuchungen, die seit 1914 erfolgt sind. *H. Taatz* (1976) hat nicht weniger als 54 Autoren aufgeführt, die sich zwischen 1914 und 1963 mit dieser Frage beschäftigt haben. Sie selbst fand unter 1019 drei- bis sechsjährigen Kindern beiderlei Geschlechts 52,2% Dysgnathe. Und da ihr Gipsmodelle von allen Kindern zur Verfügung standen, die unter Berücksichtigung verschiedener Fragestellungen wiederholt untersucht werden konnten, dürften ihre Ergebnisse zuverlässiger sein als die, die durch einfache Gebißinspektion in Kindergärten gewonnen worden sind. Vor allem werden mehrere Fehler beim gleichen Kinde nicht übersehen. Tabelle IX gibt die von *H. Taatz* gefundenen bzw. aufgelisteten Angaben ausschnittsweise wieder. Sie schwanken beträchtlich.
Natürlich erklären sich die Frequenzunterschiede nicht nur durch die verschiedenen Untersuchungsbedingungen. So sind zum Beispiel Hypodontie bzw. Hyperodontie zum Teil ignoriert, zum Teil mitgezählt worden; oder Lücken zwischen den oberen i_1 sind als Trema und damit als Fehler einbezogen oder als Teil genereller Lückenbildung nicht einbezogen worden. Auch in der Definition dessen, was bereits fehlerhaft bzw. noch normal ist, gibt es Unterschiede. Die Unvergleichbarkeit vieler Angaben beruht jedoch vor allem auf unterschiedlichen Einteilungsprinzipien. Da werden von manchen Autoren z. B. ,,Kompressionsanomalien mit oder ohne Distalbiß" zu einer Gruppe zusammengefaßt, während andere gerade Unterschiede in der Bißlage für das Entscheidende halten – usw. Selbst die Berechnung der Prozentzahlen ist nicht immer gleichartig erfolgt: Entweder wird sie auf die Gesamtgruppe der Untersuchten oder nur auf die Zahl der Dysgnathen bezogen. Korrekt ist da zum Beispiel *F. Bilfinger* (1969) vorgegangen. Er berechnete beide Prozentzahlen und gab unter Zugrundelegung der *Angle*schen Klassifizierung einschließlich ihrer Unterabteilungen für jedes Kind die sonstigen Abweichungen wie Drehungen, Engstände, Kreuzbisse oder offene Bisse bekannt. Ich werde mich deshalb bei der Erörterung der im Milchgebiß vorkom-

menden Zahnstellungs- und Bißfehler vor allem an die von ihm und *H. Taatz* (1976) angegebenen Zahlen halten. Doch soll das erst bei Besprechung der Pathogenese und Ätiologie der Dysgnathien und ihrer Symptome im bleibenden Gebiß geschehen. Denn Pathogenese und Ätiologie sind in beiden Dentitionen oft die gleichen, vor allem was die Bißlagestörungen anbelangt. Außerdem läßt der Vergleich der Häufigkeiten in den beiden Dentitionen Rückschlüsse auf die Entstehungsursachen zu.

b) Dentitio präcox bzw. Dentitio tarda

Auf Seite 102 wurden als äußerste Zeitgrenzen für einen noch als normal zu bezeichnenden Dentitionsbeginn das Ende des 4. bzw. des 13. Lebensmonats genannt. Diese Zahlen entstammen Längsschnittuntersuchungen, wie sie zum Beispiel *E. Tegzes* (1960) an ungarischen Säuglingen und Kleinkindern durchgeführt hat. Bei der graphischen Darstellung ergibt sich das Bild einer *Gauß*schen Glockenkurve. Bezeichnet man, wie es *Tegzes* getan hat, den Zahndurchbruch der mittleren 80% als im normalen Bereich liegend – was einer Zahl zwischen der einfachen und der doppelten Standardabweichung entspricht –, kommen die obengenannten Zeitgrenzen heraus. Sie geben gleichzeitig die Variationsbreite an, in der sich „typische Zahnformeln" (Norm-Tabellen) bewegen, mit deren Hilfe die Einordnung eines bestimmten Kindes als Früh-, Normal- oder Spätzahner möglich ist. Ich komme bei Besprechung des Durchbruchs bleibender Zähne darauf zurück.

Von Dentitio präcox wird also erst gesprochen, wenn die unteren i_1 vor Abschluß des 4. Lebensmonats durchbrechen. Sie ist nach *C. Adler-Hradecky* (1959) häufiger (10,7% von 1890 Probanden) als Dentitio tarda (5,7%). Beides dürfte vorzugsweise erbbedingt sein, wie sich aus Zwillingsuntersuchungen (s. u.), aber auch aus der eingipfligen Glockenkurve ergibt. Es handelt sich also vermutlich um Grenzbereiche einer Normalverteilung, die unter dem Einfluß von Polygenen zustandekommt. Familiäre oder sippenmäßige Häufungen, die gelegentlich beschrieben und als monogene Merkmale interpretiert worden sind, dürften deshalb eher auf künstliche Umwandlung eines quantitativ variablen Merkmals mit kontinuierlicher Verteilung in alternative Merkmale zurückzuführen sein. Das schließt monogene Sondertypen nicht aus. So haben *S. M. Rabson* u. Mitarb. (1956) bei zwei Schwestern und ihrem Bruder ein Syndrom beschrieben (insulinresistenter Diabetes mellitus; Haut- und Nageldysplasien; Hyperplasie der Epiphyse), bei dem eine Dentitio präcox extremen Ausmaßes vorlag: Das Milchgebiß war bei den Kindern bereits mit einem Jahr, das bleibende Gebiß mit drei Jahren vollständig entwickelt.

Als Extremfall einer Dentitio präcox können angeborene Zähne (Dentes connati) gelten. Es handelt sich in der Regel um Zähne der 1. Dentition und nicht um überzählige Zähne einer prälactealen Dentition, wie früher oft vermutet worden ist. Sie kommen mit einer Häufigkeit von etwa 1 : 2–6000 Neugeborene vor (*M. Massler* u. Mitarbeiter, 1950; *W. C. Allwright*, 1958). Manchmal wird zwischen angeborenen (natal teeth) und innerhalb der ersten 4 Wochen durchbrechenden Zähnen (neonatal teeth) unterschieden. Doch wird ein wesensmäßiger Unterschied damit nicht erfaßt: Beides kommt beim selben Individuum oder innerhalb derselben Geschwisterreihe vor (*E. Hals*, 1957).

Die klinische Bedeutung besteht darin, daß diese Zähnchen noch keine rechte Wurzel und keine Alveole haben. Sie stecken also ähnlich den Schuppenzähnen von Knorpelfischen (Selachier) mit großem Pulpawulst im Bindegewebe und lockern sich durch dauernde Bewegung. Da sie zur Verletzung der Zunge oder der mütterlichen Mamille führen können, wurden sie früher häufig entfernt, was u. U. zu profusen Blutungen geführt hat. Man sollte sie deshalb zu erhalten versuchen, obwohl sie oft – dann allerdings ohne Blutung – nach einigen Wochen spontan verlorengehen. Erstaunlicherweise scheinen die Keime der Ersatzzähne (meistens untere i_1, selten andere Zähne) nicht zu Schaden zu kommen: sie entwickeln sich also regulär.

Früher wurden oft fieberhafte Erkrankungen der Schwangeren oder des Neugeborenen, endokrine Störungen und anderes mehr für Beschleunigungen der Durchbruchstermine einschließlich der angeborenen Zähne verantwortlich gemacht. Es ist auch nicht zu bezweifeln, daß zum Beispiel Hyperthyreose oder Hypergonadismus beschleunigend wirken. Doch dürften Erbfaktoren die entscheidendere Ursache sein. So wurden nach *M. Massler* u. Mitarb. (1950) in 10 von 24 daraufhin geprüften Fällen, über die zwischen 1900 und 1950 von verschiedenen Autoren berichtet worden ist, angeborene Zähne auch bei Eltern und/oder Geschwistern beobachtet. Auch über Konkordanz bei Zwillingen ist mehrfach berichtet worden, ohne daß immer klar zwischen EZ und ZZ unterschieden worden wäre, so daß die Aufstellung einer Zwillingsserie zur Überprüfung der Erbgangshypothese nicht möglich ist. Neben additiver Polygenie als vermuteter Ursache gibt es jedoch mit Sicherheit auch ein dominantes polyphänes Gen, das bis zu 8 angeborene Zähne verursachen kann. Dabei treten zusätzlich bräunlich verfärbte, stark verdickte Finger- und Fußnägel (Hyperonychie) und Schweißhände (Hyperhidrose) auf. Es handelt sich um eine Sonderform der Pachyonychia congenita, die von *F. A. Murray* (1921) und *A. D. Jackson* (1951) durch 3 Generationen beobachtet worden ist.

c) Hypo- und Hyperodontie; Retention

Im Gegensatz zum bleibenden Gebiß kommt Hypodontie im Milchgebiß seltener vor als Hyperodontie. Die Angaben schwanken zwischen 0,3%:0,8% bei *F. Bilfinger* (1969) und 0,4%:0,5% bei *H. Grahnén* u. Mitarb. (1961), Zwillingsbildungen eingeschlossen. Nicht angelegt sind in der Regel die oberen i_2. Fehlen weitere Milchzähne, handelt es sich im bleibenden Gebiß des Betroffenen in der Regel schon um mehr oder weniger ausgeprägte Fälle von Oligodontie.

Bei Aplasie der i_2 fehlen so gut wie immer auch ihre Ersatzzähne. Da diese aber mit 2 bis 4% etwa zehnmal häufiger fehlen als die i_2, haben nicht angelegte I_2 in der Regel Vorgänger gehabt. Generell gilt, daß das Milchgebiß anlagebeständiger ist als das bleibende Gebiß. Die kieferorthopädische Bedeutung der Hypodontie im Milchgebiß ist also gering.

Anders ist es mit der Hyperodontie. Sie tritt, vor allem im unteren Frontzahngebiet, oft in Form von Zwillingsbildung (Gemination) auf. Darunter wird eine totale, manchmal aber auch nur die Krone oder die Wurzel betreffende Vereinigung („Verschmelzung") der Dentinkörper zwischen einem regulären und einem überzähligen Milchzahn verstanden (Confusio totalis s. partialis). Daneben gibt es, vor allem im Milchgebiß und hier vor allem im unteren Frontzahngebiet, solche Vereinigungen auch zwischen regulären Zähnen. Auf Abbildung 72 ist eine Beobachtung von *H. Hoffmeister* (1977) dargestellt. Beide Arten werden nicht immer auseinandergehalten. Auch scheinen sie nach *T. Saito* (1959) bei Geschwistern und/oder sonstigen Verwandten nebeneinander, ja selbst mit Nichtanlage der entsprechenden Zähne kombiniert vorzukommen. *Saito* hatte dazu 7589 japanische Kinder untersucht. Er fand Verschmelzungen bzw. Zwillingsbildungen bei 5%, also etwa 10mal häufiger als bei Europiden. Da diese Abweichungen bei den Geschwistern der Probanden gehäuft auftraten, sind an ihrer Entstehung mit Sicherheit Erbfaktoren beteiligt. *Saito* selbst nahm ein autosomales dominantes Gen mit unterschiedlicher Expressivität, aber hoher Penetranz an.

Die klinische Bedeutung überzähliger Milchzähne besteht darin, daß sie sowohl einen Ersatzzahn haben als auch nicht haben können und daß bei Zwillingsbildung die Ersatzzähne ebenfalls verschmolzen

Abnorme Entwicklungen des Milchgebisses

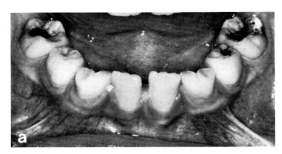

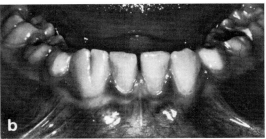

Abb. 72 (a) Verschmelzung beider unterer i_2 mit den benachbarten c, 6,6jähriges Mädchen.
(b) Gleiche Verschmelzung der Ersatzzähne im Unterkiefer rechts, dagegen Aplasie des I_2 im Unterkiefer links bei dem jetzt 9,3jährigen Mädchen.
Aus H. Hoffmeister, 1977.

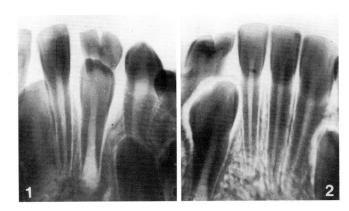

Abb. 73 Zwillingsbildung im Gebiet der unteren i_2 und c: Mit normalgeformtem I_2 als Ersatzzahn bei (1) bzw. abnormgeformten C als Ersatzzahn bei (2).

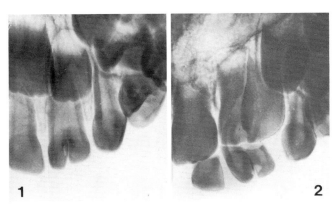

Abb. 74 Zwillingsbildung an einem oberen linken i_2 mit einem regulären I_2 als Ersatzzahn (1) bzw. einem Zwillingszahn als Ersatzzahn (2). Zwillingsbildungen an oberen I_2 sind selten. In der Regel erscheinen zwei voneinander getrennte, normalgeformte I_2.

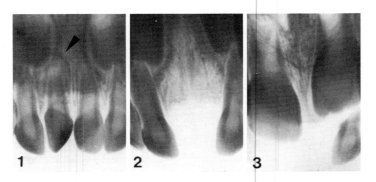

Abb. 75 Zwei überzählige, normalgeformte obere i_1 zwischen den regulären i_1. Nur einer der überzähligen i_1 hat einen Ersatzzahn (Pfeil). Er wurde zusammen mit den beiden überzähligen i_1 im Alter von 1,5 Jahren entfernt. Die weit auseinander liegenden Keime der I_1 rückten erst bei Durchbruchsbeginn im 6. Lebensjahr aneinander (3).

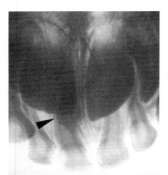

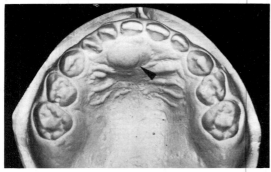

Abb. 76 Oberkiefermodell mit überzähligem rechten i_2 und hartem „Tumor" (Pfeil). In Wirklichkeit handelte es sich um das knöcherne Reaktionsprodukt des Periostes auf den funktionellen Reiz des überzähligen Ersatzzahnkeimes, der atypischerweise um etwa 180° gedreht war, so daß die Hertwigsche Epithelscheide in Richtung Gaumengewölbe vorwuchs. Der Pfeil im Röntgenbild zeigt den erst schwach mineralisierten Keim.

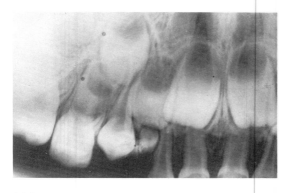

Abb. 77 Odontom im Bereich des oberen rechten c, das zu dessen Retention geführt hatte. Seltenes Ereignis im Milchgebiß.
Aus R.-R. Miethke, 1972.

sein können, falls überhaupt zwei Ersatzzähne angelegt sind. Auf den Abbildungen 73 bis 76 sind einige Beispiele zu sehen. Es kommt also darauf an, möglichst früh den Sachverhalt durch Röntgenaufnahmen zu klären, um weiteren Fehlentwicklungen begegnen zu können. So wurden die auf Abbildung 75 dargestellten überzähligen oberen i_1 schon im Alter von 1,5 Jahren zusammen mit dem kaum mineralisierten Ersatzzahnkeim des einen i_1 – der andere i_1 hatte keinen Ersatzzahn – entfernt, um die Möglichkeit einer spontanen Stellungskorrektur der regulären I_1 zu schaffen; und auf Abbildung 76 hatte der palatinal gelegene „Tumor" bereits diagnostische Verwirrung gestiftet, als sich herausstellte, daß er durch den Ersatzzahnkeim des überzähligen rechten i_2 zustande gekommen war. Dieser Keim lag dicht unter dem Periost, war um 180° gedreht und hatte somit eine Wachstumsrichtung zur Nase. Die *Hertwig*sche Epithelscheide dagegen wuchs zur Mundhöhle hin und wirkte als funktioneller Anreiz für das Periost, Knochen an so ungewöhnlicher Stelle anzulagern.

Als Sonderfall von Hyperodontie soll zum Schluß das „harte" Odontom genannt werden, das im Milchgebiß nur selten vorkommt. Im Fall der Abbildung 77 hatte es zur Retention eines oberen c geführt. „Idiopathische" Retentionsformen kommen im Milchgebiß nur selten vor. Einschlägige Beobachtungen stammen zum Beispiel von *H. G. Müller* u. Mitarb. (1973). Oft kommt es dagegen zur „sekundären" Retention: Im Abschnitt über die sogenannte Milchmolarendepression gehe ich näher darauf ein (siehe S. 161 ff.).

9. Das Gebiß zwischen dem Ende der 1. und dem Beginn der 2. Dentition

Lange ist angenommen worden, daß zwischen dem Ende der ersten und dem Beginn der zweiten Dentition Kiefer und Zahnbögen breiter und die bis dahin geschlossenen Milchzahnreihen lückig würden. Dieses Wachstum sollte der Vorbereitung des Zahnwechsels dienen, um die durchschnittlich fast 9 mm breiteren oberen vier Schneidezähne im Zahnbogen aufnehmen zu können. Diese Lücken im Milchgebiß wurden deshalb als sekundär bezeichnet und als „Reifezeichen" beurteilt.

Erst *L. J. Baume* wies 1941–1950 nach, daß unter normalen Verhältnissen im Alter zwischen 3 und 6 Jahren so gut wie keine Breiten- und Längenveränderungen im Zahnbogen auftreten, ob es sich nun um primär lückige oder primär lückenlose Milchgebisse handelt. Seine Untersuchungen sind seitdem mehrfach bestätigt worden. Dieses „Stationärbleiben" ist um so verwunderlicher, als in diesen drei Jahren die Kinder durchschnittlich 20 cm wachsen und ihre Schädel als Ganzes deutlich verändert werden (siehe Abb. 140 und 141). Das zeigt, daß die Gebißentwicklung durchaus eigenständigen Charakter hat. Deshalb ist es fraglich, ob Körperwachstumsprognosen, wie sie mit Hilfe von röntgenologischen Darstellungen der Hand vorgenommen werden, tatsächlich etwas über das im dento-alveolären Bereich noch zu erwartende Wachstum auszusagen vermögen, wie vielfach angenommen wird.

Unter abnormen Bedingungen unterliegt natürlich auch das Milchgebiß Veränderungen zwischen 3 und 6 Jahren. An erster Stelle sei das Lutschen mit seinem charakteristischen Einfluß auf die Frontzahnstellung (obere Spitzfront, incisale Stufe, offener Biß) genannt, an zweiter Stelle die kariöse Zerstörung der Milchmolaren mit ihren Folgen für die Antagonisten (Verlängerungen) und ihre Ersatzzähne (Durchbruchsbehinderungen, Platzmangel). Ich gehe erst bei Besprechung der Entwicklungsstörungen im Seitenzahnbereich darauf ein, weil sie erst dann ihr volles Gewicht bekommen (siehe S. 155ff.). Hier soll noch auf traumatische Läsionen eingegangen werden, die die oberen Milchfrontzähne zur Zeit ihrer Gebrauchsperiode erleiden. Handelt es sich um Kronenfrakturen mit Läsion der Pulpa, wird man bei noch mäßiger Wurzelresorption eine Wurzelbehandlung durchführen, den Kanal mit einem resorbierbaren Material füllen und die Krone mit Kunststoff wieder aufbauen. Allerdings hat das mehr ästhetische als funktionelle oder prophylaktische, die Weiterentwicklung des Gebisses fördernde Bedeutung. Denn eine Platzhalterfunktion haben die Milchschneidezähne im Gegensatz zu den Milchmolaren nicht: Sie stehen zumeist auf Lücke und stützen sich also nicht wechselseitig ab. Auch bedeutet der funktionelle Impuls von Seiten eines restaurierten, zum Teil schon resorbierten Milchschneidezahnes wenig im Vergleich zu dem Impuls, der vom wachsenden Ersatzzahnkeim ausgeht. Anders ist es zur Zeit der Milchgebißentwicklung. Dann führt ein frakturierter und vor allem ein ausgeschlagener i_1 oft zur Platzeinengung durch Wanderung bzw. Kippung der Nachbarzähne. In einem solchen Fall sollte man also den beschädigten i_1 zu erhalten versuchen. Ist das nicht möglich, muß die weitere Gebißentwicklung überwacht und so bald wie möglich ein Lückenhalter, gegebenenfalls mit einer Schraube zur Frühdehnung versehen, angefertigt werden. Handelt es sich nicht um Fraktur, sondern um zentrale Luxation im Sinne einer Pfählung, sollte man abwarten. Der Milchzahn pflegt nach einiger Zeit erneut zu erscheinen und seinen Dienst zu versehen. Eine Schädigung des Ersatzzahnkeimes im Sinne einer Knickung (Dilazeration) erfolgt nicht (s. S. 142).

4. Kapitel

Die erste Wechselgebißperiode und die in ihr auftretenden Störungen

1. Einführung

Die erste Wechselgebißperiode schließt die Einstellung der M_1 ein. Sie beginnt um das 6. Lebensjahr mit dem Durchbruch der M_1 und der unteren I_1 (1. Phase), setzt sich mit dem Durchbruch der oberen I_1 und der unteren I_2 fort (2. Phase) und endet, durchschnittlich mit 8,5 Jahren, mit dem Durchbruch der oberen I_2 (3. Phase). Die Variabilität ist groß. So können frühzahnende Mädchen bereits mit 5,0 Jahren die ersten Zähne wechseln, während spätzahnende Knaben das erst mit 8,0 Jahren tun. Die Zahlen ergeben sich aus der in Band 1, Seite 50 abgebildeten, von P. Adler (1967) stammenden Tabelle über die typischen Zahnformeln während der Wechselgebißperiode. Sie zeigt, daß im Gegensatz zum Milchgebiß ein deutlicher Geschlechtsunterschied besteht; er wird zur Zeit der zweiten Wechselgebißperiode noch deutlicher; ich komme darauf zurück.

Aus der Tatsache, daß nach Abschluß der 1. Dentition bis zum Beginn des Zahnwechsels unter normalen Bedingungen keine Veränderungen stattfinden, ergibt sich, daß Form und Bißlage des Milchgebisses für die Einstellung der M_1 und den Wechsel der Schneidezähne von entscheidender Bedeutung sind. Da es normalerweise lückige und nichtlückige Milchgebisse gibt und die Form der vertikalen m_2-Abschlußlinie (Postlactealebene) selbst bei neutraler Bißlage variiert, muß es – unter Berücksichtigung auch der fehlerhaften Milchgebisse – unterschiedlichste Bedingungen für die neu erscheinenden Zähne geben. Von besonderem Gewicht sind dabei die Durchbruchsbedingungen für die M_1. Stellen die antagonistischen Beziehungen, in die sie geraten, doch die Weichen für die gesamte Weiterentwicklung des Gebisses. E. H. Angle (1899) sprach ihnen sogar eine Schlüsselrolle („Schlüssel der Okklusion") zu. Er irrte nur insofern, als er die Stellung der oberen M_1 für konstant im Sinne einer Naturkonstante hielt (siehe Band 1, S. 89).

2. Die Einstellung der M_1 und die dabei auftretenden Störungen

a) Normale Entwicklung bei unterschiedlicher Postlactealebene

Da sich die M_1 als Folge ihrer nach mesial gerichteten Durchbruchsenergie dem Milchgebiß lückenlos anzuschließen pflegen, müßte der Verlauf der Postlactealebene zur Zeit ihres Durchbruches entscheidend für die antagonistischen Kontaktbeziehungen sein, in die sie geraten. Allerdings kann die Durchbruchsenergie der M_1 groß genug sein, um den Verlauf der Postlactealebene noch während ihres Durchbruches zu verändern; ich komme darauf zurück.

Es ist klar, daß die M_1 automatisch in eine korrekte (neutrale), ja unter Umständen in eine mesiale Position geraten, wenn eine hinreichend große positive (mesiale) Stufe im Bereich der Postlactealebene besteht. Bei geradem Abschluß gleiten sie dagegen in eine distale Position von $1/2$ Pb und bei negativer (distaler) Stufe in eine distale Position von mehr als $1/2$ Pb — unter Umständen von 1 Pb und mehr: das hängt vom Ausmaß der distalen Stufe ab. Wenn nun schon bei neutraler Bißlage distale Stufen möglich sind (siehe Bd. 1, S. 17), sind sie bei distaler Bißlage natürlich stets vorhanden. Mit anderen Worten: Distalbisse im Milchgebiß pflegen zur distalen Einstellung der M_1 zu führen und Mesialbisse zur mesialen Einstellung. Dabei spielt ersteres eine größere Rolle als letzteres, weil Distalbisse im Milchgebiß häufig (20 bis 30%) und Mesialbisse selten sind (0,2 bis 0,5%). Wenn man nun noch bedenkt, daß Distalbisse im Milchgebiß offenbar häufiger vorkommen als im bleibenden Gebiß (15 bis 20%), muß man annehmen, daß Distalbisse in der Regel vom Milchgebiß ins bleibende Gebiß übertragen werden. Liest man allerdings die einschlägige Literatur, kann man den Eindruck gewinnen, als ob die Entscheidung über die definitive Bißlage erst bei Einstellung der M_1 falle. Tatsächlich entscheidet sich dann aber nur noch, ob Distalbisse mäßigen Ausmaßes noch in Neutralbiß überführt und nicht vorhandene Distalbisse noch entstehen können. Beides ist möglich. Doch hat das eher modifizierenden Charakter auf eine Entscheidung, die im großen und ganzen bereits zur Zeit der Milchgebißentwicklung gefallen ist. Das ist bei den folgenden Ausführungen im Auge zu behalten.

Wie schon angedeutet, sind trotz neutraler, im c-Gebiet zu diagnostizierender Bißlage mesiale, gerade und — wenn auch selten — distale Abschlüsse im Bereich der Postlactealebene möglich. Das beruht zum Teil auf überdurchschnittlichen Breitenunterschieden zwischen unteren und oberen m_2, wobei die durchschnittlichen Unterschiede nach R.-R. Miethke (1972) 1 mm betragen (Breite im Oberkiefer 8,5 mm, im Unterkiefer 9,5 mm). Ist die Differenz geringer als üblich, treten mesiale, ist sie größer, distale oder doch senkrechte Abschlüsse auf, wie aus einer von E. Reichenbach u. Mitarb. (1955) stammenden Übersicht hervorgeht (Abb. 78). Allerdings können die genannten Breitendifferenzen nicht allein für die Unterschiede verantwortlich sein, mit denen die m_2 distal abschließen. Sonst müßten die angegebenen Differenzen bei den distalen Abschlüssen (rechts) größer sein als bei den senkrechten (Mitte). Vermutlich spielt deshalb auch die Lückengröße hinter den c eine Rolle, ja vielleicht sogar die Genauigkeit, mit der vom Untersucher Neutralbisse im Milchgebiß diagnostiziert werden. Jedenfalls verändern sich die prozentualen Zahlenverhältnisse an der Postlactealebene erheblich bei nur geringen Abweichungen im c-Bereich. Auch das geht aus einer Abbildung von E. Reichenbach u. Mitarb. (1955) hervor, in der Fälle mit exaktem Neutralbiß Fällen mit ,,Distalisation'' der c gegenübergestellt sind (Abb. 79). Man spricht von Distalisation bekanntlich dann, wenn die obere Eckzahnspitze nicht genau in den Interdentalraum zwischen c und m_1 im Unterkiefer faßt, der Abstand der distalen Kanten der beiden c aber noch 2 mm beträgt (siehe Band 1, S. 17). Der Name Distalisation wurde übrigens vorgeschlagen, weil solch geringe Distalbißgrade durch die Vorgänge, von denen im folgenden die Rede ist, zum Neutralbiß ausgeglichen werden können.

Oben wurde gesagt, daß sich bei hinreichend großer mesialer Stufe die M_1 von Anfang an (,,primär'') korrekt einstellen müssen (Abb. 80,1). Aber auch bei geradem Abschluß ist die korrekte Einstellung noch primär möglich. Dafür wurden bzw. werden drei Möglichkeiten (Modi) diskutiert:

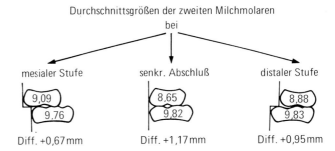

Abb. 78 Durchschnittliche Länge der oberen und unteren m2 und ihre durchschnittliche Längendifferenz bei mesialem (links), senkrechtem (Mitte) und distalem Abschluß der sogenannten Postlaktealebene (rechts). Die Differenz hat vermutlich einen nur geringen Einfluß auf den Verlauf der m2-Abschlußlinie, weil die Differenz bei senkrechtem Abschluß größer ist als bei distaler Stufe.
Aus E. Reichenbach u. H. Taatz, 1955.

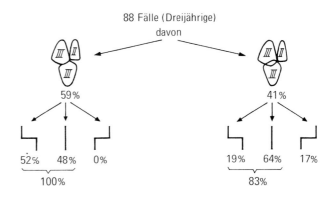

Abb. 79 Abhängigkeit der m2-Abschlußlinie (Postlaktealebene) von der Interkuspidation im c-Bereich.
Links: Bei vollem Neutralbiß bei c (59%) halten sich mesiale und gerade Abschlußlinien der m2 etwa die Waage. Der ungünstige distale Abschluß kommt praktisch nicht vor.
Rechts: Bei „Distalisation" im c-Bereich (41%) nimmt die Zahl der für die M1-Einstellung ungünstigen geraden (64%) und vor allem distalen Abschlußlinien (17%) deutlich zu. Die antagonistische Stellung der c hat also großen Einfluß auf den Verlauf der m2-Abschlußlinie.
Aus E. Reichenbach u. H. Taatz, 1955.

1. **Zielinsky-Modus** (1908, 1910). Er besagt, daß sich die gesamte untere Zahnreihe gegenüber der oberen nach vorn schiebe, sobald die Milchzahnreihen als Vorbereitung auf den Frontzahnwechsel lückig würden (sekundäre Lückenbildung als sogenanntes Reifezeichen). Nur weil die Lücken mit Rücksicht auf die größere Breite der oberen Ersatzzähne im Oberkiefer größer seien als im Unterkiefer, sei diese Verschiebung möglich. Fände Lückenbildung nicht statt, würde die untere Zahnreihe distal gehalten, und eine definitiv distale Einstellung der M1 sei die Folge.

2. **Korkhaus-Modus** (1939). Er geht auf S. Friel (1927) zurück und besagt, daß nach Fertigstellung des Milchgebisses eine funktionsbedingte Einebnung der Höcker und Schneidekanten stattfinde, die dem Unterkiefer als ganzes die Möglichkeit gebe, nach vorn zu gleiten. Ursache soll verstärktes Wachstum des Unterkiefers gegenüber dem Oberkiefer in dieser Phase der Entwicklung sein. Fehle die Abrasio der Frontzähne, komme die zum Vorwachsen erforderliche inzisale Stufe durch den synchron mit dem M1-Durchbruch stattfindenden Schneidezahnwechsel zustande.

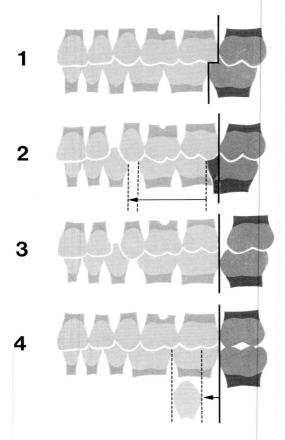

Abb. 80 Entwicklungsvarianten bei der Interkuspidation der M_1.
1. Es besteht primär eine so große mesiale Stufe im Bereich der Postlactealebene, daß die M_1 während des Durchbruches automatisch in eine Neutralbißstellung gleiten (relativ seltener Befund).
2. Es besteht primär ein gerader Abschluß im Bereich der m_2 (entsprechend 4). Falls hinreichend große untere „Affenlücken" bestehen, schieben die durchbrechenden M_1 im Unterkiefer m_1 und m_2 nach mesial. Im Oberkiefer bleiben dagegen die entsprechenden Lücken erhalten. So entsteht die zur korrekten Einstellung der M_1 erforderliche mesiale Stufe an der Postlactealebene (Baume-Modus).
3. Bei sagittaler Überentwicklung der Maxilla können die oberen M_1 so weit distal durchbrechen, daß sie ihre Antagonisten trotz gerader Postlactealebene in Neutralbißposition treffen (seltener Befund).
4. Üblicherweise stellen sich die M_1 bei gerader Postlactealebene erst beim Wechsel der unteren m_2 korrekt ein = sekundär richtige Einstellung (siehe S. 148 ff.).
Aus L. J. Baume, 1959, Umzeichnung.

Denn dabei finde nicht nur eine Breiten-, sondern auch eine Längenzunahme der Zahnbögen statt, und die sei im Oberkiefer stärker als im Unterkiefer (s. u.).
3. Baume-Modus (1943, 1947). Er besagt, daß die korrekte Einstellung der M_1 trotz gerader Postlactealebene durch den Mesialdruck der unteren M_1 zur Zeit ihres Durchbruchs ermöglicht werde, und zwar unter Ausnutzung der unteren „Affenlücken" (siehe S. 106). Bei lückigen Milchgebissen seien diese Lücken regelmäßig vorhanden und groß genug, um durch mesiale Verschiebung der m_1 und m_2 eine hinreichend große Stufe an der bis dahin geraden Abschlußlinie der m_2 zu erzeugen (Abb. 80,2). Dadurch werde den M_1 noch „primär" die neutrale Interkuspidation ermöglicht, mit oder ohne Abkauung der Milchzähne. Zwar übten auch die oberen M_1 bei ihrem Durchbruch Druck aus, doch reiche er zur Verschiebung der vor ihnen stehenden Milchzähne nicht aus, weil sich die sogenannten Affenlücken im Oberkiefer vor und nicht hinter den c befänden und somit drei statt zwei Milchzähne von den oberen M_1 verschoben werden müßten. Nur bei primären Lücken auch im Milch-

molarenbereich – und zwar im Gefolge einer übertriebenen sagittalen Wachstumsneigung des gesamten Oberkiefers – kämen auch hier Verschiebungen der m_1 und m_2 vor. Sie kompensierten dann die entsprechenden Verschiebungen im Unterkiefer und brächten somit keine Veränderung an der Postlactealebene und in der antagonistischen M_1-Relation zustande. Allerdings komme es gelegentlich vor, daß sich die oberen M_1 als Folge der genannten maxillären Überentwicklung deutlich distal von den m_2 einstellten und auf diese Weise trotz gerader Postlactealebene in eine neutrale Position zu ihren Antagonisten gerieten. Das ist im Schema der Abbildung 80 unter 3 dargestellt.

Alle drei „Modi" sind in ihrer tatsächlichen Bedeutung umstritten. Mit Sicherheit scheint nur festzustehen, daß Lücken hinter den unteren c beim Durchbruch der M_1 verschwinden und insofern der *Baume*-Modus seine Richtigkeit hat. Nur scheinen diese Lücken zu selten (siehe S. 108) und wenn vorhanden, zu klein zu sein, um bei primär gerader Postlactealebene die korrekte Einstellung der M_1 zu ermöglichen, wozu ja 1/2 Pb, d. h. 3 bis 4 mm nötig wären. Immerhin verschiebt sich das antagonistische Verhältnis der M_1 in Richtung Neutralbiß.

Beim *Friel-Korkhaus*-Modus ist zu bemängeln, daß eine so starke Einebnung der Milchzahnhöcker, die ein Vorgleiten des gesamten Unterkiefers mitsamt seinen Zähnen zuließe, heute nur selten stattfindet. Früher, bei kauzwingender Nahrung, mag das anders gewesen sein, und es könnte deshalb sein, daß der Modus damals größere Bedeutung hatte – und bei Populationen mit entsprechenden Kaugewohnheiten noch heute hat, so daß ihre Distalbißfrequenz geringer ist. Eine temporäre Wachstumsbeschleunigung des Unterkiefers, die Voraussetzung dieses Modus, erscheint möglich. Schließlich hat sie intrauterin und zwischen Geburt und erster Dentition schon einmal stattgefunden. Am unwahrscheinlichsten ist der *Zielinsky*-Modus, weil es die sekundäre Lückenbildung zwischen den Milchschneidezähnen nicht gibt.

Bisher ist nicht sicher auszuschließen, daß mehrere Modi bei der primären Einstellung der M_1 eine Rolle spielen, es also verschiedenartige Möglichkeiten für die M_1 gibt, sich zur Zeit ihres Durchbruchs (primär) aus einer drohenden Höcker-Höckerstellung zu befreien. Entscheidender ist die sekundär richtige Einstellung der M_1, die im Laufe der 2. Wechselgebißperiode erfolgt und von der deshalb erst auf Seite 148 ff. berichtet wird.

b) Störungen bei der Einstellung und Kontaktfindung der M_1

Die häufigste Störung wurde schon genannt; es ist der bereits zur Zeit der Milchgebißentwicklung entstandene Distalbiß bzw. Mesialbiß höheren Grades, der sich spontan beim Durchbruch der M_1 nicht mehr auszugleichen vermag. An zweiter Stelle stehen die Veränderungen, die primär die Zähne c, m_1 und m_2 betreffen und somit erst sekundär Stellungsveränderungen der M_1 zur Folge haben, sei es schon zur Zeit der M_1-Einstellung, sei es danach. Diese Veränderungen kommen durch kariöse Zerstörung oder vorzeitige Extraktion der genannten drei Milchzähne zustande. Auch sie werden deshalb erst bei den zur Zeit der 2. Wechselgebißperiode auftretenden Störungen besprochen, die unter den Begriff „Zusammenbruch der Stützzone" fallen (siehe S. 155 ff.).

Als Sonderfall eines Stützzonen-Zusammenbruchs kann die unterminierende Resorption der oberen m_2 von Seiten falsch durchbrechender M_1 gelten. Der Fehler liegt hier primär im Bereich der M_1, die Stützzone ist der sekundär betroffene Teil. Deshalb wird er hier besprochen.

1. **Die unterminierende Resorption**

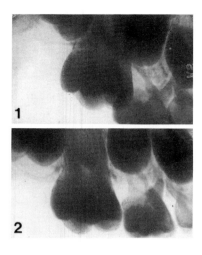

Abb. 81 Unterminierende Resorption eines oberen m_2 durch M_1 (1). Durch Beschleifen des m_2 wurde die Verhakung gelöst, M_1 stellte sich spontan richtig ein (2) (vergleiche Abbildung 122).

der m_2 ist relativ häufig. Sie tritt fast nur im Oberkiefer und öfter ein- als zweiseitig auf. Sie führt in der Regel zum frühen Verlust des m_2 und später zur Durchbruchsbehinderung des zugehörenden P_2. Um das zu verhindern, muß m_2 in der Regel extrahiert werden. Denn nur dann läßt sich M_1 frühzeitig fassen und aufrichten (siehe Band 2, S. 109). Gelegentlich gelingt es durch Beschleifen des m_2, durch Anwendung einer sogenannten Aufrichtfeder oder durch Zwischenligieren eines Messingdrahtes, die Einstellung des M_1 ohne Extraktion des m_2 zu erreichen (Abb. 81).

Die unterminierende Resorption kommt durch fehlerhafte Einstellung der M_1 zustande. Da die M_1 ebenso wie später die M_2 und M_3 im Keimstadium nach dorsal-bukkal gerichtet sind, sich während ihres Durchbruchs also drehen und aufrichten müssen, hat G. Korkhaus (1939) angenommen, daß es sich um eine Übertreibung dieser physiologischen Bewegung als Folge einer zu hohen Keimlage handle. Die M_1 gerieten dadurch nicht hinter die m_2, sondern seitlich unter sie, wobei sie sich an ihnen verhakten und sie anresorbierten. Neben zu hoher Keimlage kommt auch eine von vornherein zu steile oder gar nach mesial gerichtete Keimlage der M_1 in Betracht: Die räumliche Begrenztheit im Oberkiefer sechsjähriger Kinder macht das sogar wahrscheinlicher.

Was die Ätiologie der falschen Keimstellung anbelangt, so deutet die häufige Einseitigkeit auf eine zufällige Störung hin. Es gibt zwar einige Beobachtungen über familiäre Häufungen (siehe Ch. Schulze, 1964), doch lassen sich daraus keine bindenden Schlüsse über die Beteiligung von Erbfaktoren ziehen.

2. Sonstige Störungen bei Einstellung der M_1 sind selten. Zu nennen wäre noch die **isolierte Unterzahl** (Hypodontie) eines oder auch mehrerer M_1. Wie aus Abbildung 82a hervorgeht, die von einem 8jährigen Mädchen stammt, ist die Diagnose u.U. nicht einfach. Denn der M_2 im Oberkiefer links ist in seiner Entwicklung weiter fortgeschritten als die drei M_2 in den übrigen Quadranten. Man könnte also auch an eine verspätete Anlage des oberen linken M_1 denken. Volle Klarheit ergab sich jedoch nach Durchbruch des fragliches Zahnes:

Die Einstellung der M1 und die dabei auftretenden Störungen

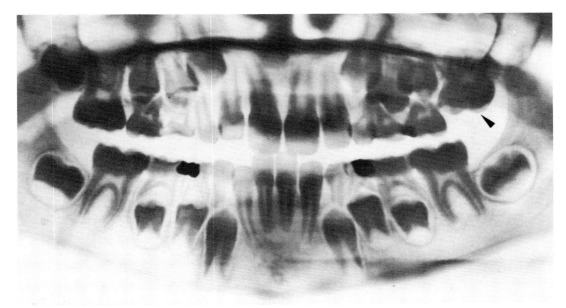

Abb. 82a Aplasie des oberen linken M1 (Pfeil) bei gleichzeitiger – beziehungsweise dadurch verursachter – Entwicklungsbeschleunigung des M2 bei einem 8jährigen Mädchen – oder verspätete Anlage des M1? Röntgenologisch nicht entscheidbar.

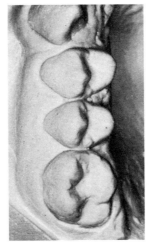 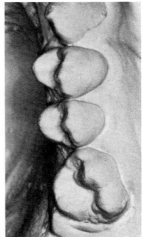

Abb. 82b Nach Durchbruch des fraglichen Zahnes im 10. Lebensjahr (rechts). Der Zahn ist im Gegensatz zu dem rechtzeitig durchgebrochenen M1 (links) dreihöckrig; es handelt sich also um den M2: M1 oben links ist tatsächlich nicht angelegt (siehe auch Abbildung 120).

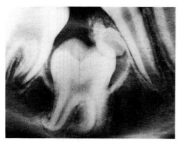

Abb. 83 Retention eines unteren M_1 durch ein Odontom. Die abnorme Knickung der Wurzeln ist Folge der Retention.

Abb. 84 „Idiopathische" Retention eines unteren M_1, dessen Krone weitgehend resorbiert ist; auch Schmelz widersteht der Resorption also nicht immer.

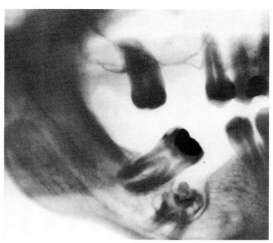

Tabelle X Die durchschnittliche Breitensumme bleibender oberer Schneidezähne nach den Angaben von 5 Autoren. Die Breite der I_1 wie der I_2 ist bei Männern (□) geringfügig, aber statistisch signifikant größer als bei Frauen (○). Unter SI ist die Breitensumme aller 4 Incisivi aufgeführt.

Autor Jahr	I_1		I_2		SI (beidseitig)	
	□	○	□	○	□	○
Seipel 1946	8,84	8,62	6,81	6,64	31,3	30,5
Moorrees 1957	8,78	8,40	6,64	6,47	30,8	29,7
Stähle 1958	8,73	8,64	6,87	6,83	31,2	30,9
Garn u. Mitarb. 1964	8,78	8,50	6,70	6,45	31,0	29,9
Miethke 1972	8,82	8,48	6,88	6,81	31,4	30,6
Mittelwert	8,8	8,5	6,8	6,6	31,1	30,3

Im Gegensatz zum M_1 der anderen Seite war er dreihöckrig, eine Formvariante, die am M_1 nur selten, am M_2 dagegen relativ häufig beobachtet wird (Abb. 82 b).

3. Nur selten kommt es auch zur Retention bzw. Halbretention eines M_1, sei es durch ein Odontom (Abb. 83), sei es ohne erkennbare Ursache (Abb. 84). Da diese

Tabelle XI Die durchschnittliche Breitensumme bleibender unterer Schneidezähne nach den Angaben von 5 Autoren. Die Breite der I_1 und I_2 ist auch im Unterkiefer bei Männern (□) geringfügig, aber statistisch signifikant größer als bei Frauen (○). Unter SI ist die Breitensumme aller 4 Incisivi aufgeführt.

Autor Jahr	I_1		I_2		SI (beidseitig)	
	□	○	□	○	□	○
Seipel 1946	5,51	5,42	6,13	5,94	23,3	22,7
Moorrees 1957	5,23	5,08	6,09	5,90	22,6	22,0
Stähle 1958	5,43	5,39	6,05	5,95	23,0	22,7
Garn u. Mitarb. 1964	5,39	5,32	6,03	5,86	22,8	22,4
Miethke 1972	5,37	5,18	5,99	5,72	22,7	21,8
Mittelwert	5,4	5,3	6,1	5,9	22,9	22,3

Störungen bei den M_2 und vor allem bei den M_3 relativ häufig vorkommen und außerdem Beziehungen zur sekundären Retention (Depression) bestehen, gehe ich später zusammenhängend noch einmal darauf ein (siehe S. 177 ff.).

3. Die Einstellung der bleibenden Schneidezähne und ihre Störungen

a) Normale Entwicklung

Da vor dem Durchbruch der I_1 und I_2 keine Breiten- und Längennachentwicklung der Zahnbögen stattfindet, muß sie während ihres Durchbruches erfolgen; sonst wären Verschachtelungen der gegenüber ihren Vorgängern deutlich breiteren Ersatzzähne nicht zu vermeiden. Die durchschnittliche Breite der I_1 und I_2 im Ober- und Unterkiefer geht aus den Tabellen X und XI hervor. Die Angaben der aufgeführten Autoren differieren nur wenig. Der Ge-

Tabelle XII Die durchschnittliche Breitensumme (m) der Milchschneidezähne (Si) im Vergleich zur Breitensumme der bleibenden Schneidezähne (SI) im Ober- und Unterkiefer. Die individuelle Variabilität (Extremwerte) ist groß, obwohl nur „normale" Gebisse vermessen wurden.

Kiefer	Breitensumme	m	Extremwerte
OK	Si	22,2	17,4–25,5
	SI	31,0	24,0–35,7
UK	Si	16,0	12,7–19,2
	SI	22,3	17,1–24,9

Aus *R.-R. Miethke*, 1972, Tabellarische Zusammenfassung der Angaben

schlechtsunterschied ist zwar gering, aber eindeutig.
Wie aus Tabelle XII hervorgeht, ist beim Zahnwechsel unterschiedlichsten Ausgangslagen Rechnung zu tragen. Das ergibt sich aus den Extremwerten.

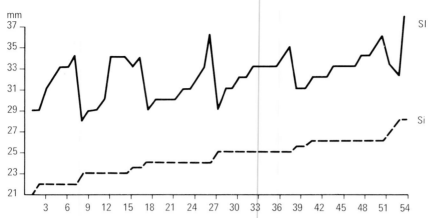

Abb. 85 Individuelle Breitenunterschiede zwischen Si und SI bei gleichen Kindern (n = 53). Die Anordnung erfolgte nach Si (untere Linie), Si steigt von links nach rechts allmählich an. SI (obere Linie) streut stark, wenn auch nicht völlig unabhängig von Si: Im Durchschnitt wird also auch SI mit zunehmender Si größer.
Aus G. Korkhaus, 1939.

Soll doch nicht nur Engstand, sondern auch Weitstand verschiedenster Ausprägungsgrade vermieden werden. Ich beschränke mich bei der Besprechung der Tabelle XII auf die Verhältnisse im Oberkiefer, weil sie im Unterkiefer prinzipiell gleich sind.

1. Die Breitensumme der vier oberen Milchschneidezähne (Si) und ihrer Ersatzzähne (SI)

Sie beträgt nach *R.-R. Miethke* (1972), der für seine Untersuchungen ein auf 0,01 mm genau messendes Gerät entwickelt hat, im Durchschnitt 22,2 mm und für die Ersatzzähne (SI) 31,0 mm. Dabei sind die relativ geringen Unterschiede zwischen Knaben und Mädchen unberücksichtigt geblieben. Der Unterschied zwischen Si und SI beträgt im Durchschnitt also 8,8 mm. Um diesen Betrag – im Unterkiefer sind es 6,2 mm – müßte das obere Zahnbogensegment zwischen den mesialen Kanten der beiden c also breiter und länger werden, wenn ein primär lücken- und engstandloses Milchgebiß mit durchschnittlicher Si Ersatzzähnen von ebenfalls durchschnittlicher SI den nötigen Platz bieten soll.

Man könnte auf den Gedanken kommen, daß die Breite der Milch- und bleibenden Zähne eines Gebisses eng korreliert sei, d. h. der Unterschied zwischen den einander entsprechenden Zähnen beider Zahngenerationen praktisch stets gleich sei. Doch ist das nicht der Fall, wie *G. Korkhaus* u. Mitarb. bereits 1931 herausgefunden haben. Sie hatten bei 53 Kindern zunächst Si und bei den gleichen Kindern später SI gemessen. Der Breitenunterschied, der bei Messung mit einem einfachen Stechzirkel im Durchschnitt nur 6 mm betrug, zeigte individuell starke Schwankungen, die zwischen 4 und 12 mm lagen (Abb. 85). So steigt zwar im Durchschnitt SI mit zunehmender Si an, die Korrelation ist aber zu schwach, als daß man für ein bestimmtes Kind aus Si sichere Voraussagen über die zu erwartende Breite der bleibenden Zähne ableiten könnte.

Das Ergebnis ist mehrfach bestätigt worden, wenn die durchschnittliche Differenz zwischen Si und SI bei den Autoren auch

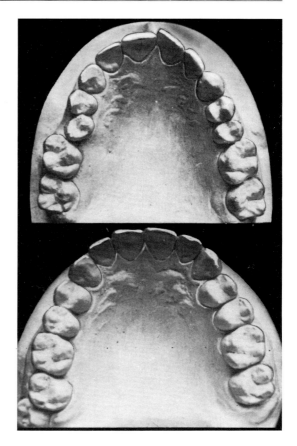

Abb. 86 *Oberkiefermodelle mit unterschiedlichem Breitenverhältnis zwischen den vier Schneidezähnen (SI) und den sechs Eckzähnen und Prämolaren (SST). Es beträgt oben 1 : 1,08 (SI = 36, SST = 39) und unten 1 : 1,6 (SI = 30, SST = 48).*

etwas verschieden ausfiel. Eine ähnlich schwache Korrelation besteht übrigens auch zwischen der Breite der c, m_1 und m_2 und der ihrer Ersatzzähne (siehe S. 148). Da man davon ausgehen kann, daß die Breite der einzelnen Zähne vorzugsweise erbbedingt ist, wie aus Zwillingsuntersuchungen von *R. H. Osborne* u. Mitarb. (1958) und *F. Vogel* u. Mitarb. (1960) hervorgeht, und da anzunehmen ist, daß wegen der kontinuierlichen quantitativen Variabilität des Merkmals „Zahnbreite" (SI schwankt etwa zwischen 27 und 36 mm mit einem Mittelwert von 31 mm) eine eingipflige Verteilungskurve vorliegt, kommt als Erbtyp nur additive Polygenie in Frage. Man kann daraus schließen, daß es die Zahngröße beeinflussende Gene gibt, die teils auf beide Dentitionen, teils nur auf die lacteale oder die permanente Dentition einwirken. Genauso kommen vermutlich Disharmonien in den Größenbeziehungen der bleibenden Zähne untereinander bei ein und demselben Individuum zustande – von Abweichungen pathologischer Art, etwa Zwillingsbildungen, ganz abgesehen. Auf Abbildung 86 sind zum Beispiel zwei Oberkiefer abgebildet, bei denen sich die Breitensumme der Schneidezähne zur Breitensumme der Eckzähne und Prämolaren einmal wie 1:1,08, das andere Mal wie 1:1,6 verhält. Je nach der Mischung der von Vater und Mutter ererbten „positiven" oder „negativen", auf Zahngröße bezogenen Gene wird es also Differenzen zwischen Si und Sl geben, die zumeist zwar um den Mittelwert schwanken, aber nicht selten auch deutlich darüber hinausgehen und die Gefahr einer Fehlentwicklung im Sinne von Engstand oder von Lücken heraufbeschwören. Mit einer „Aufspaltung der Gene beim modernen Menschen" oder einem „Unabhängigwerden der Erbeinzelheiten" (*A. M. Schwarz,* 1951) hat das nichts zu tun: Solche Unterschiede dürfte es immer gegeben haben, wenn auch wegen der heute stärkeren Durchmischung heterogener Populationen die Variationsbreite gewachsen und die Gefahr ungünstiger Genkombinationen vergrößert sein mag. Der unter westlichen Kulturvölkern heute so häufige frontale Engstand hat im übrigen weitere Ursachen. In Frage kommen zum Beispiel:

a) Verschmälerungen des Gesichts einschließlich der Nase und der Kiefer, was eine Erhöhung des intranasalen Atemwiderstandes mit der Gefahr der Mundatmung zur Folge haben könnte (näheres siehe S. 252ff.).
b) Abnahme wachstumsfördernder funktioneller Reize durch unnötig gewordene intensive Kauarbeit – was für den Oberkiefer bedeutungsvoller ist als für den Unterkiefer (siehe S. 277).

2. Die Breitensumme der Lücken (Slü)

Wie aus Tabelle VIII hervorging, sind die Lücken zwischen den einzelnen Schneide- und Eckzähnen eines Milchgebisses unterschiedlich verteilt. Auch können sie nur im Ober- oder nur im Unterkiefer auftreten. Wichtiger ist es, daß sie in ihrer Breite erheblich variieren. Denn wenn nur wenige und/oder nur kleine Lücken vorhanden sind, besteht in bezug auf die Einstellungsbedingungen für die bleibenden Schneidezähne kaum ein Unterschied zu den Bedingungen bei fehlenden Lücken, zumal Lücken bei überdurchschnittlichen Milchzahnbreiten seltener auftreten dürften als bei normalen oder unterdurchschnittlichen Breiten. Die übliche Unterscheidung zwischen lückigen und nichtlückigen Milchgebissen bedeutet somit wenig; es kommt auf die Summe der Lücken (Slü) an.

Außer durch kleine Zähne können Lücken durch große Kiefer bzw. Zahnbögen zustandekommen. Große Lücken wären dann das Ergebnis schmaler Zähne bei übergroßen Kiefern und großer Engstand das Ergebnis breiter Zähne bei kleinen Kiefern. Allerdings ist der Breitenunterschied der Zahnbögen bei Kindern mit und ohne Lücken geringer, als man vermuten sollte. Er beträgt nach *D. Neumann* (1954, 1955) durchschnittlich kaum mehr als 1 mm. Man muß deshalb annehmen, daß die Zahnbogenlänge mindestens genauso entscheidend für Lückenbildung ist wie die Zahnbogenbreite (vgl. Band 1, S. 15).

Stellte man sich die Frage, ob beim Zahnwechsel eines bestimmten Kindes Engstand oder Weitstand in Erscheinung treten wird, so müßte man die Summe der Zahnbreiten (Si) und der Lückenbreiten (Slü) addieren. Betrüge die Summe der Lücken im Oberkiefer zum Beispiel 8,8 mm – was praktisch nicht vorkommt –, brauchte bei durchschnittlich großer Si und Sl überhaupt kein Wachstum stattzufinden. Da jedoch während des Zahnwechsels immer Wachstum im Sinne von Zahnbogenvergrößerungen stattfindet, und zwar in transversaler wie in sagittaler Richtung, braucht man sich eine solche Frage nicht zu beantworten. Denn dieses Wachstum kann so stark sein, daß selbst im lückenlosen Milchgebiß kein Engstand auftritt. Ein lückenloses Milchgebiß ist lediglich mehr gefährdet als ein lückiges, wie aus dem folgenden Abschnitt hervorgeht.

3. Die wachstumsbedingten Veränderungen des Zahnbogens während des Schneidezahnwechsels

Wie soeben erwähnt, findet während des Schneidezahnwechsels regelmäßig Wachstum statt. Es äußert sich in einer Breiten- und Längenzunahme der anterioren Zahnbogensegmente. Unnötigerweise tritt es auch bei übergroßen Lücken im Milchgebiß oder bei Unterzahl bleibender Schneidezähne auf und muß deshalb das Ergebnis allgemeiner Wachstumsvorgänge sein. Diese Wachstumsvorgänge werden jedoch überlagert vom Wachstumsimpuls der durchbrechenden I_1 und I_2. Das ergibt sich daraus, daß der Platzgewinn bei lückenlosem Milchgebiß größer ist als bei lückigem. So betrug die Breitenzunahme, an den Spitzen der c gemessen, bei Untersuchungen von *G. Korkhaus* u. Mitarb. (1932) im Oberkiefer durchschnittlich 3,7 mm, wenn keine Lücken vorhanden waren und 3,0 mm, wenn sie vorhanden waren. Für den Unterkiefer lauteten die entsprechenden Zahlen 2,3 bzw. 2,0 mm. Auch dieses Ergebnis ist mehrfach bestätigt worden, wenn die Durchschnittswerte von Fall zu Fall auch etwas verschieden waren. Neben der Breite nimmt auch die Länge des vorderen Zahnbogensegmentes zu und trägt zur Platzbeschaffung für die I_1 und I_2 bei. Der Längenzuwachs beträgt nach *L. J. Baume* (1948) im Oberkiefer durchschnittlich 2,2 und im Unterkiefer 1,3 mm. Er scheint bei lückenlosem Milchgebiß wiederum etwas größer zu sein als bei lückigem. Diese Längenzunahme hängt auch mit der mehr extrovertierten Achsenstellung der bleibenden Schneidezähne gegenüber ihren steiler stehenden Vorgängern und der zunehmenden Bißhöhe zusammen, worauf ich zurückkomme.
Bei der Frage nach der Effektivität dieser platzschaffenden Durchbruchsenergie kommt es darauf an, was sie bei lückenloser oder gar engstehender Milchzahnstellung zu leisten vermag. *L. J. Baume* (1948) fand, daß sie in 41% seiner Fälle ungenügend war und deshalb beim Schneidezahnwechsel Engstand auftrat. Von Bedeutung scheint im übrigen auch die Stellung der I_2 zu sein. Nur wenn die Zähne korrekt zwischen I_1 und c stehen, wirkt sich ihr Durchbruch platzgewinnend aus. Deshalb ist auf diesen Punkt zur Zeit des Zahnwechsels zu achten und gegebenenfalls eine Behandlung einzuleiten. Sie besteht je nach Ausmaß des Platzmangels in einer Frühdehnung mit Einordnung der I_2 oder in der Einleitung einer Serienextraktion. Der Schneidezahnwechsel sollte also grundsätzlich überwacht werden, mindestens bei lückenlosen und engstehenden Milchgebissen, und zwar in Intervallen von 2 bis 3 Monaten.

b) Störungen bei der Einstellung der bleibenden Schneidezähne

1. Vorbemerkung

Die Überwachung des Schneidezahnwechsels empfiehlt sich nicht nur wegen der physiologischen Variabilität, von der bisher die Rede war, sondern auch wegen der zahlreichen Abnormitäten, die im folgenden besprochen werden. Dabei lasse ich Störungen aus, die durch Fraktur der I_1 oder I_2 entstehen. Sie werden in der Regel erst ein kieferorthopädisches Problem, wenn ihre Erhaltung mit konservierenden Mitteln nicht gelingt. Diese Abnormitäten kündigen sich oft durch zeitliche Unterschiede im Schneidezahnwechsel zwischen linker und rechter Seite bzw. durch Persistenz einzelner Milchschneidezähne an. Sie kommen, einzeln betrachtet, zwar selten vor, sind insgesamt jedoch häufig und von entsprechend großer kieferorthopädischer Bedeutung.

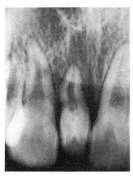

Abb. 87 Mesiodens zwischen den oberen I_1 eines 11jährigen Mädchens. Er zeigt zusätzlich eine zweikammrige Invagination.

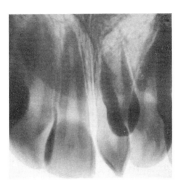

Abb. 88 Stiftförmiger Mesiodens zwischen den I_1, abgeschlossenes Wurzelwachstum. Palatinal davon ein zweiter Mesiodens mit nicht abgeschlossenem Wurzelwachstum, möglicherweise also ein Ersatzzahn von Mesiodens Nummer 1.

An erster Stelle stehen **überzählige Zähne**. Sie kommen im Bereich aller bleibenden Zähne vor und sind relativ häufig. Die Angaben schwanken zwischen 1% (*E. E. Stafne*, 1932) und 3,6% (*V. Lind*, 1959). Neuere Untersuchungen deuten auf eine signifikante Bevorzugung des männlichen Geschlechts von etwa 2:1 hin. Auch bei *Lind* waren Knaben in 4,9% und Mädchen in 2,4% behaftet. Wie bei den LK(G)-Spalten ist die Ursache des Geschlechtsunterschiedes noch unbekannt.

Überzählige Zähne ahmen entweder die Form typischer Zähne nach, sind somit eumorph, oder sie sind atypisch geformt und somit dysmorph. Bei letzteren werden einfache Formen mit konischer Krone bevorzugt. Die früher bevorzugten Namen supplementär für eumorph und supernumerär für dysmorph sollten den gleichen Sachverhalt zum Ausdruck bringen. Der Name Odontoid (*E. Herbst*, 1910, 1922) für kleine, atypisch geformte Zähne ist dagegen falsch. Es handelt sich nicht um zahnähnliche Gebilde, sondern um regelrechte Zähne, mögen Schmelz- und Dentinstruktur auch relativ häufig gewisse Mängel aufweisen.

Eumorphe wie dysmorphe Zähne kommen im Schneidezahngebiet besonders häufig vor. Letztere spielen im Oberkiefer sogar eine überragende Rolle, sind sie doch die häufigsten überzähligen Zähne überhaupt. Sie werden Mesiodentes genannt.

2. Mesiodens

So wird seit *Bolk* (1917) ein kleiner Zahn mit einfacher, konisch zulaufender Wurzel genannt, der zumeist eine stiftförmige, gelegentlich aber auch eine trianguläre, tütenförmige oder blumenkohlartige Krone hat. Es handelt sich meistens um einen einzelnen Zahn (Abb. 87); zwei Mesiodentes kommen seltener vor und drei oder gar vier höchst selten. Sie entwickeln sich in der Regel links oder rechts neben dem Foramen incisivum, seltener zwischen den I_1 und kaum einmal vestibulär (siehe Band 1, Abb. 93). Sie bleiben häufig retiniert. Gründe sind mangelhafte Durchbruchsenergie als Folge ihrer Kleinheit, primär falsche Durchbruchsrichtung oder Kolli-

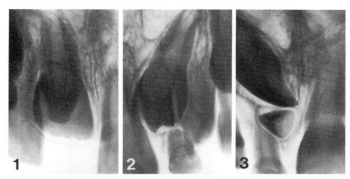

Abb. 89 *Mesiodentes entwickeln sich nicht selten erst nach den I_1. Nach der Theorie Bolks müßten sie sich stets vor den I_1 entwickeln. In allen 3 Fällen kam es zur Retention, bei (2) und (3) auch zur Verlagerung eines I_1.*

sion mit den oberen I_1 (s. u.). Auch Inversion um 180° und somit Wachstum zur Nase hin kommt vor (Abb. 90). Wenn sie dabei, was allerdings nur selten gelingt, den Durchbruch schaffen, spricht man von Nasenzähnen.
Die kieferorthopädische Bedeutung der Mesiodentes ist groß. Führen sie doch häufig zur Retention und Verlagerung der oberen I_1. Wie aus Tabelle XIII hervorgeht, ist das bei etwa 60% der Behafteten der Fall. Das macht umfangreiche therapeutische Maßnahmen erforderlich. Sie beginnen mit der operativen Entfernung des Mesiodens und in der Regel auch mit der Anschlingung des retinierten I_1. Schwierig ist manchmal die Platzbeschaffung. Da die Retention oft erst mit 8 oder 9 Jahren entdeckt wird, ist durch Kippung der Nachbarzähne der zur Einordnung nötige Platz schon mehr oder weniger verlorengegangen und muß zurückgewonnen werden, was ohne Extraktion eines Prämolaren nicht immer möglich ist (siehe Band 2, S. 133 bis 140). Die auf Tabelle XIII sonst noch genannten Folgen für die I_1, wie Drehung,

Tabelle XIII Folgen von Mesiodentes für die oberen I_1 (in Prozenten). Unter „Dystopie" sind verschiedenartige Fehlstellungen (Rotation, Kippung, paraxiale Verschiebung) zusammengefaßt. Mesiodentes führen nur in 15% der Fälle (n = 116) zum Trema, es handelt sich also nicht um eng korrelierte („syngenetische") Merkmale. Oft bestehen mehrere Fehler beim gleichen Patienten nebeneinander.

	Kristen u. Mitarb. 1956 n = 42	Hüsgen 1961 n = 26	Martens 1976 n = 48	m
Dystopie I_1	7	69	67	48
Trema	17	15	13	15
Retention eines I_1		54	33	44
	60			
Retention beider I_1		8	21	15
ohne Folgen	17	23	15	18

Aus *B. Martens*, 1976. Tabellarische Zusammenfassung der Angaben mehrerer Autoren

Kippung und Diastemabildung, sind vergleichsweise harmlos. Denn durchgebrochene Mesiodentes sind wegen ihrer Wurzelform leicht zu extrahieren, und die Fehlstellung der I_1 gleicht sich nicht selten spontan aus.

Mesiodentes haben in der Regel keinen Vorgänger und keinen Ersatzzahn; auf Abbildung 88 ist ein möglicher Ausnahmefall abgebildet. Man rechnet sie aber im allgemeinen der 2. Dentition zu. Der eingebürgerte Name Mesiodens (richtiger Mesodont) stammt von *L. Bolk* (1917). Er nannte den Zahn so, weil er ihn für den im Laufe der Stammesgeschichte (Phylogenese) verlorengegangenen I_1 und den heutigen I_1 für den damaligen I_2 hielt. Hauptgrund dieser atavistischen Deutung war die Entwicklung zeitlich und räumlich vor den I_1 und ihre primitive, an die haplodonte Zahnform der Reptilien erinnernde Gestalt. Ohne hier auf die genetischen Bedenken gegen die früher beliebte, heute skeptisch beurteilte atavistische Deutung noch einmal einzugehen (siehe S. 106), sollen einige Gegenargumente angeführt werden:

1. Die meisten Mesiodentes entwickeln sich nicht innerhalb der Zahnreihe, d. h. mesial von den I_1, wie es nach der Theorie sein müßte, sondern palatinal.
2. Mesiodentes entwickeln sich nicht selten erst zusammen mit den I_1, ja deutlich nach diesen (Abb. 89).
3. Es handelt sich zumeist um Einzelzähne – anders ausgedrückt, es kommen zumeist weniger als zwei, im Sinne der *Bolk*schen Theorie also je ein linker und ein rechter ehemaliger I_1 vor, und wichtiger noch, es gibt, wenn auch selten, mehr als 2 Mesiodentes gleichzeitig. *Bolk* hielt diese 3. und gegebenenfalls 4. Mesiodentes für Produkte einer Keimspaltung (Schizodontie) oder für „emanzipierte Deuteromere" der I_1: Die Entwicklung der komplizierten Säugetier-Zahnformen im Laufe der Phylogenese führte *Bolk* nämlich auf die Vereinigung (Konkreszenz) je eines vestibulär und palatinal gelegenen, jeweils dreihöckrigen Zahnteiles zurück – daher der Name Dimertheorie – wobei der vestibuläre Teil Protomer und der palatinale Deuteromer genannt wurde. Tatsächlich sind die komplizierten Säugetier-Zahnformen im Laufe der Stammesgeschichte jedoch in der für alle Körpermerkmale üblichen Weise entstanden: durch Gen-Mutation und Selektion. „Zufällige", vermutlich dem Cingulum eines kegelförmigen (haplodonten) Einzelzahnes entstammende, in Wirklichkeit auf genetischer Basis neu entstandene Höcker sind auf ihre funktionelle Zweckmäßigkeit hin bei sich wandelnden Bedürfnissen der Art ständig überprüft und bei verbesserter Leistung allmählich ausgelesen worden. Diese Theorie geht in ihrem Kern auf die amerikanischen Paläontologen *E. D. Cope* und *H. F. Osborn* zurück. Sie wird Trituberkulartheorie genannt.
4. Im Laufe der Phylogenese verlorengegangene Schneidezähne müßten natürlich bereits als Schneidezähne erkennbar sein. Die primitive Form der Mesiodentes ist deshalb ein Argument gegen und nicht für eine atavistische Deutung. Ebenso hat die Annahme von *A. Keil* (1966), daß es sich um ein „phylogenetisches Relikt des auf dem Reptilienstadium lebenswichtigen Eizahnes" handele, wenig für sich.

Nach *Politzer* und Mitarb. (1953) entstehen Mesiodentes aus abgesprengten Teilen der Zahnleiste, die im Mittelteil des primären Oberkiefers wegen der relativ komplizierten Entwicklung zu Beginn der Zahnbildung anfallen können. Es handelt sich danach um Milchzähne. Unklar bleibt dann allerdings, weshalb die Entwicklung der Mesiodentes so sehr hinter der der übrigen von der primären Zahnleiste abstammenden Zähne, also der Milchzähne und speziell der i_1, herhinkt. Die Autoren nehmen an, daß zusätzlich Druckspannungen nötig wären, um aus den abgesprengten Epithelresten Zähne werden zu lassen. Diese Druckspannungen entstünden aber erst bei Entwicklung der bleibenden Zähne mit ihrer normalerweise geschlossenen, ja oft engstehenden Zahnreihe.

Es liegt näher, an Vererbung als ätiologischen Faktor zu denken. Denn es gibt mehrere Berichte über familiäre oder sippenmäßige Häufungen (siehe *Ch. Schulze*, 1964, 1970). Nicht selten treten in gleicher Sippe neben Mesiodentes andere überzählige Zähne auf (Abb. 90). Das legt den Gedanken nahe, daß den überzähligen Zähnen trotz gestaltlicher Verschiedenheit ein gleichartiger ätiologischer Faktor zu-

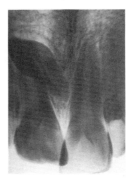

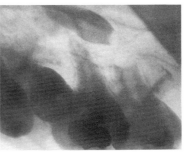

Abb. 90 Mesiodens mit zur Nase gerichteter Durchbruchsrichtung (oben) und verlagerter Paramolar (unten) bei 13jährigem Knaben. Mutter nur mit Mesiodens behaftet.

grunde liegt. So fand *J. T. Stahl* (1974) nur in drei von neun Familien, in denen mehrere Mitglieder überzählige Zähne hatten, ausschließlich Mesiodentes. In den anderen Familien kamen neben den Mesiodentes andere überzählige Zähne wie obere I_2 oder M_3 vor.

Stahl hatte bei Durchsicht von 2905 Krankengeschichten insgesamt 73mal überzählige Zähne gefunden (2,51%), eine Zahl, die mit den Angaben anderer Autoren etwa übereinstimmt. Auch bei ihm war das männliche Geschlecht etwa doppelt so oft befallen wie das weibliche (47:26). Von 73 Behafteten wurden 33 als Probanden für Familienuntersuchungen ausgewählt. In 24 Fällen kamen keine, in 9 Fällen weitere Behaftete vor. Dabei handelte es sich in 5 Fällen um Übertragung von Eltern auf Kinder und in 4 Fällen um Geschwisterfälle. *Stahl* – und später *M. Freisfeld* (1976) bei erneuter Besprechung des gleichen Materials – vermuteten, daß es sich um autosomal dominante bzw. autosomal rezessive Vererbung handle. Berücksichtigt man jedoch auch die 24 solitären Fälle und trägt der Tatsache Rechnung, daß Männer doppelt so oft behaftet sind wie Frauen, liegt die Vermutung näher, daß es sich um Polygenie handelt.

3. Überzahl eumorpher Schneidezähne

Sie kommt in beiden Kiefern vor. Während man jedoch im Unterkiefer wegen der Formgleichheit der I_1 und I_2 einen überzähligen Zahn nicht eindeutig dem einen oder anderen Zahn zuordnen kann, ist das im Oberkiefer möglich. Deshalb weiß man, daß hier überzählige I_1 selten sind und am ehesten noch bei LK(G)-Spaltträgern vorkommen (siehe Abb. 187). Überzählige I_2 kommen dagegen relativ oft vor, nach *Lind* (1959) bei 0,9% schwedischer Kinder. Das steht in einem auffallenden Gegensatz zu den Zwillingsbildungen (s. u.).

Die kieferorthopädische Bedeutung eumorpher überzähliger I_2 ist nicht groß. Sie konkurrieren zwar um den Platz im Zahnbogen mit den regulären I_2 und führen deshalb oft zum Engstand; doch kann man wegen der praktisch gleichen Form ein-

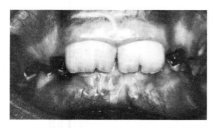

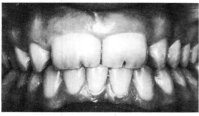

Abb. 91 *Zwillingsbildung an beiden oberen I_1 mit palatinalem Durchbruch der I_2 infolge Platzmangels (nicht sichtbar). Extraktion der I_2 und eines unteren I_1. Behandlung mit aktiven Platten und Aktivator. Beachte die Bißhebung.*

fach den ungünstiger stehenden Zahn entfernen. Dann läßt sich die Stellung des anderen I_2 leicht korrigieren. Gegenseitige Durchbruchsbehinderungen im Sinne von Retention scheinen kaum vorzukommen.

4. Zwillingsbildung (Gemination)

Auch sie kommt im Ober- und Unterkiefer gleichermaßen vor. Es gibt gute Gründe, ihre Entstehung vor allem auf Keimspaltung (Schizodontie) zurückzuführen. Denn die Vereinigung ursprünglich getrennter Zahnkeime (Synodontie) setzt nicht nur gleiche Entwicklungszeiten, sondern auch unmittelbares Nebeneinanderliegen der Keime vor der Mineralisation voraus. Das ist im bleibenden Gebiß weniger leicht vorstellbar als im Milchgebiß (siehe S. 112). Das schließt Ausnahmen nicht aus. So hat *C. Gysell* (1964) sogar die früher an Hand von Extraktionsobjekten zwar für möglich gehaltene, klinisch aber nie bewiesene Verschmelzung regulärer oberer I_1 über die Sutura palatina mediana hinweg beschrieben (Abb. siehe *Ch. Schulze,* 1970).

Ein Indiz für Schizodontie als Entstehungsursache der Zwillingszähne „üblicher Art" (s. u.) ist auch die schon genannte Tatsache, daß im Oberkiefer überzählige eumorphe Schneidezähne fast nur an den I_2, Zwillingszähne dagegen an den I_1 beobachtet werden: Breite Zahnkeime neigen offenbar eher zur Teilung als schmale. Überbreite I_1 kündigen die Trennungsabsicht gewissermaßen an: Über Kerbungen der Schneidekanten und Grat- bzw. Wulstbildungen der Krone wird die Tendenz zur Verselbständigung in zwei völlig getrennte Zahnindividuen fortgesetzt; Beispiele wurden bereits in Band 1, S. 129 bis 131, gezeigt.

Die kieferorthopädische Bedeutung ist groß, vor allem bei einseitigem Vorkommen. Denn überbreite, 12 bis 16 mm breite Doppelzähne müssen in der Regel entfernt werden. Üblicherweise werden dann die I_2 an ihre Stelle gesetzt und später aus ästhetischen Gründen durch eine Mantelkrone auf das Maß eines I_1 verbreitert. Dazu ist in der Regel eine Ausgleichsextraktion im

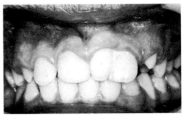
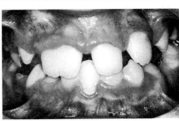

Abb. 92 Zwillingsbildung an oberen I_1 bei Geschwistern, spiegelbildlich angeordnet. Oben 12jähriger Knabe, unten 9jähriger Bruder. Die normalen I_1 sind bei beiden Kindern relativ schmal.

unteren Schneidezahnabschnitt nötig. Bei bilateralem Vorkommen ist wegen der Symmetrie die ästhetische Beeinträchtigung geringer. Man kann deshalb beide Zähne belassen und die I_2 extrahieren. Auf Abbildung 91 ist ein Fall dieser Art dargestellt.

Wegen des zumeist einseitigen Vorkommens liegt die Vermutung nahe, daß Zwillingszähne zufällig entstehen. Sicher ist das nicht. Einmal gibt es Beobachtungen von Zwillingszähnen bei Geschwistern (Abb. 92); zum anderen könnten breite I_1, die ihre Breite ja Erbfaktoren verdanken, die Grundvoraussetzung zur Zwillingsbildung sein. Näheres ist jedoch nicht bekannt.

Neben dieser typischen Zwillingsform gibt es eine seltene atypische, mit Sicherheit durch Synodontie entstandene Form. Pathogenetisch handelt es sich um zwei getrennte, in ihrer Wachstumsrichtung konträre Zahnkeime, deren Epithelscheiden aufeinanderzu wachsen. Dabei werfen sie sich gegenseitig aus der ursprünglich eingeschlagenen Bahn, verschmelzen dabei aber miteinander (*Ch. Schulze*, 1972). Je nach dem Entwicklungsstand der beiden Zähne und dem Winkel, in dem die Epithelscheiden sich begegnen, entstehen Doppelgebilde mit schalen- oder kelchartiger Wurzel. Auf Abbildung 93a ist ein Extraktionsobjekt zu sehen (vgl. auch Band 1, S. 137/38). Solche zunächst an Odontome oder Invaginationsmißbildungen erinnernde Zwillingszähne müssen entfernt werden (Abb. 93b). Über die Entstehungsursachen ist nichts bekannt. Möglicherweise ist die eigentliche Ursache Hyperodontie: Enge Keimlage und zufällige Inversion des überzähligen Zahnes sorgen dann für diese nach festen Regeln ablaufende Verschmelzung.

5. Odontom

Diese zumeist aus zahlreichen winzigen Zähnchen bestehenden gemischt ekto-mesodermalen Gewebekomplexe mit tumorartigem Charakter (Hamartom oder Hamartoblastom) kommen im Gebiet aller Zähne vor und sind auch im Gebiet der Schneidezähne nicht selten. Gelegentlich treten sie mit Mesiodentes zusammen auf (Abb. 94), was eine gemeinsame Entstehung aus aberrantem Zahnleistenmaterial nahelegt. Ätiologisch ist nichts bekannt. Möglicherweise können Stoß oder Schlag bis dahin inaktives überschüssiges Keimgewebe zur Proliferation bringen. Auch

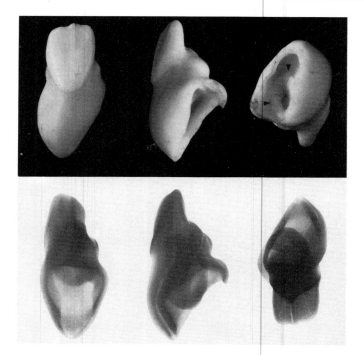

Abb. 93a *Atypische Verschmelzung eines regulären unteren I₂ mit überzähligem Zähnchen, das gleichzeitig eine Invagination aufweist. Es entsteht auf diese Weise eine kelchartige, gemeinsame Wurzel. Oben rechts deuten zwei kleine Pfeile auf die Schmelz-Zement-Grenze des inneren Zahnes.*

hier kommt es auf frühzeitiges Entdecken und Entfernen an, um den spontanen Durchbruch der regulären Zähne nicht zu gefährden.

6. Invagination (Dens in dente)

Es gibt fließende Übergänge vom einfachen Foramen caecum bis zur tiefen, gelegentlich den Apex erreichenden Höhlung im Zahn.

Beispiele ihres Formenreichtums wurden in Band 1, S. 137 gebracht. Diese Höhlungen, die bei Abschluß der Zahnentwicklung in der Regel blind endigen, sind stets mit Schmelz ausgekleidet, weshalb man in der Vorröntgenära an die Umwachsung eines kleinen Zahnes durch einen großen gedacht hat und von Dens in dente sprach. Seit 1914 *(Hassel)* weiß man jedoch, daß es sich pathogenetisch um die Einstülpung (Invagination) des Schmelzorganes eines Einzelzahnes handelt und seit 1934 *(R. Kronfeld)*, daß der Einstülpung ein Faltungsprozeß zugrunde liegt. Er führt dazu, daß sich auch im Inneren des Zahnes ein Schmelzorgan mit zweiter Epithelscheide ausbildet und daß der innen gebildete Schmelz die Invaginationshöhle manschettenartig auskleidet. Das von den inneren Ameloblasten induzierte Dentin wird deshalb nach außen abgelagert. Es bildet schließlich einen dicken Zapfen, der die Pulpa des Zahnes so stark einengt, daß sie nur noch in dünner Schicht vorhanden ist und netzförmig atrophiert. Doch bleibt sie rings um den Zapfen erhalten, es kommt zu keiner Vereinigung der gegenüberliegenden Dentinschichten. Erstaunlicherweise hört die Schmelzproduktion des inneren Schmelzorgans in Höhe des Zahnhalses nicht auf, obwohl es vom gleichen Epithel abstammt wie das äußere, reguläre Schmelzorgan und die genetische Information der Ameloblasten gleich sein muß. Es ist deshalb anzunehmen, daß der physiologische Schmelz-Produktionsstopp in Zahnhalshöhe nicht

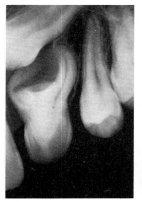 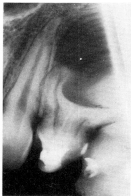 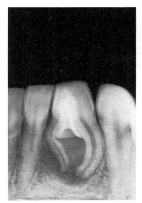 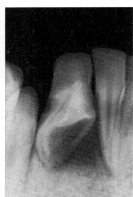

Abb. 93b Vier Beispiele solcher atypischen Verschmelzungen im Röntgenbild an oberen und unteren I2. Aus Ch. Schulze, 1972.

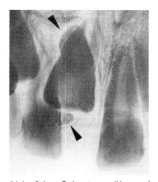

Abb. 94 Odontom über einem retinierten I1 (Pfeil unten). Gleichzeitig Mesiodens mit zur Nase gerichtetem Durchbruch (Pfeil oben).

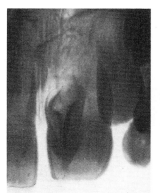 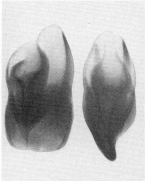

Abb. 95 Invaginationsmißbildung (Dens in dente) an einem oberen linken I1, an diesem Zahn höchst selten. Die offene Verbindung vom Foramen caecum zum sogenannten Pseudoforamen apicale (siehe Abbildung 96) hat zu einer primär akuten apikalen Parodontitis noch während des Zahndurchbruchs geführt.

nur genetisch determiniert ist, sondern auch eine milieuabhängige Komponente hat.

Invaginationsmißbildungen treten überwiegend an den oberen I2 und nur selten an den I1 auf (Abb. 95), von den Mesiodentes abgesehen, die besonders oft Invaginationshöhlen zeigen, manchmal zwei oder drei gleichzeitig. Diese Bevorzugung der I2 gegenüber den I1 scheint durch drei Besonderheiten gefördert zu werden: Die relativ geringe Breite der I2, die „Neigung", noch schmaler zu werden (vgl. S. 159ff.) und dabei zur Stiftform zu verkümmern, und die Fähigkeit, Schmelzrandleisten auszubilden. Dadurch wird die physiologische Faltungsneigung des Schmelzorgans

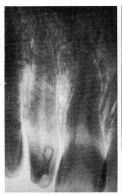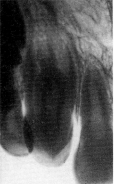

Abb. 96 Flache (links) und tiefe Invaginationshöhle (rechts) im Sinne einer Dens in dente-Bildung an zwei oberen I_2. Die stets mit Schmelz ausgekleidete Invaginationshöhle reicht u. U. bis zum Apex und bildet hier ein sogenanntes Pseudoforamen apicale. Verkümmerungserscheinungen der Zahnkrone und Randleistenbildungen fördern die Invaginationsneigung. Das im Zahninnern vorwachsende Schmelzorgan führt oft zur „Aufblähung" der Zahnwurzel beziehungsweise des ganzen Zahnes.
Aus Ch. Schulze und E. Brandt, 1972.

in Höhe des Tuberculum dentis gefördert (Abb. 96) und gleichzeitig der Eingang (Orificium) in die Invaginationshöhle zur Schneidekante hin verschoben (Ch. Schulze u. Mitarb., 1972).
Ätiologisch ist bezüglich der tiefen Invagination im Sinne eines Dens in dente wenig bekannt. Erbfaktoren könnten insofern eine Rolle spielen, als die Neigung zur Randleistenbildung – sie ist bei mongolischen Rassen physiologisch – und zur Verkümmerung der I_2-Krone auf ihnen beruht. Denn diese Verkümmerungen sind als Mikrosymptom einer letztlich auf Nichtanlage (Hypodontie) gerichteten genetischen Anlage aufzufassen (siehe S. 159ff.). Vermutlich ist das aber nicht das Entscheidende. Denn H. Grahnén u. Mitarb. (1959) fanden bei Familienangehörigen von 42 schwedischen Probanden, die ein Foramen caecum hatten, gleichartige Veränderungen in 34%, während der Populationsdurchschnitt bei 3% lag. Es könnte sich bei den exzessiven Formen im Sinne des Dens in dente deshalb um Extremvarianten des mit 3% nicht seltenen eigenständigen genetischen Merkmals „Foramen caecum" handeln. Dabei deuten die Expressivitäts- und Penetranzschwankungen eher auf Polygenie als auf ein dominantes autosomales Gen hin, das die Autoren als Ursache angenommen haben. Allerdings gibt es eine monogene, vermutlich durch ein dominantes autosomales Gen verursachte Variante. Dabei sind neben den I_2 auch die I_1 betroffen, und es treten außerdem übergroße, kegelförmig aufsteigende Tubercula an den I_1 sowie schalenartige Verformungen der I_2-Kronen auf (Abb. 97a und b).
Die klinische Bedeutung der Invagination ist groß. Selbst beim Foramen caecum als der häufigsten Form sind Verbindungskanäle zwischen Invaginationshöhle und Pulpa nicht auszuschließen. Diese Kanäle können ohne Karies zur plötzlich auftretenden Pulpitis, ja bei tiefer, zu einem Pseudoforamen apicale exaggerierter Invaginationshöhle zur primär akuten apikalen Ostitis mit aufsteigender Pulpitis führen.
Außerdem sind die betroffenen I_2 manchmal so vergrößert und verformt, daß sie schon deshalb entfernt werden müssen. Ob die Lücke dann kieferorthopädisch geschlossen oder zunächst offengehalten und später prothetisch geschlossen wird, hängt von der individuellen Gesamtsituation ab (siehe Band 2, S. 133ff.).

Die Einstellung der bleibenden Schneidezähne und ihre Störungen

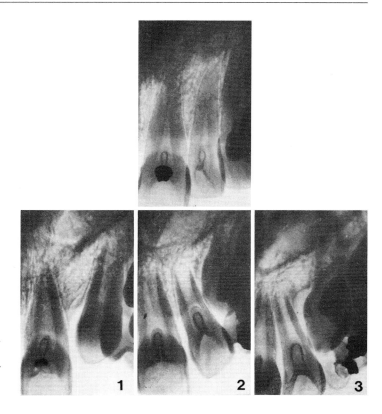

Abb. 97a Invagination aller I_1 und I_2 bei einem Vater (oben) und seinen drei Söhnen im Röntgenbild; nur linke Seite dargestellt. I_2 bei (1) wurde extrahiert.

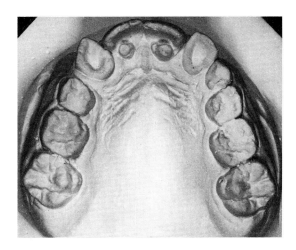

Abb. 97b Oberkiefermodell von (1) aus Abbildung 97a. Die I_1 zeigen ein kegelförmig aufsteigendes Tuberculum dentis, die I_2 eine schalenartige Verformung der ganzen Krone, vor allem rechts.

139

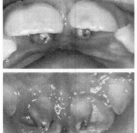
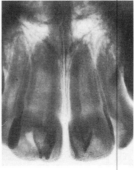

Abb. 98 Obere I₁ mit übergroßem Tuberculum dentis, 10jähriges Mädchen. Trotz eines kleinen Loches auf der Tuberculumspitze keine Invagination, wie aus der Röntgenaufnahme hervorgeht.

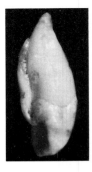

Abb. 99a Appendiziforme, palatinal angeordnete Wurzel an einem oberen I₁.

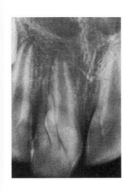

Abb. 99b Eine palatinal gelegene akzessorische Wurzel tritt röntgenologisch nur dann in Erscheinung, wenn sie aus dem Schatten der Hauptwurzel heraustritt. Beachte das ausgeprägte Tuberculum dentis am benachbarten I₁.

7. Abnorme Höcker und „margoide Differentiation"

Abnorme Höcker im oberen Schneidezahnbereich treten fast immer palatinal auf. Es kann sich um eine Abnormität im Randleistenbereich handeln oder um Vergrößerungen bzw. Vermehrungen des normalen Tuberculum dentis. Kegelförmige Überhöhungen, wie sie auf Abbildung 97 in Verbindung mit einer Invagination dargestellt worden sind, kommen isoliert höchst selten vor (Abb. 98). Daneben gibt es gelegentlich T- oder Y-förmige Kronenformen an den oberen I₂, die Th. de Jonge (1935) als margoide Differentiation bezeichnet hat. Er war überzeugt, daß es sich um gratartige Verbindungen der Schneidekante mit einem überhöhten Tuberculum dentis handelt. Das ist jedoch nicht der Fall, und zwar aus 3 Gründen: Einmal müßten diese Verformungen auch an den I₁ vorkommen; zum anderen bliebe unklar, weshalb auch die labiale Kronenfläche einbezogen wird, wodurch die typische Y-Form ja überhaupt erst entsteht; und drittens gibt es entsprechende Verformungen an den unteren Schneidezähnen, bei denen der akzessorische Kronenteil labial und nicht lingual aufsteigt (siehe Band 1, S. 138).

Es handelt sich somit um ein eigenständiges Merkmal, dessen Ätiologie nicht bekannt ist. Seine klinische Bedeutung liegt darin, daß inzisale Stufen nicht oder nur

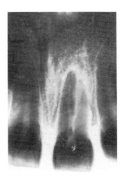

Abb. 100 Oberer I₁ mit mesial-distal angeordneter, röntgenologisch stets in Erscheinung tretender zweiter Wurzel. Sie bezieht den Zahnhals ein und hat zu einer marginalen Parodontitis mit ausgedehnter Knocheneinschmelzung geführt, die selbst die Apexregion mit einbezieht.
Beobachtung Dr. Ch. Bolstorff, Berlin.

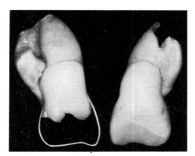 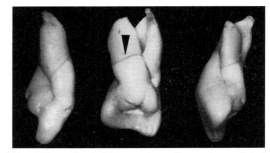

Abb. 101 Nierenartige Verformung und Verdrillung der beiden zweiwurzligen oberen I₁ bei einem 11jährigen Mädchen. Untere I₁, I₂ und C ebenso verformt (siehe Abbildung 102).
Links: Die oberen I₁ von labial. Die Krone des rechten I₁ ist als Folge von Therapieversuchen (Wurzelbehandlung) zum Teil zerstört. Die ehemalige Kontur wurde zeichnerisch „rekonstruiert".
Rechts: Der linke I₁ von mesial, palatinal und distal. Große Teile der Wurzeln sind von Schmelz bedeckt, besonders deutlich bei palatinaler Ansicht zu erkennen (Pfeil). Folge: Früh einsetzende marginale Parodontitis (siehe Abbildung 102). Aus Ch. Schulze, 1974.

schwer ausgeglichen werden können: Rigoroses Beschleifen führte zur Eröffnung der Pulpa.

Das gilt ebenso für die überhöhten Höcker, von denen vorher die Rede war. Man sollte deshalb mehrfach in größeren Abständen wenig abschleifen, um der Pulpa Zeit zur Ersatzdentinbildung zu lassen. In ausgeprägten Fällen kommt man um eine Devitalisation nicht herum.

8. Abnormitäten im Wurzelbereich mit kieferorthopädischer Bedeutung (Verdoppelung – Dens tortuosus – Sichelzahn)

Verdoppelungen der Wurzel kommen vor allem an den oberen I₁ vor, sind aber selten. Die Wurzeln können mesial-distal oder labial-palatinal angeordnet sein. Letztere sind zumeist appendiziforme Anhängsel an die Hauptwurzel (Abb. 99a und b). Diese Verdoppelungen haben keine praktische Bedeutung, es sei denn, sie bezögen die Zahnhalspartie mit ein. Dann entstehen dort leicht marginale Parodontopathien, die natürlich auch kieferorthopädisch von Bedeutung sind (Abb. 100).

Bei einer Sonderform von Wurzelverdoppelung liegt gleichzeitig eine nierenförmige Verformung und korkenzieherartige Drehung der Wurzeln umeinander vor. Das hat zu dem Namen Dens tortuosus geführt (Ch. Schulze, 1972). Wie aus Abbildung 101 hervorgeht, besteht außerdem

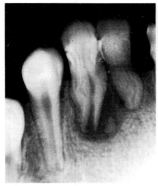 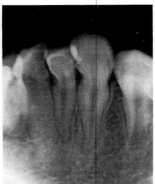

Abb. 102   *Dens tortuosus. Röntgenaufnahmen der 6 unteren Frontzähne mit zum Teil den Apex erreichender marginaler Parodontitis.*

eine Verlagerung der Schmelz-Zement-Grenze in Richtung Apex, der obere Teil der Wurzel ist also mit Schmelz bedeckt. Das hat ausgedehnte marginale Parodontopathien zur Folge, so daß die betroffenen Zähne zumeist früh extrahiert werden müssen (Abb. 102). Die Ätiologie dieser offenbar höchst seltenen Mißbildung ist unbekannt.

Häufiger und deshalb kieferorthopädisch bedeutsamer ist eine Verbiegung der Wurzel, die Dilazeration genannt wird und eine Sichelform des ganzen Zahnes zur Folge hat. Sie tritt immer nur an einem der beiden oberen I_1 auf und erreicht unterschiedliche Ausprägungsgrade (siehe Band 1, S. 135). Die Richtung, in der die Wurzel gegenüber der Krone abgebogen ist, ist stets vestibulär: Würde die Krone also korrekt im Zahnbogen stehen, müßte die Wurzelspitze ins Vestibulum ragen. Da das nicht möglich ist, pflegt die Wurzel korrekt zu stehen. Die Krone bricht dafür vestibulär, bei starker Knickung sogar nasenwärts durch (Abb. 103). Die kieferorthopädische Einstellung ist nur bei mäßigen Knickungsgraden möglich. Eine verbliebene Abknickung der Kronenachse kann u. U. prothetisch ausgeglichen werden (*H. Hehring* u. Mitarb., 1961). In der Regel müssen Sichelzähne jedoch entfernt werden. Je nach der Gesamtsituation werden die Lücken kieferorthopädisch geschlossen oder offengehalten und später prothetisch überbrückt (siehe Band 2, S. 133).

Was die Ätiologie anbelangt, so wird oft ein akutes Milchzahntrauma als Ursache angenommen. Der Name Dilazeration (Zerreißung), der auf *J. Tomes* (1858) zurückgehen soll, hat möglicherweise Schuld am Festhalten an dieser falschen Vorstellung – falsch aus folgenden Gründen:

a) Während Traumen, erkennbar etwa an mehr oder weniger deutlichen Frakturen der Zahnkrone, häufig sind und nach *G. Schützmansky* (1963) bei 18,9 % aller Sechsjährigen vorkommen, sind Sichelzähne selten. Wichtiger ist, daß Traumen oft mehrere Milchschneidezähne in Mitleidenschaft ziehen, während Sichelzähne immer nur an einem der beiden oberen I_1 beobachtet werden.

b) Da sich die I_1-Keime palatinal von den i_1, später über ihnen entwickeln, müßte der bis dahin mineralisierte Teil ihrer Krone bei einem mit Luxation einhergehenden Trauma von den i_1 nach palatinal gedrängt werden. Die Biegung der Krone gegenüber der Wurzel würde also gerade in entgegengesetzter Richtung erfolgen, als es tatsächlich der Fall ist.

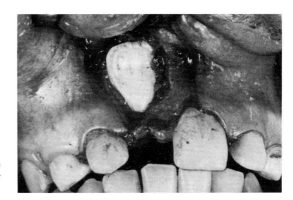

Abb. 103 *Kuhhornartig gebogener („dilazerierter") oberer I_1, operativ freigelegt. Die Schneidekante zeigt zur Nase, die palatinale Kronenfläche nach vorn.*

c) Da die Krone dilazerierter I_1 immer unversehrt und wohlgeformt ist und die Abknickung stets erst am Zahnhals beginnt, müßte das angeschuldigte Trauma immer erst dann erfolgt sein, wenn die Krone ihr Wachstum beendet hat und der Zahn kurz vor dem Durchbruch steht. Dann aber sind die i_1 schon weitgehend resorbiert und gelockert; selbst ein kleiner Stoß oder Fall würde sie zum Ausfall bringen. Sie könnten die angeschuldigte „Leistung" also kaum noch erbringen.

d) Bei einem akuten Trauma müßten die Folgen am I_1 an einer abrupten Änderung der Verlaufsrichtung der Dentinkanälchen zeitlebens erkennbar bleiben. Tatsächlich sieht man aber nur allmählich erfolgende Richtungsänderungen, die der absatz- und stufenlosen Biegung der Wurzel völlig entsprechen (Abb. 104).

So wundert es nicht, daß *G. Watzek* u. Mitarb. (1976) bei 77 nachuntersuchten Kindern nie eine Dilazeration als Folge des zwischen dem 1. und 6. Lebensjahr erlittenen Trauma gefunden haben. *W. Meyer* (1958) hat deshalb folgende Hypothese aufgestellt: Bei Durchbruchsbeginn wird der I_1 am Zahnsäckchen durch Verwachsung fixiert. Die zum Durchbruch nötige Energie reicht zwar aus, die Durchbruchsbewegung in Gang zu setzen, nicht aber, die Fixation zu lösen. So wird die Krone durch das Wurzelwachstum langsam um diesen Fixpunkt gedreht und bricht vestibulär, ja nasenwärts durch, wobei die palatinale Seite nach vorn zeigt.

Alle morphologischen Besonderheiten geknickter Zähne stimmen mit dieser Hypothese überein. Man könnte ihre Ätiologie für geklärt halten, wenn die „Fixation" nicht hypothetisch bliebe. *Meyer* vermutete, daß sie von einer apikalen Parodontitis am pulpentoten i_1 herrühre, wobei Karies oder Trauma gleichermaßen Schuld am Pulpentod gehabt haben könnten. In einer produktiven Phase der zunächst rarefizierenden periapikalen Ostitis sei es zur Verwachsung zwischen der bindegewebigen Kapsel des sogenannten Granuloms mit dem Zahnsäckchen gekommen. Diese Verwachsung bleibe bis zum Beginn des Zahnwechsels – je nach Termin des Pulpentodes also 1, 2 oder mehr Jahre lang – folgenlos und mache sich erst beim Durchbruch des I_1 im Sinne der geschilderten Verformung bemerkbar. Diese Verwachsungstheorie krankt jedoch daran, daß es kein Analogon im Bereich anderer Zähne gibt. Pulpentote Zähne pflegen regelrecht resorbiert zu werden, und vorhandene apikale Parodontopathien verschwinden beim Zahnwechsel folgenlos. Auch bietet sie

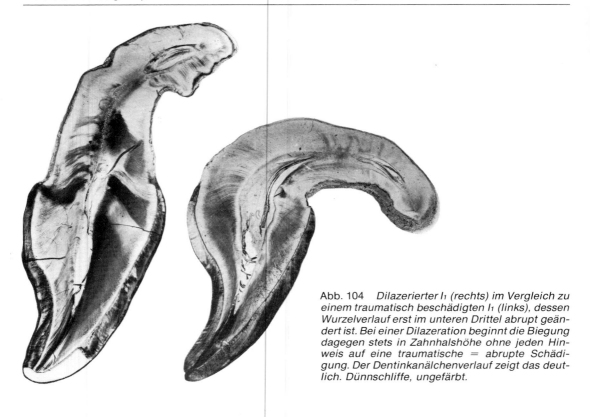

Abb. 104 Dilazerierter I₁ (rechts) im Vergleich zu einem traumatisch beschädigten I₁ (links), dessen Wurzelverlauf erst im unteren Drittel abrupt geändert ist. Bei einer Dilazeration beginnt die Biegung dagegen stets in Zahnhalshöhe ohne jeden Hinweis auf eine traumatische = abrupte Schädigung. Der Dentinkanälchenverlauf zeigt das deutlich. Dünnschliffe, ungefärbt.

keine Erklärung dafür, daß immer nur einzelne obere I₁ betroffen werden.
H. *Mathis* (1935) hat deshalb von einem „Vitium primae formationis" gesprochen; er meinte damit eine anlagebedingte Störung unbekannter Ätiologie. Er lehnte also eine mechanische Entstehungsursache ab und stützte sich dabei auf einen Zufallsbefund bei einem sechs Monate alten Fetus. Dieser Fetus hatte einen unteren i₁, der eine fast rechtwinklige, offensichtlich idiopathische Abknickung der *Hertwig*schen Epithelscheide gegenüber der Krone aufwies – im Gegensatz zur Dilazeration oberer I₁ jedoch über die linguale und nicht die vestibuläre Kronenfläche. Die beiden Knickungen haben also nichts miteinander zu tun, man kann von der einen nicht auf die andere schließen. Trotzdem ist die Annahme eines Vitium primae formationis auch für dilazerierte obere I₁ so lange nicht von der Hand zu weisen, wie die *Meyer*sche Verwachsungshypothese nicht bewiesen oder widerlegt ist.

9. Nichtanlage und Verkümmerung zur Stiftform

Es sind im Oberkiefer in der Regel die I₂ und im Unterkiefer die I₁, die ein- oder doppelseitig nicht angelegt oder bis zur Stiftform verkümmert sind. Beides ist Ausdruck einer Entwicklungsschwäche bleibender

Zähne, die sich vor allem an den M_3 und den P_2 äußert und als Hypodontie bezeichnet wird. Ich gehe deshalb zusammenhängend erst ab Seite 159 ff. näher darauf ein.

10. Unterminierende Resorption der c durch I_2

Genauso, wie gelegentlich die oberen m_2 durch unterminierende Resorption von seiten der M_1 vorzeitig verlorengehen, können die c – und zwar im Ober- wie im Unterkiefer – durch unterminierende Resorption von seiten der I_2 verlorengehen. Das geschieht bei übergroßen Schneidezähnen, wenn die Breitenentwicklung des Zahnbogens damit nicht Schritt hält oder bei nach distal gerichteter Keimlage der I_2. Manchmal werden die c nur anresorbiert. Man sieht dann im Röntgenbild ovale Aufhellungen an ihrer mesialen Wurzelseite, Markierungen also, die die Bewegungsbahn der I_2 während ihres Durchbruchs festhalten (siehe Band 2, S. 108). Bei frühem Verlust der c wird der Platz für die später durchbrechenden C oft so sehr eingeengt, daß eine Serienextraktion erforderlich wird (siehe Band 2, S. 129).

5. Kapitel
Die zweite Wechselgebißperiode und die in ihr auftretenden Störungen

1. Einführung

Die zweite Wechselgebißperiode schließt die Einstellung der M_2 ein. Sie beginnt durchschnittlich mit 9,5 und endet mit 12,5 Jahren. Wiederum lassen sich 3 Phasen unterscheiden, in denen die Durchbruchstermine der für jede Phase typischen Zähne relativ dicht beieinanderliegen und deshalb untereinander stärker variieren als zwischen Zähnen verschiedener Phasen. In der 1. Phase (9,5 Jahre) wechseln die oberen P_1 und die unteren C und P_1. In der 2. Phase (11 Jahre) brechen die oberen C und P_2 zusammen mit den unteren P_2 und M_2 durch und in der 3. Phase schließlich die oberen M_2 (12,5 Jahre). Es gibt übrigens Hinweise dafür, daß noch bis in die Steinzeit, ja bis ins Mittelalter hinein der Durchbruch der M_2 vor dem Wechsel der Milchmolaren erfolgte – so wie es bei Pongiden heute noch der Fall ist (*A. A. Dahlberg*, 1953). Der Nutzen für die Zerkleinerung der Nahrung, speziell in Notzeiten, liegt auf der Hand.

Die zeitliche Variabilität ist auch in der zweiten Wechselgebißperiode groß. Frühzahnende Mädchen können zum Beispiel bereits bei Vollendung des 8. Lebensjahres mit dem Wechsel beginnen, spätzahnende Knaben u. U. erst mit 13 Jahren (siehe Tabelle VI, Band 1, S. 50). Erst jenseits dieser Grenzen wird von Dentitio praecox bzw. tarda gesprochen.

Neben der individuellen ist eine geschlechtsspezifische Abhängigkeit zu erkennen, wesentlich deutlicher als zur Zeit der ersten Wechselgebißperiode. Mädchen wechseln früher als Knaben, was nicht Wunder nimmt, wenn man an die insgesamt frühere Reifung der Mädchen denkt. Dieser Reifungsunterschied äußert sich im Körperlängenwachstum zur Zeit der Pubertät besonders deutlich. Erreicht er doch als sogenannter Pubertätsschub bei Mädchen sein Maximum bereits zwischen 12 und 13 Jahren, bei Knaben dagegen erst zwischen 14 und 15 Jahren; er differiert also um 2 Jahre.

Auffallenderweise ist der Geschlechtsunterschied beim Zahnwechsel schon vor dem Pubertätsschub, nämlich mit 11,5 Jahren am größten. Zu dieser Zeit haben Knaben im Durchschnitt erst 19,9, Mädchen dagegen schon 22,3 Zähne (*P. Adler*, 1959). Auffallend ist auch, daß der weibliche „Beschleunigungsfaktor" die Zähne ein- und desselben Gebisses ungleich stark beeinflußt. Unter Zugrundelegung von Durchschnittswerten, die *P. Adler* (1959) zusammengestellt hat und die für verschiedene ethnische Gruppen relativ konstant zu sein scheinen, besteht die größte Geschlechtsdifferenz bei den unteren C (0,95 Jahre). Es folgen die oberen C (0,67), die unteren P_1 (0,54) und die oberen I_2 (0,41). Am geringsten ist der zeitliche Vorsprung der Mädchen bei den I_1 (0,29) und den M_1 (0,16). Gründe für diese Unterschiede sind nicht bekannt. Doch zeigt sich erneut, daß die Gebißentwicklung im Rahmen der Gesamtentwicklung durchaus eigenständigen Charakter hat.

2. Normaler Ablauf des Zahnwechsels in der Stützzone

a) Der Breitenunterschied zwischen Milch- und bleibenden Zähnen, die Durchbruchsreihenfolge und die sekundär richtige Einstellung der M_1

Als Stützzone werden die Zahnbogensegmente zwischen der distalen Kante der I_2 und der mesialen Kante der M_1 bezeichnet. Sie wird also von den c, m_1 und m_2 gebildet und hat die Aufgabe, in vertikaler Richtung die Kaufunktion zur Zeit der 1. Wechselgebißperiode aufrechtzuerhalten und in sagittaler Richtung die ungestörte Entwicklung und Einstellung der C, P_1 und P_2 zu gewährleisten. Bei ungestörter Entwicklung wird diese Aufgabe leicht gemeistert. Denn anders als im Schneidezahnabschnitt ist die Breitensumme der Milchzähne größer als die ihrer Ersatzzähne. Da jedoch die individuellen Unterschiede in der Breitensumme der Milch- und Ersatzzähne groß sind, so daß beim Zahnwechsel zum Teil viel, zum Teil wenig Platz gewonnen wird, und da der beim Wechsel auftretende Platzüberschuß auch noch dazu benutzt werden kann, bis dahin unkorrekt verzahnte M_1 in eine neutrale Position zu bringen, nimmt die Frage nach dem im Einzelfall vorliegenden Breitenunterschied in der Kieferorthopädie einen hohen Stellenwert ein. Man spricht von **Stützzonenanalyse**. Dabei soll zunächst die Frage nach den durchschnittlichen Breitenunterschieden der Einzelzähne besprochen werden, bevor der gesamte Platzgewinn und die Platzverteilung im Ober- und Unterkiefer zur Sprache kommen.

Aus Tabelle XIV sind die von drei Autoren angegebenen Differenzen zwischen der durchschnittlichen Breite der c, m_1 und m_2 und ihrer Ersatzzähne C, P_1 und P_2 abzule-

Tabelle XIV Durchschnittliche Breitenunterschiede der Milch- und bleibenden Zähne im Stützzonenbereich, getrennt nach Oberkiefer (OK) und Unterkiefer (UK). Die von Moorrees und Miethke für Knaben und Mädchen getrennt angegebenen Werte wurden zusammengefaßt. m = arithmetischer Mittelwert, (+) = Ersatzzahn breiter, (−) Ersatzzahn schmaler als zugehöriger Milchzahn.

		Korkhaus 1939	Moorrees 1957	Miethke 1972	m
$\frac{c}{C}$	OK	+0,98	+0,97	+1,3	+1,08
	UK	+1,05	+0,88	+1,19	+1,04
$\frac{m_1}{P_1}$	OK	−0,13	−0,11	+0,25	±0
	UK	−0,75	−0,75	−0,45	−0,65
$\frac{m_2}{P_2}$	OK	−2,52	−2,24	−1,94	−2,2
	UK	−2,75	−2,58	−2,45	−2,6

sen. Geschlechtsunterschiede blieben dabei unberücksichtigt. Die Zahlen differieren etwas, wofür Meßungenauigkeiten und populationsspezifische Unterschiede verantwortlich sein dürften. Insgesamt gesehen ist das Ergebnis jedoch gleichartig: Die C gebrauchen durchschnittlich zur Zeit des Durchbruchs gut 1 mm mehr Platz, als ihnen die c bieten; die P_1 kommen im Oberkiefer mit dem zur Verfügung stehenden Platz aus und lassen im Unterkiefer sogar 0,6 bis 0,7 mm Platz übrig; und die P_2 schließlich hinterlassen viel Platz, im Unterkiefer mit 2,6 mm etwa 0,4 mm mehr als im Oberkiefer mit 2,2 mm. Zwischen Mädchen und Knaben bestehen teils kleinere, teils größere Unterschiede.

Erst wenn man sich an die Verschiedenheiten der Durchbruchsreihenfolge im Ober- und Unterkiefer erinnert, bekommen diese mittleren Breitenunterschiede ihre volle Bedeutung. Denn die in der 1. Phase der 2. Wechselgebißperiode etwa gleichzeitig durchbrechenden unteren C und P_1 finden im großen und ganzen ihren Platz, weil der von den C mehr geforderte Platz zum größten Teil von den m_1 zur Verfügung gestellt wird; und die oberen P_1 haben natürlich gar keine Einstellungsschwierigkeiten, weil ihre Vorgänger praktisch genauso breit sind wie sie selbst.

Was die 2. Phase der 2. Wechselgebißperiode anbelangt, so benötigen die oberen C zur korrekten Einstellung 1,1 mm zusätzlichen Platz. Da trifft es sich gut, daß die oberen P_2 etwa gleichzeitig mit den C wechseln, denn sie können genügend Platz abgeben. Mit anderen Worten: Die durchbrechenden C verschaffen sich ihren Platz durch Retrusion der P_1. Nur der dann noch übrigbleibende Platz (etwa 1 mm) kann von distal her, d. h. von den M_1 besetzt werden. Da die oberen M_2 als die „Motoren" der M_1-Protrusion erst in der 3. Phase der 2. Wechselgebißperiode durchbrechen, ist die Gefahr gering, daß die M_1 eher als die P_1 den beim Ausfall der m_2 zur Verfügung gestellten Platz verbrauchen.

Schließlich noch die Verhältnisse im Unterkiefer; hier brechen P_2 und M_2 etwa gleichzeitig durch, so daß der ganze Platzüberschuß beim Wechsel der m_2 (2,6 mm) schnell und vollständig von den M_1 besetzt werden kann. Die M_1 finden also Gelegenheit, zu protrudieren und sich korrekt zu ihren Antagonisten einzustellen, falls sie bis dahin im singulären Antagonismus gestanden haben sollten. Man spricht deshalb von der sekundär richtigen Einstellung der M_1 zur Zeit der 2. Wechselgebißperiode. Das ist nicht etwa so zu verstehen, als wenn bis dahin Distalbiß bestanden hätte: Die M_1 geraten nur nachträglich in eine Position, in der Eckzähne und erste Prämolaren schon standen. Bei primär korrekter Stellung der M_1 kann deshalb durch den gleichen Mechanismus eine mehr oder weniger deutliche mesiale Verzahnung der M_1 zustandekommen. Tatsächlich findet das gelegentlich statt, ohne daß von Mesialbiß gesprochen werden dürfte. Denn P_1 und P_2 sind ja korrekt verzahnt (siehe Band 1, S. 87).

Diese Darstellung ist schematisiert und findet exakt in dieser Weise vielleicht nie statt. Doch fördert sie das Verständnis für die Komplexität der mit dem Zahnwechsel zusammenhängenden Vorgänge, die sich aus den Breitenunterschieden zwischen den Milch- und Ersatzzähnen einerseits sowie den Zeitunterschieden beim Wechsel der oberen und unteren Zähne andererseits ergeben. Obwohl die durchschnittliche Gesamtdifferenz zwischen Platzangebot von seiten der drei Milchzähne und Platzbedarf von seiten ihrer Ersatzzähne gering ist – sie beträgt nach *R.-R. Miethke* (1972) im Oberkiefer 0,2 mm (Knaben) bis 0,5 mm (Mädchen) und im Unterkiefer 1,4 bis 2,0 mm –, sind die geschilderten weitgehenden Effekte für die antagonistische Stellung der M_1 möglich. In Wirklichkeit liegen die Dinge auch deshalb komplizierter, weil die Ausgangssituation von Fall zu Fall verschieden ist. Davon soll im folgenden die Rede sein.

Wie im Schneidezahnabschnitt (siehe S. 125 ff.) streuen auch im Stützzonenbereich die Zahnbreiten der Milch- und bleibenden Zähne erheblich um den Mittelwert, von dem bisher ausschließlich die Rede war. So fand *R.-R. Miethke* (1972) für die oberen c bei einem Mittelwert von 6,49 mm Extremwerte von 5,42 bis 7,64 mm und für die Nachfolger (C) bei einem Mittelwert von 7,78 mm Extremwerte von 6,37 bis 9,55 mm. Die Abweichungen vom Mittelwert werden bei einem Merkmal mit Normalverteilung, wie es die Zahnbreite darstellt, bekanntlich durch die sog. Standardabweichung als Meßzahl für die Streuung (Varianz) zum Ausdruck gebracht. Indem man sie zum Mittelwert addiert bzw. von ihm subtrahiert, werden $2/3$ (66%) aller Beobachtungen erfaßt. Legt man die doppelte Standardabweichung zugrunde, werden etwa 96% aller Beobachtungen gedeckt. Man sollte bei Benutzung der Mittelwerte deshalb mindestens die einfache Standardabweichung berücksichtigen.

Wie bei den Eckzähnen, so ist die Varianz auch zwischen den Milchmolaren und ihren Ersatzzähnen P_1 und P_2 groß. Man geht deshalb nicht fehl in der Annahme, daß im Stützzonenbereich nur eine schwache bis mittelgroße Korrelation zwischen der Breite der lactealen und permanenten Dentition besteht. Mit anderen Worten: Man kann aus der Breite der Milchzähne eines Kindes nicht sicher genug auf die Breite seiner Ersatzzähne schließen und auf diese Weise prüfen, ob die am Modell gemessene Stützzone später für die Ersatzzähne groß genug sein wird (siehe Tab. XVI).

Eine weitere Frage ist es, ob zwischen der Breite der bleibenden Schneidezähne (SI) einerseits und der Breite der in der Stützzone (ST) durchbrechenden Eckzähne und Prämolaren (SST) andererseits eine Korrelation besteht, die so eng ist, daß aus SI mit hinreichender Genauigkeit auf SST geschlossen werden könnte. Nach allem bisher Gesagten ist das natürlich unwahrscheinlich (s. u.). Nur im Durchschnitt werden Kinder mit breiten Schneidezähnen auch breite Eckzähne und Prämolaren haben und umgekehrt. Eine korrelationsstatistische Analyse dieser Art stammt von *R.-R. Miethke.* Die Berechnung geht aus Tabelle XV hervor; auf die Methodik gehe ich erst auf Seite 152 ein.

b) Die Stützzonenanalyse

1. Zugrundelegung von Mittelwerten

Zumeist werden zur Beurteilung der Frage, ob die C, P_1 und P_2 während des Durchbruches genügend Platz finden werden, Mittelwerte benutzt. Man mißt die vier Stützzonen und prüft, ob sie im Oberkiefer mindestens 21,9 mm und im Unterkiefer 21,5 mm groß sind. Diese Zahlen ergeben sich aus den von fünf Autoren angegebenen mittleren Zahnbreiten für C, P_1 und P_2 im Ober- und Unterkiefer (Tab. XVI und XVII). Dann reicht der Platz zur Einordnung in einem relativ hohen Teil der Fälle auch aus, vor allem dann, wenn man auch für

Tabelle XV Korrelationsstatistische Berechnung der Beitensumme von C, P_1 und P_2 (SST) aus der Breitensumme von I_1 und I_2 (SI), getrennt nach Oberkiefer (OK) und Unterkiefer (UK). Der Korrelationskoeffizient (r) ist schwach bis mittelhoch.

SST im OK = $0{,}36 \cdot SI_{OK} + 10{,}2$ n = 78   r = 0,62

SST im UK = $0{,}5 \cdot SI_{UK} + 9{,}8$ n = 95   r = 0,54

Aus *R.-R. Miethke,* 1972

Mädchen im Oberkiefer auf 22 mm und im Unterkiefer auf 21,5 mm aufrundet, wie das üblicherweise geschieht. Überschüssiger Platz, den man zur Einordnung engstehender Schneidezähne oder zur Korrektur der M_1-Stellung ausnutzen könnte, bleibt da natürlich nicht übrig, allenfalls bei unterdurchschnittlichen Ersatzzahnbreiten. Diese unterdurchschnittlichen Zahnbreiten spielen bei der Stützzonenanalyse im übrigen eine untergeordnete Rolle, weil sich Restlücken im Seitenzahnbereich durch Protrusion der Molaren spontan auszugleichen pflegen.

Die Ungewißheit über den tatsächlichen Platzbedarf der Eckzähne und Prämolaren bei einem bestimmten Kind hat zur Erarbeitung von Verfahren geführt, die diesen Mangel beheben sollen. Korrelationsstatistische Analysen, Messungen an intraoralen Röntgenbildern und Kombinationen beider Verfahren sind dazu angewandt worden.

2. Korrelationsstatistische Berechnungen

Wie schon betont, besteht sowohl zwischen der Breite der einzelnen c, m_1 und m_2 und der Breite ihrer Ersatzzähne eine positive, wenn auch relativ schwache Korrelation, als auch zwischen der Breite der bleibenden Schneidezähne und der Breite der C, P_1 und P_2. Beides ist rechnerisch genutzt worden. Auch eine Berechnung der Breitensumme von C, P_1 und P_2 zusammen (SST) aus der gemessenen Breite ihrer Vorgänger (Sst) ist durchgeführt worden, zum Beispiel von *R.-R. Miethke* (1972).

Tabelle XVI Durchschnittliche Breite und Breitensumme der oberen C, P_1 und P_2 (SST) nach den Angaben von 5 Autoren. Auch im Stützzonenbereich haben Männer (□) etwas breitere Zähne als Frauen (○). Unter SST ist nur die Breitensumme der C, P_1 und P_2 einer Seite aufgeführt.

Autor Jahr	C		P_1		P_2		SST (einseitig)	
	□	○	□	○	□	○	□	○
Seipel 1946	8,10	7,73	7,18	7,04	6,97	6,85	22,3	21,0
Moorrees 1957	8,03	7,67	7,15	6,96	6,65	6,61	21,8	21,2
Stähle 1958	7,99	7,80	7,11	7,03	6,84	6,83	21,9	21,7
Garn u. Mitarb. 1964	7,93	7,47	7,16	6,91	6,84	6,62	21,9	21,0
Miethke 1972	7,98	7,58	7,07	6,78	6,79	6,56	21,8	20,9
m	8,0	7,7	7,1	6,9	6,8	6,7	21,9	21,1

Tabelle XVII Durchschittliche Breite und Breitensumme der unteren C, P_1 und P_2 (SST) nach den Angaben von 5 Autoren. Männer (□) haben etwas breitere Zähne als Frauen (○). Unter SST ist die Breitensumme der C, P_1 und P_2 einer Seite aufgeführt.

Autor Jahr	C		P_1		P_2		SST (einseitig)	
	□	○	□	○	□	○	□	○
Seipel 1946	7,12	6,69	7,27	7,16	7,41	7,21	21,8	21,1
Moorrees 1957	7,20	6,71	7,01	6,85	7,17	7,02	21,4	20,6
Stähle 1958	7,05	6,73	7,26	7,13	7,31	7,25	21,6	21,1
Garn u. Mitarb. 1964	7,00	6,58	7,27	7,00	7,26	7,03	21,5	20,6
Miethke 1972	7,00	6,41	7,19	6,82	7,21	6,91	21,4	20,1
m	7,1	6,6	7,2	7,0	7,3	7,1	21,5	20,7

Voraussetzung ist, daß mindestens in einem oberen und einem unteren Gebißquadranten alle drei Milchzähne vorhanden und breitenmäßig unversehrt sind. Denn wie sich aus Untersuchungen an völlig unversehrten Modellen ergab, besteht zwischen linker und rechter Gebißseite eine weitgehende Übereinstimmung der Zahnbreiten. Selbst zwischen den Zähnen des Unter- und Oberkiefers ist die Korrelation so hoch (r = 0,88), daß man sich mit einem einzigen intakten Quadranten zufriedengeben könnte.

Die Korrelationskoeffizienten für jeden einzelnen

Milchzahn und seinen Ersatzzahn lagen zwischen +0,39 und +0,60, waren also niedrig bis mittelgroß; bei völliger Übereinstimmung ergibt sich bekanntlich ein Wert von +1,0. Anschließend wurden die Gleichungen der Regressionsgeraden berechnet, wobei eine lineare Regressionsgerade von y (Breite des bleibenden Zahnes) auf x (Breite des Milchzahnes) errechnet wurde, weil sie die Extremwerte besser erfaßt als die übliche Regressionsgerade, die durch den Schnittpunkt von Abszisse und Ordinate läuft. Auf diese Weise wurde die Breitenrelation zwischen den einzelnen Milchzähnen und ihren Ersatzzähnen berechnet. Für einen noch nicht durchgebrochenen oberen C zum Beispiel ergab sich dessen voraussichtliche Breite aus dem mit 0,6 multiplizierten Meßwert des c plus 4,0 mm. Der Meßwert des c stellt also einen Individualitätsfaktor dar.

Praktisch bedeutungsvoller dürfte die Breitenrelation zwischen den Stützzahngruppen als Ganzes sein, zumal sie zuverlässiger ist als die zwischen den einzelnen Milchzähnen und ihren Ersatzzähnen. Denn die Korrelationskoeffizienten liegen hier zwischen +0,63 und +0,65 statt zwischen 0,39 und 0,60. Für die oberen C, P_1 und P_2 ergibt sich zum Beispiel gemäß Tabelle XVIII die zu erwartende Gesamtbreite (SST) aus dem mit 0,65 multiplizierten Meßwert der oberen c, m_1 und m_2 (Sst) plus 7,0 mm.

Untersuchungen nach dem gleichen Prinzip sind auch früher schon von verschiedenen Autoren wie *E. H. Hixon* und Mitarb. (1956), *R. E. Moyers* (1963) und *C. F. A. Moorrees* u. Mitarb. (1957, 1968) durchgeführt worden. Viel benutzt wird die von *Moyers* errechnete Tabelle (probability-chart), bei der, wie schon 1947 von *M. L. Ballard* empfohlen, die Summe der unteren Incisivi für beide Stützzonen zugrundegelegt wird (Tab. XIX). Beträgt die untere SI zum Beispiel 22,0 mm, reichen in 95% der Fälle Stützzonen von 22,9 mm Länge zur korrekten Einstellung der oberen C, P_1 und P_2 aus. Stützzonen von 19,9 mm dagegen würden nur noch bei 5% ausreichen. Man erkennt also, wie zweckmäßig es ist, statt einfach nur Mittelwerte zu benutzen, einen „Individualitätsfaktor" zu

Tabelle XVIII Korrelationsstatistische Berechnung der Breitensumme von C, P_1 und P_2 (SST) aus der Breitensumme ihrer Milchzähne c, m_1 und m_2 (Sst), getrennt nach Oberkiefer (OK) und Unterkiefer (UK). Der Korrelationskoeffizient (r) ist schwach bis mittelhoch.

SST im OK = $0{,}65 \cdot Sst_{OK} + 7{,}0$ n = 61 r = 0,65

SST im UK = $0{,}65 \cdot Sst_{UK} + 6{,}5$ n = 64 r = 0,63

Aus *R.-R. Miethke*, 1972

berücksichtigen, in diesem Fall die Summe der unteren Incisivi.

Moyers hat empfohlen, bei Benutzung seiner Tabelle nicht das 50%-, sondern das 75%-Niveau zugrunde zu legen. Selbst dann bleiben natürlich noch 25% übrig, bei denen der tatsächliche Platzbedarf vom prognostizierten abweichen kann. Um den individuellen Verhältnissen noch besser Rechnung zu tragen, sind deshalb Messungen an intraoralen Röntgenaufnahmen empfohlen worden. Ich gehe nur kurz auf sie ein. Denn sie setzen orthoradial aufgenommene intraorale Röntgenaufnahmen und zum Teil standardisierte Kopf- und Röntgenröhreneinstellungen voraus – also neben der Erhöhung der Strahlenbelastung ein hoher technischer und zeitlicher Aufwand, der möglicherweise in keinem rechten Verhältnis zum Nutzen mehr steht (s. u.).

3. Messungen an intraoralen Röntgenaufnahmen

Sie wurden erstmals von *H. N. Nance* (1947) durchgeführt. Er maß wegen der projektionsbedingten Schwierigkeiten, die oberen C, P_1 und P_2 im Röntgenbild unverzerrt darzustellen, ihre Antagonisten und legte ihre Meßwerte auch für die Oberkieferzähne zugrunde. Doch lassen sich auf diese Weise Verzeichnungen und damit falsche Ergebnisse auch nicht vermeiden, vor allem im Eckzahnbereich. Man ist deshalb dazu übergegangen, nur die Breite

Tabelle XIX   Wahrscheinlichkeits-Tabelle (probability-chart) von R. E. Moyers (1963) auf Grund korrelationsstatistischer Berechnungen. Maßgeblich für die Benutzung ist auch für den Oberkiefer die im Unterkiefer des Patienten gemessene SI. Empfohlen wird, das 75%-Niveau zugrunde zu legen.

1. Oberkiefer

SI_{UK} =	19,5	20,0	20,5	21,0	21,5	22,0	22,5	23,0	23,5	24,0	24,5	25,0
95%	21,6	21,8	22,1	22,4	22,7	22,9	23,2	23,5	23,8	24,0	24,3	24,6
85%	21,0	21,3	21,5	21,8	22,1	22,4	22,6	22,9	23,2	23,5	23,7	24,0
75%	20,6	20,9	21,2	21,5	21,8	22,0	22,3	22,6	22,9	23,1	23,4	23,7
65%	20,4	20,6	20,9	21,2	21,5	21,8	22,0	22,3	22,6	22,8	23,1	23,4
50%	20,0	20,3	20,6	20,8	21,1	21,4	21,7	21,9	22,2	22,5	22,8	23,0
35%	19,6	19,9	20,2	20,5	20,8	21,0	21,3	21,6	21,9	22,1	22,4	22,7
25%	19,4	19,7	19,9	20,2	20,5	20,8	21,0	21,0	21,6	21,9	22,1	22,4
15%	19,0	19,3	19,6	19,9	20,2	20,4	20,7	21,0	21,3	21,5	21,8	22,1
5%	18,5	18,8	19,0	19,3	19,6	19,9	20,1	20,4	20,7	21,0	21,2	21,5

2. Unterkiefer

SI_{UK} =	19,5	20,0	20,5	21,0	21,5	22,0	22,5	23,0	23,5	24,0	24,5	25,0
95%	21,1	21,4	21,7	22,0	22,3	22,6	22,9	23,2	23,5	23,8	24,1	24,4
85%	20,5	20,8	21,1	21,4	21,7	22,0	22,3	22,6	22,9	23,2	23,5	23,8
75%	20,1	20,4	20,7	21,0	21,3	21,6	21,9	22,2	22,5	22,8	23,1	23,4
65%	19,8	20,1	20,4	20,7	21,0	21,3	21,6	21,9	22,2	22,5	22,8	23,1
50%	19,4	19,7	20,0	20,3	20,6	20,9	21,2	21,5	21,8	22,1	22,4	22,7
35%	19,0	19,3	19,6	19,9	20,2	20,5	20,8	21,1	21,4	21,7	22,0	22,3
25%	18,7	19,0	19,3	19,6	19,9	20,2	20,5	20,8	21,1	21,4	21,7	22,0
15%	18,4	18,7	19,0	19,3	19,6	19,8	20,0	20,4	20,7	21,0	21,3	21,6
5%	17,7	18,0	18,3	18,6	18,9	19,2	19,5	19,8	20,1	20,4	20,7	21,0

Aus P. Herren, 1972

der P1 und P2 zu messen, die Breite der C aber durch korrelationsstatistische Verfahren zu errechnen.

4. Messungen an intraoralen Röntgenaufnahmen in Kombination mit korrelationsstatistischen Berechnungen

Ein solches Verfahren ist von H. Stähle (1958) angegeben worden (Abb. 105). Die unvermeidlichen projektionsbedingten Vergrößerungen der P1 und P2 wollte er im Oberkiefer durch Abzug von 0,5 mm pro Zahn, im Unterkiefer von 0,6 mm korrigiert wissen. Die Bestimmung der C-Breite wurde aus dem durchschnittlichen Breitenverhältnis der C zu den I1 ermittelt, wie es von C. M. Seipel (1946) korrelationsstatistisch ermittelt worden ist. Danach ist der obere C durchschnittlich 1/10 schmaler als der obere I1 und der untere C 5/4 breiter als der untere I1. Auf diese Weise scheint eine relativ hohe Genauigkeit erreicht zu werden, wie Überprüfung der prognostizierten Zahnbreiten mit den später gemessenen ergab (r = +0,77 bis +0,91).

Weitere Verbesserungen sind von P. Herren u. Mitarb. 1970 und U. Gebauer u. Mitarb. 1972 erreicht worden. Durch Benutzung eines auf 30 cm verlängerten Tubus an der Röntgenröhre wurde die projektionsbedingte Verzeichnung auf 0,2 mm verringert. Vor allem aber wurden die Aufnahmebedingungen verbessert, indem

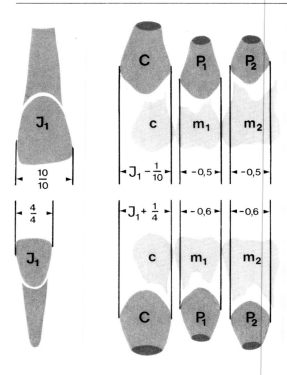

Abb. 105 Verfahren zur Ermittlung der zu erwartenden Breite von C-P_1-P_2. Der im intraoralen Röntgenbild gemessenen Breite von P_1 und P_2 wird der projektionsbedingte Fehler (0,5 beziehungsweise 0,6 mm) abgezogen. Die Breite der C wird nach der Breite der I_1 berechnet: Im Oberkiefer wird $1/10$ der Breite des I_1 abgezogen, im Unterkiefer $1/4$ der Breite der I_1 hinzugezählt.
Aus H. Stähle, 1958. Umzeichnung.

Kopf- wie Röntgeneinstellung standardisiert und modifizierte Korrelationstabellen errechnet wurden.

Ob sich dadurch die Voraussage des individuellen Platzbedarfs verbessern wird, bleibt abzuwarten. Berücksichtigt man die unvermeidbaren Fehler, die durch Drehungen und Kippungen der Prämolaren, vor allem der oberen mit ihrem ovalen Kronendurchmesser, zustandekommen, wird man skeptisch sein. Man darf bei der ganzen Frage nicht vergessen, daß die Stützzonenanalyse erst bei stärkerem Platzmangel der Schneidezähne und/oder beim Zusammenbruch von Stützzonen bedeutungsvoll wird. Denn daß C, P_1 und P_2 bei ihrem Durchbruch genügend Platz finden werden, kann man bei erhaltener Stützzone in der Regel voraussetzen: Ein Fall, wie er auf Abbildung 106 dargestellt ist, gehört zu den Ausnahmen. Stützzonenanalysen dienen also vor allem der Frage, ob der Platzgewinn beim Zahnwechsel groß genug sein wird, auch engstehenden Schneidezähnen noch Platz zu bieten oder ob durch Stützzoneneinbruch verursachter Platzmangel ohne Extraktion eines Prämolaren zurückgewonnen werden kann. Da der gesamte Platzgewinn beim Zahnwechsel gering ist, vor allem im Oberkiefer (s. o.), pflegt man deutlichen Platzmangel in der Regel von vornherein durch Prämo-

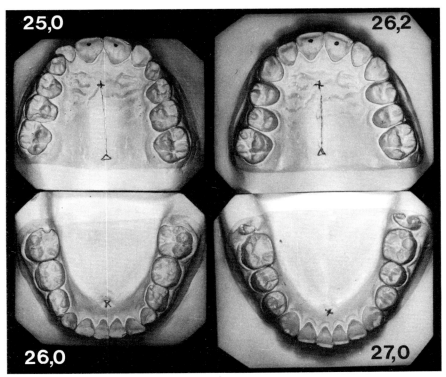

Abb. 106   Modelle eines Knaben im Alter von 8 Jahren (links) und im Alter von 12 Jahren (rechts). Die Breitensumme der $C-P_1-P_2$ (SST) übertrifft die Breitensumme der $c-m_1-m_2$ (Sst) um 1,2 bzw. 1,0 mm.

larenextraktion auszugleichen. Von diesen Störungen im Stützzonenbereich soll im folgenden die Rede sein.

3. Störungen im Verlauf der zweiten Wechselgebißperiode

Anders als im Schneidezahnbereich summieren sich hier nicht viele seltene Einzelfehler, sondern im wesentlichen vier Fehler, von denen die ersten beiden am häufigsten und schwerwiegendsten sind. Es handelt sich um die sogenannten Zusammenbrüche der Stützzone und um die Nichtanlage der P_2. Dabei hat das Fehlen der P_2 insofern eine Schlüsselrolle inne, als mit ihnen überdurchschnittlich häufig weitere Zähne, zum Beispiel die oberen I_2, fehlen und selbst so andersartige Störungen wie falsche Keimlage, Durchbruchsverzögerung oder Versenkung von Milchmolaren (Depression) damit in Zusammenhang stehen.

a) Zusammenbruch der Stützzone

Im allgemeinen sind Distanzverluste zwischen I_2 und M_1 gemeint, die durch Karies an den Milchmolaren entstehen. Daß sie darüber hinaus durch unterminierende Resorption der oberen m_2 durch die M_1 und der c durch die I_2 entstehen können, wurde bereits besprochen (siehe S. 122 und 145). Ich gehe nicht noch einmal darauf ein, zumal sie im Vergleich zur Häufigkeit der durch Karies bzw. Extraktion im Gefolge von Karies entstandenen Zusammenbrüche nur eine untergeordnete Rolle spielen.

Es ist vor allem die unbehandelte Approximalkaries an m_1 und m_2, die den M_1 die Möglichkeit gibt, aufzurücken und den Platz zwischen sich und den I_2 zu verkleinern. Oft wird auch bei der Füllungstherapie zu wenig auf Wiederherstellung verlorengegangener Kontakte geachtet oder vorzeitig zur Zange gegriffen. Was unter „vorzeitig" zu verstehen ist, wurde bereits im 2. Band, S. 103ff., erläutert. Viele dieser Distanz- bzw. Zahnverluste treten schon vor oder zur Zeit des 1. Zahnwechsels auf und nehmen dann von Lebensjahr zu Lebensjahr zu: So fand H. Taatz (1956, 1958, 1976) unter 552 Kindern zwischen 3 und 4 Jahren 4,9% und unter 467 Kindern zwischen 5 und 6 Jahren 19,5% mit einem oder mehreren verlorengegangenen m_1 und/oder m_2. Der gleiche Trend ergibt sich aus Tabelle XX, einer Zusammenstellung der Stützzonenbreiten von 328 Berliner Kindern zwischen 6 und 10 Jahren. Dabei wurden durch Karies oder Extraktion defekt gewordene Stützzonen (Spalte 4) von kollabierten, weniger als 22 bzw. 21,5 mm groß gewordenen Stützzonen (Spalte 5) unterschieden. Man sieht, daß die Zahl der kariesbedingten Defekte in diesem Zeitabschnitt kaum noch zunimmt, daß aber die Zahl der Zusammenbrüche dauernd ansteigt. Der Frequenzunterschied zwischen den defekten und kollabierten Stützzonen ist im übrigen beträchtlich. Darauf komme ich zurück.

Die Angaben über die Häufigkeit vorzeitig verlorener Milchzähne bzw. zusammengebrochener Stützzonen schwanken von Autor zu Autor. Das mag zum Teil mit dem sozialen Milieu, aus dem die Kinder stammen, zusammenhängen, zum Teil aber auch mit dem unterschiedlichen Fluoridgehalt des Trinkwassers. Heute, wo lange genug regionale Trinkwasserfluoridierungen bestehen, ergibt sich durch Vergleich von Kindern aus Gebieten mit und ohne Fluoridierung eine gute Gelegenheit, die durchschnittliche und damit sozialmedizinische Bedeutung vorzeitiger Milchzahnverluste genauer zu erfassen, als das bisher möglich war. Vorher soll jedoch vom individuellen Aspekt die Rede sein, die Frage also beantwortet werden, was beim einzelnen Kind nach Stützzonenzusammenbruch – im folgenden der Einfachheit halber mit vorzeitigem Milchzahnverlust gleichgesetzt – geschieht. Daß dazu Längsschnittuntersuchungen besser geeignet sind als Querschnittuntersuchungen, versteht sich von selbst. Eine solche Untersuchung stammt von H. Taatz (1976). Sie verfolgte über 8 bis 10 Jahre laufend die Gebißentwicklung von insgesamt 156 Kindern mit anfangs etwa korrekten Gebißverhältnissen, bei denen im Alter von 1 bis 7 Jahren Milchzähne vorzeitig entfernt worden waren. Dabei wurden Modell- und Röntgenserien angelegt. Von den 156 Kindern wies eine Gruppe (16,7%) umfangreiche und eine zweite (83,3%) nur vereinzelte Milchzahnverluste auf, wobei die 1. Gruppe im folgenden zunächst unberücksichtigt bleibt.

Aus Tabelle XX ging die Diskrepanz von defekten und kollabierten Stützzonen hervor, und jeder Zahnarzt kennt Kinder, bei denen trotz frühen Verlustes mehrerer Milchmolaren kein Stützzonenzusammenbruch auftritt, der Zahnwechsel jedenfalls korrekt erfolgt, und Kinder, bei denen der Verlust eines einzigen Milchzahnes zu erheblichen Konflikten beim Zahnwechsel führt. Daß dafür physiologische Diskrepanzen zwischen Sst und SST in Betracht kommen (siehe S. 150), ist klar. Doch sind die folgenden Ursachen wichtiger:

1. **Unterschiede im Extraktionszeitpunkt.** Die Annahme liegt nahe, daß frühe

Tabelle XX Die Anzahl 6–10jähriger Kinder (n = 328) mit 4 intakten Stützzonen (Spalte 3) im Vergleich zu Kindern mit defekten Stützzonen (Approximalkaries, Extraktion) im Bereich von 1–4 Stützzonen, aber ohne Verengungen, die im Oberkiefer 22 mm, im Unterkiefer 21,5 mm überschritten hätten (Spalte 4). Kinder mit darüber hinausgehenden Einengungen (kollabierte Stützzonen) sind in Spalte 5 aufgeführt. Während die Zahl der Defekte zwischen 6 und 10 Jahren etwa konstant bleibt, nimmt die Zahl der kollabierten Stützzonen von Jahr zu Jahr zu.

Alter	n	%	4 int. STZ	% von 2	1–4 def. STZ	% von 2	1–4 koll. STZ	% von 4	% von 2
1	2		3		4		5.1		5.2
6–6,9	49	14,9	9	18,4	40	81,6	14	35,0	28,5
7–7,9	104	31,7	29	27,9	75	72,1	33	44,0	31,7
8–8,9	110	33,6	20	18,2	90	81,8	51	56,6	46,3
9–9,9	65	19,8	11	16,9	54	83,1	31	57,4	47,7
6–9,9	328	100,0	69	21,0	259	79,0	129	49,7	39,3

Extraktionen häufiger und intensiver zu Platzverlust führen als späte. Nach H. Taatz scheint der zeitliche Unterschied jedoch, statistisch gesehen, bedeutungsloser zu sein, als man zunächst annehmen möchte. Denn bei Probanden, deren Abschlußmodelle korrekte Gebißverhältnisse aufzeigten (39,5 %), waren die Milchzähne im Durchschnitt mit 5,6 Jahren entfernt worden und bei Probanden, die lokale Störungen wie Engstände im Gebiet der Eckzähne oder Prämolaren aufwiesen (20,2 %), praktisch zum gleichen Zeitpunkt (5,5 Jahre). Nur bei hochgradigerem Platzverlust waren die Milchzähne durchschnittlich mit 4,9 Jahren entfernt worden: Hier war der Einfluß des Extraktionszeitpunktes also unverkennbar.

2. **Unterschiede in der Anzahl und der Verteilung der extrahierten Milchzähne im Ober- und Unterkiefer.** Wenn die Einengung der Stützzone vor allem durch Protrusion der M_1 bewirkt wird, ist klar, daß vorzeitiger Verlust der m_2 schwerwiegender zu sein pflegt als Verlust der m_1. Dabei besetzen die M_1, wie auf Grund der „Wanderungsgesetzmäßigkeiten" bei der Extraktionstherapie nicht anders zu erwarten (siehe Band 2, S. 113) und von mehreren Autoren übereinstimmend berichtet worden ist, im Oberkiefer die Lücke sehr viel schneller und vollständiger als im Unterkiefer. Doch auch m_1-Lücken können schnell verengt werden, und zwar durch Retrusion der c, vor allem bei engstehenden bzw. breiten I_2. Dabei pflegt sich die Schneidezahnmitte zur Extraktionsseite hin zu verlagern.

Fehlen benachbarte m_1 und m_2 zusammen in einem Gebißquadranten, treten Stützzonenzusammenbrüche oft weniger stark in Erscheinung als beim Verlust nur eines Zahnes. Ursache ist die Verlängerung der Antagonisten (siehe Band 2, Abb. 60). Sie erfolgt schneller und intensiver, wenn sich mehrere Zähne gemeinsam verlängern können; das ist unter einem seitlich eingeschliffenen Aktivator nicht anders. Solche Verlängerungen können bis zum Einbiß in die Gingiva des Gegenkiefers führen und beeinträchtigen dann das spätere Okklusionsniveau: Es wird gewissermaßen die Verhinderung eines sagittalen Stützzonenzusammenbruches durch einen vertikalen Zusammenbruch erkauft.

Fehlen auch die Antagonisten, handelt es sich in der Regel um ausgedehnte, z. T. totale Milchzahnverluste in beiden Kiefern. Bei den 26 Gebissen dieser Art (16,7 %), deren Entwicklung H. Taatz über mehrere Jahre verfolgt hat, traten über lokale Durchbruchsstörungen hinaus Entwicklungshemmungen des ganzen Oberkiefers auf, in 77% der Fälle in Form einer Pseudoprogenie. Diese war oft mit einer mandibulären Verschiebung kombiniert, die erhaltengebliebene Antagonisten verschuldet hatten. Daß solche Kinder zunächst mit sogenannten Kinderprothesen versorgt und später kieferorthopädisch behandelt werden müssen, versteht sich von selbst.

Sieht man von diesen Extremfällen ab, so ist das Überraschendste derartiger Untersuchungen, wie unterschiedlich Milchzahnverluste im Laufe der weiteren Gebißentwicklung beantwortet werden können. Die Gründe sind nur zum Teil bekannt. Neben der Variabilität der Breitenverhältnisse zwischen Milch- und bleibenden Zähnen kommen Unterschiede der antagonistischen Interkuspidation, aber auch verfrühte bzw. verspätete Prämolarendurchbrüche in Betracht. Erstere kommen zustande, wenn der extrahierte Milchmolar pulpentot war und eine apikale Parodontitis aufwies, die zur Eröffnung des Perikoronarraumes des Ersatzzahnes geführt hatte. Solche Prämolaren können um Monate, ja Jahre verfrüht durchbrechen. Dabei hält zwar die Längenentwicklung der Wurzel mit dem Durchbruchstempo nicht Schritt (siehe Band 1, Abb. 29), der Platz im Zahnbogen kann aber nicht mehr verlorengehen. Umgekehrt ist ein verspätet erscheinender Prämolar besonders gefährdet. Solche Verzögerungen treten auf, wenn sich nach vorzeitiger Extraktion des Milchmolaren über dem Perikoronarraum des Ersatzzahnes eine Knochenbrücke bildet. Knochenbrücke und Platzmangel gemeinsam führen dann zur Durchbruchsverspätung. Dabei kann man oft auch Verzögerungen des weiteren Wurzelwachstums beobachten: Es sieht so aus, als wolle sich der Zahn seine Durchbruchsenergie aufsparen.

Zurück zu den Unterschieden, mit denen vorzeitige Milchzahnverluste beantwortet werden. Oft fehlen plausible Gründe, und

H. Taatz (1976) sprach deshalb vom Fehlen bzw. Vorhandensein einer „Neigung zum Lückenschluß" und meinte damit eine endogene, die Intensität des Wachstums betreffende Komponente: Ich komme bei Besprechung des Mißverhältnisses zwischen Zahn- und Kiefergröße darauf zurück (siehe S. 300ff.). Sie vermutete sogar, daß eine starke Neigung zum Lückenschluß selbst durch abnehmbare Lückenhalter nicht vollständig aufzuhalten sei und daß deshalb nicht mehr passende Geräte keineswegs nur durch mangelhaftes Tragen verschuldet würden.

Für die Praxis bedeutet das, daß alle vorzeitigen Extraktionen möglichst zu vermeiden sind. Falls unvermeidbar, muß die weitere Gebißentwicklung in anfangs kürzeren, später längeren Intervallen überwacht werden. Ein Lückenhalter ist also nicht immer bzw. von Anfang an erforderlich. Sobald er angefertigt worden ist, bedarf er der dauernden Überwachung, um ihn rechtzeitig den entwicklungsbedingten Veränderungen des Gebisses anpassen zu können.

Zum Schluß soll noch der Stellenwert vorzeitiger Milchzahnverluste im Gesamtkonzept ätiologischer Faktoren besprochen werden. Schon *C. M. Seipel* (1947) hatte bei der Analyse von 50 Probanden, die nur auf einer Seite Milchzähne im Alter von 3 bis 5 Jahren verloren hatten und sich durch die Möglichkeit zum Rechts-Links-Vergleich besonders gut für eine solche Analyse eigneten, im Alter von 10 bis 14 Jahren folgendes festgestellt: Bei etwa 25% der Kinder waren keinerlei Folgen eingetreten; bei 50% war es zu einem Stützzonenverlust von 1 bis 2 mm mit entsprechend geringen Folgen für die Ersatzzähne gekommen und bei 25% zu hochgradigen Stützzonenverlusten von 3 bis 7 mm. Da andere Untersucher zu ähnlichen Ergebnissen gekommen sind, wird die Frage nach den Folgen gern summarisch mit den obengenannten Prozentzahlen beantwortet. Um so überraschender war es, als sich bei epidemiologischen Untersuchungen über die Auswirkung langjähriger Trinkwasserfluoridierung mit ihrer deutlichen Kariesreduzierung aller Zähne, also auch der Milchmolaren, keine den genannten *Seipel*schen Zahlen vergleichbaren Unterschiede gegenüber Kindern aus nicht fluoridierten Gemeinden ergab. So stellten *W. Künzel* u. Mitarb. (1979) beim Vergleich von Jugendlichen aus Karl-Marx-Stadt mit 1,0 ppm F im Trinkwasser und Leipzig mit 0,2 ppm F fest, daß die mit Sicherheit oder doch möglicherweise durch vorzeitigen Milchzahnverlust bedingten Gebißanomalien lediglich um 10% verringert waren (29,2%:19,4%). Darunter befanden sich auch Kreuzbisse, die um 3,7% abgenommen hatten (7,4%:3,7%). Manches war ganz und gar unerwartet. So waren frontale Engstände im Oberkiefer, die doch teilweise, d. h. als „sekundäre" Engstände, auf Protrusion der Seitenzähne beruhen und selbst Mittellinienüberwanderungen häufiger mit als ohne Fluoridierung anzutreffen (20,1%:13,3% bzw. 17,0%:12,7%). Zwar wurde das Untersuchungsergebnis insgesamt durch die in beiden Städten ähnlich hohe Zahl von kieferorthopädischen Behandlungen beeinträchtigt – der Anfangsbefund behandelter Kinder konnte nur teilweise ermittelt werden –, aber der Stellenwert kariesbedingter Milchzahnverluste scheint geringer zu sein, als bisher angenommen worden ist. So schreiben die Autoren am Schluß ihrer Arbeit: „Wäre, wie häufig angenommen, der vorzeitige Milchzahnverlust im Ursachenkomplex der Gebißanomalien tatsächlich der dominierende Faktor, so müßte der nach Trinkwasserfluoridierung ausgeprägte Kariesrückgang an den Milchzähnen nachweisbare Auswirkungen haben. Die Tatsache, daß dies nicht vordergründig der Fall ist, reiht sich harmonisch in die Forschungsergebnisse ein, die die genetische Komponente der Gebißformierung akzentuieren."

b) *Hypodontie und ihre Mikroformen*
Obwohl über Nichtanlage und Verkümmerung bleibender Zähne und ihre kieferorthopädische Bedeutung bereits im 1. Band kurz berichtet worden ist, sollen die für die Ätiologie wichtigen Ergebnisse noch einmal genannt werden. Dabei gehe ich an dieser Stelle auch noch einmal auf die Nichtanlage von Schneidezähnen ein (siehe S. 144).
Die Nichtanlage (Aplasie; Unterzahl) der P_2 ist häufig. Nach den M_3, die bei Weißen europäischer Abstammung – einzeln oder bis zu vieren – in etwa 23% fehlen, rangieren die P_2 mit 5 bis 6% an der Spitze. Auch sie fehlen einzeln oder zu mehreren, wobei die unteren P_2 prävalieren: Sie fehlen etwa doppelt so oft (5,3%) wie die oberen P_2 (2,6%). Die Zahlen stammen von *A. Sollich* (1974), sind allerdings an 1874 Kindern einer kieferorthopädischen Abteilung gewonnen worden. Man könnte sie deshalb für nicht repräsentativ halten, weil die Kinder zum Teil wegen der Folgen ihrer Hypodontie zur kieferorthopädischen Behandlung gekommen sind. Doch scheint das nur für die oberen I_2 und die unteren I_1 von Belang zu sein. Denn nur sie fehlen mit 4,6% bzw. 1,2% etwa doppelt so oft wie in sonstigen Statistiken. Somit dürfte der Populationsdurchschnitt von Hypodontie – ohne M_3 – in Berlin bei etwa 8% liegen. Das stimmt mit den Angaben anderer (europäischer) Autoren, zum Beispiel von *H. Grahnén* (1956) mit 6,1% für Schweden, *A. Volk* (1963) mit 9,6% für Österreich und *P. Adler* u. Mitarb. (1963) mit 8,1% für Ungarn gut überein. Das weibliche Geschlecht wird nach den Angaben mehrerer Autoren (*E. Sonnabend*, 1966, *H. Derks*, 1977) häufiger als das männliche Geschlecht betroffen. So nannte *Volk* zum Beispiel für untere P_2 ein Verhältnis von 4,9% ■■: 5,8% ●● und für die oberen P_2 ein Verhältnis von 2,2% ■■: 3,4% ●●. Nach einer Zusammenstellung von *G. Egermark-Eriksson* u. Mitarb. (1971)

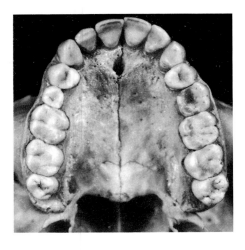

Abb. 107 Verkümmerungserscheinung am oberen rechten P_2 als Mikromanifestation eines auf Aplasie zielenden genetischen Faktors; m_2 persistiert über dem nicht angelegten P_2 links.

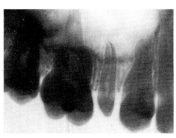

Abb. 108 Reduzierung eines oberen rechten P_2 zur Stiftform.

beträgt die Geschlechtsverteilung durchschnittlich 3:2.

Es ist bekannt, daß obere I_2, die je nach ethnischer Zugehörigkeit bei 1 bis 3% aller Menschen fehlen, etwa ebenso oft verkleinert, ja regelrecht verkümmert sind. Dabei gibt es eine breite Skala von leichter Breiten- und Formreduktion bis hin zur winzigen Stiftform der Krone. Ursache ist eine Entwicklungsschwäche der Zahnkeime, die es in gleicher Form auch bei den P_2 (Abb. 107 und 108) und den unteren I_1 gibt (siehe Band 1, Abb. 92), allerdings wesentlich seltener in ausgeprägter Form. Es sind übrigens vor allem diese Kümmerformen an den unteren I_1, die belegen, daß es zumeist die I_1 und nicht die I_2 sind, die nicht angelegt werden. Denn wenn nur drei oder zwei Schneidezähne vorhanden sind, ist wegen der Formgleichheit der unteren Schneidezähne untereinander die Entscheidung, ob ein I_1 oder I_2 fehlt, oft nicht zu fällen.

Gibt es somit deutlich verkleinerte oder gar stiftförmige P_2 nur selten, so häufig andere Hinweise auf ein beeinträchtigtes Entwicklungspotential der Keime, nämlich Mineralisationsverspätungen, Keimverlagerungen (Drehungen, Kippungen, Entwicklungen außerhalb der Bifurkation ihrer Vorgänger) sowie Durchbruchsverspätungen (Abb. 109). Alle diese Symptome treten an

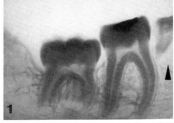
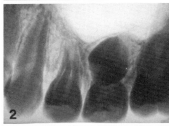
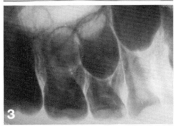

Abb. 109 *Mikrosymptome eines auf Aplasie von Zähnen zielenden genetischen Faktors bei 3 Geschwistern. 1 = Aplasie des unteren rechten P_2 bei einem 15jährigen Mädchen. Persistenz des m_2 (Pfeil). 2 = Verspätete Mineralisation und Keimdrehung des oberen linken P_2 (14jährige Schwester). 3 = Verspätete Mineralisation des oberen linken P_2 (9jähriger Bruder). Nebenbefund: dreiwurzliger, sehr breiter M_2 bei 1.*

den bei Hypodonten – oder ihren Geschwistern – vorhandenen Prämolaren öfter auf als bei Normodonten (siehe Tab. III, S. 68). So kann kein Zweifel bestehen, daß sie als Initial der Hypodontie zu gelten haben und daß die gemeinsame Ursache eine Entwicklungsschwäche der Zahnkeime ist. Diese Schwäche führt erst in letzter Konsequenz zur Aplasie des Zahnes – deshalb die Bezeichnung Mikroform, Mikromanifestation oder auch Forme fruste. Kieferorthopäden meinen oft, daß Keimverlagerungen und Durchbruchsverspätungen der P_2 in der Regel etwas sekundäres, nämlich Folge eines Zusammenbruches der Stützzone seien, jedenfalls wenn die m_2 verlorengegangen und ihr Platz mehr oder weniger von den M_1 besetzt ist. Doch ist das nicht der Fall. Häufiger ist der Keim des P_2 vermutlich primär verlagert. Die unfreiwillige Entfernung eines P_2-Keimes im Zuge einer vorzeitigen m_2-Extraktion und damit die Vortäuschung einer anlagebedingten Hypodontie kommt vermutlich nur selten vor.

Ein nur „bedingtes" Mikrosymptom ist schließlich die sogenannte Milchmolaren-Depression, auch Inklusion bzw. Reinklusion genannt. Denn unter den allmählich das Okklusionsniveau verlassenden und damit einen seitlich offenen Biß verursachenden m_2 – die m_1 sind seltener be-

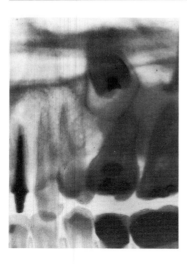

Abb. 110 Depression des oberen linken m_2 bei Aplasie des P_2. Der Zahn hat ursprünglich in der Kauebene gestanden, wie die Amalgamfüllung beweist. Röntgenaufnahme eines 28jährigen Mannes.

troffen – fehlt der Ersatzzahn statt durchschnittlich in 5 bis 6% in fast 25%. Die Zahlenangaben der Autoren unterscheiden sich darin nur wenig – von einer Ausnahme abgesehen: S. Steigmann u. Mitarb. (1973) fanden keinen Zusammenhang. Trotzdem darf angenommen werden, daß die auf Erbfaktoren beruhende Nichtanlage der P_2 die Depression der m_2, die nach W. F. Via u. Mitarb. (1964) ebenfalls „familiäre Tendenzen" zeigt, fördert. Sie ist allerdings nicht ihre Voraussetzung (siehe Band 1, S. 124/25). Vermutlich kommt die Förderung dadurch zustande, daß die Resorption der m_2-Wurzel, die ja auch ohne Ersatzzahn in Gang kommt, nicht zügig voranschreitet, sondern zwischenzeitlich von Knochenapposition in die Resorptionslakunen abgelöst wird. Dadurch kommt es zu einer Ankylosierung und damit zur Ausschaltung der von einem bewegten Zahn ausgelösten funktionellen Reize. So nehmen die m_2 an den wachstumsbedingten vertikalen Veränderungen der benachbarten Zähne nicht mehr voll teil und werden u. U. von den über sie kippenden P_1 und M_1 in die Tiefe gedrückt – sonst wäre ein Zustand wie der auf Abbildung 110 dargestellte nicht verständlich (siehe auch S. 179). Neben der sekundären scheint es auch, höchst selten, eine primäre Retention von Milchmolaren zu geben (Th. de Jonge, 1960).

Die Neigung der genannten Zähne, aus dem Gebiß zu verschwinden, ist in der Regel von Erbfaktoren abhängig. Das ergibt sich aus Zwillingsuntersuchungen, die in relativ großer Zahl vorliegen (siehe Ch. Schulze, 1970): Konkordanz ist selbst ohne Einbeziehung der Mikrosymptome unter EZ fast die Regel (Abb. 111). Immerhin haben zum Beispiel H. Tanner (1955) und M. Boruchov u. Mitarb. (1971) auch über diskordante EZ-Paare berichtet. Umweltfaktoren beeinflussen vor allem den Ausprägungsgrad der Hypodontie; sie kommen vermutlich allein als deren Ursache nur selten in Betracht. Als Umweltfaktoren sind zum Beispiel Röteln der Schwangeren angeschuldigt worden (G. Töndury, 1951), obwohl Untersuchungen von M. W. Evans (1947) an Kindern von

Störungen im Verlauf der zweiten Wechselgebißperiode

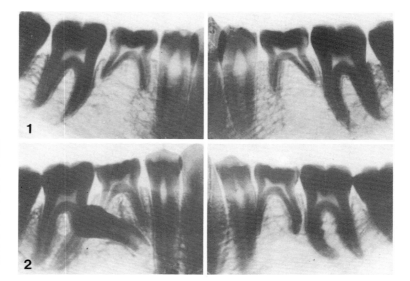

Abb. 111 Röntgenaufnahmen der unteren m_2 bei einem 13 Jahre alten weiblichen EZ-Paar. Aplasie beider P_2 bei EZ-Nr. 1 beziehungsweise eines P_2 bei EZ-Nr. 2. Da die Retention und Verlagerung des vorhandenen P_2 als Mikrosymptom des der Aplasie zugrundeliegenden genetischen Faktors aufzufassen ist, liegt Konkordanz vor.

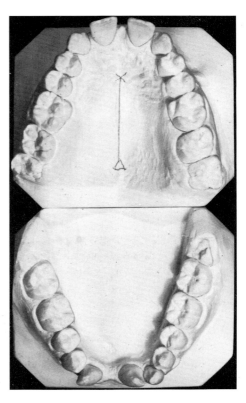

Abb. 112 Aplasie der oberen I_2 und der unteren I_1 und I_2. Ein unterer c persistiert zwischen C und P_1. 20jährige Frau. Die Anomalie ist von A. A. Dahlberg (1937) als ein sich dominant vererbendes Merkmal beschrieben worden.

Die zweite Wechselgebißperiode und die in ihr auftretenden Störungen

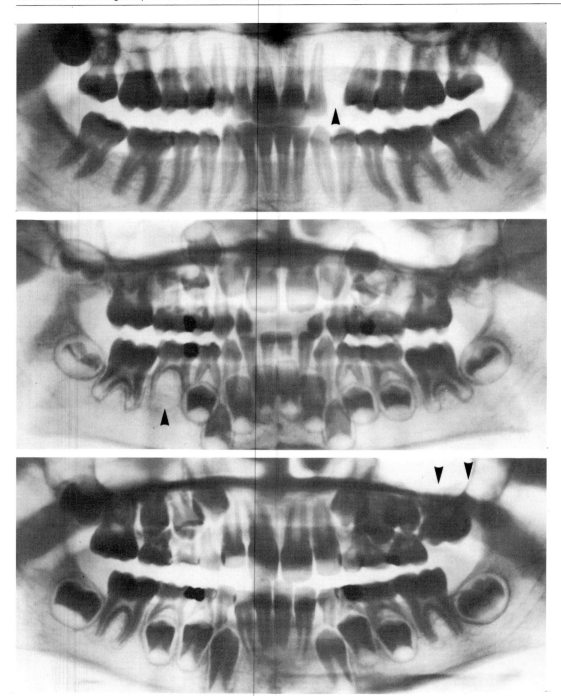

Abb. 113 Aplasie von Zähnen, die üblicherweise nicht betroffen sind. Der Mutter (oben) fehlt der obere linke C, dem Sohn (Mitte) der untere rechte P_2, der Tochter der obere linke M_1 (vergleiche Abbildung 82).

Müttern, die nachweislich Röteln während der Frühschwangerschaft durchgemacht hatten, keine Häufung von Hypodontie im Milchgebiß (und später im bleibenden Gebiß) ergeben haben.

Weshalb es gerade die M_3, P_2, die oberen I_2 und die unteren I_1 sind, die in dieser Reihenfolge am häufigsten fehlen, während andere Zähne nur selten (Abb. 113) und dann zumeist bei generalisierten Zahnmangelzuständen, d.h. bei Oligodontie beteiligt sind, ist unbekannt. Früher glaubte man an einen „phylogenetischen Trend". Man verstand darunter eine auf ein vorgegebenes (teleologisches) Ziel gerichtete Neigung des menschlichen Gebisses, die Zahnzahl zu reduzieren. Schien doch die von Paläontologen nachgewiesene Tatsache, daß Primaten im Laufe ihrer Stammesgeschichte die Zahnstammformel von 3I–1C–4P–3(4)M auf die bei Menschenaffen (Pongiden) und Menschen (Hominiden) übliche Formel 2I–1C–2P–3M reduziert haben, Grund genug für die Annahme, daß dieser Reduktionsprozeß noch anhalte und auf die Zahnstammformel 1I–1C–1P–2M hinziele. Doch ist die Annahme falsch. Was im nachhinein wie ein Trend aussieht, ist in Wirklichkeit das Ergebnis von Zufall (Mutation) und Auslese (Selektion). Die phylogenetische Reduktion der Zahnzahl bevorteilte Populationen mit durchschnittlich weniger Zähnen in irgendeiner Weise. Vermutlich gab es gleichzeitig mit der Zahl-Reduktion Form- und Größenveränderungen an den verbliebenen Zähnen, die neuen Umweltbedingungen besser entsprachen. Deshalb spricht nichts dafür, daß sich das menschliche Gebiß automatisch in der genannten Weise weiter reduzieren wird.

Wenn auch feststeht, daß Hypodontie in der Hauptsache erbbedingt ist, so ist der Erbtyp bis heute nicht sicher bekannt. Wahrscheinlich liegt Heterogenie vor. Es gibt also mehrere Gene, die einzeln (monogen) oder im Verband (polygen) Hypodontie verursachen können. Einzelne, zumeist dominante Gene scheinen bevorzugt die Entwicklung bestimmter Zähne zu beeinträchtigen. So hat z. B. *A. Jöhr* (1934) eine große schweizerische Sippe mit 186, zum Teil blutsverwandten Angehörigen erforscht, in der offenbar nur die oberen I_2 nicht angelegt oder verkümmert waren. Entsprechende Beobachtungen stammen auch von *L. Alvesalo* u. Mitarb. (1969). Und von *J. A. Böök* (1950) wurde eine Sippe beschrieben, in der den Behafteten ausschließlich die P_2 fehlten, allerdings zusammen mit **H**ypohidrose der Handflächen und Fußsohlen sowie vorzeitigem Ergrauen der Haare (**C**anities prämatura). Deswegen ist das Ganze PHC-Syndrom genannt worden. Zugrunde liegt ein autosomales dominantes Gen mit triphäner Wirkung. Ein ebensolches Gen mit diphäner Wirkung ist von *E. L. Schneider* (1973) beschrieben worden. Hier kamen neben der Unterzahl der P_2 fast regelmäßig auch Unterlippenfisteln vor.

Es gibt weitere Beispiele dafür, daß bestimmte Gene nur bestimmte Zähne zum Verschwinden bringen. Ich nenne zum Beispiel eine Beobachtung von *H. Kupmann* (1933) über Unterzahl eines unteren I_1 in ununterbrochener Folge durch 4 Generationen, eine von *A. A. Dahlberg* (1937) über Unterzahl der oberen i_2 und I_2 zusammen mit der Unterzahl der vier unteren i_1 und i_2 und ihrer Ersatzzähne (Abb. 112) durch vier Generationen – wobei es sich möglicherweise um ein dominantes X-chromosomales Gen gehandelt hat – und schließlich eine Beobachtung von *C. L. Huskins* (1930) über die Nichtanlage der beiden oberen I_1 zusammen mit der Nichtanlage aller unteren I_1 und I_2, also eine besonders ungewöhnliche Kombination, da die oberen I_1 selbst bei Oligodontie zu den anlagebeständigsten Zähnen gehören. Da Übertragungen von Vater auf Sohn fehlten und nicht behaftete Frauen Überträgerinnen der Anomalie auf ihre Söhne waren, nahm *Huskin* ein rezessives X-chromosomales Gen als Ursache an. Da in der zweiten Generation jedoch auch eine Frau behaftet war, ist das unwahrscheinlich. Es handelt sich eher um eine zufallsbedingte Bevorzugung des männlichen Geschlechtes, zumal *R. O. Greep* (1941) eine entsprechende Anomalie bei weißen Ratten beschrieben hat, die autosomal rezessiv vererbt wurde: Das konnte hier durch Inzucht und Rückkreuzung mit Sicherheit nachgewiesen werden.

Dieses Alleinbetroffenwerden bestimmter Zähne scheint jedoch eher die Ausnahme als die Regel zu sein. Denn vor allem neuere Sippenuntersuchungen zeigen, daß sowohl beim Probanden, als auch bei den behafteten Verwandten häufiger verschiedenartige und unterschiedlich viele Zähne fehlen, zum Beispiel obere I_2 zusammen mit einem oder mehreren P_2. Selbst atypische Zähne wie C oder M_1 können gelegentlich davon betroffen werden (Abb. 113). Weiter sind Expressivitätsschwankungen, etwa in Form verschieden stark ausgeprägter Verkümmerungsgrade, und Penetranzschwankungen viel häufiger, als das auf Grund älterer Publikationen anzunehmen war. So fand *H. Grahnén* (1956) unter 171 hypodonten schwedischen Kindern und Jugendlichen 30 mit Unterzahl oberer I_2, in ihrer Blutsverwandtschaft jedoch nur 10mal ausschließlich Unterzahl der gleichen Zähne: 5mal waren neben den I_2 weitere oder ausschließlich andere Zähne betroffen und 15mal gab es überhaupt keine weiteren Hypodonten in der Verwandtschaft. Insgesamt hatten von 171 Probanden nur 74 behaftete Eltern und/oder Geschwister. Bei diesen waren in 58 Fällen (78,4%) kleinere oder größere Unterschiede nach Art und Anzahl der jeweils fehlenden Zähne vorhanden.

Das spricht natürlich mehr für Polygenie bzw. ein multifaktorielles genetisches System als für Monogenie: Denn bei Annahme von Monogenie müßten Hypothesen herhalten (Nebengene, unterschiedliche Allele, Exogenie), um diese Schwankungen zu erklären. Für Polygenie spricht auch die Tatsache, daß Menschen mit Unterzahl dritter Molaren überdurchschnittlich häufig weitere Zähne fehlen. So beobachtete *P. Adler* (1963), daß 8% seiner Probanden neben den M_3 ein oder zwei obere P_2 fehlten, 4,6% obere I_2, 4,3% untere P_2 und 0,6% untere I_1. Ähnliches haben *E. Sonnabend* (1965) und *W. Weise* u. Mitarb. (1969) beobachtet.

Aber auch das ist nicht alles. Hypodonte weisen überdurchschnittlich häufig, klinisch allerdings kaum in Erscheinung tretende Größen- und Formreduktionen selbst an solchen Zähnen auf, die nicht oder selten von Unterzahl betroffen werden. Da außerdem mikrodonte Menschen öfter von Hypodontie betroffen werden als makrodonte, ergibt sich, daß die beiden Merkmale Zahnzahl und Zahngröße etwas miteinander zu tun haben. Nun steht für die Zahngröße – als pars pro toto pflegt man nur den größten mesio-distalen Durchmesser zu messen – auf Grund von Zwillingsuntersuchungen fest, daß sie in der Hauptsache von Polygenen determiniert wird (*R. H. Osborn* u. Mitarb., 1958, *F. Vogel* u. Mitarb., 1960), obwohl nicht alle Zähne beurteilt worden sind. Es liegt deshalb nahe, auch die qualitativ wie quantitativ variablen Zahnmangelzustände auf Polygenie zurückzuführen. Sippenuntersuchungen, bei denen von Oligodonten als Probanden ausgegangen wurde, weisen in die gleiche Richtung. Oligodonte sind in der Hauptsache Einzel- oder Geschwisterkinder. Unter mehr als 30 mir bekannten Familien mit Oligodontie ist nur eine, in der Angehörige zweier Generationen an Oligodontie leiden (Mutter und zwei von drei Töchtern). Bei Einbeziehung der entfernteren Verwandten von 9 dieser Familien durch *G. Henkel* (1963) zeigte es sich, daß 6mal beide Eltern hypodont waren und daß in allen Sippen weitere Hypodonte in der

Verwandtschaft vorkamen. Entsprechende Untersuchungen stammen von *R. Hotz* (1957). Es ist nun zwar möglich, die oligodonten Probanden entweder für Homozygote eines Gens zu halten, das bei den Eltern heterozygot vorhanden ist und sich bei diesen deshalb nur als Hypodontie äußert, oder aber für doppelt Heterozygote, wenn man bei den Eltern nicht-allele Gene annimmt. Wahrscheinlicher ist es jedoch, daß die Unterschiede in der Anzahl der fehlenden Zähne und dem Ausmaß der Verkümmerungserscheinungen an den vorhandenen Zähnen, die Oligodonte ja viel intensiver zeigen als Hypodonte (siehe Abb. 28), auf additive Polygenie zurückzuführen ist. Dem widerspricht nicht, daß Oligodontie auch von autosomalen Einzelgenen verursacht werden kann. Das belegen zahlreiche Sippen, wie sie zum Beispiel von *Ch. Feichtiger* u. Mitarb. (1977) untersucht worden sind, in denen das Merkmal lückenlos durch mehrere Generationen verfolgt werden konnte und in denen zum Teil ektodermale Störungen (Hypohidrose, Nageldysplasien) oder sonstige Anomalien wie Progenie (siehe S. 277) beobachtet wurden. Daneben gibt es sowohl ein dominantes (*H. Erpenstein* u. Mitarb., 1967) als auch ein rezessives X-chromosomales Gen, das Oligodontie verursacht. Das rezessive Gen verursacht bei hemizygoten Männern neben hochgradiger Oligodontie Hypotrichose und Hypohidrose. Es handelt sich bei dieser Trias um die anhidrotische ektodermale Dysplasie, von der schon auf Seite 43 die Rede war.

Das ganze Kapitel Hypodontie/Oligodontie gibt trotz häufiger Bearbeitung noch viele Rätsel auf. So gibt es neben der Fülle von Beobachtungen, bei denen Erbfaktoren die Hauptrolle spielen, zahlreiche Syndrome mit zumeist unklarer Ätiologie, bei denen neben allen möglichen Anomalien und Mißbildungen auch Zähne obligat oder fakultativ nicht angelegt sind. In ihrem Buch „Die klinischen Syndrome" zählen *B. Leiber* u. Mitarb. (1973) unter dem Stichwort Hypodontie 42 dieser Merkmalskombinationen auf. Von ihnen wurde auf S. 40 das Oro-facio-digitale Syndrom, auf S. 25 das *Down*-Syndrom und auf S. 43 das *Christ-Siemens-Touraine*-Syndrom besprochen. Auch gibt es vermutlich exogene Faktoren oder endokrine Störungen, die die Entwicklung der Zähne zu beeinträchtigen vermögen. Man muß deshalb annehmen, daß es zahlreiche Störfaktoren gibt, von denen die genetisch determinierten allerdings die Hauptrolle spielen. Sie wirken vermutlich auf alle Zähne ein, wie die leichten, klinisch kaum wahrnehmbaren Verkleinerungen der Zahnkronen bei Hypodonten und die mit einer Vereinfachung der Zahnform einhergehenden deutlichen Verkümmerungen bei Oligodonten gezeigt haben. Allerdings sind bestimmte Zähne, nämlich die für Hypodontie typischen, weit mehr als andere gefährdet.

Daß die auf Zahngröße und Zahnzahl einwirkenden Erbfaktoren tatsächlich das Gebiß als Ganzes zu treffen scheinen, zeigen auch Untersuchungen, die *S. M. Garn* u. Mitarb. (1962–1970) vorgelegt haben. Sie konnten zum Beispiel zeigen, daß zwischen Aplasie und der Durchbruchsreihenfolge der Zähne, speziell der zwischen P_2 und M_2, eine Korrelation besteht. Die M_3 nehmen dabei eine gewisse Schlüsselstellung ein: Fehlen sie, verzögert sich im Durchschnitt nicht nur die Bildungszeit anderer Zähne, vor allem der M_2, sondern es nimmt auch die Häufigkeit der Durchbruchsreihenfolge P_2–M_2 gegenüber einer Kontrollgruppe mit vorhandenen M_3 zu, in der die Durchbruchsreihenfolge nicht selten M_2–P_2 lautete. Die Verfasser vermuten deshalb, daß Populationsunterschiede in der Häufigkeit nicht angelegter M_3 auf der einen und der P_2–M_2- bzw. M_2–P_2-Sequenz auf der anderen Seite Ausdruck identischer Anlagen seien.

Zum Schluß noch ein besonders interes-

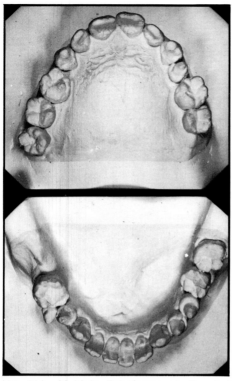

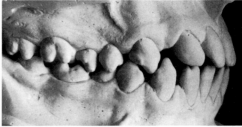
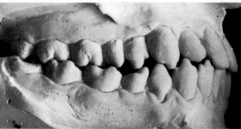
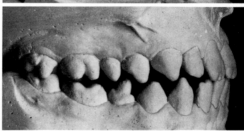

Abb. 114 *Multiple Zahnformanomalien bei einem 26jährigen Mann, dem außerdem die oberen P_2 fehlen (P_1 oben rechts wurde wegen Verlagerung operativ entfernt). Bei allen Prämolaren steigt die Kronenspitze kegelartig aus einem kranzartigen Schmelzwulst (Cingulum) auf (vergleichende Abbildung 115 und 116). Aus Ch. Schulze, 1976.*

Abb. 115 *Die bei Abbildung 114 geschilderte Verformung der Zähne erschwert die korrekte Interkuspidation der Backenzähne. Außerdem bestehen Mikrosymptome einer Progenie bei den drei Geschwistern. Aus Ch. Schulze, 1976.*

santes Beispiel eines auf alle Zähne einwirkenden autosomalen dominanten Gens. Es beeinflußt allerdings weniger die Zahl und Größe, als vielmehr die Form der Zähne. Abbildung 114 zeigt die Zähne des Probanden. Eine geregelte Interkuspidation kommt durch die Verformungen nicht zustande, wie aus Abbildung 115 hervorgeht, die gleichzeitig progene Symptome bei 3 Geschwistern zeigt. Noch auffälliger sind die Verformungen der Zahnwurzeln. Alle Molaren sind einwurzlig, auch die Milch-

molaren (Abb. 116). Auf diese Weise können sich die Prämolaren nicht im Schutz der Bifurkation entwickeln, werden in die falsche Durchbruchsrichtung gelenkt oder bleiben retiniert (*Ch. Schulze,* 1976). Die kieferorthopädische Bedeutung liegt auf der Hand.

c) Hyperodontie, Zwillingsbildung und Verriesung im Stützzonenbereich

Im C-Bereich kommen eumorphe überzählige Zähne praktisch nur beim oro-fa-

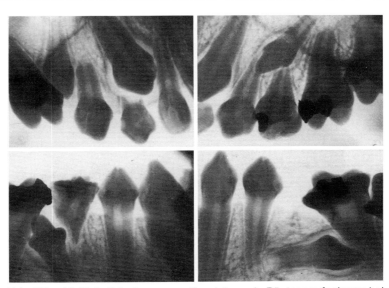

Abb. 116 *Multiple Zahnformanomalien. Intraorale Röntgenaufnahmen bei einer 12jährigen Patientin. Alle Milch- und bleibenden Molaren sind einwurzlig. Alle vier P_2 sind verlagert und retiniert, weil sie sich nicht im Schutz einer Bi- bzw. Trifurkation entwickeln konnten.*
Aus Ch. Schulze, 1976.

cio-digitalen Syndrom vor (siehe S. 40). Auch heteromorphe überzählige Zähne gibt es im C-Bereich kaum. Nicht ganz selten sind dagegen Odontome. Doch wurde darüber schon bei den Störungen im Schneidezahnabschnitt berichtet. Deshalb richtet sich das Hauptinteresse auf die Überschußbildungen im Prämolarenbereich. Es handelt sich zumeist um eumorphe, wenn manchmal auch etwas zu klein geratene Prämolaren, die sowohl im Ober- als auch im Unterkiefer vorkommen, im Unterkiefer jedoch wesentlich häufiger. Zumeist ist in einem Gebißquadranten nur ein einziger überzähliger Prämolar vorhanden. Es gibt jedoch eine Reihe von Beobachtungen, wo in einem bzw. in mehreren Gebißquadranten 2, ja 3 überzählige Prämolaren auftreten. Ihr Ausbildungsstand kann sehr verschieden sein. Deshalb ist von einer (partiellen) Dentitio tertia gesprochen worden, wenn die Entwicklung der überzähligen Prämolaren deutlich hinter der der normalen Prämolaren herhinkte oder die Zähne erst Jahre nach der üblichen Zeit durchbrachen. Ein besonders merkwürdiger Fall ist von *G. A. Morgan* u. Mitarb. (1970) beobachtet worden: Bei einem 11jährigen Mädchen waren bereits drei überzählige Prämolarenkeime entfernt worden, als sich 5 Jahre später an gleicher Stelle erneut drei und an anderer Stelle zwei überzählige Prämolaren entwickelten.

Überzählige Prämolaren verdanken, wie andere überzählige Zähne auch, ihr Dasein überschüssigem epithelialem Keimgewebe, das aus zumeist unbekannten Grün-

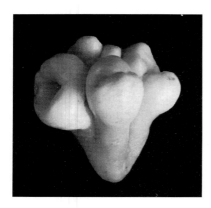

Abb. 117 Vereinigung von 4 Prämolaren zu einer „Mehrfachbildung".

den irgendwann zur Zahnproduktion angeregt wird. Die Prämolaren könnten dabei Resten der sogenannten Nebenleisten entstammen, die gelegentlich vestibulär von den sich bildenden Milchmolaren, also zwischen Vorhofleiste und primärer Zahnleiste, beschrieben worden sind. Die Bedeutung dieser Nebenleisten ist nicht klar. In einer Zeit, die atavistischen Vorstellungen huldigte, sind sie für prälakteale Zahnleisten, für Residuen ursprünglich vorhandener 3. und 4. Prämolaren oder für Rudimente der Zahndrüsenleiste von Reptilien gehalten worden. Ich gehe nicht darauf ein, weil Vorstellungen dieser Art überholt sind (siehe S. 106).

Überzählige Prämolaren können sich u. U. mit den normalen Prämolaren zu Doppelzähnen oder gar zu Mehrfachbildungen vereinigen (Abb. 117). Daneben gibt es Verriesungen bis zur Molarengröße; im Band 1 (Abb. 101) wurde ein Fall dieser Art vorgestellt.

Die Ätiologie überzähliger Prämolaren ist unbekannt. Möglicherweise gibt es, wie bei Hyperodontie in anderen Abschnitten des Gebisses auch, eine genetisch determinierte Disposition (siehe S. 133). Vereinigungen zu Doppel- oder Mehrfachbildungen sind aber wohl zufälliger Art; allein Lagebeziehung und Ausbildungsstand entscheiden, ob eine Verschmelzung gelingt oder nicht.

d) Retention und Halbretention

Häufiger als Hyperodontie und von entsprechend größerer kieferorthopädischer Bedeutung ist die Retention von Zähnen im Stützzonenbereich. Es werden vor allem die oberen C und erst mit deutlichem Abstand die unteren P_2 betroffen. Da auf die Begriffsbestimmung der im Zusammenhang mit Retention benutzten Begriffe Halbretention, Impaktion, Depression und sekundäre Retention sowie die Diagnostik und ihre therapeutischen Konsequenzen im 1. und 2. Band bereits eingegangen wurde, beschränke ich mich hier auf das pathogenetisch und ätiologisch Wichtige. Obere C bleiben kaum seltener retiniert als untere M_3, die die Spitze halten. Erst in größerem Abstand folgen obere M_3, untere P_2, obere I_1 (in der Regel durch Mesiodens oder Dilazeration verursacht) sowie untere C und obere P_2. Alle anderen Zähne spielen zahlenmäßig nur eine untergeordnete

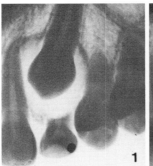 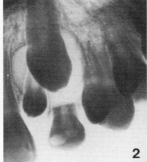 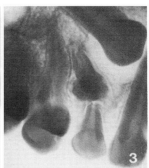

Abb. 118 *Retention oberer C durch Ursachen, die in der Umgebung des Zahnes liegen: 1 = durch follikuläre Zyste; 2 = durch einen dystopen Mesiodens und/oder Zyste; 3 = durch Odontom und/oder Zyste.*

Rolle, wie aus Tabelle XXI hervorgeht, die J. Tränkmann (1973) zusammengestellt hat. Neben den eigenen Untersuchungen an 14021 unselektierten Kindern wurden die Angaben von 11 weiteren Autoren zugrundegelegt.

Was speziell die Häufigkeit der Retention oberer C anbelangt, so schwankt sie etwa zwischen 1% (*E. A. Frey*, 1950) und 2,1% (*H. Löbell*, 1932). Nach *V. Sinkowicz* u. Mitarb. (1964), die 5134 fünfzehn- bis neunzehnjährige Schüler Ungarns untersucht haben, sind Mädchen mit 1,76% etwas häufiger behaftet als Knaben mit 1,52%. Übrigens wird die Retention der C manchmal unter den allgemeinen Begriff Dystopie subsummiert; dabei springen natürlich weit höhere Zahlen heraus. Ich komme darauf zurück.

Schon *F. Luniatscheck* (1906) hat sich mit den Ursachen der Retention beschäftigt und als Gründe primäre Verlagerung der Zahnkeime, Behinderungen des Zahndurchbruchs, Erbfaktoren und Verwachsungen zwischen Zahn und Knochen (Ankylosierung) angegeben. In Anlehnung daran werden im folgenden die im Zahn selbst liegenden Ursachen (1) von den in seiner Umgebung liegenden (2) und den „idiopathischen" (3) getrennt.

Tabelle XXI Prozentuale Häufigkeit retinierter bleibender Zähne – ohne untere und obere M_3.

Nr.	Zahn	%	Nr.	Zahn	%
1	obere C	55,9	8	obere P_1	1,7
2	untere P_2	11,2	9	untere I_2	1,2
3	obere I_1	9,0	10	obere M_1	1,1
4	untere C	5,4	11	untere M_1	1,0
5	obere P_2	5,0	12	untere M_2	0,9
6	obere I_2	3,4	13	untere I_2	0,7
7	untere P_1	2,9	14	obere M_2	0,6

Aus *J. Tränkmann*, 1973

1. **Im Zahn liegende Ursachen.** Dabei wird vor allem an falsche Keimlage und mangelhafte Durchbruchsenergie gedacht. Werden zum Beispiel obere C zu tief, d. h. zu weit vom späteren Durchbruchsort entfernt angelegt, kann sich ihre Durchbruchsenergie vorzeitig erschöpfen; sie bleiben gewissermaßen auf halbem Wege stecken. Wichtiger ist, daß sich selbst geringfügige Kippungen wegen des langen Durchbruchsweges aus der Fossa canina ungünstig auswirken (siehe S. 337 ff.). Der Zahn bricht entweder am falschen Ort

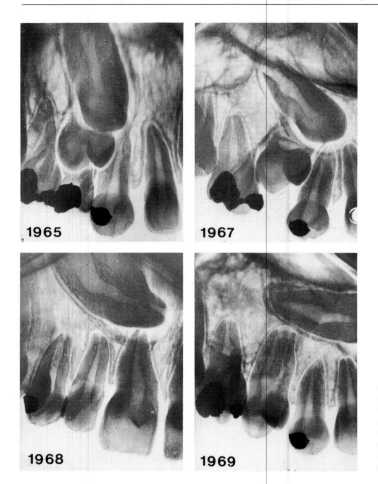

Abb. 119 *Durchbruchsbehinderung eines oberen C durch den rotierten und zweiwurzligen Keim des benachbarten P_1. C wird im Laufe von 4 Jahren zunehmend gekippt und nach mesial verlagert.*
Beobachtung: Prof. U.-G. Tammoscheit.

durch (palatinal, vestibulär, ja hinter P_1 oder vor I_2) oder er bleibt retiniert. Eckzahndystopie und Eckzahnretention können demnach graduelle Verschiedenheiten einer gleichartigen Störung sein. Auch bei den P_2 ist es vor allem die primär falsche Keimlage, die zur Retention oder Halbretention führt: Waren doch falsche Keimlage und Durchbruchsverspätung Mikrosymptome einer letztlich auf Aplasie gerichteten genetischen Anlage (vgl. Abb. 108 und 109).

2. In der Umgebung des Zahnes liegende Ursachen. Hier wird vor allem an Platzmangel und an sonstige mechanische Durchbruchsbehinderungen gedacht. Da obere C in der Regel erst durchbrechen, wenn I_2 und P_1 schon eingestellt sind, kommt Platzverlust relativ oft vor. Er wirkt sich stets nachteilig aus, zumal die C im Gegensatz zu den P_2 breiter sind als ihre Vorgänger. Im Unterkiefer, wo der Durchbruch etwa zusammen mit den P_1 erfolgt, kommt C-Retention deshalb wesentlich

Störungen im Verlauf der zweiten Wechselgebißperiode

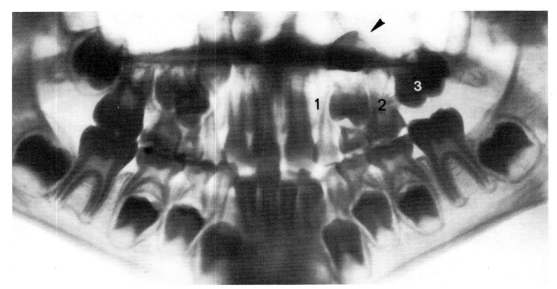

Abb. 120   Verlagerung und voraussichtliche Retention des oberen linken C (Pfeil) bei gleichzeitiger Aplasie von I_2 (1), P_2 (2) und M_1. OTG eines fast 9jährigen Knaben (siehe auch Abbildung 82). Die Zahl 3 markiert also den Keim des M_2, nicht des M_1.

seltener vor. Daß diese Frequenzunterschiede zwischen oberen und unteren C nicht nur von den unterschiedlichen Platzverhältnissen, sondern auch von weiteren Faktoren abhängen, vor allem den unterschiedlich langen Durchbruchswegen, versteht sich von selbst.

Zu den in der Umgebung der C oder P_2 liegenden Retentionsfaktoren gehören weiter die schon an anderer Stelle genannten überzähligen Zähne und Odontome (Abb. 118). Gelegentlich kann sogar der Keim eines regulären P_1 zum Durchbruchshindernis werden, vor allem wenn er rotiert ist und zwei Wurzeln hat. Abbildung 119 zeigt die möglichen Folgen einer solchen Behinderung über einen Zeitraum von 4 Jahren.

Zu den in der Umgebung liegenden Faktoren zählen schließlich noch follikuläre Zysten, die im Eckzahn- wie im Prämolarenbereich vorkommen und LK-Spalten, die fast regelmäßig neben den I_2 auch die C in Form von Rotation, falscher Achsenstellung oder Retention in Mitleidenschaft ziehen. Doch gehe ich hier darauf nicht mehr ein.

3. „Idiopathische" Ursachen. Dabei wird zumeist an Vererbung gedacht. Das ist insofern richtig, als sich Erbfaktoren entwicklungsphysiologisch als zu tiefe oder gekippte Zahnkeimlage äußern können, die dann sekundär zur Retention führen (s. o.). Möglicherweise gibt es jedoch auch noch weitere Entstehungsmöglichkeiten. A. Sollich (1974) hat zum Beispiel festgestellt, daß Retention oberer C überdurchschnittlich häufig bei Aplasie oder Verkümmerung der I_2 vorkommt, obwohl dann zu viel und nicht zu wenig Platz – die Hauptursache von Retention und Dystopie – zur Verfügung steht (Abb. 120). Dabei drängt sich der Verdacht auf, daß sich die

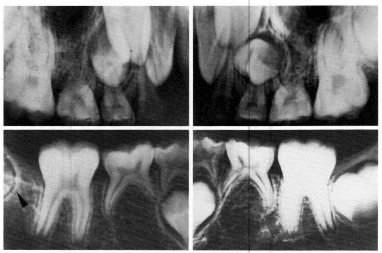

Abb. 121 Aplasie aller P_2 bei Kippung des linken oberen P_1-Keimes um 90°. Beachte die distale Keimlage und Mineralisationsverspätung bei M_2 unten rechts (Pfeil): Nach H. Hoffmeister (1979) ein relativ häufiges Symptom bei Aplasie der P_2 oder anderer Zähne.

der Aplasie zugrundeliegende erbbedingte Anlageschwäche auch im Umkreis des betroffenen I_2 noch auswirkt, wenn auch nur im Sinne von Retention und Verlagerung des C. Da ähnliche Beobachtungen bei anderen Zähnen (Abb. 121) bzw. von anderen Autoren gemacht worden sind, hat man sie mit der sogenannten Feldtheorie in Verbindung gebracht. Diese geht auf den englischen Paläontologen P. M. Butler (1939) zurück und besagt, daß es im Säugetiergebiß mehrere Entwicklungsabschnitte bzw. Zahngruppen mit je einem „Schlüsselzahn" gibt, der entwicklungsstabiler ist als die übrigen zur Gruppe gehörenden Zähne. A. A. Dahlberg (1945) hat diese Feldtheorie modifiziert und mit den beim Menschen beobachteten Fakten in Übereinstimmung gebracht. Danach ist der jeweils erste, mesial stehende Zahn einer Zahngruppe in Größe, Form und Anlage beständiger als der distal nachfolgende: M_1 ist also beständiger als M_2 und dieser wiederum beständiger als M_3; P_1 ist beständiger als P_2 und I_1 beständiger als I_2. Im Unterkiefer rangiert allerdings I_2 vor I_1, so daß von einer Gesetzmäßigkeit nicht eigentlich die Rede sein kann. Sieht man einmal davon ab, so müßte C zusammen mit I_2 zur Gruppe des Schlüsselzahnes I_1 gehören: Wenn I_2 fehlt, würde auch C in seiner Größe und Durchbruchsenergie beeinträchtigt werden. Nach der Feldtheorie gehört C jedoch zu den Schlüsselzähnen. Man kann das gehäufte Zusammentreffen von Aplasie oberer I_2 und Retention oberer C also nicht mit ihr erklären.

Es gibt weitere Hinweise dafür, daß Erbfaktoren im Spiel sind. Einmal verhalten sich EZ öfter konkordant als ZZ (siehe Ch. Schulze, 1964), wobei sich die retinierten C bei konkordanten Paaren nicht selten spiegelbildlich verhalten, wenn die Retention einseitig ist. Darüber hinaus gibt es Beobachtungen über familiäre Häufungen, zum Beispiel von H. Platt (1938) und

E. A. Frey (1950). Dabei sind Retention und Dystopie, zumeist in Form des Außen- und Tiefstandes, nicht selten zusammen aufgetreten. Als Erbtyp sind sowohl unregelmäßige Dominanz als auch Rezessivität genannt worden. Sichere Schlüsse lassen die wenigen Beobachtungen jedoch nicht zu. Stimmten die Angaben einiger Autoren, daß das weibliche Geschlecht bevorzugt wird, könnte an die Beteiligung eines dominanten X-chromosomalen Gens, also an Digenie gedacht werden. Doch scheinen Geschlechtsunterschiede nur vorgetäuscht zu werden. So gaben C. Adler-Hradecky u. Mitarb. (1960) an, daß unter 105 wegen einer C-Retention Operierten 71,4% Frauen und nur 28,6% Männer waren. Unter kieferorthopädischen Patienten mit C-Dystopie bzw. -Retention überwogen auch noch die Mädchen mit 19,9% gegenüber den Knaben mit 16,3%. Bei einer Schuluntersuchung von etwa 2000 Kindern jedoch waren Knaben öfter von Retention bzw. Dystopie betroffen (5,6%) als Mädchen (4,1%). Es hat also den Anschein, als wenn es einen signifikanten Geschlechtsunterschied nicht gibt: Ästhetische Gründe bewegen die Eltern von Mädchen offenbar häufiger als die von Knaben dazu, eine Behandlung durchführen zu lassen.

4. Der Durchbruch der M$_2$ und seine Störungen

a) Vorbemerkung

Durchbrechende M$_2$ stellen sich fast regelmäßig lücken- und engstandslos hinter die M$_1$. Dabei üben sie Druck aus, so daß die M$_1$ gegebenenfalls noch sekundär richtig eingestellt werden (siehe S. 149). Anderenfalls geraten auch die M$_2$ – und später die M$_3$ – in eine distale bzw. mesiale Position.
Da die unteren M$_2$ in der zweiten, die oberen M$_2$ dagegen in der dritten Phase der 2. Wechselgebißperiode durchbrechen, sind die oberen M$_2$ in der Regel die letzten Zähne, die durchbrechen – von den M$_3$ natürlich abgesehen. Ihren vollständigen Durchbruch abzuwarten, d. h. die kieferorthopädische Behandlungs- bzw. Retentionsphase definitiv nicht vorher zu beenden, ist anzuraten. Denn nicht selten treten während ihres Durchbruchs Störungen auf, die später u. U. schwer zu beseitigen sind. Von diesen Störungen ist im folgenden die Rede; dabei werden transversale, sagittale und vertikale Durchbruchsstörungen unterschieden. Auf die M$_3$ gehe ich nicht gesondert ein; im Prinzip gilt für sie das gleiche wie für die M$_2$.

b) Transversale Durchbruchsstörungen

Sie sind am häufigsten und kommen durch einen zu weit bukkal gerichteten Durchbruch der oberen M$_2$ zustande. Das hängt mit der physiologischen Dreh- und Kippbewegung während ihres Durchbruches zusammen. Entsprechend dem Tuberverlauf sind die Keime der M$_2$ – wie vorher die der M$_1$ und später der M$_3$ – nicht nur nach distal gerichtet, wie ein OTG vortäuschen könnte, sondern auch nach bukkal. Erst während des Durchbruches erfolgt eine helikoidartige Bewegung. Dabei verbleiben die M$_2$ nicht selten in einer zu weit bukkalen Position. Es entsteht, wenn nicht noch während des Durchbruchs kieferorthopädisch eingegriffen wird, ein einfacher Höckerbiß oder ein seitlicher Scherenbiß (Nomenklatur Band 1, S. 91). Gerät ihr palatinaler Haupthöcker, von den Anthropologen Protoconus genannt, neben die vestibulären Haupthöcker der unteren M$_2$ (Protoconid bzw. Hypoconid), so ist die Voraussetzung zur Verlängerung der beiden Antagonisten gegeben. Der auf diese Weise entstehende tiefe Biß im Seitenzahngebiet aber sollte unbedingt vermieden werden, weil er nur schwer zu beseitigen ist.

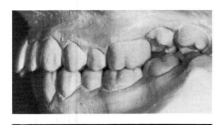
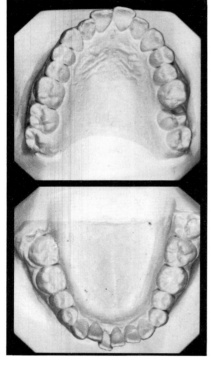
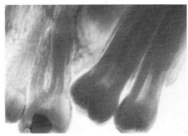

Abb. 122b Zu Abbildung 122a gehörend. Kaum Resorptionserscheinungen an M₁ im Gegensatz zur weitgehenden Resorption an m₂ bei Verhakungen der M₁ (siehe Abbildung 81).

Abb. 122a Verhakung eines oberen M₂ unter M₁. Verlängerung des unteren M₂ als funktionelle Anpassung an den durch die Verhakung entstandenen Kontaktverlust.

c) *Sagittale Durchbruchsstörungen*

Die durch einen Distal- oder Mesialbiß verursachten Interkuspidationsstörungen wurden schon genannt. Darüber hinaus gibt es sagittale Störungen durch Verhakungen der oberen M₂ an den M₁, die in gleicher Weise und aus den gleichen Gründen zustandekommen, wie die Verhakungen der oberen M₁ an den m₂ (siehe S. 121 f.). Doch treten sie sehr viel seltener auf und verursachen in der Regel keine unterminierende Resorption an den M₁ (Abb. 122a und b). Es scheint also einen Unterschied in der Resorptionsbereitschaft zwischen Milch- und bleibenden Zähnen zu geben, der mit dem Schlagwort „Verlust der Plantationsfähigkeit von Milchzähnen" umschrieben wird. Allerdings kommen auch Resorptionen an bleibenden Zähnen durch andrängende Nachbarzähne zustande (siehe Band 1, Abb. 117).

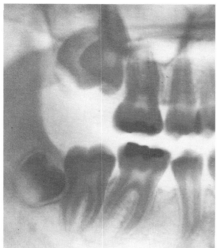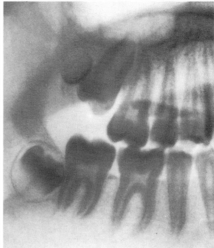

Abb. 123   *Links: Keimverlagerung eines oberen M3, die zur Durchbruchsbehinderung des M2 führte. Spontane Einstellung nach operativer Entfernung des vestibulär von M2 gelegenen – und deshalb zu groß gezeichneten – M3. Beachte auch die nach distal gerichtete Kippstellung des M2 unten rechts. Sie deutet auf eine Durchbruchsbehinderung durch M3 hin. Röntgenaufnahme eines 16jährigen Mädchens.*
Rechts: Bei dem 14jährigen Bruder droht die gleiche Durchbruchsbehinderung des oberen M2. Doch ist die Keimverlagerung des M3 anderer Art als bei der Schwester.

d) Vertikale Durchbruchsstörungen (Retention und Depression)

Sie kommen nicht nur an den M2, sondern auch an den M1 und M3 vor. Wie auf Seite 125 angekündigt, sollen sie hier zusammen besprochen werden, weil es sich um gleichartige Störungen handelt und weil gelegentlich alle drei Molaren in Mitleidenschaft gezogen werden, selbst wenn die Störung primär nur den M1 oder M2 betrifft.

Die ausschließlich die M3 betreffenden Störungen in Form von Retention und Halbretention mit und ohne Verlagerung bleiben dagegen unberücksichtigt.

Eine Reihe vertikaler Störungen ist ohne weiteres verständlich. So können sich Odontome über der Krone eines Molaren ausbilden, die ein mechanisches Durchbruchshindernis bilden (siehe Abb. 83). Werden sie nicht rechtzeitig entfernt, kann es zu einer so weitgehenden Verlagerung des retinierten Molaren kommen, daß auch er später entfernt werden muß. Weiter können sich follikuläre Zysten ausbilden, die ohne rechtzeitige Eröffnung zur Verlagerung des Zahnes bis weit in den Kiefer hinein führen können: D. S. Sterrett (1940) zum Beispiel hat die einzelnen Etappen dieses Vorganges durch wiederholte Röntgenaufnahmen an einem oberen M1 festhalten können.

Des weiteren können Keimverlagerungen zur Retention bzw. Halbretention führen. Von einer Verlagerung dieser Art wurde schon gesprochen: von der durch Übertreibung der physiologischen Dreh- und Kippbewegung während des Durchbruches zustandekommenden Verhakung. Sie stellt

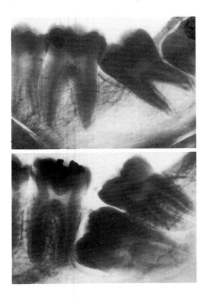

Abb. 124 Bei Verhakung eines unteren M_2 am Zahnhals des M_1 kann ein wachsender M_3 vermutlich über M_2 geraten (oben) und diesen versenken (unten). Allerdings handelt es sich hier um Aufnahmen verschiedener Patienten.

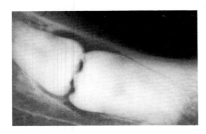

Abb. 125 Ein nach distal gekippter M_2 (rechter Zahn) berührt mit seiner Kaufläche voll die Kaufläche des nach mesial gekippten M_3. Beide Zähne retiniert.

zwar in erster Linie eine sagittale, gleichzeitig aber auch eine vertikale Störung im Sinne von Halbretention dar (Abb. 122). Relativ häufig kommt es zur M_2-Retention dadurch, daß sich der Keim des M_3 nicht hinter, sondern neben dem Keim des M_2 entwickelt. Platzmangel und gegenseitige Durchbruchsbehinderungen führen dann dazu, daß der M_2 gar nicht oder stark verspätet in dystopischer Stellung durchbricht. Durchbruchsverspätungen der M_2, vor allem wenn sie nur einseitig auftreten, sollten deshalb stets zur röntgenologischen Überprüfung und gegebenenfalls zur operativen Entfernung des schuldigen oder mitschuldigen M_3 führen. Abbildung 123 zeigt links einen solchen Fall im Oberkiefer. Der spontane Durchbruch des M_2 nach Entfernung des M_3 dauerte mehrere Monate. Bei dem jüngeren Bruder lag ebenfalls eine M_3-Verlagerung vor (rechts).

Neben diesen leicht verständlichen gibt es schwer verständliche Formen. Denn infolge gegenseitiger, durch eigenes Wachstum verursachter Verschiebungen der an der Retention beteiligten Zähne kommen gelegentlich groteske Verlage-

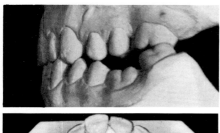

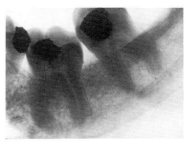

Abb. 126b *Röntgenaufnahme des ankylosierten unteren M_1 von Abbildung 126a.*

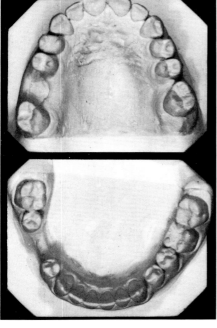

Abb. 126a *Ankylosierter unterer linker M_1. P_2 und M_2 sind während der Vertikalentwicklung des Schädels bzw. Gebisses mit ihren Kontaktpunkten über M_1 geraten = 1. Phase einer Versenkung (= Depression oder Reinklusion). Beachte auch die körperliche Distalwanderung des unteren rechten P_2 nach Extraktion des M_1.*

rungen zustande. Das Initial und damit die eigentliche Ursache solcher Störungen ist hinterher kaum noch auszumachen. Nach Abbildung 124 kann die Verhakung eines M_2 am Zahnhals eines M_1 offenbar die Ursache dafür sein, daß M_3 über M_2 gerät und diesen Zahn allmählich in die Tiefe drückt. Die Entstehung eines Zustandes, wie ihn Abbildung 125 zeigt, ist dagegen kaum zu rekonstruieren.

Neben Keimverlagerungen der verschiedensten Formen und Ausprägungsgrade können Ankylosierungen der M_1 und M_2 Ursache einer Retention bzw. Halbretention werden. Beginnt die Verwachsung zwischen Zahn und Knochen noch während des Durchbruchs, erreichen die Zähne das Okklusionsniveau erst gar nicht, beginnt sie nach Okklusionsfindung, verlassen sie es wieder. Denn genau wie bei den m_1 und m_2 (siehe S. 162) können Ankylosierungen der erste Schritt zur Depression, d.h. dem langsamen Verschwinden des Zahnes unter das Okklusionsniveau sein. Dabei läßt sich eine indirekte von einer direkten Phase trennen: In der indirekten bewegen sich die Nachbarzähne, sie geraten während ihres Durchbruches mit

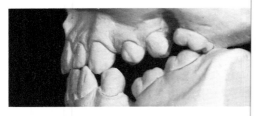
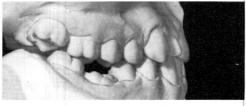
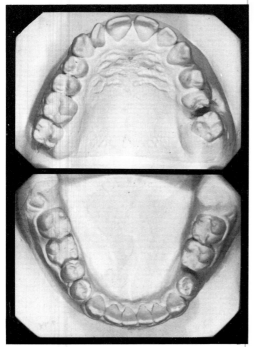
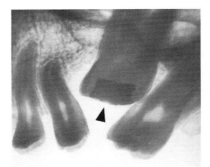

Abb. 127b   M₁ oben links im Kieferhöhlenbereich. Eine Sinusitis war Anlaß der Konsultation. Beachte die Amalgamfüllung (Pfeil) als Beweis einer Depression in der 2. Phase der Reinklusion.

Abb. 127a   Depression des unteren rechten M₁ und vor allem des oberen linken M₁ (siehe Abbildung 127b) mit starker Kippung der benachbarten P₂ und M₂. Auch im Unterkiefer links bildete sich eine Depression aus. Sie wurde durch Extraktion des P₂ vergeblich zu beeinflussen versucht.

ihren Kontaktpunkten über die ankylosierten und deshalb nicht mitwachsenden Zähne (Abb. 126a und b). Ja selbst nach Durchbruch der Nachbarzähne sind noch Kontaktverluste dieser Art möglich, weil die Vertikalentwicklung des Gebisses erst um das 18. bis 20. Lebensjahr ganz abgeschlossen ist, wie zum Beispiel der Zunahme der durchschnittlichen Gaumendachhöhe (*K. Bertzbach*, 1958; *R. Reulen*, 1967) oder der Abstandsvergrößerung der Zahnwurzelspitzen von der Spinaebene (*G. Müller*, 1962) zu entnehmen ist.

Die im Kontaktpunkt nicht mehr abgestützten Nachbarzähne kippen nunmehr über den ankylosierten Molaren und drücken ihn, getrieben vom Kaudruck der Antagonisten, allmählich in die Tiefe. Das ist die direkte Bewegungsphase: Auch der ankylosierte Molar bewegt sich nunmehr, seine klinische Krone wird kürzer und allmählich gerät die ganze Krone unter das Schleimhautniveau. In seltenen Fällen kann der Zahn in den Kieferkörper bzw. die Kieferhöhle geraten (Abb. 127a und b). Möglicherweise sind bei diesem Transport in die Tiefe auch Biegespannungen der Spongiosabälkchen mit im Spiel, die den Zahn wie einen Fremdkörper wandern lassen (siehe S. 338/39).

Als Kliniker bekommt man ein Augenblicksbild zu Gesicht und ist geneigt, nur von Retention mit oder ohne Verlagerung zu sprechen. Will man sich den Ablauf des Geschehens, die Re-Inklusion klarmachen, ist man auf Indizien angewiesen. Neben Abrasionen an der Kaufläche noch sichtbarer Molaren sind es Füllungen, die im Röntgenbild in Erscheinung treten. Sie beweisen, daß der Zahn einmal im Okklusionsniveau gestanden hat. Fehlen solche Indizien, ist eine Entscheidung über Retention oder Depression nicht mehr sicher zu fällen.

Was die Ätiologie anbelangt, so ist bezüglich der Depression klar, daß nur funktionelle bzw. mechanische Kräfte in Betracht kommen. Da Versenkung von Zähnen durch Vor-Kopf-Belastung bei der normalen Funktion oder durch abnehmbare kieferorthopädische Geräte nicht möglich ist, sind zur Versenkung zwei Voraussetzungen zu erfüllen:

1. Die Beseitigung der normalen parodontalen Struktur durch Ankylosierung etwa im Gefolge eines lokalen Traumas, angeblich zum Beispiel beim Beißen auf ein Schrotkorn oder durch Dauerdruck mit Hilfe eines festsitzenden Gerätes. Auf diesem Umweg führen intrudierende Kräfte zur Druckatrophie am Fundus der Alveole.
2. Druckapplikation auf gekippte Zähne; hier führen intrudierende Kräfte zur Ausbildung parodontaler An- und Abbauzonen, wodurch unter Zunahme der Anfangskippung Bewegungen in Richtung Kieferkörper möglich werden (siehe Kapitel 7).

Die Ätiologie der „idiopathischen", d. h. nicht durch offensichtliche Durchbruchshindernisse wie Zysten, Odontome oder Nachbarzähne entstandene Molaren-Retention ist nicht geklärt. *J. Brabant* u. Mitarb. (1950) und *McCall* u. Mitarb. (1954) haben an „Atrophie" im Sinne einer lokalisierten Wachstumsstörung der „Kiefer" als Ursache gedacht. Doch sind vermutlich Ursache und Wirkung verwechselt worden. Denn wenn man bedenkt, daß nicht der Kiefer, sondern der Alveolarfortsatz im Gebiet der Retention unterentwickelt bleibt und daß die Alveolarfortsatzentwicklung von der Entwicklung und Funktion der Zähne abhängt, kann man sicher sein, daß die Unterentwicklung Folge der Retention ist. Möglicherweise spielen in manchen Fällen Erbfaktoren eine Rolle. Wie schon anhand von Abbildung 17 erläutert, kommt ein rezessives Genpaar ursächlich in Betracht. Das würde erklären, weshalb die Retention, an der gelegentlich zwei oder gar alle drei Molaren eines Gebißquadran-

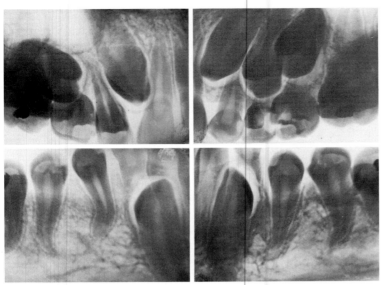

Abb. 128   *Idiopatische Retention aller vier C, der oberen P_2 und des oberen linken P_1 bei einer 14jährigen Patientin.*

ten beteiligt sind, in der Regel solitär oder bei Geschwistern auftreten (siehe Abb. 123). *J. Theuerkauf* (1960) zum Beispiel hat über einen Geschwisterfall berichtet. Einmal waren im Oberkiefer, das andere Mal im Unterkiefer die M_1 beidseitig halbretiniert. Manches spricht dafür, daß sich der genetische Faktor entwicklungsphysiologisch als falsche Keimlage eines oder mehrerer Molaren und nicht als Ankylose äußert.

Neben diesem hypothetischen rezessiven Genpaar gibt es möglicherweise ein dominantes autosomales Gen. So hat *D. J. Reid* (1954) über die Halbretention von M_1 und M_2 beim Vater und die eines M_1 bei der Tochter berichtet und *C. Gysell* (1955) über die Retention zweiter und dritter Molaren, zum Teil in Kombination mit der Retention von Eckzähnen, bei fünf Angehörigen einer Sippe. Gerade multiple Retention unterstützt die These einer erbbedingten Ursache, weil lokale mechanische Faktoren nicht in Frage kommen (Abb. 128). Auch *F. Eckhardt* (1937) und *F. Kramer* (1953) haben familiäre Häufungen beschrieben. Fälle dieser Art dürfen nicht mit der multiplen Retention verwechselt werden, die bei Dysostosis cleido-cranialis zu beobachten ist. Hier handelt es sich um ein Syndrom mit multiplen Abartungen wie Hypo- oder Aplasie der Schlüsselbeine, Hirn- und Gesichtsschädeldeformierungen (Abb. 129a), oft auch Skoliosen der Wirbelsäule und

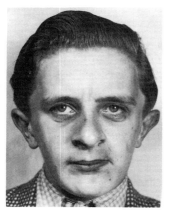

Abb. 129a *Dysostosis cleidocranialis (Scheuthauer-Marie-Sainton-Syndrom) bei 21jährigem Mann. Mutter und 3 von 4 Geschwistern ebenso behaftet. Die Schädeldeformation ist Folge offengebliebener Fontanellen und Nähte, Verkürzungen der Schädelbasis und zum Teil einer Hypoplasie des Oberkiefers. Weitere Mißbildungen an Schlüsselbeinen, Wirbelsäule, Becken und Extremitäten.*

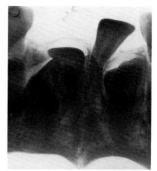

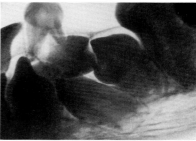

Abb. 129b *Multiple Retention und Verlagerung von Zähnen bei gleichzeitiger Überzahl von Schneidezähnen, Eckzähnen und Prämolaren bei Dysostosis cleido-cranialis. Elfjährige Patientin, Schwester von Abbildung 129a. Ursache ist ein dominantes autosomales Gen mit polyphäner Wirkung.*

Mißbildungen des Beckens. Die Retention bzw. Halbretention der meisten Zähne geht bei diesen Mißbildungen oft mit Hyperodontie einher, und zwar vorzugsweise im Bereich der Frontzähne und Prämolaren (Abb. 129b). Das Syndrom dürfte regelmäßig dominant vererbt werden, obwohl auch über solitäre Fälle berichtet worden ist. Bei ihnen handelt es sich vermutlich um neue Mutanten.

e) Überzahl von Zähnen im Bereich der Molaren

Überzählige Molaren werden Paramolaren oder Distomolaren genannt. Die Namen stammen von L. Bolk (1914). Sie wurden gewählt, weil er annahm, daß die Zuwachszähne M_2 und M_3 ursprünglich einmal Vorgänger gehabt hätten und sich deshalb prinzipiell nicht von den übrigen Ersatzzähnen I_1, I_2, C, P_1 und P_2 unterschieden – also wieder eine atavistische Deutung.

Das Wesentliche geht aus Abbildung 130 hervor. Neun Milchzähne, vestibulär angeordnet, stehen neun Ersatzzähnen gegenüber, die wegen der nach lingual auswachsenden Ersatzzahnleisten lingual (innen) gezeichnet worden sind. Die Überraschung beginnt beim M_1, weil er vestibulär steht. *Bolk* hielt ihn nämlich für einen Milchzahn, dessen Ersatzzahn der P_3 sei, der im Laufe der Phylogenese verlorengegangen sei. Gelegentlich könne P_3 jedoch wieder auftauchen, und zwar entweder als regulärer Prämolar, wie er z. B. auf Abbildung 131 dargestellt ist, oder als Rudiment, nämlich als eine mit dem Vorgänger M_1 verschmol-

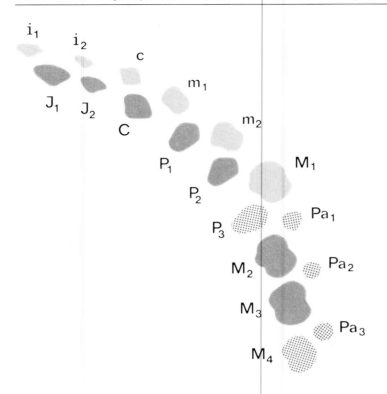

Abb. 130 Nach Bolk (1913, 1914, 1915) gehört M_1 zu den „Exostichosgliedern", das heißt zur laktealen Dentition, die im Schema hell gezeichnet und außen angeordnet ist. M_2 und M_3 gehören zu den „Endostichosgliedern" und damit zur permanenten Dentition (dunkel und innen). Nachfolger des M_1 sei ein im Laufe der Phylogenese verlorener P_3; Vorläufer von M_2 und M_3 seien sogenannte Paramolaren (Pa_1 und Pa_2). Paramolaris 3 und sein Ersatzzahn M_4 – letzterer auch Distomolar genannt – sind strittig. Die Theorie hat sich als unrichtig herausgestellt (siehe Abbildung 131 und 132). Getüpfelte Zähne = die angeblich im Laufe der Phylogenese verschwundenen Zähne.
Aus H. Bluntschli, 1931. Umzeichnung.

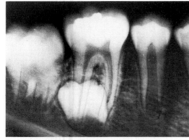

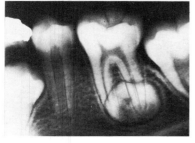

Abb. 131 Überzählige Prämolarenkeime lingual und unter beiden unteren M_1. Nach Bolks Vorstellung als Rückschlagserscheinung phylogenetisch verlorengegangener P_3 zu deuten. Seltener Befund: Überzählige Prämolaren pflegen sich im allgemeinen neben oder zwischen den regulären P_1 und P_2 zu entwickeln (siehe Band 1, Abbildung 100).

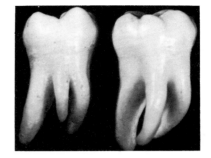

Abb. 132 Akzessorische Wurzeln an unteren Molaren, nach lingual vorspringend. Nach Bolk handelte es sich jeweils um eine Radix praemolarica, eine dem P_3 homologe Bildung. Sie kommt jedoch nicht nur an den M_1, sondern auch an den M_2 und M_3 vor.

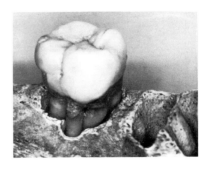

Abb. 133 Akzessorische Wurzel an einem unteren Molaren, die vestibulär angeordnet ist.

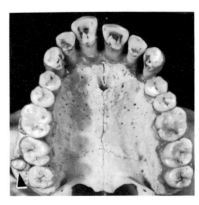

Abb. 134 Überzähliger Zahn im vestibulären Interstitium zwischen M_2 und M_3 rechts (Pfeil), sogenannter Paramolaris 2. Inderschädel. Beachte auch die relative Kleinheit der P_1 und P_2 im Vergleich zu den I_1 und I_2 sowie die mit Betelnuß schwarz gefärbten Eingänge in die Foramina caeca an den I_1.

zene „Radix praemolarica" (Abb. 132). Bei ihr handelt es sich um eine kleine akzessorische Wurzel, die z. T. pferdeschwanzartig der Bifurkation unterer M_1 entspringt und angeblich stets nach lingual, d. h. in die Richtung des Ersatzzahnes gerichtet ist. Daß diese Annahme nicht zutrifft, zeigt Abb. 133. Außerdem gibt es gleiche Überschußbildungen auch an M_2 und M_3.

Die heutigen M_2 und M_3 zählte auch Bolk zu den bleibenden Zähnen; als ihre Milchzähne sah er die Paramolaren an. Das sind kleine, zumeist einfach geformte Zähne, die nach Bolks Meinung immer im vestibulären Interstitium zwischen M_1 und M_2 (Paramolaris 1) oder M_2 und M_3 (Paramolaris 2) auftauchen – und das in der Regel auch tun (Abb. 134). Statt als eigenständiger Zahn sollen Paramolaren auch unselbständig, d. h. mit ihrem Ersatzzahn verschmolzen in Erschei-

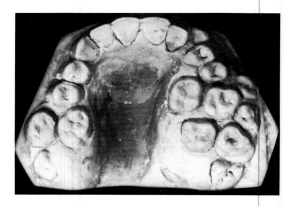

Abb. 135 *Multiple Überzahl von Molaren bei einem 32jährigen Mann.*
Beobachtung Dr. W. Hüsgen, Göttingen.

nung treten können. *Bolk* sprach dann vom Tuberculum paramolare (siehe Band 1, Abb. 109). Distomolaren waren für ihn phylogenetisch verschwundene bleibende Zähne, also ehemalige M4. Deren Vorgänger seien als Paramolaris 3 gelegentlich distovestibulär von einem M3 zu finden.

Auch diese Theorie *Bolks* wurde erwähnt, obwohl sie später nicht bestätigt werden konnte. Die Widersprüche sind an anderer Stelle besprochen worden (siehe *Ch. Schulze,* 1970). Zu den Beweismitteln zählte ein Gipsmodell, das rechts ein Tuberculum paramolare an einem oberen M1 und links gleich zwei Paramolaren in Höhe der M1 zeigte, wobei nur der distale Paramolar im Interstitium zwischen M1 und M2 stand. So etwas dürfte es nach *Bolk* natürlich nicht geben. Trotzdem hat seine Theorie – genauso wie die Dimertheorie (siehe S. 132) so befruchtend auf Anthropologen und Zahnärzte gewirkt, daß sie bis heute nachwirkt und bekannt zu bleiben verdient.

Im Molarenbereich kann es zu multipler Überschußbildung kommen, wie Abbildung 135 zeigt. Fälle dieser Art dürfen weder mit multipler Hyperodontie bei Polygnathie – auch autochthone Epignathie genannt – verwechselt werden, bei der die Überzahl auf Verdopplung einer ganzen Kieferanlage beruht, noch mit Verdopplung der Zahnleiste, die einen ganzen Satz zusätzlicher Milch- und bleibender Zähne hervorbringt; *W. Meyer* (1884) und *G. Korkhaus* (1955) haben Fälle dieser Art beschrieben.

Damit ist die Beschreibung der Gebißentwicklung im engeren Sinne und der dabei zu beobachtenden Gefährdungen und Abnormitäten beendet. Sie war insofern unvollständig, als sie losgelöst von den im oro-facialen Umfeld ablaufenden Veränderungen erfolgte. Davon soll im folgenden Kapitel die Rede sein, wenn auch nur in Form eines Überblicks. Wachstum und Gestaltswandel des Schädels als Ganzes sind so komplexe, von genetischen und funktionellen Faktoren gleichermaßen beeinflußte Vorgänge, daß die Aufklärung der Zusammenhänge noch unvollständig bzw. widersprüchlich ist. Zu nennen sind in diesem Zusammenhang vor allem die experimentellen Arbeiten von *D. H. Enlow, M. L. Moss* und *J. H. Scott,* auf die ich zurückkomme.

6. Kapitel

Die Entwicklung des oro-facialen Systems als Teil der körperlichen Gesamtentwicklung

1. Einführung

Bei der Geburt sind voll entwickelte („reife") Knaben im Durchschnitt 51, Mädchen 50 cm lang und 3,4 bzw. 3,3 kg schwer. Bei ungestörter Entwicklung, wie die Summe aller Wachstums-, Differenzierungs- und Transformationsvorgänge genannt wird, wachsen sie von da an kontinuierlich weiter, bis sie mit etwa 18 bzw. 21 Jahren ihre definitive Größe erreicht haben. Sie beträgt bei Frauen europider Abstammung durchschnittlich 165 cm, bei Männern 175 cm; doch ist die individuelle Variabilität in allen Altersabschnitten groß.

Die Längenzunahme ist vor allem von genetischen Faktoren abhängig. Selbst früh voneinander getrennte und unterschiedlich aufgezogene EZ-Partner weisen als Erwachsene durchschnittlich nur etwa 2 cm, gemeinsam aufgewachsene gleichgeschlechtige ZZ-Partner dagegen 4,5 cm Längenunterschied auf (J. Shields, 1962). Das Gewicht wird in höherem Umfang von Umweltfaktoren (Ernährung, Bewegungsausmaß usw.) beeinflußt, allerdings weniger, als häufig angenommen wird; näheres Eingehen erübrigt sich in diesem Zusammenhang.

Wenn Wachstum auch kontinuierlich erfolgt, so heißt das nicht, daß alle Körperteile und Organe gleichmäßig an Größe, Form und Gewicht zunehmen. So beträgt z. B. der Längenzuwachs im ersten Lebenshalbjahr 16 bis 17 cm und im zweiten Halbjahr nur noch 7 bis 8 cm. Er nimmt von da an langsamer ab, bis sich vom 6. Lebensjahr an die jährliche Zuwachsrate bei etwa 5 cm einpendelt. Zur Zeit der Pubertät gibt es noch einmal einen „Pubertätsschub" oder „Wachstumsspurt", in dem wieder 7 bis 8 cm pro Jahr gewachsen wird. Dieser Schub tritt in Durchschnittstabellen (Somatogramm, siehe Band 1, S. 32) oder Wachstumskurven weniger deutlich in Erscheinung als beim einzelnen Individuum, weil er nicht bei allen Kindern in das gleiche Lebensjahr fällt. Durchschnittlich liegt er bei Mädchen zwischen dem 12. und 13. und bei Knaben zwischen dem 14. und 15. Lebensjahr. Nach erreichter Geschlechtsreife bis zum Abschluß des Körperwachstums – eine Zeitspanne, die Adoleszenz genannt wird – ist die Längenzunahme nur noch gering.

Was das unterschiedliche Tempo der Entwicklung von Schädel, Rumpf und Extremitäten anbelangt, so tritt es zum Beispiel durch den Gestalts- und Proportionswandel bei zunehmendem Alter in Erscheinung (Abb. 136). Nicht weniger deutlich sind die Veränderungen bei der Schädel- und Gesichtsentwicklung, von denen im folgenden die Rede sein soll. Dabei wird zunächst an Hand von Photographien mazerierter Schädel ein grober Überblick gegeben, bevor auf das Wachstum von Ober- und Unterkiefer etwas ausführlicher eingegangen wird.

Die Entwicklung des oro-facialen Systems als Teil der körperlichen Gesamtentwicklung

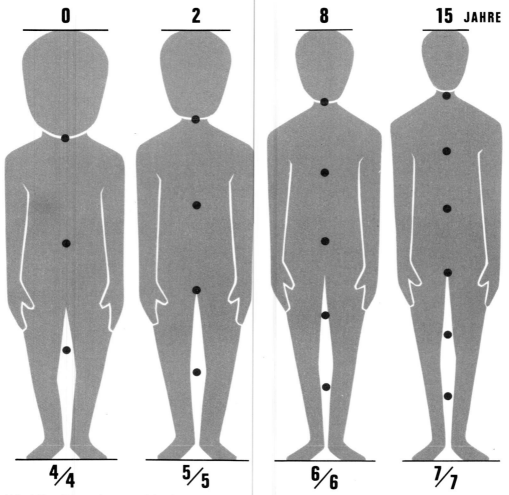

Abb. 136   *Proportionswandel zwischen Kopf, Rumpf und Extremitäten im Laufe der Entwicklung (nach Stratz, 1904). Bei Neugeborenen beträgt die Höhe des Kopfes 1/4 der Körperhöhe, bei 15jährigen (rechts) nur noch 1/7. Aus H. Wurmbach, 1957. Ausschnitt und Umzeichnung.*

2. Überblick über Wachstum und Gestaltwandel des Schädels nach der Geburt

Die folgenden Schädel wurden so ausgesucht, daß sie markanten Phasen der Gebißentwicklung entsprechen. Sie wurden im gleichen Maßstab verkleinert, so daß Größen- und Proportionsentwicklungen unmittelbar ins Auge fallen. Natürlich repräsentieren sie nicht „Durchschnittsnormen". Es handelt sich um individuelle Varianten, die auch im Kindesalter schon deutlich in Erscheinung treten. Trotzdem

Überblick über Wachstum und Gestaltwandel des Schädels nach der Geburt

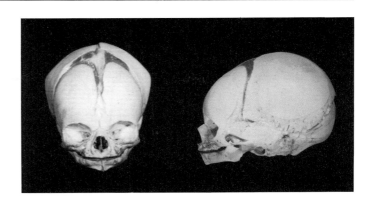

Abb. 137 Schädel eines Neugeborenen. Weite Fontanellen, fehlender Warzenfortsatz. Durchschnittliches Volumen zwischen Neuro- und Viscerokranium etwa 8:1. Kieferwinkelgröße etwa 140°. Offene Unterkiefersymphyse. Bereits jetzt Segmentierungen im Bereich der Alveolarwälle durch die heranwachsenden Milchzähne. Jochbogenabstand = 59 mm.

läßt sich das Wesentliche der morphologischen Entwicklung durch Vergleich der aufeinanderfolgenden Aufnahmen erkennen.

a) Zur Zeit der Geburt (Abb. 137)

Der Hirnschädel (Neurokranium) und damit das Gehirn sind dem Gesichtsschädel (Viscerokranium oder Splanchnokranium) in Größe und Volumen weit voraus. Das Verhältnis beträgt etwa 8:1, während es später beim Erwachsenen 2,5:1 beträgt. Auf das Körpergewicht bezogen macht das mittlere Hirngewicht bei Neugeborenen etwa 12%, bei Erwachsenen 2% aus. Auch die Augenhöhlen (Orbitae) sind schon unverhältnismäßig groß.
Am Stirnschädel fallen die großen Fontanellen auf, speziell der Fonticulus frontalis am Kreuzungspunkt von Pfeil- bzw. Stirnnaht und Kranznaht. Ein Warzenfortsatz (Proc. mastoideus) fehlt noch und der äußere Gehörgang ist noch unvollkommen ausgebildet: Das Os tympanicum stellt erst einen nach oben offenen Ring dar (Anulus tympanicus).
Der Oberkiefer ist zusammen mit dem gesamten naso-maxillären Komplex noch wenig entwickelt. Seine Höhe beträgt im Durchschnitt 25, seine Breite 32 mm. Kieferhöhlen sind röntgenologisch noch kaum nachzuweisen.
Der Kieferwinkel beträgt durchschnittlich etwa 140°. Er kann aber bereits jetzt erheblich schwanken, nach R.-R. Miethke (1978) zwischen 123° und 146°. Die Gelenkgruben (hier mit Kunststoff zum Teil verdeckt und nicht zu erkennen) sind flach, die aufsteigenden Äste (Rami) im Verhältnis zum horizontalen Unterkieferkörper (Corpus) kurz. Der Eingang ins Foramen mandibulare liegt deshalb tief, kaum in Höhe der „Kauebene". Die Unterkiefersymphyse, eine sogenannte Synarthrose, ist noch geöffnet. Sie schließt sich aber bald nach der Geburt durch Verknöcherung (Synostose) und hat deshalb für die nachgeburtliche Breitenentwicklung der Mandibula kaum noch Bedeutung.

b) Bei Beginn der 1. Dentition (Abb. 138)

Innerhalb des seit der Geburt verflossenen halben Jahres und noch vor Erscheinen des 1. Zahnes hat sich das Viscerokranium bereits deutlich verlängert, verbreitert und

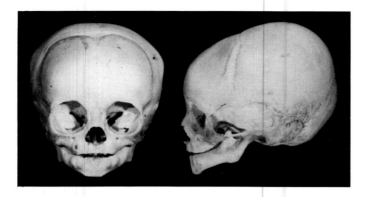

Abb. 138 *Schädel eines etwa 6 Monate alten Kindes. Pfeilnaht geschlossen, Symphyse verknöchert. Deutliche Vergrößerung von Viscerokranium und Neurokranium im Verlauf der verflossenen 6 Monate. Die wachsenden Zahnkeime, vor allem die unteren c und m_1, machen sich an Wülsten jetzt schon deutlich bemerkbar. Jochbogenabstand = 74 mm.*

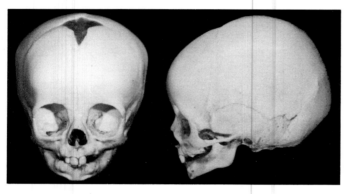

Abb. 139 *Schädel eines etwa 12 Monate alten Kindes. Fonticulus frontalis größer als auf Abbildung 138: Das Tempo des Fontanellenschlusses ist also individuell verschieden. Viscerokranium weiter vergrößert, vor allem in vertikaler Richtung. Alle vier i_1 durchgebrochen, dazu ein i_2 im Oberkiefer. Tiefer Biß physiologisch in diesem Alter. Jochbogenabstand = 75 mm.*

vertieft. Die Kieferwinkel sind kleiner geworden und die Rami haben sich absolut wie relativ, d. h. im Verhältnis zum Corpus vergrößert. Das Größenverhältnis zwischen Neuro- und Viscerokranium insgesamt hat sich jedoch wenig verändert: Das Neurokranium ist also in etwa gleichem Tempo mitgewachsen. Das Volumen des Gehirns, das bei Neugeborenen durchschnittlich 370 ccm beträgt, hat schon jetzt einen großen Teil der gegen Ende des 1. Jahres üblichen 900 ccm erreicht.

Auffällig sind die knöchernen Vorwölbungen, die im Kieferbereich von den schnell wachsenden Keimen der Milchzähne, speziell der c und m_1 hervorgerufen werden. Das leichte Klaffen der frontalen Alveolarwälle im Sinne eines offenen Bisses ist physiologisch. Es ist bei 57% aller Neugeborenen vorhanden (siehe S. 317).

c) *Nach Durchbruch der i_1 und i_2* (Abb. 139)

In dem seit Beginn der 1. Dentition verflossenen Zeitabschnitt von etwa 6 Monaten hat sich außer einer Größenzunahme des Gesamtschädels nichts wesentlich verändert, auch die Größenbeziehungen zwischen Hirn- und Gesichtsschädel sind etwa gleich geblieben, obwohl Höhe und Breite des Oberkiefers seit der Geburt deutlich zugenommen haben, vor allem die Höhe. Auffallend ist der tiefe Biß: Die oberen Milchschneidezähne verdecken ihre Antagonisten vollständig. Das ändert sich bei

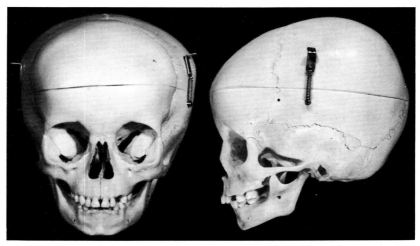

Abb. 140   Schädel eines etwa 4jährigen Kindes. Deutliche Vergrößerung des Viscerokranium gegenüber dem Neurokranium. Die Einstellung der Seitenzähne c-m_1-m_2 hat an der vertikalen Entwicklung des Viscerokranium maßgeblichen Anteil. Schon jetzt macht sich eine Deviatio septi bemerkbar. Kieferwinkel und Gelenkaufbau von fast definitiven Proportionen. Es besteht ein Distalbiß von 1/2 Pb, die Postlaktealebene verläuft gerade. Jochbogenabstand = 97 mm.

Einstellung der m_1, also der Zeit der 1. physiologischen Bißhebung. Auffällig ist auch, daß die große Fontanelle bei dem etwa einjährigen Kind noch wesentlich weiter ist als bei dem halbjährigen: Die Verschlußzeit variiert also beträchtlich, sie kann zwischen 6 und 24 Monaten liegen.

d) Nach Einstellung der m_1, c und m_2 (Abb. 140)

In den seit Durchbruch der Schneidezähne verflossenen 2–3 Jahren, in denen das Milchgebiß fertig gestellt und die Kinder etwa 20 cm gewachsen sind, sind nunmehr deutliche Proportionsveränderungen eingetreten: Das Viscerokranium ist im Vergleich zum Neurokranium schneller gewachsen, zweifellos auch als Folge des Durchbruchs und der Einstellung der Milchzähne – allerdings nicht nur deswegen, wie die deutlichen Entwicklungsvorgänge auch bei Anodontie belegen. Die Größenzunahme der Kiefer bezieht sich vor allem auf die vertikale Dimension. Deshalb kommen die Proportionierung der Rami zum Corpus, die Größe der Kieferwinkel und die Form der Kiefergelenke ihrem definitiven Charakter schon recht nahe.

e) Bei Beginn des Schneidezahnwechsels und der Einstellung der M_1 (Abb. 141)

Wie auf Seite 115 erläutert, verändern sich Länge und Breite der Milchzahnbögen nach ihrer Fertigstellung im 3. Lebensjahr

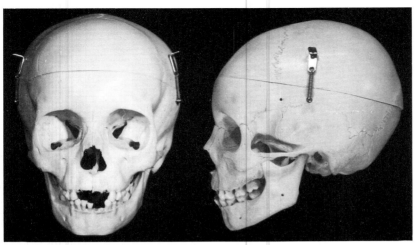

Abb. 141 Schädel eines etwa 7jährigen Kindes zur Zeit der 1. Wechselgebißperiode. Die Vertikalentwicklung des Viscerokranium hat weiter zugenommen, obwohl es in der Zeit zwischen Abschluß des Milchgebisses und Beginn des Zahnwechsels im Bereich der Zahnbögen kaum zu Veränderungen kommt. M_1 bereits durchgebrochen. Sie stehen in singulärem Antagonismus. Erst zur Zeit der 2. Wechselgebißperiode können sie sich daraus befreien. Der Proc. mastoideus tritt deutlicher als bisher in Erscheinung. Beachte Deviatio septi.
Jochbogenabstand = 100 mm.

nicht, bevor der Schneidezahnwechsel beginnt und die M_1 durchbrechen. Das ist um so erstaunlicher, als in diesen 3 bis 4 Jahren die Kinder durchschnittlich 20 bis 25 cm wachsen und das Viscerokranium als Ganzes an Länge, Breite und Tiefe erheblich zunimmt. Sein Zuwachs ist in dieser Zeit also deutlich größer als der des Neurokranium, dessen Wachstumsrate immer geringer wird und schon mit 8 Jahren fast beendet ist. Auf dem abgebildeten Schädel sind die M_1 bereits durchgebrochen, und auch die Verbreiterung und Verlängerung der vorderen Zahnbogensegmente zur Aufnahme der I_1 und I_2 ist schon in Gang gekommen. Jetzt tritt auch der Proc. mastoideus deutlich in Erscheinung.

f) Nach dem Schneidezahnwechsel und der Einstellung der M_1 (Abb. 142)

Nach der 1. Wechselgebißperiode sind die Zahnbögen breiter und länger als davor, wobei die Breitenzunahme jedoch gering ist; sie beträgt im Eckzahnbereich kaum mehr als 2 bis 3 mm. Die Längenzunahme ist im wesentlichen durch den Zuwachs der M_1 zustande gekommen, wozu intensives Längenwachstum des gesamten maxillären und mandibulären Bereichs nötig ist. Dieses Wachstum führt zu einer Verschiebung der Gesichtskonturen nach vorn und unten, im Prinzip also zur Schnauzenbildung, die bei Prähominiden noch so drastisch in Erscheinung trat. Sie ist erst nach Einstellung der M_3 ganz abgeschlossen (s. u.).

g) Nach Beendigung des Zahnwechsels und der Einstellung der M_2 (Abb. 143)

Wenn die M_3 nicht angelegt sind, ist die Gebißentwicklung im engeren Sinne nach der Kontaktfindung der M_2 abgeschlossen.

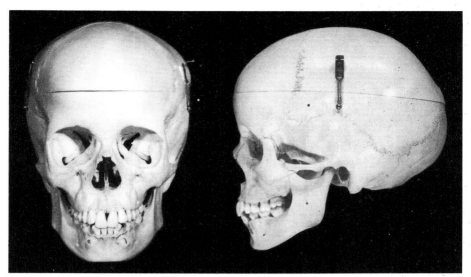

Abb. 142 Schädel eines etwa 9jährigen Kindes. Wachstum des Neurokranium praktisch beendet. Viscerokranium wächst weiter, vor allem nach vorn und unten. Erste Anzeichen einer bialveolären Protrusion (Inderschädel!). M_1 fast in „primär korrekter" Interkuspidation. Deutlich ausgeprägter Proc. mastoideus. Jochbogenabstand = 104 mm.

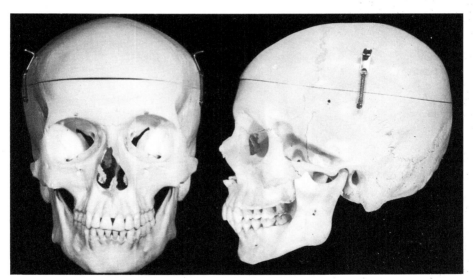

Abb. 143 Schädel eines etwa 20jährigen Mannes. Entwicklung auch des Viscerokranium abgeschlossen, obwohl die M_3 noch fehlen (Molarenfelder vorhanden). Fast eugnathes Gebiß mit bialveolärer Protrusion. Beachte die erst jetzt erreichte volle Konturierung der Mandibula und des Proc. mastoideus. Ausgeprägte Deviatio septi nasi. Jochbogenabstand = 117 mm.

Jedenfalls nehmen Länge und Breite der Zahnbögen kaum noch zu. Doch ist die körperliche Entwicklung im allgemeinen und die Entwicklung des Viscerokranium im speziellen nicht auch schon beendet. Selbst der pubertäre Wachstumsspurt hat nicht immer schon sein Ende erreicht. Gelegentlich beginnt er sogar erst, wenn die M_2 bereits eingestellt sind, jedenfalls bei frühzahnenden Knaben und Mädchen, bei denen die M_2 schon mit 11,5 bzw. 11,0 Jahren voll durchgebrochen sein können (siehe Band 1, S. 50). Die Gebißentwicklung ist also eine biologische Größe von relativ eigenständigem Charakter, genauso wie andere biologische Entitäten (Skelettreifung, Längenzunahme, mentale Entwicklung) auch (siehe S. 115).

Sind die M_3 angelegt, verlängern sich auch die Zahnbögen noch, und zwar um den Betrag der M_3-Kronenlänge. Das geschieht etwa zwischen dem 15. und 20. Lebensjahr, in dem Mädchen noch durchschnittlich 15 cm und Knaben 25 cm wachsen. Außerdem erfährt das Viscerokranium seine letzte Vergrößerung und markanteste Konturierung, vor allem bei Männern. Beides ist bei Frauen mit etwa 18, bei Männern mit 21 Jahren beendet.

3. Wachstum, Gestaltwandel und Verlagerung von Ober- und Unterkiefer

a) Vorbemerkung;
Transformation und Translation

Wie schon angedeutet, sind Wachstum und Gestaltwandel des Schädels komplexe Vorgänge. Sie haben unterschiedliche Wachstumsgeschwindigkeiten der den Schädel mosaikartig zusammensetzenden Einzelelemente, dauernden Formwandel durch modellierenden Umbau und räumliche Lageveränderungen der Einzelelemente gegeneinander zur Voraussetzung. Veränderungen von Abständen und Winkeln, die bei metrischer Erfassung der Wachstumsabläufe unter Zuhilfenahme periodisch gewonnener FRS zutagetreten, werden also nicht nur durch Vergrößerung, sondern auch durch modellierenden Umbau – im folgenden Transformation genannt – und durch Verlagerung der Einzelelemente gegeneinander zustandegebracht, was als Translation bezeichnet wird.

Die bereits gezeigten Schädel waren gewissermaßen Momentaufnahmen dieses kontinuierlich ablaufenden Transformations- und Translationsvorganges – kontinuierlich, weil er selbst am Ende der körperlichen Entwicklung nicht beendet sein muß. Krankheiten wie die Akromegalie können ihn wieder in Gang setzen. Vor allem die „innere Form" des Knochens, d. h. die Trabekel- und Spongiosastruktur, unterliegt dauerndem Wandel. Sie paßt sich jeder Belastungs- bzw. Funktionsänderung neu an, wenn diese nur lange genug dauert und intensiv genug ist. Dabei arbeitet die Natur äußerst ökonomisch: Mit einem Minimum an knöcherner Substanz erzielt sie ein Maximum an Stabilität in der Hauptbeanspruchungsrichtung.

Diese schnelle Anpassungsfähigkeit hat dem Knochen das Prädikat plastisch eingetragen, obwohl er zu etwa 70% aus Mineralsalzen besteht und in erster Linie statischen und Organe schützenden Zwecken dient. Tatsächlich verdient er das Prädikat auch nur, wenn man ihm Periost und Knochenmark (Medulla ossium), speziell das den Spongiosabälkchen anliegende Endost, als unabdingbaren Bestandteil hinzurechnet. Denn An-, Ab- und Umbau finden ausschließlich durch diese, alle Knochenoberflächen membranartig überziehenden Bindegewebsschichten statt, die als biologisch aktive Elemente Fibroblasten, Osteoblasten und Osteoklasten enthalten bzw. produzieren können.

Nur der mineralisierte Teil des Knochens dient statischen Zwecken – und zwar vornehmlich durch die Druckresistenz seiner Hydroxylapatit-Kristalle. Dabei bleibt allerdings unberücksichtigt, daß der mineralisierte Teil – vor allem in Form der leicht mobilisierbaren amorphen Calciumphosphate – auch als Depot für die Aufrechterhaltung (Homöostase) des Calcium-Phosphatstoffwechsels dient.

Mineralisierter Knochen selbst reagiert also nicht auf irgendwelche Reize. Er wird bei Belastung jedoch verbogen. Dabei treten Spannungsänderungen an seinen inneren und äußeren Oberflächen auf, die sich in Änderungen bestehender elektrischer Felder äußern. Konkav werdende Oberflächen mit Druckspannungen als Hauptbelastungsart laden sich negativ, konvex werdende, mit Zugspannung als Hauptbelastungsart, positiv auf. Ursache ist der sogenannte Piezo-Effekt. Bestimmte Kristalle – im Knochen vermutlich die Mikrokristallite des Hydroxylapatits – laden sich bei Druck auf, weil eine Polarisation ihrer Atome, d. h. eine Verschiebung der äußeren Elektronenhülle gegenüber dem Atomrumpf auftritt. Umgekehrt können durch angelegte elektrische Felder Zusammenziehung und Ausdehnung des Kristalles erzeugt werden. Legt man elektrische Wechselfelder an, kommen mechanische Schwingungen zustande, die bekanntlich industriell vielfältig genutzt werden, zum Beispiel in Quarzuhren.

Obwohl man annehmen könnte, daß es sich beim Piezo-Effekt um zufällige, biologisch indifferente Erscheinungen handelt, spricht einiges dafür, daß es diese Potentialänderungen an der Oberfläche belasteter Knochen sind, die sich den Membranen der anliegenden Bindegewebszellen mitteilen und in negativ geladenen Feldern Osteoblasten zum Anbau bzw. in positiv geladenen Feldern Osteoklasten zum Abbau von Knochen stimulieren. Denn durch künstliches Anlegen entsprechender Wechselpotentiale kann Neubildung von Knochen bei schlecht heilenden Knochenbrüchen gefördert werden. Der elektrische Reiz ist also offensichtlich ein biologisches Stimulanz, das Osteoid-Bildung und Mineralisation fördert.

Während Wachstum bei Weichgeweben und Knorpeln interstitiell, d. h. durch Massenzunahme innerhalb der Gewebe erfolgen kann, und zwar durch Vergrößerung der Zellen (Hypertrophie), Vermehrung der Zellzahl (Hyperplasie) und Zunahme der interzellulären Substanz, kann es bei Hartgeweben (Schmelz, Dentin, Knochen) nur appositionell, d. h. durch Oberflächenanlagerung erfolgen. Diese Apposition pflegt beim Knochen von einem Abbau (Resorption) an der gegenüberliegenden Oberfläche begleitet zu werden, jedenfalls bei dem vom Bindegewebe abstammenden (desmalen, intramembranösen) Knochen. Erst beides zusammen ermöglicht Transformation. Am Wachstum und Gestaltwandel des Schädels ist jedoch nicht nur desmale, sondern auch enchondrale Ossifikation beteiligt. Ohne hier auf Einzelheiten eingehen zu können, sollen einige Grundprinzipien insoweit genannt werden, als sie zum Verständnis der Entwicklung von Ober- und Unterkiefer beitragen.

b) Grundprinzipien des Schädelwachstums

Die zentralen Partien der Schädelbasis entstehen durch endochondrale Ossifikation des Primordialkranium, das aus hyalinem Knorpel besteht. Schon zur Zeit der Geburt sind nur noch Reste in Form von Synchondrosen vorhanden. Auch sie verknöchern früh. Kurz nach der Geburt ist beim Menschen nur noch die Synchondrosis spheno-occipitalis aktiv. Sie befindet sich im Clivus, etwa in der Mitte zwischen Sella turcica und Foramen occipitale magnum. Hier spielen sich im Knorpel durch bipolares Wachstum intensive

Wachstumsvorgänge ab. Sie hören erst zur Zeit der Pubertät auf, die Verknöcherung (Synostose) ist sogar noch später beendet. So lange also treibt die Knorpelschicht als eine Art Stemmkörper die knöchernen Partien des Clivus, die vom Keilbein und Hinterhauptbein gebildet werden, auseinander. Trotzdem wird die Fuge nicht breiter, weil der Knorpel endständig im gleichen Tempo durch Knochen ersetzt wird, in dem er selbst interstitiell wächst. Der Druck, der bei dieser Stemmkörperwirkung entsteht, schadet den Knorpelzellen nicht, sie sind drucktolerant. Das ist bei den Epiphysenscheiben langer Röhrenknochen nicht anders und steht in deutlichem Gegensatz zu den Suturen und Periodontien, in denen kollagene Fasern enthaltendes Bindegewebe die Verbindung zwischen den mineralisierten Wänden herstellt.

Das Wachstum in den Epiphysenscheiben und Synchondrosen gilt als autonom. Darunter wird verstanden, daß die Fähigkeit der Chondroblasten, sich zu teilen und basophile Knorpelgrundsubstanz hofartig um sich zu lagern, „unmittelbar" genetisch determiniert wird, sich also auf der Ebene der intrazellulären Wechselwirkungen zwischen DNS und Ribosomen abspielt. Im anglo-amerikanischen Schrifttum wird von „intrinsic genetic factor" gesprochen. Allerdings ist über die Ursachenkette zwischen Gen und Phän, also das entwicklungsphysiologische Zustandekommen des Knorpels, nichts bekannt. Bekannt ist aber, daß Hormone die Proliferationsneigung bzw. die enchondrale Ossifikation zu beeinflussen vermögen: Zu wenig Thyroxin verlangsamt oder stoppt die Ossifikation, während das somatotrope Hormon (Somatropin) sie beschleunigt oder überlange in Gang hält. *L. J. Baume* (1957, 1958, 1962) hat zum Beispiel mit Hilfe dieser beiden Hormone im Tierexperiment nachweisen können, daß sich verlängertes bzw. vorzeitig beendetes Knorpelwachs-

tum in der Synchondrosis spheno-occipitalis nicht nur örtlich an der Schädelbasis auswirkt, sondern auch entfernt davon: Es hat, offensichtlich in Zusammenarbeit mit dem Nasen- und Kondylenknorpel, einen stimulierenden (bzw. abschwächenden) Effekt auf die Längenentwicklung des in der Hauptsache durch desmale Osteogenese entstehenden naso-maxillären Komplexes. Er hat die Synchondrosis spheno-occipitalis deshalb als Wachstumszentrum bezeichnet, das induzierend auf die Wachstumszonen des Viscerokranium, also auf Periost, Endost und Suturen einwirkt.

Als ein solches Wachstumszentrum gilt auch der knorplige Teil des Nasenseptum, der ebenfalls vom Primordialknorpel abstammt. Auch sein Wachstum soll sich nicht nur örtlich bei der Formgestaltung der inneren und äußeren Nase auswirken, sondern auch an der Entwicklung des naso-maxillären Komplexes, ja seiner Verschiebung (Translation) beteiligt sein. Zur Zeit seines Wachstums, das etwa bis zum 6. Lebensjahr andauert (*G. H. Sperber,* 1976), können sich deshalb chirurgische Eingriffe an der Nasenscheidewand, etwa bei Spaltoperationen, nachteilig auf die gesamte Mittelgesichtsentwicklung auswirken. Nach *M. L. Moss* (1973) ist die Unterentwicklung allerdings nur die Folge der operationsbedingten Narbenbildung, die eine aus anderen Gründen erfolgende Translation des naso-maxillären Komplexes behindere (siehe S. 205).

Es gibt noch einen dritten Primordialknorpel im Bereich des Schädels, den *Meckel*schen Knorpel. Er entstammt dem 1. Kiemenbogen (Mandibularbogen). Doch verknöchert er nur an seinen beiden Enden durch chondrale Ossifikation. Der Hauptteil dient als eine Art Leitgerüst für den auf bindegewebiger Basis, d. h. als Deck- oder Belegknochen entstehenden Unterkiefer.

Eine Besonderheit bei der Entwicklung des Unterkiefers ist die en- bzw. subchondrale

Ossifikation eines erst sekundär, nach Beginn der intramembranösen Ossifikation in Erscheinung tretenden Knorpels, aus dem sich die Kiefergelenke entwickeln. Ich gehe auf Seite 200 ff. näher darauf ein.

Wie schon gesagt, sind für alle durch desmale Osteogenese zustandekommenden Knochen Periost, Endost und suturale bzw. periodontale Syndesmosen von entscheidender Bedeutung. Der wichtigste funktionelle Reiz, der die in ihnen enthaltenen Osteoblasten und Fibroblasten zur Knochen- und Faserbildung anregt, ist offenbar Zugspannung (siehe auch S. 222 ff.). Besonders deutlich tritt das bei den die Schädelkapsel bildenden Deckknochen zutage, weshalb sich ein Exkurs auf deren Entwicklung empfiehlt.

Die knöchernen Elemente der Schädelkapsel sind kurz nach der Geburt durch mehr oder weniger flächenhafte Bindegewebsbrücken miteinander verbunden. Diese Fontanellen bzw. Suturen bestehen in der Hauptsache aus straffem, reißfeste kollagene Fasern enthaltendem Bindegewebe. Es sind die Reste der ursprünglich ganz aus Bindegewebe bestehenden Schädelkapsel. Die einzelnen Knochenelemente sind in verschiedenen, primären und sekundären Verknöcherungspunkten entstanden und von da strahlenartig aufeinander zu gewachsen. Während die große Fontanelle (Fonticulus anterior) als letzte der 6 Fontanellen schon nach etwa 12 bis 24 Monaten geschlossen ist, bleibt das Bindegewebe in den Suturen so lange erhalten, bis das Gehirnwachstum beendet ist.

Das wachsende Gehirn ist also der entscheidende Faktor für die Größenzunahme der Schädelkapsel. Das ergibt sich zum Beispiel aus Schädelabnormitäten. Bei extremer Unterentwicklung wie der Anenzephalie bleibt auch die Kapsel rudimentär; bei vorzeitiger Verknöcherung einzelner Suturen ergeben sich durch den Druck des wachsenden Gehirns Schädeldeformationen verschiedenster Art, etwa in Form eines Turmschädels (Turrizephalie); und bei Hydrozephalie, die durch Verlegung der Liquorabflußwege zustandekommt und zum intrakraniellen Druckanstieg führt, sind Verriesungen der Schädelkapsel die Folge. Allerdings müssen die Suturen noch „aktiv" sein, was etwa bis zum 10. Lebensjahr der Fall ist. Durch Synostose ganz verknöchert sind die letzten erst mit etwa 30 Jahren.

Durch den vom wachsenden Gehirn ausgeübten Druck gerät die umhüllende Kapsel unter Spannung und erweitert sich. Das geschieht in zweifacher Weise:

1. Durch Verlängerung der kollagenen Fasern inmitten der Suturen. Dadurch bleiben die Suturen als Wachstumszonen erhalten, obwohl an beiden Wänden dauernd neuer Knochen angelagert wird, der die einmündenden Faserenden in sich einschließt.
2. Durch periostale Apposition neuen Knochens auf der äußeren, konvexen, unter Zugspannung stehenden Tafel der Schädelkalotte und durch gleichzeitige Resorption an der inneren, konkaven, von Seiten der Dura mater unter Druckspannung stehenden, mindestens zugentlasteten Tafel der durch Spongiosa (Diploë) miteinander verbundenen Knochentafeln. Daß die Diploë in diesen Umbauprozeß mit einbezogen ist, versteht sich von selbst. Auf diese Weise kommt es zur allmählichen Verlagerung der Schädeldecke nach außen und, im Verein mit dem suturalen Wachstum, zur Vergrößerung und Formveränderung des ganzen Neurokraniums. Daß bei diesem Transformations- und Translationsprozeß auch piezo-elektrische Effekte mit im Spiel sein könnten, wurde schon erwähnt. Im übrigen gibt es bezüglich der Ursachen von Wachstum, Formwandel und Verlagerung noch widersprüchliche Meinungen, worauf ich zurückkomme.

c) Zur Entwicklung des Oberkiefers

Noch während der sekundäre Gaumen sich schließt (siehe S. 58 ff.), beginnt von mehreren Ossifikationszentren aus die Verknöcherung der Maxilla. Die Frage, ob es auch beim menschlichen Fetus eigenständige Ossifikationszentren für die Prämaxilla und damit einen Zwischenkiefer gibt, wird unterschiedlich beantwortet. Erfolgte die Verknöcherung tatsächlich nur von der Maxilla aus, könnte es eine Sutura incisiva als Grenze zwischen Maxilla und Prämaxilla eigentlich nicht geben. Auf der anderen Seite sind solche Suturen an kindlichen Schädeln beschrieben worden: Sie verlaufen vom Canalis incisivus etwa zum interdentalen Septum zwischen i_2 und c. Deshalb kommen mindestens Varianten mit getrennten prämaxillären und maxillä-

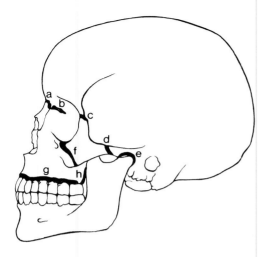

Abb. 144 *Suturen im naso-maxillären Bereich, sogenannte Wachstumsnähte oder Wachstumszonen. Sie sind etwa senkrecht zur Wachstumsrichtung des Viscerokranium nach vorn und unten angeordnet: a = S. nasofrontalis; b = S. frontomaxillaris; c = S. zygomaticofrontalis; d = S. zygomaticotemporalis; f = S. zygomaticomaxillaris. Weitere Wachstumszonen sind der Alveolarfortsatz (g), das Tuber maxillare (h) sowie der Kondylenknorpel (e).*
Aus D. H. Enlow, 1975.

ren Ossifikationszentren und einer Sutura incisiva vor.

Das Corpus maxillae, im Inneren durch die schneller als die Maxilla selbst wachsenden Kieferhöhlen zunehmend ausgehöhlt, ist mit seinen Außenflächen nicht nur an der Bildung der Mundhöhle, sondern auch der Augen- und Nasenhöhle beteiligt und deshalb von deren Entwicklung unmittelbar mitbetroffen. Über die Stirn-, Gaumen- und Alveolarfortsätze bestehen darüber hinaus Beziehungen zum Gesamtschädel, so daß vielfache funktionelle Impulse auf ihn einwirken und, umgekehrt, von ihm ausgehen. Eine isolierte Betrachtung ist somit eigentlich nicht möglich; auf der anderen Seite ist es gerade diese nur schwer analysierbare Komplexität, die eine Beschränkung nahelegt.

Auch die Entwicklung des Oberkiefers erfolgt dreidimensional. Die dabei zu beobachtenden Größen-, Form- und Lageveränderungen erfolgen prinzipiell in der gleichen Weise wie an der Schädelkalotte, d. h. durch suturales Wachstum, periostale Apposition und komplementäre Resorption an den jeweils gegenüberliegenden Seiten einer Knochenwand. Apposition und Resorption treten übrigens nicht nur an gegenüberliegenden, sondern auch an gleichen Oberflächen in verschiedenen Arealen auf. Dadurch entstehen sogenannte Umkehrlinien, ohne die der umfangreiche Formwandel kaum möglich wäre. Eine ausführliche Beschreibung ist bei *D. H. Enlow* (1975) zu finden.

Wie schon erwähnt, verschiebt sich die Maxilla – und das Viscerokranium insgesamt – im Laufe der Entwicklung von der Schädelbasis weg nach vorn und unten. Da das den Oberkiefer begrenzende Suturensystem – das äußerlich sichtbare ist auf Abbildung 144 dargestellt – etwa rechtwinklig dazu angeordnet ist, hat man lange angenommen, daß es neben der Vergrößerung der Maxilla vor allem das Knochenwachstum in den Suturen sei, das diese Translation durch eine Art von Stemmkörperwirkung (Druck) bewirke. Tatsächlich pflegt im Bindegewebe der Suturen jedoch Zugspannung zu herrschen, wie dem gestreckten Verlauf kollagener Faserbündel

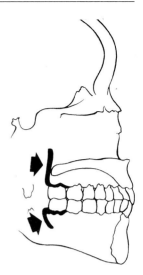

Abb. 145 *Am Tuber maxillae findet intensives, nach hinten (dorsal) gerichtetes Wachstum statt. Die Verschiebung der Maxilla im Raume (Translation) erfolgt dabei nach vorn (oberer Pfeil). Dem Tuber maxillae entspricht im Unterkiefer das „Tuber mandibulae" (nach dem Nomenklaturvorschlag Enlows, unterer Pfeil).*
Aus D. H. Enlow, 1975.

im histologischen Bild zu entnehmen ist. **Primär** müssen sich also die kollagenen Fasern verlängern, der Knochenanbau an den beiden Spalträndern erfolgt **sekundär**, er läuft gewissermaßen hinter der Faserverlängerung her. Dadurch bleibt die Breite der Sutur so lange erhalten, bis mit der Verknöcherung (Synostose) das sutural Wachstum beendet ist. Der Beitrag, den das suturale Wachstum zur Gesichtsschädelentwicklung leistet, scheint im übrigen nicht groß zu sein. *M. L. Moss* (1973) beobachtete jedenfalls, daß nach operativer Zerstörung von Suturen bei wachsenden Säugetieren die Größenentwicklung kaum beeinträchtigt wird.

Sei dem wie ihm wolle; es bleibt festzuhalten, daß das Knochenwachstum in den Suturen bipolar erfolgt. Es zeigt somit zur Hälfte in eine der räumlichen Verlagerung (Translation) der Maxilla entgegengesetzte Richtung, d. h. nach oben und hinten. In etwa diese Richtung zielt auch ein periostaler Teil des Oberkieferwachstums. Denn am Tuber maxillae, das mit Teilen der Pars perpendicularis des Gaumenbeines die Fossa pterygopalatina ventral begrenzt, findet besonders intensive periostale Knochenapposition statt. Auf diese Weise entsteht Raum für die sich der Reihe nach bildenden und einstellenden Molaren (Abb. 145). Im gleichen Ausmaß, in dem sich am Tuber neuer Knochen bildet und in dorsaler Richtung vorschiebt, muß sich – gegenläufig – die Maxilla als Ganzes nach ventral verlagern.

Die Ursache dieser Translation ist strittig. Von großer, ja entscheidender Bedeutung soll nach manchen Autoren das Knorpelwachstum der Nasenscheidewand sein, zumal es ebenso autonom erfolgt wie das Knorpelwachstum in der Synchondrosis spheno-occipitalis. Ganz anderer Ansicht ist jedoch *M. L. Moss* (1969, 1973). Er hat seine Auffassung mit dem Begriff **funktionelle** bzw. **kapsuläre Matrix** schlagwortartig umrissen. Da er sie auch für die Verlagerung des Unterkiefers in Anspruch nimmt, gehe ich erst nach Beschreibung von dessen Entwicklung darauf ein.

Einleitend wurden bereits die Kieferhöhlen

(Sinus maxillares) erwähnt, die das Corpus maxillae zunehmend pneumatisieren. Zwar beginnt diese Pneumatisation, die von der Schleimhaut des mittleren Nasenganges ihren Ausgang nimmt, schon im 3. intrauterinen Monat, doch ist eine Kieferhöhle zur Zeit der Geburt röntgenologisch nur erst andeutungsweise zu erkennen. Dann aber setzt, entsprechend der Größenzunahme der Maxilla, eine überproportionale Vergrößerung vor allem in kaudaler Richtung ein. Dadurch gerät die Einmündungsstelle (Ostium) an den oberen Rand der Kieferhöhle und der Kieferhöhlenboden mehr oder weniger in den Bereich der Wurzelspitzen der Seitenzähne, ja nach deren Extraktion bisweilen an den Alveolarkamm heran. Man spricht dann von Zahnlückenbuchten. Woran es liegt, daß die individuelle Pneumatisationsneigung, auch in sagittaler Richtung, unterschiedlich stark ist und selbst zwischen linker und rechter Seite variieren kann, ist nicht bekannt.

Die Höhenentwicklung des Oberkiefers und damit des Gaumens wird stark von der Entwicklung des Alveolarfortsatzes bzw. der Zähne bestimmt. Da auf die Entwicklung der Zähne und ihres Halteapparates schon eingegangen worden ist (siehe S. 103) und da die im Halteapparat ablaufenden Transformationsvorgänge in einem eigenen Kapitel besprochen werden (siehe S. 209 ff.), erübrigt sich ein weiteres Eingehen an dieser Stelle.

d) Zur Entwicklung des Unterkiefers und der Kiefergelenke

1. Vorbemerkung

Es wurde schon erwähnt, daß die Ossifikation der Mandibula auf bindegewebiger Basis erfolgt. Schon mit 6 Wochen beginnt sich lateral vom *Meckel*schen Knorpel durch mesenchymale Verdichtung eine Membran auszubilden, in der die Osteogenese etwa in Höhe des späteren Foramen mentale beginnt. Von da schreitet die Verknöcherung unter Einschluß des N. mandibularis und allmählicher Auflösung des Knorpels fort. Erst in der 24. intrauterinen Woche sind die letzten Knorpelreste verschwunden. Dagegen werden die beiden Enden des *Meckel*schen Knorpels durch chondrale Ossifikation ersetzt. Ventral entstehen so die sogenannten Kinnknöchelchen, dorsal, im späteren Mittelohr, die Gehörknöchelchen Malleus und Incus. Das dritte Gehörknöchelchen, Stapes, stammt vom zweiten Kiemenbogen ab.

Der *Meckel*sche Knorpel dient dem Corpus mandibulae, etwa bis zum Eintritt des N. mandibularis in den Mandibularkanal, als eine Art Leit- und Stützgerüst. Trotzdem entstehen auch die späteren Rami nicht knorpellos. Im Bereich des späteren Proc. coronoideus und des Kieferwinkels, vor allem aber des Proc. condylaris, tritt etwa in der 10. intrauterinen Woche Knorpel auf, der nicht dem Primordialknorpel entstammt und deshalb als sekundärer Knorpel bezeichnet wird (*G. H. Sperber,* 1976). Aus ihm entwickelt sich der Knorpelüberzug des Condylus, während die anderen Knorpel offenbar wenig Relevanz haben und bald dem Belegknochen inkorporiert werden. Bevor auf den Kondylenknorpel und seine Bedeutung für Entwicklung und Funktion des Unterkiefers eingegangen wird, sollen noch einige Bemerkungen zur Vergrößerung und der dabei zu beobachtenden Transformation des Unterkiefers als Ganzes gemacht werden.

Das meiste, was an Vergrößerung und Formwandel zu beobachten ist, erfolgt durch periostale bzw. endostale Apposition und Resorption. Dabei laufen die Wachstums- und Resorptionsgeschwindigkeiten an den verschiedenen Oberflächen, etwa am Kinn, Unterkieferrand und Kieferwinkel, zeitlich und örtlich verschieden schnell ab. Die Verlängerung des Corpus kommt dadurch zustande, daß am vorderen Rand der Rami Knochen abgebaut

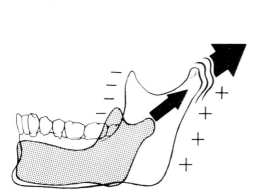
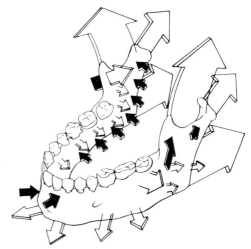

Abb. 146 Die wachstumsbedingte Verlängerung des Corpus mandibulae erfolgt durch Resorption von Knochen (−) am vorderen und Apposition von Knochen (+) am hinteren Rand der Rami. An der Verlängerung der Rami (schwarze Pfeile) sind die Kondylenknorpel entscheidend beteiligt. Getüpfelt: Kiefer eines Neugeborenen; weiß: Kiefer eines Erwachsenen. Der Vorgang wird statt Transformation auch Drift genannt.
Aus D. H. Enlow, 1975.

Abb. 147 Entwicklung und Formwandel des Unterkiefers setzen zahlreiche Appositionsvorgänge (weiße Pfeile) und Resorptionsvorgänge (schwarze Pfeile) voraus. Finden sie an gleicher Oberfläche statt, entstehen sogenannte Umkehrlinien. Die Zeichnung entstand auf dem Boden histologischer Untersuchungen.
Aus D. H. Enlow, 1975.

und am hinteren Rand neu gebildet wird (Abb. 146). Die Rami driften gewissermaßen in dorsaler Richtung und verlängern sich dabei gleichzeitig. Daß sich diese Drift in gleicher Weise und gleichem Tempo auch an den Muskel- und Gelenkfortsätzen abspielen muß, daß überhaupt der ganze Transformationsvorgang, in der Regel abgestimmt mit den Entwicklungsvorgängen am Oberkiefer, komplizierteste An- und Abbauvorgänge an allen äußeren und inneren Oberflächen zur Vorraussetzung hat, geht plastisch aus einer weiteren von D. H. Enlow (1975) stammenden Zeichnung hervor (Abb. 147). Die Größe und Richtung der Pfeile im Bereich der Rami deutet an, daß deren Wachstum intensiv nach dorsal und lateral gerichtet ist, also einem V-Prinzip folgt. Dieses V-Prinzip ist auch anderenorts, zum Beispiel bei der Entwicklung des Oberkiefers bzw. des Gaumens zu beobachten, womit die Durchbruchsrichtung bzw. die Achsenstellung der Oberkieferzähne zusammenhängt: Der von den Wurzelspitzen gebildete Bogen ist bekanntlich kürzer und schmaler als der von den Zahnkronen gebildete Bogen.

Eine für Wachstum und Transformation des Unterkiefers wichtige Stelle scheint die von D. H. Enlow (1975) Tuber mandibulae genannte Stelle zu sein, an der in Höhe der Linea mylohyoidea der Alveolarfortsatz dorsal und lingual endet. Enlow hält diese Stelle geradezu für ein Äquivalent des Tuber maxillae, über dessen Bedeutung für die Verlängerung des Oberkiefers schon berichtet worden ist (siehe Abb. 145).

Eine noch wichtigere, ja zentrale Rolle bei der Verlängerung der Rami und damit des

Unterkiefers insgesamt wird dem Knorpelüberzug der Kondylen nachgesagt. In Analogie zu den Epiphysenscheiben wird geradezu von einer Wuchsknorpelfunktion gesprochen, allerdings nicht unwidersprochen. Um pro und contra beurteilen zu können, sollen einige Bemerkungen zur Entwicklung der Kiefergelenke vorausgeschickt werden.

2. Die Entwicklung der Kiefergelenke

Wie auf Seite 94 berichtet, nimmt das Kiefergelenk der Säugetiere und speziell des Menschen eine Sonderstellung unter den Gelenken ein, phylogenetisch wie ontogenetisch. Tritt doch abseits vom *Mekkel*schen Knorpel etwa in der 10. intrauterinen Woche Knorpel auf, aus dem sich allmählich das Kiefergelenk als sogenanntes Anlagerungsgelenk entwickelt. Diese Entwicklung ist zur Zeit der Geburt natürlich nicht abgeschlossen, wie den folgenden, von G. *Steinhardt* (1935, 1936) stammenden Abbildungen zu entnehmen ist.
a) Abbildung 148 (1) zeigt zunächst einen Sagittalschnitt durch das Kiefergelenk eines Neugeborenen. Die Gelenkgrube ist flach, das Tuberculum articulare nur erst angedeutet. Der Processus condylaris besitzt eine relativ dicke Faserknorpelschicht und der Diskus verdient seinen Namen noch nicht: Er ist noch eine Art bindegewebiges Füllgewebe des Gelenkspaltes. Es liegt nahe, die flache Gelenkform mit der Hauptfunktion des Unterkiefers zu dieser Zeit, dem Ausstreifen der in die Mamille gesaugten Milch in Zusammenhang zu bringen. Sagittale Bewegungen prävalieren und flache Gelenkgruben sind deshalb von Vorteil.
b) Mit dem Durchbruch der Milchzähne ändert sich die Gelenkform. Schon beim Durchbruch der m_1 und erst recht nach Abschluß der Milchgebißentwicklung ist histologisch fast das gewohnte Aussehen erreicht (Abb. 148 [2]). Nicht nur das Tuberculum articulare ist höher und steiler geworden, sondern auch das Tuberculum postglenoidalis (s. retroarticularis) zeichnet sich ab, so daß nunmehr von einer wirklichen Gelenkgrube (Fossa mandibularis) gesprochen werden kann. Bei makroskopischer Betrachtung tritt sie allerdings weniger deutlich als histologisch in Erscheinung. Zu beachten ist auch, daß das Köpfchen in der Ruheschwebelage des Unterkiefers nicht zentrisch in der Fossa zu liegen scheint, sondern mehr am Tuberculum articularis. Der Diskus, der inzwischen seine typische Form erreicht hat, stellt dabei die der jeweiligen Unterkieferstellung adäquate Verbindung zwischen Capitulum und Fossa her. Er wird teils passiv durch die Bewegung des Köpfchens, teils aktiv durch die oberen Fasern des M. pterygoideus lateralis bewegt.
c) Auffällig sind auch die Veränderungen am Gelenkköpfchen. Die anfangs dicke Knorpeldecke ist relativ dünn geworden und die Struktur des subchondralen Knochens tritt deutlicher in Erscheinung (Abb. 148 [3]). Da diese Zone für die artikulären Umbauvorgänge von entscheidender Bedeutung ist, gehe ich auf ihren Feinbau etwas näher ein.
Das Gelenkköpfchen ist an den artikulierenden Stellen mit Knorpel überzogen. Es handelt sich um Faserknorpel, während Gelenkknorpel im allgemeinen aus hyalinem Knorpel, den Resten des Primordialskeletts, besteht. Es lassen sich mehrere Schichten unterscheiden (Abb. 149). Zum Gelenkspalt hin, von wo die gefäßlose Knorpelschicht durch Diffusion ernährt wird – man spricht deshalb von Bradytrophie des Knorpels –, ist eine etwa sagittal, zur Gelenkoberfläche parallel verlaufende und im wesentlichen aus kollagenen Fasern bestehende Bindegewebszone vorhanden. An ihrer Unterseite bilden sich Chondroblasten aus mit oben noch länglichen, unten bereits rundlichen Konturen in einer sogenannten Zwischen- oder Übergangszone. Wie aus Markierungen

Abb. 148 Kiefergelenksentwicklung von der Geburt bis zum fertigen Milchgebiß histologisch, Sagittalschnitte.

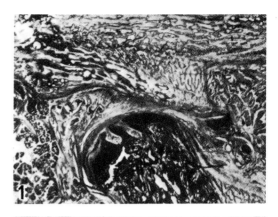

(1): Neugeborener mit flacher Gelenkgrube. Lage des Kondylus am erst angedeuteten Tub. articulare. Diskus noch ohne typische Form und Strukturierung.

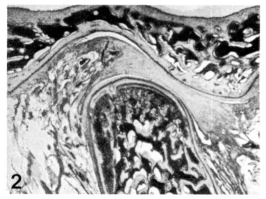

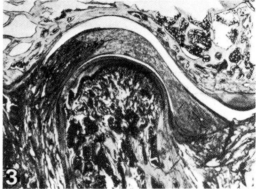

(2): Etwa 15 Monate altes Kind. Das Tub. articulare ist größer und steiler geworden. Der Diskus ist von fasriger Beschaffenheit und hat schon seine definitive Form mit aufgeworfenen Rändern. Funktionell ausgerichtete Trabekelstrukturen im Kondylus.

(3): Etwa 24 Monate altes Kind mit tiefem Biß. Dieser wird von G. Steinhardt als Ursache des in diesem Alter relativ steilen Tub. articulare angesehen.
Aus G. Steinhardt, 1935/36.

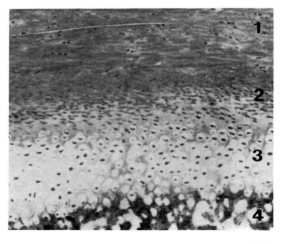

Abb. 149 Die vier Zonen des Kiefergelenkknorpels.

1. Bindegewebszone; kollagene Fasern mit Hauptverlaufsrichtung dorsal-ventral, keine Gefäße erkennbar.
2. Zwischen- oder Übergangszone mit sich ausbildenden Chondroblasten. Hier findet appositionelles Wachstum statt.
3. Hyaline Knorpelzone mit Chondroblasten in basophiler Grundsubstanz, die, zum Kondylus hin zunehmend, verkalkt. Hier findet interstitielles Wachstum statt.
4. Subchondrale Ossifikationszone mit Gefäßsprossen, aus denen Chondroklasten ausgebildet werden.
Aus G. Komposch, 1978.

mit radioaktiven Substanzen hervorgeht, spielen sich in ihr die wesentlichen Proliferationsvorgänge ab: Die Zellteilungsraten in den anderen Zonen bleiben weit dahinter zurück (*P. W. Stöckli,* 1972). In der dritten, umfangreichsten, **hyaline Knorpelzone** genannten Schicht sind sich vergrößernde und mit Knorpel-Grundsubstanz umgebende und dadurch voneinander entfernende Knorpelzellen vorhanden, wobei zunehmend Kalkpartikel in die Grundsubstanz gelangen. So bildet sich schließlich eine en- bzw. **subchondrale Ossifikationszone** aus, in die von den Endarterien des Knochens stammende Gefäßsprossen unter Resorption eindringen. Dabei entstehen Osteoblasten, die, von Knorpelresten noch rings umgeben, neuen Knochen produzieren und gleichzeitig für eine innige Verzahnung zwischen Knochenschlußplatte und Gelenksknorpel sorgen.

Das histologische Bild zeigt also, daß der Kiefergelenksknorpel mehr ist als gewöhnlicher hyaliner Gelenksknorpel und als eine Art Wuchsknorpel zu fungieren in der Lage wäre. Er wächst in der Zwischenzone appositionell und in der hyalinen Knorpelzone interstitiell. Ob und in welchem Ausmaß dadurch Länge und Verlaufsrichtung der Proc. condylares und damit des ganzen Unterkiefers gefördert werden, ist eine andere Frage. Ihre Besprechung soll erst im Zusammenhang mit den kieferorthopädisch provozierten Umbauvorgängen (siehe S. 229ff.) erfolgen.

Nach Beschreibung der Entwicklung des Unterkiefers und seiner Gelenke zu der Frage zurück, wie die räumliche Verlagerung von Ober- und Unterkiefer zustandekommt.

3. Die räumliche Verlagerung (Translation) von Ober- und Unterkiefer und die Theorie der funktionellen Matrix

Die auf Seite 196 erwähnte Bedeutung der knorpligen Nasenscheidewand für Wachstum und Translation des naso-maxillären Komplexes beruht unter anderem auf Beobachtungen von Verkümmerungserscheinungen des Mittelgesichtes, die nach Nasenknorpelresektion bei wachsenden Tieren oder Verletzungen der Nasenscheidewand bei Spaltoperationen zutage treten. *M. L. Moss* (1973) ist dagegen der Auffassung, daß diese Verkümmerungserscheinungen nicht Folge der Resektion bzw. Verletzung seien, sondern der konsekutiven Narbenbildung. Diese Narben behinderten die aus anderen Gründen erfolgende Translation des Mittelgesichtes. Da suturales Wachstum ebenfalls nicht in Frage zu kommen scheint, und, speziell für die Translation des Unterkiefers, das von *M. L. Moss* überhaupt bestrittene kondyläre Wachstum auch nicht, ist von ihm seit 1954 die Theorie der **funktionellen Matrix** entwickelt und ausgebaut worden. Von ihr soll im folgenden die Rede sein.

Ausschlaggebend für das kranio-faciale Wachstum ist nach *M. L. Moss* Funktion im weitesten Sinne, z. B. beim Atmen, Sprechen, Nahrungzerkleinern und Schlucken. Die Aufrechterhaltung dieser Funktionen werde von verschiedenen Substraten gemeinsam gewährleistet. Deshalb sei die übliche Analyse nach anatomisch-morphologischen Gesichtspunkten ungenügend, und bei seiner eigenen Theorie werden Funktionsgemeinschaften postuliert, die aus mehreren Substraten bestehen. Gemeinsam ist all diesen Funktionsgemeinschaften, von ihm **Schädelkomponenten** genannt, daß sie aus zwei Teilen bestehen. Der primäre, morphogenetisch entscheidende, weil aktive Teil ist die funktionelle Matrix, der sekundäre, die funktionelle Matrix nur stützende und vor Insulten schützende Teil die knöcherne Kapsel, der auch Knorpel und Sehnengewebe zugerechnet werden. Diese Kapsel bzw. die skeletalen Einheiten, die zusammen die Kapsel bilden, entwickelten sich nicht aus eigenem Antrieb, genetisch also autonom, sondern sekundär auf Grund eines von der funktionellen Matrix ausgehenden funktionellen Reizes.

Der Begriff funktionelle Matrix ist eine Sammelbezeichnung für alle dem Skelet an- und aufliegenden Gewebe, von denen angenommen wird, daß bei ihrer Tätigkeit funktionelle Reize für den Knochen entstehen. Dabei ist ohne weiteres verständlich, daß das wachsende Gehirn als funktionelle Matrix für die

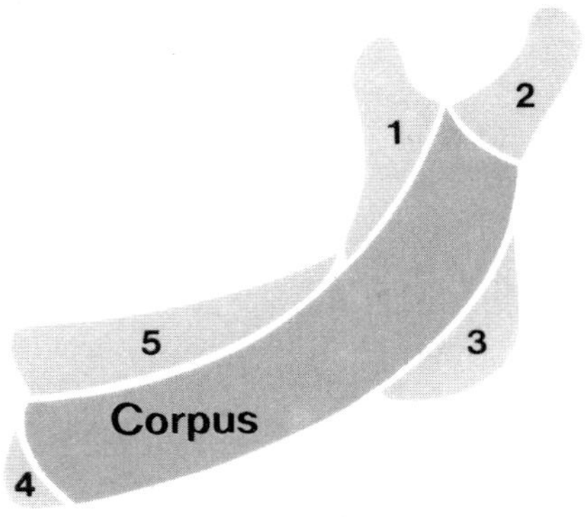

Abb. 150 *Schema eines Unterkiefers als makroskopische Einheit (Moss, 1973) mit Grundkonstruktion (Corpus) und 5 „mikroskeletalen Einheiten". 1 = Proc. coronoideus; 2 = Proc. condylaris; 3 = Kieferwinkel; 4 = Kinn; 5 = Alveolarfortsatz. Aus G. H. Sperber, 1976. Umzeichnung.*

Schädelkalotte, das Auge für die Orbita und der Zahn für den Alveolarfortsatz zu gelten haben. Schwerer ist zu verstehen, daß auch Hohlräume bzw. die ihnen aufliegenden Viscera den funktionellen Matrices zugerechnet werden. Dazu muß man wissen, daß M. L. Moss zwei Typen von funktioneller Matrix, die periostale und die kapsuläre unterscheidet. Periostale Matrices wirken auf mikroskeletale Einheiten, kapsuläre auf makroskopische Einheiten ein. Darunter wird folgendes verstanden:

Eine makroskopische Einheit ist z. B. der Unterkiefer als Ganzes, Teile von ihm, wie Gelenkfortsatz, Kieferwinkel, Kinn und Alveolarfortsatz sind dagegen mikroskeletale Einheiten, die der Grundkonstruktion (Corpus) des Unterkiefers angefügt sind (Abb. 150). Es handelt sich im Prinzip also um Vorstellungen, die H. Blunschli schon 1929 mit den Ausdrücken Basalbogen und Muskelapophysen zum Ausdruck gebracht hat (siehe Band 1, S. 22). Auf Form und Größe dieser mikroskeletalen Einheiten wird unter Zwischenschaltung des Periostes von der Muskulatur unmittelbar im Sinne von Wachstums- und Transformationsanregung eingewirkt. Dabei sind Muskeln allerdings nur ein, wenn auch besonders wichtiges Beispiel dieses Typs von funktioneller Matrix, den er unter dem Begriff periostale Matrix zusammenfaßt.

Ein anderes Beispiel einer makroskopischen Einheit ist das Gehirn mitsamt der es umhüllenden Kapsel. Seine mikroskeletalen Einheiten bestehen aus den verschiedenen Schädelknochen mit ihrer äußeren (Kopfhaut) und inneren Begrenzung (Dura mater). Alles, was durch diese Kapsel geschützt wird, also der Inhalt des Neurokranium, wird kapsuläre Matrix genannt.

Wenn es sich wie beim Mund-Nasen-Rachenraum um Hohlräume handelt, bevorzugt M. L. Moss den Ausdruck funktioneller Hohlraum an Stelle kapsulärer Matrix. Er schreibt 1973: „Diese Räume sind keineswegs nur Volumina, die irgendwie übrig geblieben sind, wenn Knochen, Muskeln, Epithel, Drüsen usw. aufgehört haben, zu wachsen. Sie entstehen zur Embryonalzeit während der Entwicklung der Gesichtsfortsätze und werden in der Folgezeit durch die Funktion erhalten. Die Kommunikation dieser Hohlräume ist die Voraussetzung für ihre Funktion, ein Verschluß derselben zieht verhängnisvolle Folgen nach sich."

Während periostale Matrices also auf mikroskeletale Einheiten im Sinne von Vergrößerung und Transformation einwirken, wirken kapsuläre Matrices einschließlich der funktionellen Hohlräume auf makroskopische, d. h. funktionell zusammengehörende Einheiten als Ganzes ein. Sie verändern deren Position im Raum und sind damit Ursache der Translation des Viscerokranium gegenüber dem Neurokranium nach unten und vorn.

Das primäre Geschehen bei Wachstum, Transformation und Translation des Neuro- und Viscerokranium ist danach die Volumenzunahme kapsulärer Matrices und funktioneller Räume. Sie sorgt nicht nur für die Vergrößerung der jeweils umgebenden Kapsel, sondern auch für die Verlagerung der skeletalen Einheiten und der in ihnen enthaltenen und von ihnen gestützten funktionellen Matrices. Auf welche mechanische Art und Weise das allerdings bei den funktionellen Hohlräumen geschehen soll, ist nicht recht ersichtlich. Die Wachstum und Formwandel kontrollierenden Gene, die auch *M. L. Moss* nicht leugnet, sollen jedenfalls „direkt" nur auf die Matrices einwirken, Knochen- und Knorpelwachstum dagegen erfolge nur „indirekt" als Antwort auf einen funktionellen Reiz von seiten der jeweils zuständigen Matrix.

4. Zusammenfassung

Diese Übersicht hat gezeigt, welche Schwierigkeiten die Analyse so komplexer Vorgänge, wie sie die Schädelentwicklung darstellt, bereitet. Offenbar bestehen durch Rückkopplung wirkungsvolle Kompensationsmechanismen, so daß selbst die Folgen grober Eingriffe, wie sie die Resektion des Nasenknorpels oder die Zerstörung von Suturen darstellen, mehr oder weniger kompensiert werden können. Trotzdem erscheint mir der Schluß verfrüht, ihre Bedeutung auch unter physiologischen Bedingungen zu vernachlässigen.

Ohne hier auf Diskrepanzen der experimentellen Forschungsergebnisse eingehen zu können, dürfte es sicher sein, daß Funktion im weitesten Sinne des Wortes ein unabdingbarer Faktor bei allen Entwicklungsvorgängen ist. Das kann kaum überraschen. Stellt doch bereits jede Körperzelle, speziell die jugendliche, ein funktionelles System höchster Ordnung dar, das intra- und interzelluläre Stoffwechselströmung und damit Bewegung zur Voraussetzung hat. Osteoblasten und Osteoklasten als die für Knochenwachstum und Knochentransformation entscheidenden Zellen machen da natürlich keine Ausnahme. Die Frage kann also nur lauten: Welcher Art ist der funktionelle Reiz, der diese Zellen auf den Plan ruft, zur Tätigkeit stimuliert oder diese unterbindet. Daß diese Tätigkeit letztlich durch Kommunikation zwischen DNS und Ribosomen, d. h. genetisch determiniert wird, ist von vornherein klar. Das funktionelle Milieu jedoch, in dem die Zellen agieren, dürfte auf sogenannte **Operatorgene** einwirken, die die für die Enzym- bzw. Struktureiweißproduktion verantwortlichen Gene je nach mechanisch-funktionellem Bedürfnis ein- oder ausschalten. Daß Funktion in dem Sinne, in dem sie der Kliniker versteht, nicht ausreicht, um das Resultat der Zelltätigkeit, hier also der Apposition und Resorption von Knochen zu erklären, mögen zwei Beispiele erläutern. Sie haben weniger komplexen Charakter als die Schädelentwicklung als Ganzes und sind deshalb sinnfälliger. Menschliche Nasen haben bekanntlich die allerverschiedensten Formen und Größen. Die Unterschiede sind sowohl ethnischer als individueller Art. Alle morphologischen Unterschiede kommen aber trotz gleicher Funktion, d. h. im wesentlichen von Ein- und Ausatmung zustande. Das andere Beispiel: Der Proc. coronoideus wird insgesamt von der Sehne des M. temporalis umfaßt. Der funktionelle Reiz, der auf das Periost als reagibler Substanz einwirkt, kann dem Kliniker nur einheitlich im Sinne von Zugwirkung erscheinen. Trotzdem wird während der Unterkieferentwicklung am vorderen Rand durch Osteoklasten ab- und am hinteren Rand durch Osteoblasten angebaut, um die sogenannte Drift zu gewährleisten. Individuelle Besonderheiten des funktionellen Milieus oder der funktionellen Matrix sind sicherlich vorhanden. Auch besteht keinerlei Zweifel, daß Funktionsänderungen Strukturveränderungen im Knochen bewirken. Die Einmaligkeit der Schädelform eines jeden Individuums bzw. die weitgehende Gleichartigkeit der Gesichtsform von EZ-Paaren aber lediglich auf Unterschiede bzw. Gleichartigkeiten funktioneller Reizeinwirkungen zurückführen zu wollen, ist kaum möglich. Die Variabilität genetischer Faktoren spielt eine größere Rolle als die Variabilität exogener Faktoren. Die Kenntnis von den entscheidenden, mit Sicherheit komplexen Ursachen für Wachstum und Formwandel fehlt uns also noch. Der Gebrauch von Schlagworten – und das Wort funktionelle Matrix ist in mancherlei Hinsicht heute noch ein Schlagwort – verleitet dazu, das Schlagwort schon für die Erklärung zu halten.

7. Kapitel

Gewebsveränderungen unter dem Einfluß kieferorthopädischer Geräte

1. Einführung

Das Parodontium bietet ideale Voraussetzungen, um auf mechanische Reize biologische Antworten zu bekommen – soweit sich diese Antworten histologisch in Änderungen der Gewebestruktur äußern. Denn über die Zahnkrone lassen sich sowohl Richtung und Art (körperlich, kippend, intrudierend usw.) als auch Größe und Einwirkungszeit der Kräfte beliebig variieren. Das Kraftausmaß ist allerdings nur abschätzbar. Denn der an der Zahnkrone gemessene Anlagedruck einer Feder zum Beispiel besagt nichts über die intraalveoläre Druck- bzw. Zugintensität, auf die es bezüglich der Umbauvorgänge ankommt (s. u.). Denn sie hängt von wechselnden Faktoren wie der Länge, Form und Zahl der Wurzeln, der Höhe des Kraftansatzes an der Krone und dem Verhältnis von intraalveolärem und extraalveolärem Hebelarm ab. So kommen in den verschiedenen Regionen ein und desselben Halteapparates unterschiedliche Druck- und Zugintensitäten zustande (siehe Band 2, S. 38).

Wegen dieser idealen Untersuchungsbedingungen nimmt es nicht wunder, daß schon kurz nach der Jahrhundertwende experimentelle Untersuchungen angestellt wurden (*C. Sandstedt,* 1904/05, *A. Oppenheim,* 1911), wobei die An- und Abbauvorgänge am Alveolenrand im Vordergrund standen. Schon damals war natürlich bekannt, daß Knochen sich mit Hilfe von Osteoblasten und Osteoklasten veränderten statischen Bedingungen anzupassen in der Lage ist, und zwar in gesetzmäßiger Weise: Als Folge hinreichend lange veränderter Zug-, Druck- und Scherspannungen baut er mit Hilfe von Osteoklasten und Osteoblasten funktionell wertlos gewordene Knochenbälkchen ab und neue so lange auf, bis der geänderten Beanspruchung erneut in optimaler Weise Rechnung getragen wird. Dabei gilt eine Art Minimum-Maximum-Prinzip: Mit einem Minimum an knöcherner Substanz wird ein Maximum an Widerstandsleistung erreicht; der Knochen bekommt die für die neue Funktion günstigste Struktur. Das jedenfalls war ein wesentlicher Inhalt des „Gesetzes von der Transformation der Knochen", das *J. Wolff* in Berlin erarbeitet und 1892 publiziert hat.

Nach dem ersten Weltkrieg wurden die experimentellen Forschungen verstärkt fortgesetzt, in Europa zum Beispiel von *C. Breitner* (1930), *A. M. Schwarz* (1932) und *K. Häupl* (1938), nach dem 2. Weltkrieg von zahlreichen weiteren Forschern, von denen besonders *K. Reitan* genannt sei, auf dessen Forschungsergebnisse (1947 bis 1974) ich mehrfach zurückkomme. Vorher scheint es mir jedoch zweckmäßig zu sein, das histologische Aussehen eines jugendlichen Parodontium insoweit zu schildern, als es zum Verständnis der kieferorthopädisch provozierten Umbauvorgänge nötig ist und die mechanischen

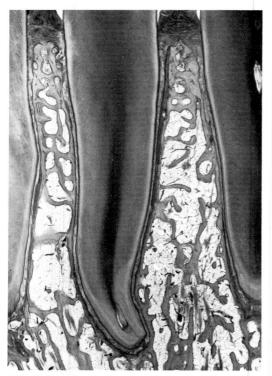

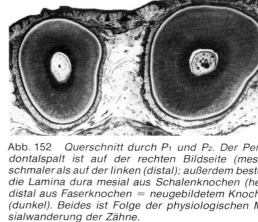

Abb. 152 Querschnitt durch P_1 und P_2. Der Periodontalspalt ist auf der rechten Bildseite (mesial) schmaler als auf der linken (distal); außerdem besteht die Lamina dura mesial aus Schalenknochen (hell), distal aus Faserknochen = neugebildetem Knochen (dunkel). Beides ist Folge der physiologischen Mesialwanderung der Zähne.
Aus W. Meier, 1932.

Abb. 151 Längsschnitt durch einen Unterkiefer mit den Wurzeln der Zähne C, P_1 und P_2. Die Form der Alveole ist mit der der Wurzel fast identisch. Eine Sanduhrform der Alveole ist nur angedeutet. Das zarte Geflecht der Spongiosabälkchen, das die Lamina dura der Alveolen scheinbar regellos abstützt, ist in Wirklichkeit streng funktionell ausgerichtet.
Aus W. Meyer, 1932.

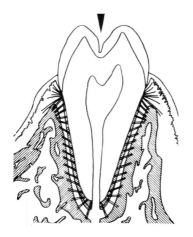

Abb. 153 Verlauf der Sharpeyschen Fasern schematisch. Als Folge der Anordnung werden die kollagenen Faserbündel in ihrer Masse bei Vor-Kopfbelastung des Zahnes (Pfeil) auf Zug beansprucht.
Aus W. Meyer, 1932.

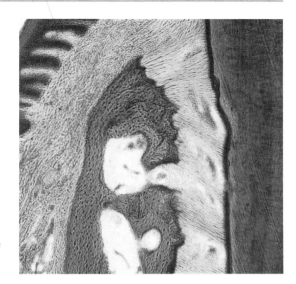

Abb. 154 *Sharpeysche Fasern am Limbus alveolaris im Sagittalschnitt, Faserfärbung. Aus W. Meyer, 1932.*

Voraussetzungen eines kieferorthopädisch bewirkten Gewebeumbaus zu nennen.

2. Zur Morphologie des gesunden, jugendlichen Halteapparates bleibender Zähne

Die beiden Adjektive gesund und jugendlich sollen zum Ausdruck bringen, daß krankhafte bzw. involutive Veränderungen – in der Jugend vor allem in Form chronischer Gingivitiden, im Alter zusätzlich in Form degenerativer und atrophischer Erscheinungen – das hier geschilderte, gewissermaßen idealisierte Bild deutlich verändern können.

Bekanntlich ist die Alveole die Hohlform der ihr zugehörenden Zahnwurzel, nur daß sie ringsherum am Limbus alveolaris etwa 0,3 mm, am Isthmus knapp 0,2 mm und am Fundus 0,35 mm weiter ist als die Wurzel dick (Abb. 151). Dieser geringe, funktionell aber wichtige Unterschied wird mit dem übertreibenden Schlagwort **Sanduhrform der Alveole** zum Ausdruck gebracht. An Querschnitten durch Zahn und Alveole erkennt man, daß die Spaltbreite, die vom Periodontium ausgefüllt wird, nicht überall gleich ist. Auf der mesialen Seite ist sie deutlich schmaler als auf der distalen Seite – eine Folge der physiologischen Mesialdrift der Zähne (Abb. 152).

Das den Wurzelhaushalt ausfüllende Bindegewebe besteht zu etwa 90% aus kollagenen Fasern, nach einem englischen Anatomen des 19. Jahrhunderts **Sharpeysche Fasern** genannt. Sie inserieren, ähnlich wie die Fasern in den knöchernen Suturen, bündelweise in Zement und Alveolenwand. Doch haben sie eine andere Verlaufsrichtung als in den Suturen: Sie ist auf Abbildung 153 schematisch und auf Abbildung 154 histologisch dargestellt. Die Masse der lateralen Faserbündel verläuft schräg von außen oben nach innen unten; auf diese Weise wird sie bei Vorkopfbela-

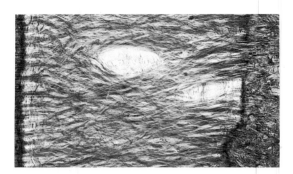

Abb. 155 *Periodontalspalt in stärkerer Vergrößerung, Faserfärbung. Die kollagenen Faserbündel inserieren, büschelartig zusammengefaßt, im Zement (links) und Knochen (rechts). Intermediär überkreuzen sie sich scherengitterartig. In den Maschen befinden sich teils größere, teils kleinere Spalten, in denen Nerven und Gefäße verlaufen.
Aus W. Meyer, 1932.*

stung des Zahnes auf Zug belastet. Mit anderen Worten: Druck auf den Zahn wird in Zug auf die *Sharpey*schen Fasern und damit auf Zement und Alveolarknochen umgemünzt.

Auf Abbildung 155 ist ein Querschnitt durch den Periodentalspalt in stärkerer Vergrößerung dargestellt: Die bündelartige Zusammenfassung der Fasern an den beiden Spalträndern ist gut zu erkennen, auch ihre Befestigung in Zement und Knochen – ein Befund, der vor allem bei den Abbauvorgängen an der Alveolenwand Interesse gewinnt; darf doch diese Befestigung trotz des Abbaues nicht vollständig verlorengehen, um den Zahn funktionstüchtig zu halten (s. u.). Intermediär verzweigen sich die Faserbündel und überkreuzen sich scherengitterartig. Das ist vor allem im jugendlichen Alter der Fall, wo von einem intermediären oder indifferenten Faserplexus gesprochen wird. Er soll einen höheren Anteil präkollagener bzw. nicht voll ausdifferenzierter Faseranteile enthalten als der streng gebündelte Anteil, weshalb hier vorzugsweise das Lösen und erneute Bündeln der Fasern im Zuge der adaptiven Faseranpassung stattfinden soll.

Als Folge dieser intermediären Überkreuzungen entstehen spaltartige Räume, in denen die Gefäß- und Nervenbündel verlaufen. Auch bleibt Platz für all die Zellen, die bei den Umbauvorgängen von entscheidender Bedeutung sind. Neben Osteoklasten und Osteoblasten sind das Fibroblasten bzw. Fibrozyten, die, vor allem in der Jugend in großen Mengen vorhanden, für die Faserbildung verantwortlich sind. Sie durchsetzen nicht nur die gallertige, aus Glykoproteiden, Mukopolysachariden und Lipiden bestehende Grundsubstanz des Periodontium, sondern erstrecken ihre Ausläufer bis in die Faserbündel hinein.

Fibroblasten sind für die Bildung der Vorstufe des Gerüsteiweißstoffes Kollagen, das sogenannte Tropokollagen, verantwortlich. Es gelangt durch Zellporen, sogenannte Krinozyten, in die umgebende Grundsubstanz, wo es über präkollagene Filamente zu langen Fibrillen aneinandergereiht und gleichzeitig durch eine aus Mukopolysachariden bestehende Kittsubstanz zu Fasern „verklebt" wird. Die Fibrillen sind ca. 500 bis 800 Å dick und lassen im Elektronenmikroskop eine periodische Querstreifung von 640 Å Länge erkennen.

Eine kollagene Faser, die im Lichtmikroskop in Erscheinung tritt, ist in Wirklichkeit also ein Bündel parallel gelagerter submikroskopischer Fibrillen, die jede von einer Polysacharidhülle umgeben ist. Keine Faser überquert die Breite des Periodontalspaltes ganz. Auch wird sie dauernd veränderten funktionellen Bedingungen angepaßt. Diese Fasern zeigen in der Regel einen spiraligen bzw. wellenförmigen Verlauf. Darauf wird im allgemeinen die initiale Elastizität des Halteapparates bei Zahnbelastung zurückgeführt – sie endet also, sobald die Faserbündel gestreckt sind. Denn die Fasern selbst sind völlig unelastisch, dafür aber sehr reißfest. Neuerdings wird auch die Mitwirkung elastischer bzw. elastoider Fasern am Elastizitätsverhalten des Periodontiums diskutiert.

Die Existenz elastischer Fasern außerhalb der Gefäßwände wurde lange Zeit bestritten. Heute ist sie nachgewiesen, zum Beispiel von *Haim* u. Mitarb. (1968) und *I. Jonas* u. Mitarb. (1979). Elastische Fasern zeigen im Elektronenmikroskop eine homogene Grundsubstanz, in der allenfalls feinste Filamente in Erscheinung treten. Da sie selten sind, spielen sie bezüglich des elastischen Verhaltens wohl nur eine untergeordnete Rolle. Anders könnte es sich mit den als elastoid bezeichneten Fasern verhalten, die erst 1958 von *H. M. Fullmer* u. Mitarb. entdeckt worden sind und wegen ihrer Säureresistenz Oxytalanfasern genannt werden. Sie blieben vermutlich so lange unentdeckt, weil sie sich nur durch besondere Färbemethoden bzw. elektronenmikroskopisch nachweisen lassen. Sie sind relativ häufig; machen sie doch nach einer quantitativen Analyse durch *I. Jonas* (1978) 3% aller Periodontalspaltfasern aus. Sie sollen das ganze Periodontium netzartig durchziehen und mit freien Ausläufern in Gefäßwänden, Zement und Alveolenwand verankert sein. Histochemisch bzw. ultrastrukturell besteht Ähnlichkeit mit elastischen Fasern – daher die Bezeichnung elastoid. Wegen der topographischen Beziehungen zu den kollagenen Fasern, die den Beziehungen zwischen kollagenen und elastischen Fasern in der jugendlichen Haut ähneln, hält *I. Jonas* eine Steigerung der Gewebselastizität durch sie für möglich. Sicher ist das nicht; Charakter und funktionelle Bedeutung der Oxytalanfasern sind z. Z. noch unklar bzw. unter den Autoren strittig.

Was die Osteoklasten und Osteoblasten anbelangt – von den im Knochen „eingemauerten" ehemaligen Osteoblasten, den Osteozyten, soll hier nicht die Rede sein, obwohl auch sie sich an den hormonal gesteuerten Remodelierungsprozessen beteiligen sollen –, so gehen sie möglicherweise aus gemeinsamen, mitotisch aktiven Zellen hervor, die Osteoprogenitorzellen genannt werden. Sie überziehen, jedenfalls in der Kindheit, alle Knochenoberflächen, und zwar auf der periostalen wie der endostalen Seite. Bei Aktivierung entstehen je nach Bedarf aus ihnen Osteoblasten oder Osteoklasten. Letzteres sind Riesenzellen mit mehreren Kernen, die entweder aus Störungen bei der Mitose oder aus Konfluenz mehrerer Einzelzellen hervorgehen. Sie sind morphologisch und chemisch so ausgestattet, daß sie die Knochenoberfläche durch Demineralisation und Proteolyse lakunenartig auszuhöhlen in der Lage sind. An diesen Howshipschen Lakunen – nach einem englischen Chirurgen des frühen 19. Jahrhunderts so genannt – sowie ihrer Größe und ihrem Kernreichtum sind sie histologisch leicht zu erkennen (siehe Abb. 160). Nach *H. Rasmussen* u. Mitarb. (1974) sollen Osteoklasten nach Erfüllung ihrer Aufgabe je nach der Zahl ihrer Kerne in Einzelzellen zerfallen und nunmehr osteoblastische Funktionen übernehmen können. Doch ist das strittig. So weitgehend spezialisierte Zellen können ihren Charakter in der Regel nicht mehr ändern. Deshalb dürften Osteoblasten eher aus jugendlichen Mesenchymzellen entstehen, die noch pluripotent sind. Die Osteoblasten liegen bei den wachstumsbedingten Remodelierungsvorgängen und ebenso bei den kieferorthopädisch provozierten Umbauvorgängen in den Knochen-Anbauzonen dicht an dicht und erscheinen deshalb im histologischen Präparat perlschnurartig aufgereiht über einer von ihnen frisch produzierten, noch unverkalkten Knochengrundsubstanzschicht, dem sogenannten Osteoid (siehe Abb. 163).

Von großer Bedeutung für die Umbauvorgänge ist die Blutversorgung des Periodontium. Stellen doch hämodynamische Veränderungen den ersten Schritt aller folgenden Gewebsveränderungen dar. Die Masse der Gefäße erreicht den Periodon-

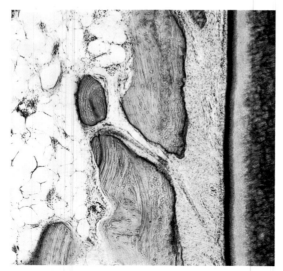

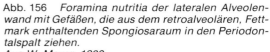

Abb. 156 Foramina nutritia der lateralen Alveolenwand mit Gefäßen, die aus dem retroalveolären, Fettmark enthaltenden Spongiosaraum in den Periodontalspalt ziehen.
Aus W. Meyer, 1932.

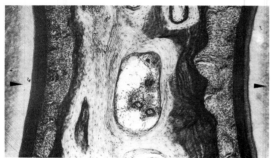

Abb. 157 Beginnende Umwandlung von Fettmark in Fasermark im Markraum eines interdentalen Septum (Bildmitte). Das Septum selbst besteht links aus Lamellenknochen (hell), rechts aus Faserknochen (dunkle Streifung).

talraum durch feine Foramina nutritia der lateralen Alveolenwand (Abb. 156). Die Gefäße entstammen den Rami interalveolares (bzw. interradiculares) der Aa. alveolares maxillae bzw. mandibulae; der kleinere Teil steigt vom Fundus der Alveole auf (siehe Abb. 162). Sie bilden insgesamt einen korbähnlichen Plexus, an dem sich supraalveolär auch die Gefäße der Gingiva propria beteiligen. Möglicherweise ist die Gefäßverteilung in den lateralen Abschnitten nicht gleichmäßig. Jedenfalls werden die schleifenbahnähnlichen, pulssynchronen Bewegungen, die unbelastete Zähne bei elektronischer Messung im Oszillogramm zeigen, auf Gefäßverteilungsunterschiede zurückgeführt (K. H. Körber, 1963; M. Hofmann u. Mitarb., 1963). Die periodontale Blutversorgung insgesamt ist vergleichsweise üppig. Das hängt vermutlich mit den intensiven Remodelierungsvorgängen bei der etwa 20 Jahre dauernden Gebißentwicklung und der dabei zu beobachtenden Mesialdrift zusammen. Ob knäuelartige Gefäßschlingen, sogenannte Glomerula, vorhanden sind, wie C. Wedl (1881) und später andere Autoren vermutet haben, ist strittig. Auch ohne solche

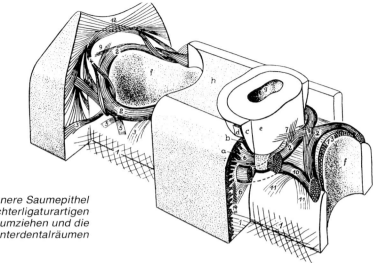

Abb. 158 *Das Fasersystem der Gingiva propria, schematisiert. Blick in zwei leere Alveolen mit Alveolenwand (f) und auf einen oberhalb des Zahnhalses durchschnittenen Zahn mit Pulpencavum (g), Dentinkern (e) und Schmelzrand (c). Schirmartig angeordnete Fasern strahlen vom Limbus alveolaris aus bis in das Epithel der Gingiva (a) bzw. das innere Saumepithel (b). Besonders markant sind die achterligaturartigen Faserzüge (2, 9, 10), die die Zähne umziehen und die netzartigen Verflechtungen in den Interdentalräumen (12).*
Aus H. Feneis, 1952.

Schlingen wirken die zwischen starren Wänden eingeschlossenen Gefäße wie eine hydraulische Bremse, wenn abrupte, kurzzeitige Belastungen, etwa beim Biß auf ein Schrotkorn, auftreten. Da Blut und andere Gewebsflüssigkeiten über die Foramina nutritia nur langsam in die retroalveolären Räume abfließen können, werden die Fasern vor Zerreißung und die Zellen vor Zerquetschung bewahrt.

Was den Alveolarknochen anbelangt, so besteht er im Kindesalter aus **Faserknochen**, auch Bündelknochen genannt. Er tritt in Schwarz-Weiß-Fotografien an seiner dunklen Färbung und faserigen Struktur in Erscheinung und hebt sich deutlich vom hellen Schalenknochen, auch Lamellenknochen genannt, ab, der ihn mit zunehmendem Alter ersetzt. Die konzentrischen Lamellen mit ihren nach *Havers* benannten Zentralgefäßen sowie die übrigen Lamellensysteme der knöchernen Grundeinheiten (Osteone) erreichen im Alveolarfortsatz allerdings nie den strengen Aufbau, wie ihn etwa die Unterkieferkompakta aufweist. Außerdem bleibt als Folge der physiologischen Mesialdrift der Zähne an der distalen Alveolenwand, an der immer wieder neuer Knochen angebaut wird, eine dünne Faserknochenschicht erhalten (siehe Abb. 152).

Das Knochenmark der Alveolarfortsätze besteht aus **Fettmark**. Doch wird es in der Nähe von Umbauvorgängen sehr früh, noch ehe Osteoklasten oder Osteoblasten deutlich in Erscheinung treten, in Mitleidenschaft gezogen: Von Fibroblasten produzierte faserige Bestandteile treten dann an seine Stelle. Es wird nunmehr **Fasermark** genannt.

Zum Schluß noch ein Blick auf die submukosafreie und deshalb hellrote, bisweilen leicht getüpfelte Gingiva propria. Über ihre Struktur und über ihr physiologisches Verhalten sind in den letzten Jahren viele neue Erkenntnisse gewonnen worden. Die Gingiva propria, vor allem ihr oberer „freier" Teil, stellt auf Grund ihres histologischen

Aufbaues einen Locus minoris resistentiae dar, den auch der Kieferorthopäde zu schonen allen Anlaß hat, selbst wenn ihm das komplizierte Fasersystem noch in der sogenannten Retentionsphase der Behandlung zu schaffen macht. Abbildung 158 gibt einen schematisierten Überblick über seinen Verlauf. Alle diese Fasern müssen im Zuge einer Zahnbewegung umstrukturiert werden, und das erfolgt, wie K. Reitan (1959) histologisch nachgewiesen hat, sehr viel langsamer als bei den intraalveolären, das sogenannte **Desmodont** bildenden Fasern. In den USA hat sich deshalb die Methode der „circumferential supracrestal fibrotomy" eingebürgert, um die Retentionszeit abzukürzen. Da ich bereits im 2. Band darauf hingewiesen habe (S. 267/68), erübrigt sich erneutes Eingehen.

3. Die mechanischen Voraussetzungen kieferorthopädisch provozierter Gewebsveränderungen im Parodontium

Normale Zahnbelastungen haben intermittierenden Charakter. Beim Kauen, aber auch beim Abbeißen, Schlucken, Sprechen usw. treten als Folge elastischer Druckimpulse auf die Zahnkrone Kraftfelder in den Parodontien auf. Sie äußern sich in der Hauptsache als Zug- und Scherspannungen, weniger als Druckspannungen. Sie alle variieren nicht nur nach Dauer und Intensität, sondern bis zu einem gewissen Grade auch nach der Region innerhalb ein und desselben Parodontium. Diese normalen Belastungen können funktionell als optimal gelten, weil sie der korrekten Entwicklung und später der Form- und Gesunderhaltung des Gebisses dienlich sind. Voraussetzung ist allerdings zweierlei: Die Zahnreihe, vor allem im Seitenzahnbereich, muß geschlossen und damit seitlich abgestützt sein. Schon die Extraktion eines

einzigen Zahnes kann trotz unveränderter Belastungsart Umbauerscheinungen in den Parodontien der Nachbarzähne auslösen. Bei singulärem Antagonismus kommt es darüber hinaus zur Verlängerung des Antagonisten. Zweitens darf die Hauptbelastungsrichtung nicht über einen längeren Zeitraum verändert werden. In diesem Punkt ist der Halteapparat besonders empfindlich, und der Kieferorthopäde nutzt das aus. Eine zwischen die Zähne geklemmte aktive Platte zum Beispiel erzeugt durch Kippung der Zähne sogenannte Druckzonen im Parodontium, die es sonst in dieser Form und Größe nicht gibt, und Zugzonen, in denen die Sharpeyschen Fasern nach Richtung und Intensität anders als bei physiologischer Belastung in Anspruch genommen werden. Bei nicht kippenden Belastungsarten treten andere, ebenfalls aber von den physiologischen Belastungen abweichende Belastungsmuster auf. Im 2. Band wurde darauf schon hingewiesen (s. S. 37 ff.). Diese Änderungen genügen, um Umbauvorgänge in Gang zu bringen.

Die Intensität der dem Parodontium künstlich aufgepfropften Belastung kann vom Behandler variiert werden. Dabei ist es im Prinzip gleichgültig, welcher Art das benutzte Behandlungsgerät ist. Es muß nur über die Zahnkronen und nicht etwa über die Schleimhaut, wie es zum Teil der Funktionsregler tut (siehe Band 2, S. 97/98), seine Wirkung entfalten. De facto gibt es zwischen den Geräten allerdings deutliche Unterschiede: Sie betreffen die Tragezeit (dauernd, unterbrochen) und die Art und Weise der Krafteinwirkung (gleichförmig, an- und abschwellend, stoßartig).

Belastungsart und Belastungsintensität wären dann als ideal zu bezeichnen, wenn sie die gewünschte Zahnbewegung so schnell wie möglich, trotzdem aber völlig schadlos zustande brächten, kurz- wie langfristig. Eine solche Kraftzumessung ist jedoch nicht möglich. Denn die druck- bzw. zugauffangenden Flächen innerhalb

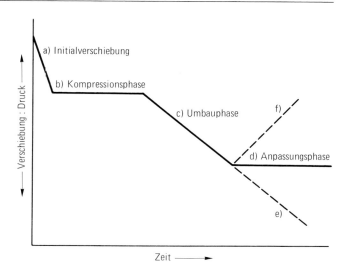

Abb. 159 *Die Phasen der kieferorthopädisch provozierten Zahnbewegungen. (a) Initialverschiebung = Zahnbewegung durch Kompression bzw. Streckung der periodontalen Faserbündel. (b) Kompressionsphase (Widerstandsphase) = Resistenz der Faserbündel vor dem Umbau. (c) Umbauphase = Zahnbewegung bei fortschreitendem Umbau. (d) Anpassungsphase = funktionelle Anpassung an die neue Zahnstellung. (e) Fortlaufender Gewebeumbau bei weiter einwirkender Kraft. (f) Rezidiv bei Wegfall der Krafteinwirkung vor Beendigung der Anpassungsphase. Aus C. M. Seipel, 1955.*

der Parodontien wechseln nach Zahl, Form und Länge der Zähne, und eine anfangs gemessene Feder- oder Gummizugspannung nimmt über kurz oder lang ab. Man hat das dadurch auftretende Problem der übersteigerten und dann u.U. schädlichen Kraftzumessung durch Verringerung der Hubhöhe (Schraube), Verringerung der Einwirkungszeit (herausnehmbare Geräte) und Herabsetzung der Kraft (dünne, hochelastische Drähte) zu lösen versucht. Schädliche Nebenwirkungen lassen sich trotzdem nicht völlig vermeiden, zumal die Toleranzgrenze individuell variieren dürfte. Da ich darauf bereits bei Besprechung der mechanischen Wirkung von Federn und Schrauben (Band 2, S. 54 und 61) eingegangen bin, soll hier nur noch erwähnt werden, daß Dauer und Intensität der zum Gewebeumbau nötigen Kräfte nicht vikariieren: Ein kurzzeitiger, kräftiger Druck ersetzt nicht einen langdauernden schwachen. Der Zeitfaktor ist von entscheidender Bedeutung. Selbst schwache Drucke, wenn sie nur in der Lage sind, die Periodontalspaltbreite und damit die hämodynamischen Zustände zu verändern, lösen bei hinreichend langer Einwirkungszeit Umbau aus. Schon in diesem Zusammenhang soll allerdings angemerkt werden, daß *K. Häupl* das stets bestritten hat. Er hielt nicht die mechanische Verstellung des Zahnes in seiner Alveole durch Druck oder Zug irgendeines Apparates für den entscheidenden, Umbau verursachenden Faktor, sondern den aufgepfropften funktionellen Reiz, der der örtlichen Muskulatur entstamme. Dabei wurde der Ausdruck funktioneller Reiz ausschließlich im Sinne intermittierender, stoßartiger Impuls interpretiert; er solle den Zahn und seinen Halteapparat in „Schwingungen" versetzen. Im Abschnitt über Diskrepanzen bei der Beurteilung der histologischen Befunde komme ich darauf zurück (siehe S. 224ff.). Bei kieferorthopädisch provozierten Zahnbewegungen lassen sich, wie ein von *C. M. Seipel* (1955) stammendes Diagramm schematisch zeigt (Abb. 159), mehrere Phasen unterscheiden. Dabei wird von einer Kippung des Zahnes durch Einpunkt-Kraftangriff ausgegangen.

a) **Initialphase.** Der belastete Zahn bewegt sich, weil auf den Zugseiten eine Straffung der vorher relativ entspannten und deshalb gewellten kollagenen Faserbündel erfolgt. Bei stärkerer Belastung kommt es außerdem zur elastischen Verformung des Alveolarfortsatzes, vor allem am Limbus. Auf der Druckseite kommt es zur Verschmälerung des Periodontalspaltes; die Faserbündel werden über das physiologische Maß hinaus entspannt, ja komprimiert. Dabei treten auch Flüssigkeitsverschiebungen von den Druck- in die Zugzonen hinein auf.

b) **Kompressions- und Widerstandsphase.** Den bei der Initialverschiebung gesetzten Veränderungen wird so lange Widerstand geleistet, bis – durch Aufrechterhaltung von Druck bzw. Zug – Umbau in Gang kommt. Abhängig von Alter, Konstitution und Art der Druckapplikation ist diese Phase unterschiedlich lang.

c) **Umbauphase.** Sie beginnt zwar schon nach wenigen Stunden, wird aber erst nach unterschiedlich langer Zeit (s. u.) klinisch erkennbar. Sie hält so lange an, wie die Krafteinwirkung wirksam („überschwellig") bleibt.

d) **Anpassungsphase.** Beim Aufhören überschwelliger Krafteinwirkungen, sei es, daß eine Schraube nicht mehr gedreht oder eine Feder nicht mehr nachgespannt wird, sei es aber auch, daß ein durch eine Ligatur an einen Hauptbogen gezogener Zahn von diesem an der weiteren Bewegung gehindert wird – K. *Reitan* (1960) spricht dann von interrupted tooth movement –, tritt funktionelle Anpassung ein. Zwei Bedingungen müssen dabei erfüllt sein:

1. Die neue Zahnstellung muß so lange fixiert werden, bis die Anpassung definitiv erfolgt ist, sonst kommt es zum Rezidiv.
2. Die funktionelle Anpassung muß auch erfolgen können – was bekanntlich nur möglich ist, wenn die „dento-alveoläre" Bewegung sich im Rahmen funktioneller Toleranzbreiten übergeordneter funktioneller Strukturen bewegt (siehe Band 2, S. 257 ff.).

Die Anpassungsphase kann durch erneute Kraftapplikation jederzeit in eine erneute Umbauphase überführt werden.

4. Die histologischen Veränderungen im Parodontium

Als Versuchstiere sind vornehmlich Nagetiere (Ratten, Hamster, Kaninchen), Hunde und Affen benutzt worden. Bei menschlichem „Material" handelt es sich um Zähne, die im Zuge einer Extraktionstherapie sowieso entfernt werden, vor allem um obere P_1. Sie werden nach Einwirkung von künstlichen Kräften unterschiedlicher Dauer und Intensität operativ mitsamt eines Teiles der Alveolenwand entfernt.

Als Kontrollzähne dienen nach Möglichkeit die Synergeten des gleichen Individuums, weil es individuelle und altersmäßige Reaktionsverschiedenheiten beträchtlichen Ausmaßes gibt; und da bei jugendlichen Individuen stets auch physiologischerweise Umbauvorgänge stattfinden, können nur die **Unterschiede** zwischen den Befunden der linken und rechten Seite zur Beurteilung der apparativ erzeugten Veränderungen herangezogen werden. Wegen der individuellen Reaktionsunterschiede darf auch die Zahl der Untersuchten nicht zu gering bemessen werden. Wäre das immer bedacht worden, hätte sich manche Diskrepanz bei der Interpretation der Befunde – die Befunde selbst liegen ja offen zutage – vermeiden lassen (s. u.).

Zunächst sollen die Befunde in der Reihenfolge Druckseite – Zugseite und die Unterschiede zwischen kontinuierlicher und unterbrochener bzw. intermittierender Kraftapplikation dargestellt werden. Eine solche Unterbrechung kommt nicht nur beim Einsatz von aktiven Platten, sondern auch von Aktivatoren (und ihren Modifikationen) zustande. Denn auch beim Aktivator kommt es infolge einer intermaxillären diagonalen Verklemmung zu Druck- und Zugspannungen, wenn auch mit intermittierendem, an- und abschwellendem Charakter.

a) Druckseite bei kontinuierlicher Krafteinwirkung

Wie schon erwähnt, treten innerhalb von Sekunden hämodynamische Veränderungen auf. Sie sind Folge der durch die Zahnkippung verursachten Minderung der Periodontalspaltbreite. Da die dünnwandigen Venen und Venolen der Drucksteigerung im verengten Spalt am ehesten erliegen, kommt es zur Stauung im Sinne einer passiven Hyperämie. Gefäßwandschäden mit erhöhter Durchlässigkeit von Blutbestandteilen, Kernpyknose, Zellzerfall mit Freisetzung von Enzymen, Ödembildung usw. führen zu Störungen der Mikrozirkulation, zu Sauerstoffmangel und damit zur Umstellung auf anoxydativen Stoffwechsel. Dabei kommt es zur Bildung saurer Metaboliten bzw. einer lokalen Azidose. Das Geschehen hat sich vom mechanischen Niveau auf ein biochemisches verschoben.

Im Gefolge der Stoffwechselstörung kommt es allmählich zu lichtmikroskopisch faßbaren Veränderungen, bei Kindern etwa nach 36 Stunden. Die Zahl der Osteoklasten und damit die Knochenresorption nimmt gegenüber den physiologischen Verhältnissen zu, übrigens auch die Zahl junger Bindegewebszellen im Umfeld der Druckzone.

Bei der Knochenresorption sind zwei Formen zu unterscheiden, die direkte und die indirekte. Unterschiede der Druckintensität und der anatomischen Situation sind die Ursache. Beide Formen von Resorption können im Bereich der gleichen Druckzone nebeneinander vorkommen.

1. **Bei der direkten Resorption** entwickeln sich die Osteoklasten an der periodontalen Seite der Lamina dura (Abb. 160). Voraussetzung ist, daß die Mikrozirkulation nicht zusammengebrochen ist, was zum Beispiel durch Begrenzung der Hubhöhe (Schraube) zu erreichen ist. Aber auch die anatomische Struktur der Lamina dura trägt zu dieser Resorptionsart bei. Wo viele, beinahe siebartig aneinandergrenzende Foramina nutritia vorliegen – man spricht deshalb statt von Lamina dura regelrecht von **Lamina cribriformis** –, so daß umweglose Verbindungen zwischen den periodontalen und den retroalveolären Gefäßen bestehen, wird die Mikrozirkulation leichter aufrechterhalten als in Gebieten, wo solche Durchlöcherungen fehlen. In ihnen kommt es trotz gleicher Druckintensität in der Regel zur indirekten (unterminierenden) Resorption (*K. Reitan*, 1951). Bevor auf sie eingegangen wird, noch ein Blick auf die vestibuläre Seite des unter Druckspannung stehenden Alveolenrandes. Es ist hier, wie bei jeder Knochentransformation üblich, subperiostal zur verstärkten Entwicklung von Osteoblasten und damit zur Knochenapposition gekommen. Sie hält mengenmäßig mit der Knochenresorption auf der anderen Seite etwa Schritt, so daß die mechanische Widerstandsfähigkeit nicht gefährdet wird. Durch welchen funktionellen Reiz dieser Anbau bewirkt wird, ist offen. Doch liegt es nahe, falls ein mechanischer Reiz überhaupt in Betracht kommt, an Veränderungen der Biegespannungen der Knochenbälkchen im Gefolge der Resorption an der inneren Alveolenwand und die dabei auftretenden Veränderungen der piezo-elektrischen Potentiale zu denken, von denen auf Seite 195 die Rede war.

2. **Bei der indirekten Resorption** entwickeln sich die Osteoklasten jenseits der Lamina dura im retroalveolären Spon-

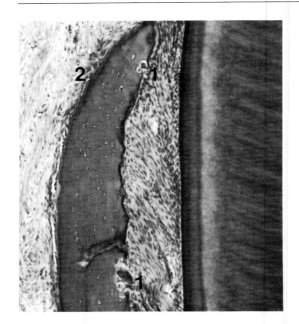

Abb. 160 Limbus alveolaris, Druckseite. Zellkernfärbung mit H. E. Mehrkernige Osteoklasten (1) resorbieren den Lamellenknochen von der Periodontalspaltseite aus = direkte Resorption. Kompensatorisch wird unter dem Periost von Osteoblasten neuer Knochen angebaut (2). So bleibt die mechanische Widerstandsfähigkeit der Alveole erhalten.
Aus W. Meyer, 1954.

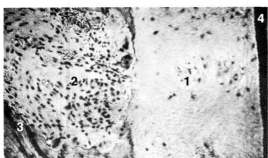

Abb. 161 Fibrinoide Verquellung (Hyalinisierung) des Periodontium einschließlich des kollagenen Fasersystems als Vorstufe einer Nekrose, entstanden durch Dauerdruck (70 g) auf einen oberen P_1 bei einem 12jährigen Knaben. Wiederbelebung des geschädigten Bezirkes 3 Tage nach Umkehrung der Belastungsrichtung (= neue Kapillaren) und Abbau durch Granulationsgewebe aus den retroalveolären Spongiosaräumen. 1 = fibrinoide Verquellung; 2 = Granulationsgewebe mit Osteoklasten in Howshipschen Lakunen; 3 = Alveolenwand; 4 = Zahnwurzel.
Aus K. Reitan, 1951.

giosaraum. Im Periodontalspalt selbst verdämmern die zellulären Aktivitäten durch Unterbrechung der Mikrozirkulation. Grund ist im allgemeinen Druckverstärkung, die wegen anatomischer Besonderheiten auch nur örtlich in solchen Bezirken auftreten kann, die im großen und ganzen der direkten Resorption unterliegen. Mit anderen Worten: Man findet direkte und indirekte Resorption zum Teil dicht nebeneinander. Färberisch äußert sich das Verdämmern der Zellen im Pyknotischwerden der Zellkerne. Schließlich sind gar keine Zellen mehr nachweisbar, und das periodontale Gewebe in seiner Gesamtheit nimmt einen homogenen, glasig-knorpligen Charakter an (Abb. 161). Dieses Umwandlungsprodukt des Bindegewebes einschließlich der kollagenen Fasern wird im zahnärztlichen Schrifttum Hyalin genannt. Patho-histologisch handelt es sich um eine fibrinoide Verquellung. Diese Bezirke sind nicht von vornherein bzw. durch und durch nekrotisch. Es finden sich in ihnen häufig Inseln lebender Zellen, zum Teil mit pyknotischen Kernen. Sie werden vermutlich durch Diffusion gerade noch am Leben gehalten. Ob sie sich nach Einbruch der unterminierten Knochenwand und Wiederherstellung der periodontalen Durchblutung erholen und am Abbau der Gewebstrümmer oder dem Aufbau neuer Strukturen beteiligen, ist unbekannt. Auf jeden Fall treten nach Auflösung bzw. Abtransport der „hyalinisierten" Bezirke neue Gefäße und zahlreiche Fibroblasten auf, die so lange neue Fasersysteme inmitten der interzellulären Grundsubstanz aufbauen, bis ein der neuen Beanspruchung gerecht werdender Zustand des Parodontium wieder erreicht ist.

Bei der unterminierenden Resorption wird, von der initialen Kompressionsphase abgesehen, Zahnbewegung erst dann beobachtet, wenn die Alveolenwand einbricht. Das geschieht abrupt und in der Regel erst 2 bis 3 Wochen nach Behandlungsbeginn. Durch die einsturzbedingte Erweiterung des Periodontalspaltes verbessern sich die hämodynamischen Zustände schlagartig, und der weitere Abbau kann u. U. nach dem direkten Resorptionsmodus weitergeführt werden.

Das war eine auf das morphologisch Faßbare beschränkte Beschreibung des komplexen Geschehens, das auf der Druckseite abläuft. Der Kliniker möchte vor allem noch wissen, wie eine Knochenwand, in der zahlreiche Faserbündel verankert sind, resorbiert werden kann, ohne daß der Zahn seine Funktionsfähigkeit einbüßt. *D. H. Enlow* (1975) nimmt an, daß – jedenfalls bei der direkten Knochenresorption – ein Teil der Faserbündel so lange im Knochen verankert und funktionstüchtig bleibe, bis ein anderer Teil erneuert sei und die Aufgabe der alten Fasern übernehmen könne. Nur da, wo auch die Faserverbindungen im Zuge der Resorption gelöst würden, entstünden im Knochen durch Osteoklastentätigkeit Resorptionslakunen. In deren Schutz entstünden in der Tiefe neue Osteoblasten, produzierten Knochen und schlössen dabei kollagene Faserelemente in sich ein, die nunmehr die Funktion sicherstellten. Bei weiterem Abbau der Knochenwand gerieten auch diese Stellen allmählich wieder an die Oberfläche – und so, im Wechselspiel, schreite der Resorptionsprozeß allmählich fort.

Am Zement des Zahnes tritt bei der direkten Knochenresorption im allgemeinen keine Veränderung auf. Im Zuge der unterminierenden Knochenresorption dagegen treten häufig Resorptionslakunen auf. Sie reichen u. U. bis ins Dentin. Verursacher sind Zementoklasten, die sich in Form und Kernzahl nicht von Osteoklasten unterscheiden. Diese Lakunen werden später von Zementoblasten wieder aufgefüllt, allerdings nur dann, wenn sie im lateralen Bereich der Wurzel liegen. Im apikalen Bereich führen sie zu einer dauernden Verkürzung (siehe Band 2, S. 64). Diese Wurzelresorptionen hängen offenbar nicht nur von Übersteigerungen der Druckzufuhr ab, sondern haben auch eine „konstitutionelle", möglicherweise erbbedingte Komponente, denn sie treten auch ohne kieferorthopädische Krafteinwirkung auf.

3. Zum Schluß ein Wort zum Geschehen am Foramen apicale. Es ist nicht stationär, wie *W. Meyer* schon 1927 festgestellt hat. Der Zahn wandert mitsamt seiner Alveole also schneller als der Alveolenfundus, aus dem das Gefäß-Nerven-Bündel aufsteigt, das die Pulpa versorgt. Wie aus

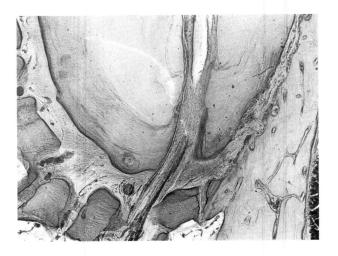

Abb. 162 *Apex eines gekippten Zahnes, Faserfärbung. Zugseite mit erweitertem Periodontalspalt links, Druckseite mit eingeengtem Periodontalspalt und Osteoklasten an Zement und Knochen rechts. Das Foramen apicale ist nicht stationär: Zement und Dentin werden dort abgebaut, wo das Gefäßnervenbündel anliegt, Zement dort angebaut, wo es abgezogen wird und somit Entlastung auftritt.*
Aus W. Meyer, 1954.

Abbildung 162 hervorgeht, wird die Zementschicht am Apex dort abgebaut, wo das Gefäß-Nerven-Bündel dem Foramen apicale anliegt, also Platzmangel herrscht. Auf der gegenüberliegenden, erweiterten Seite wird dagegen kompensatorisch Osteozement angelagert. Das Bild macht deutlich, wie gefährlich abrupte Änderungen der Bewegungsrichtung für die Versorgung der Pulpa werden können.

b) Zugseite bei kontinuierlicher Krafteinwirkung

Auf der Zugseite (Abb. 163) laufen die Umbauvorgänge gleichförmiger ab als auf der Druckseite. Bedingt durch die Erweiterung des Periodontalspaltes werden die hämodynamischen Verhältnisse gefördert. Es kommt zur aktiven Hyperämie und zur Steigerung der Mitoserate der Bindegewebszellen, wobei sich die neuen Fibroblasten richtungsmäßig an den gespannten kollagenen Faserbündeln orientieren. An der Lamina dura treten die ersten Osteoblasten nach unterschiedlich langer Zeit auf. Wo schon physiologischerweise im Rahmen der Gebißentwicklung angebaut wurde, kommt es bei Kindern schon nach 10 bis 12 Stunden zur Verbreiterung der osteoiden Säume. Wo die Knochenoberfläche dagegen schon statischen Charakter hatte, was vor allem jenseits des 20. Lebensjahres der Fall zu sein pflegt, dauert neuer Anbau wesentlich länger. Auch bei Umkehrung der physiologischen Bewegungsrichtung durch kieferorthopädische Geräte dauert es lange, bevor sich auf der bisherigen Resorptionsseite Osteoblasten bilden und Knochen anbauen.

Während der Knochenapposition geraten die kollagenen Faserbündel des Periodontalspaltes wandständig in den Knochen hinein, sie werden „eingemauert". Mit zunehmender Tiefe werden sie im Zuge der funktionsabhängigen Remodulierung in das Fasersystem der Knochenmatrix einbezogen. Da, wenn auch in bescheidenem Umfang, gleiches im Zement geschieht, müssen die kollagenen Fasern dauernd umgebaut und verlängert werden. Ob dazu nur die Fibroblasten des intermediären Faserplexus in der Lage sind, ist

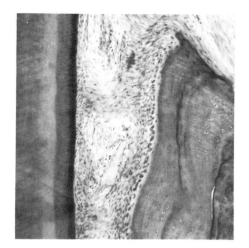

Abb. 163 *Limbus alveolaris, Zugseite. Zellkernfärbung mit H. E. Durch Erweiterung des Periodontalspaltes werden die hämodynamischen Verhältnisse verbessert, die Mitoserate der Fibroblasten und Osteoblasten erhöht: neue Fasern und neuer, noch nicht mineralisierter und deshalb hell erscheinender Knochen wird schichtweise auf der alten Knochenoberfläche (dunkel) abgelagert.
Aus W. Meyer, 1954.*

strittig. Übrigens kann man auch im Bereich der Zugseite gelegentlich schmale Bezirke fibrinoider Verquellung und von Resorption beobachten. Offenbar können, zum Beispiel infolge des in der Jugend scherengitterartigen Verlaufs der Fasern, die zwischengelagerten Teile des Bindegewebes unter Druckspannung geraten. Da umgekehrt auf der Druckseite partiell Zugspannung und Knochenanbau beobachtet werden (s. o.), dürfen die eingebürgerten Bezeichnungen Druck- und Zugzone nicht im strengen Sinne verstanden werden.

c) Diskontinuierliche bzw. intermittierende Krafteinwirkung

Unter Intermittenz wird einmal verstanden, daß eine kontinuierlich wirkende Kraft innerhalb von 24 Stunden mehrfach für längere Zeit unterbrochen wird. So pflegt eine aktive Platte 8 bis 10 Stunden in der Nacht und 2 bis 3 Stunden am Tage getragen zu werden. In bezug auf Kraftrichtung und Kraftintensität unterscheidet sich die Platte dagegen nicht notwendigerweise von einem festsitzenden Gerät. Ein oberer P_1 zum Beispiel, an dem die histologischen Veränderungen untersucht werden sollen, wird hier wie dort nach vestibulär gekippt. Daß mit festsitzenden Geräten darüber hinaus körperliche Bewegungen erreicht werden können, bleibt hier unberücksichtigt.

Unter Intermittenz wird gleichzeitig und vor allem jedoch die Variabilität der Kraftzufuhr während der Tragezeit des kieferorthopädischen Gerätes verstanden. Beim Aktivator zum Beispiel kann die Kraft an- und abschwellen, mehr stoßartig oder mehr gleichförmig erfolgen usw. Das wurde schon im 2. Band besprochen. Dabei wurde betont, daß sich die Hauptwirkung des Aktivators auf die Bißnivellierung (durch Einschleifen) und die Bißverschiebung bezieht und daß letzteres vermutlich vor allem durch **intermaxilläre diagonale Verklemmung** zustande kommt. **Intramaxilläre Klemmwirkung** tritt dagegen nur dann auf, wenn in den Aktivator bewußt oder unbewußt hineingebissen wird (Doppelkonuswirkung). Gerade diese, vergleichsweise unbedeutende, transversal gerichtete Wirkungskompenente kommt nun aber bei der Versuchsanordnung zur histologischen Untersuchung der Aktivatorwirkung zum Tragen. Denn dabei pflegen ebenfalls obere P_1 mit Teilen ihres vestibulären und palatinalen Parodontium als Untersuchungsobjekte ausgewählt zu werden. Wenn man sich dazu noch erinnert, daß bei dem in Band 2 vertretenen Konzept, transversale und sagittale Ausformungen der Einzelzahnbögen möglichst schon vor der Bißverschiebung und Bißnivellierung durchzuführen und eine Erweiterung des oberen Zahnbogens durch den Aktivator deshalb nicht einmal mehr wünschenswert ist, wird klar, daß transversale Umbauvorgänge allenfalls langsam bzw. stark verzögert ablaufen müssen. Wie äußert sich das histologisch?

Zusammen mit *R. Psansky* hat *K. Häupl* (1938) die Einwirkung von Aktivatoren bei 12 Kindern im Alter von 12 bis 14 Jahren untersucht und die Ergebnisse 1955 unter Beschränkung auf die nach 3,7 und 21 Nächten Tragezeit vorgefundenen Veränderungen zusammengefaßt — am Tage wurden die Geräte also nicht benutzt. Die Versuche sollen kurz referiert werden, wobei ich mich auf das beschränke, was anders war als bei kontinuierlicher Krafteinwirkung.

Nach 3 Nächten kam es im gesamten Periodontalraum zunächst zu einer Vermehrung von Bindegewebszellen, vor allem von Fibroblasten. Außerdem wurden die Gefäße erweitert und die Faserbündel aufgelockert. Das interstitielle Gewebe war insgesamt „saftreich" geworden. Diese Veränderungen traten am frühesten da auf, wo die größte funktionelle Beanspruchung vorlag: am Limbus und am Fundus der Alveole. Gleichzeitig wurde im retroalveolären Spongiosaraum Fettmark in Fasermark umgewandelt. Von einer Einengung oder Erweiterung des Wurzelhautspaltes im Sinne von Druck- und Zugzonen oder von gerichteten Zahnbewegungen konnte noch keine Rede sein.

Gerichtete Zahnbewegungen kamen erst nach 7 Nächten allmählich in Gang und waren erst nach 21 Nächten eindeutig zu erkennen. Erst jetzt traten also Einengungen und Erweiterungen des Wurzelhautspaltes auf — *Häupl* vermied bewußt die Ausdrücke Zug- und Druckzonen, um so dem Verdacht zu entgehen, daß auch der Aktivator Druck ausübe. Im eingeengten Wurzelhautspalt waren also nach 7 bis 21 Tagen Osteoklasten vorhanden, angeblich jedoch nur da, wo der Gewebedruck durch neue Fibroblasten, Ödembildung und Gefäßerweiterung (Hyperämie) erhöht worden war. Allerdings wurde nunmehr auch die Verlagerung des Zahnes durch den Aktivator ins Spiel gebracht. „Zu dieser Verlagerung kann es unter dem Einfluß der durch die Muskeltätigkeit bewegten und an der palatinalen Seite der Zahnkrone einwirkenden kieferorthopädischen Apparatur kommen. Die Einengung der Wurzelhaut auf der einen Seite begünstigt die Entstehung der Osteoklasten, die Erweiterung auf der Gegenseite des Zahnes die Osteoblastentätigkeit."

Die Bilder, die nach 21 Nächten gewonnen worden sind, zeigen kaum noch einen Unterschied zu denen, die bei Dauereinwirkung mit mäßiger Kraft bzw. geringer Hubhöhe gewonnen werden, da allerdings wesentlich früher. Es handelt sich auf der Druckseite vor allem um direkte Knochenresorption, obwohl örtlich auch „Hyalinisierungen" mit unterminierender Resorption vorkommen, aber seltener als bei Dauerdruckeinwirkung. Auf der Zugseite ist dagegen die Straffung und Ausrichtung der Faserbündel geringer als bei Dauerzug. Dadurch tritt auch die Ausrichtung der neu gebildeten Fibroblasten weniger deutlich in Erscheinung. Entsprechende Beobachtungen wurden auch von *K. Reitan* (1951) gemacht, allerdings anders interpretiert. Ich komme im nächsten Abschnitt darauf zurück.

d) Diskrepanzen bei der Beurteilung der von kieferorthopädischen Geräten ausgelösten Gewebsveränderungen im Parodontium

Es mag überraschen, daß histologische Befunde, selbst eindeutig erkennbare, kontrovers beurteilt werden. Außerdem ist zu fragen, ob eine Diskussion darüber noch sinnvoll ist – es sei denn, sie sei nicht beendet und beeinflusse deshalb noch heute das praktische Vorgehen am Patienten. Da letzteres der Fall ist und die Erörterung einen Beitrag zum Verständnis der komplizierten Vorgänge leisten kann, die mit dem Ausdruck „Gewebsveränderung" schlagwortartig umschrieben werden, soll kurz darüber berichtet werden.

Die Schwierigkeit, histologische Befunde richtig zu interpretieren, dürfte in der Hauptsache von folgenden Faktoren abhängen:
1. Unterschiedliche mechanische Reizeinwirkungen könnten biologisch bzw. histologisch gleichartig beantwortet werden – auch Entzündungen sind bekanntlich im Prinzip gleichartige Reaktionen auf unterschiedliche Reize (Noxen).
2. Umgekehrt könnten gleichartige, an der Krone eines Zahnes zum Beispiel gleich stark, gleich gerichtet und gleich lang einwirkende Druck- oder Zugapplikationen unterschiedliche Gewebsreaktionen hervorrufen, etwa in Abhängigkeit vom Lebensalter des Untersuchten, vom augenblicklichen Stand seiner Gebißentwicklung, von der Form, Größe und Anordnung seiner Zahnwurzeln und schließlich von der individuellen Reaktionsbereitschaft seines Parodonts, selbst wenn es darüber keine gesicherten Erkenntnisse gibt.
3. Wenn auch unbewußt, könnte die Beurteilung von vorgefaßten Meinungen über die Qualität der zum Gewebsaufbau führenden Reize beeinflußt werden. Mögliche Abhängigkeiten von Unterschieden im Vitamin-, Hormon- und Enzymhaushalt bleiben in der Regel sowieso unberücksichtigt; sie werden stillschweigend als „normal" vorausgesetzt, obwohl das nicht immer der Fall zu sein braucht.

Wie schon erwähnt, hielt *K. Häupl* in vielen Publikationen daran fest, daß nur stoß- oder impulsartige, an Intensität und Einwirkungszeit wechselnde, der Muskulatur entstammende Kräfte Umbauvorgänge auszulösen und zu unterhalten in der Lage seien. Auch kieferorthopädische Geräte seien zum Umbau nur befähigt, wenn sie diese den physiologischen Reizeinwirkungen entsprechenden Qualitäten aufwiesen. Ein Gerät dieser Art sei der Aktivator. Denn er enthalte gar keine federnden oder elastischen Elemente, liege stets lose im Mund und könne deshalb allein durch stoßartige Impulse auf die Zähne einwirken, die er selbst von der örtlichen Muskulatur empfangen habe. Läßt man einmal außer Betracht, daß diesem Wirkungsmechanismus des Aktivators in bezug auf seine entscheidende Wirkung, die Bißverschiebung, von

P. Herren widersprochen worden ist (siehe Band 2), so könnte er in bezug auf die transversale Wirkung auf die Zähne (Doppelkonuswirkung beim Zubeißen) möglich sein. Transversal gerichtete Aktivatorreize wären dann funktionelle Reize im *Häupl*schen Sinne, während allen anderen Behandlungsgeräten diese Reizqualität fehlte. Vor allem Geräten, die dauernd und mehr oder weniger gleichmäßig Druck oder Zug übertragen, sprach *Häupl* die Eigenschaft ab, Gewebsveränderungen hervorzurufen. Die Diskrepanz zu der klinischen Erfahrung wurde dadurch erklärt, daß Dauerkräfte stets von funktionellen, der örtlichen Muskulatur entstammenden Kräften überlagert würden.

K. Häupl hatte diese Vorstellung über das Wesen funktioneller Reize aus den Publikationen dreier namhafter Forscher *(G. Pommer; J. Wolff; W. Roux)* herausgelesen, die sich schon vor oder kurz nach der Jahrhundertwende intensiv mit den Gesetzmäßigkeiten beschäftigt hatten, die Knochen entstehen lassen, ihn in seiner Form und Struktur erhalten oder ihn, bei gewandelter Aufgabe, so verändern, daß er der neuen Aufgabe wieder gewachsen ist. Um diese Gesetzmäßigkeiten, die er bei der schon geschilderten Untersuchung von 12 aktivatorbehandelten Kindern bestätigt fand, zu verdeutlichen, ließ er durch *J. Eschler* (1939) bei zwei erwachsenen Hunden die Nn. trigemini, faciales und hypoglossi an der Schädelbasis durchtrennen, so daß die von ihnen motorisch versorgte Muskulatur völlig gelähmt war. Jede Überlagerung durch funktionelle Reize auf die unter Spannung einligierten festsitzenden Geräte war somit ausgeschlossen. In der Überzeugung, daß schon nach 24 Stunden Osteoklasten und nach 36 Stunden Osteoblasten zu erwarten seien – Zeitangaben, die er Untersuchungen von *B. Gottlieb* u. Mitarb. (1931) über die Gewebsveränderungen bei übermäßiger Beanspruchung der Zähne entnommen hatte –, wurden beide Tiere schon nach 48 Stunden getötet.

Das Ergebnis bestätigte *Häupl*s Erwartungen. Durch die Kippung der seitlich belasteten Zähne hatten sich typische Druck- und Zugzonen mit den zugehörenden Spannungs- und Verlaufsänderungen der kollagenen Faserbündel ausgebildet. Die Gefäße der Zugzonen waren erweitert. Osteoblasten fehlten jedoch völlig, und nur im Umkreis gestauter Venen, an den Einmündungsstellen der Knochenkanälchen, kamen vereinzelt Osteoklasten vor. Auch war das Knochenmark, dieser nach *Häupl* frühe und wichtige Indikator parodontaler Umbauvorgänge, unverändert geblieben: Es war also weiterhin Fettmark vorhanden.

Die Gegenprobe wurde an einem dritten Hund gemacht. Er wurde in gleicher Weise gelähmt, bekam jedoch kein orthopädisches Behandlungsgerät einge-

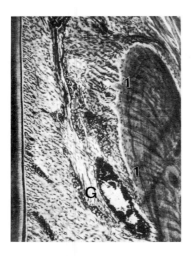

Abb. 164 „Gewebsbild aus dem Sieben-Tage-Versuch J. Eschlers. Marginaler Knochenrand und Eingang in die Wurzelhaut (W. H.). Die Wurzelhautfasern sind angespannt und die Wurzelhaut örtlich aufgelockert und zellreich. Die Gefäße (G) sind hyperämisch erweitert. An der Knochenoberfläche läßt sich eine helle Zone (HZ) erkennen, die fingerförmige Fortsätze in die Wurzelhaut entsendet. An der Zahnoberfläche herrscht Ruhe."
Abbildung und Legende aus K. Häupl, 1955 (Abbildung 1127).

setzt. Statt dessen wurden 2 Tage und 2 Nächte lang die zum Versuch ausgewählten Zähne in jeder Stunde „einige Male mit einem Holzstäbchen an der Krone berührt und bewegt": die Muskulatur des fremden Armes also als Ersatz der eigenen Kaumuskulatur.
Bei diesem sogenannten „Stäbchenversuch" von J. Eschler fand sich merkwürdigerweise (s. u.) nach 48 Stunden alles, was auf lebhafte Umbauvorgänge hinzuweisen pflegt: erweiterte Gefäße, neu gebildete Fibroblasten, zahlreiche Osteoblasten mit schon deutlich ausgebildeten osteoiden Säumen an der inneren und einzelne Osteoklasten an der gegenüberliegenden, dem Knochenmark zugewandten Seite der Lamina dura – und natürlich Umwandlung des Fettmarkes in Fasermark. Erweiterungen bzw. Verschmälerungen der Periodontalspalten als Zeichen gerichteter Umbauvorgänge fehlten, weil eine zur Kippung des Zahnes nötige Kraft ja auch nicht vorhanden war.
Um dem inzwischen erhobenen Vorwurf zu begegnen, daß die fehlende Gewebsreaktion auf Dauerdruckapplikation bei den ersten beiden Hunden nur Folge einer zu kurz bemessenen Einwirkungszeit sei, unternahm Eschler (1940) einen weiteren Versuch. Einem in gleicher Weise gelähmten erwachsenen Hund wurde sieben Tage lang ein festsitzendes Dauerdruckgerät eingesetzt. Hier ergab die histologische Untersuchung ein nicht ganz erwartetes Ergebnis. Vor allem am Limbus alveolaris der Zugseite – der Zahn war durch das Gerät maximal gekippt worden – waren helle osteoide Säume mit darüberliegenden Osteoblasten zu erkennen (Abb. 164). Eschler selbst führte sie auf die Pulsation benachbarter Gefäße zurück, wodurch die für erforderlich gehaltene Intermittenz der Zugspannungen örtlich gewährleistet worden sei. Häupl dagegen meinte, der histologische Befund sei nicht eindeutig; falls es jedoch osteoide Säume bzw. Osteoblasten seien, dann seien sie auf überlagerte funktionelle Reize zurückzuführen, die der Hals- und Nackenmuskulatur des Tieres entstammten. Denn wegen der langen Versuchsdauer habe sich das Tier mit der Schnauze öfter am Boden oder an der Wand des Käfigs stoßen können und das habe genügt, funktionelle Reize zu supponieren und wenigstens örtlich Umbauvorgänge in Gang zu setzen. Die übrigen Befunde, auf die nicht näher eingegangen wird, bestätigten im übrigen seine These, daß nur muskuläre Reizeinwirkungen und nicht orthodontische Federwirkungen Umbauvorgänge im Parodontium auszulösen und in Gang zu halten in der Lage seien.
Im Jahre 1951 publizierte K. Reitan umfangreiche Untersuchungen zur gleichen Frage. Er experimentierte mit 34 Hunden und 23 Kindern, bei denen insgesamt 147 Zähne als Untersuchungsobjekt dienten. Denn er bemängelte bei den Häupl/Eschlerschen Hundeversuchen, daß bei nur 4 Tieren notwendigerweise individuelle Reaktionsverschiedenheiten unberücksichtigt blieben; auch sei das Alter der Tiere nicht angegeben worden, was bei der Antwort der Gewebe ebenfalls von Bedeutung sei. Schließlich sei die Intensität der Druckzumessung nicht genannt worden.
Zunächst zu Reitans Hundeversuchen. Es handelt sich, bis auf eine Versuchsserie mit 6- bis 7jährigen

Tabelle XXII Zellvermehrung an der Zugseite der Alveole in den frühen Stadien einer Zahnbewegung (Oberkiefer). Es besteht praktisch kein Unterschied zwischen künstlich ausgeschalteter (links) und belassener Funktion (rechts). Erste Reaktion nach 24 bis 36 Stunden, unabhängig von der Belastungsintensität (in g).

Funktion ausgeschaltet				Volle Funktion			
15 g	30 g	45 g	60 g	15 g	30 g	45 g	60 g
12 h				12 h			
24 h			+	24 h +	+		+
36 h +	+	+		36 h +		+	
48 h +	+	+	+	48 h	+	+	+

Aus *K. Reitan*, 1954

Tabelle XXIII Apposition von Osteoid an der Zugseite der Alveole in den frühen Stadien einer Zahnbewegung (Oberkiefer). Es besteht praktisch kein Unterschied zwischen künstlich ausgeschalteter (links) und belassener Funktion (rechts). Erste Ablagerungen nach 24 bis 36 Stunden, unabhängig von der Belastungsintensität (in g).

Funktion ausgeschaltet				Volle Funktion			
15 g	30 g	45 g	60 g	15 g	30 g	45 g	60 g
12 h				12 h			
24 h				24 h +			
36 h +	+	+		36 h +		+	+
48 h +	+	+	+	48 h +	+	+	+

Aus *K. Reitan*, 1954

Tieren, um junge Tiere, bei denen der Zahnwechsel gerade beendet und das Wurzelwachstum abgeschlossen war. In der Hauptsache wurden festsitzende Apparaturen benutzt. Sie bestanden aus einem an den C mit Bändern befestigten Hochlabialbogen mit Protrusionsfedern für die I_2. Die benachbarten Zähne I_1 und I_3 – Hunde haben in jedem Kiefer 6 Schneidezähne – dienten als Kontrollzähne. Der Anlagedruck der Protrusionsfedern variierte zwischen 15 und 60 g, die Einwirkungszeit zwischen 12 und 48 Stunden. Nur bei bestimmten Versuchen betrug sie 8 Tage.
Um festzustellen, ob die Gewebsreaktion bei ausgeschalteter Muskelfunktion anders ausfällt als bei erhaltener, wurde bei einem Teil der Tiere hinter den Ankerzähnen ein schildartiges, vom Gaumengewölbe bis zum Mundboden reichendes und die Zunge abhaltendes Holzbrett befestigt und durch maulkorbartige Verschnürung der Schnauze fixiert. Außerdem wurden die Tiere durch ein Schlafmittel in Dauerschlaf gehalten.
Was die 23 Versuchskinder anbelangt, so befanden sie sich im Alter zwischen 12 und 13 Jahren. Nur bei einer kleinen Gruppe wurden festsitzende Geräte verwandt, der Rest wurde mit Aktivatoren – in einer Publikation von 1954 auch als „Platte" bezeichnet – behandelt. Diese Aktivatoren wurden zum Teil mit Halteelementen an den oberen Seitenzähnen befestigt und mit Hilfe von Coffinfedern bzw. Schrauben „gradually expanded". Die Einwirkungszeit lag zwischen 2 und 14 Nächten; die Geräte wurden also am Tage nicht getragen.

Häupl hat 1954 wiederum *Reitan*s Versuchsanordnung kritisiert. Er war sich sicher, daß mit Knebeln und Maulkörben die Funktion der örtlichen Muskulatur nicht ausgeschaltet werden könne und daß mit Halteelementen fixierte bzw. mit Schrauben zur Druckapplikation befähigte Aktivatoren ihrem Wirkungsprinzip widersprächen. Ich komme darauf zurück.
Das in diesem Zusammenhang wichtigste Ergebnis *Reitan*s war, daß Umbauvorgänge auch bei ausgeschalteter Muskelfunktion stattfinden. Selbst in zeitlicher und quantitativer Hinsicht war bezüglich der Zellvermehrung und der Knochenneubildung auf der Zugseite kaum ein Unterschied zwischen aufrechterhaltener und ausgeschalteter Funktion zu erkennen (Tab. XXII und XXIII). Darüber hinaus zeigte es sich, daß bei nicht aktivierten Aktivatoren, ob sie nun mit Klammern an den Oberkieferzähnen befestigt waren oder nicht, selbst nach vier Nächten keine Osteoidvermehrung gegenüber den Kontrollzähnen aufgetreten war. Wurde dagegen aktiviert und damit Druck ausgeübt, fanden sich spätestens nach 5 Nächten Zellvermehrung und Knochenanbau. Dabei war es auffallend, daß nicht selten inmitten osteoider Säume auch Osteoklasten beobachtet wurden, jedenfalls anfänglich. *Reitan* erklärte sich diesen paradox anmutenden Befund damit, daß unter Tage, wo der Apparat nicht getragen wurde, der nachts belastete Zahn in die ursprüngliche Stellung zurückfedere und unter dem Einfluß der natürlichen Belastung die nächtliche Zugzone unter Druckeinwirkung gerate. Erst wenn auf der Druckseite genügend Knochen abgebaut worden sei,

ändere sich das: Anbau und Abbau fänden nunmehr in gewünschter Weise und aufeinander abgestimmt statt.

Was die Druckseite unter Aktivatorwirkung anbelangt, so bestätigte *Reitan* im großen und ganzen die Befunde *Häupl*s. Es kam, ganz im Gegensatz zur kontinuierlichen Krafteinwirkung, fast regelmäßig erst zur Zellvermehrung, speziell von Fibroblasten, bevor sich Osteoklasten ausbildeten und im Sinne der direkten Resorption tätig wurden, obwohl auch fibrinoide Verquellungen keineswegs völlig fehlten. Allerdings interpretierte *Reitan* diesen Befund anders. *Häupl* war der Meinung, daß Fibroblasten- und Osteoblastenbildung „direkt" unter dem Einfluß intermittierender Kraftimpulse bzw. „molekularer Erschütterungen" der Zellmembranen erfolge, Osteoklastenbildung dagegen nur „indirekt", weil sekundär durch Druckerhöhung im Gewebe. Diese Druckerhöhung sei in erster Linie Folge von Zellvermehrung, Hyperämie und Ödembildung im Periodontalspalt und erst in zweiter Linie Folge der mechanischen Verstellung des Zahnes durch ein kieferorthopädisches Gerät. Diese Art des Umbaus finde auch unter physiologischen Bedingungen statt und garantiere Schadlosigkeit wie Rezidivfreiheit. *Reitan* dagegen hielt diese umwegige Art von Druckerhöhung lediglich für eine unerwünschte Folge mangelhafter transversaler Aktivatorwirkung. Der Mangel bestehe nicht so sehr in der Unterbrechung der Einwirkung unter Tage, als vielmehr in der ungenügenden mechanischen Wirkung des Aktivators im Sinne einer intramaxillären Klemmwirkung. Bei kontinuierlicher Druckapplikation durch festsitzende Geräte komme ebenso wie bei diskontinuierlicher Druckapplikation durch aktive Platten bereits nach etwa 48 Stunden zielstrebig zur Osteoklastenbildung. Die anfängliche Zellvermehrung auf der Druckseite beim Aktivator sei nichts weiter als die Folge der periodisch verbesserten Durchblutungsbzw. Ernährungs-Verhältnisse und könne nicht als Beweis einer besonderen Reizqualität angesehen werden.

Überblickt man als Kliniker die hier auf zwei, wenn auch maßgebliche Forscher reduzierte Diskussion, so geben die klinischen Erfahrungen *Reitan* recht. Ein Aktivator, vor allem ohne Schraube, hat kaum einen dehnenden Effekt. Er ist zur transversalen und sagittalen Ausformung der Einzelzahnbögen wenig geeignet, weshalb diese Aufgabe besser aktiven Platten anvertraut wird. Seine entscheidende Wirkung entfaltet er im Sinne von Bißausgleich und Bißnivellierung – eine Eigenschaft, die mit der hier besprochenen Wirkung auf Einzelzähne in vestibulärer Richtung strikt zu trennen ist. Auch schützt er keineswegs vor einem Rezidiv oder läßt es seltener als bei „aktiver" Behandlung auftreten, wie Nachuntersuchungen von *W. Möbius* (1958) und *H. Brückl* u. Mitarb. (1962) ergeben haben.

Im übrigen fragt man sich, welchen Wert die Lösung dieser strittigen Frage hat, wenn selbst gelegentliches Anstoßen mit der Schnauze oder stündliches Beklopfen eines Zahnes als „funktioneller Reiz" interpretiert wird, der noch dazu intensiver wirkt als der natürlicherweise auftretende funktionelle Reiz (Stäbchenversuch). Mit der Überlagerung der aktiven Kräfte durch funktionelle ist es nicht viel besser: Funktionelle Reize sind dann eben ubiquitäre Reize, um die man sich experimentell nicht zu kümmern braucht. Genausowenig könnte man zum Beispiel die Pulsation der Gefäße im Periodontalraum ausschalten. Solche Reizwirkungen sind a priori gegeben. Für den Gewebeumbau entscheidend kann nur eine Änderung der unter physiologischen Verhältnissen herrschenden Beziehung zwischen Krafteinwirkung und Widerstandsleistung im Parodontium sein. Wird dieses Verhältnis hinreichend intensiv und lange genug geändert, paßt sich das Parodontium den neuen funktionellen Bedingungen an. Dazu sind körpereigene Kräfte genauso in der Lage wie künstliche. Das Parodontium kann zwischen ihnen nicht unterscheiden. Auch Dauerschäden infolge zu hoher Kraftapplikation (Abbau am Limbus alveolaris und apikale Resorptionen der Zahnwurzel) haben mit der Herkunft der Kräfte an sich nichts zu tun, sie können hier wie dort auftreten. Natürlich sind sie bei apparativ erzeugten Kräften häufiger zu erwarten, gleich ob sie dauernd oder mit zeitlicher Unterbrechung einwirken.

5. Die histologischen Veränderungen im Kiefergelenksbereich

Bei Besprechung der Gelenkentwicklung (S. 202 ff.) wurden die histologischen Unterschiede zwischen dem sekundär entstandenen Kiefergelenksknorpel und sonstigen, primär entstandenen, weil vom Primordialskelett übriggebliebenen Gelenkknorpeln beschrieben. Kiefergelenksknorpel ist in der Lage, appositionell und interstitiell zu proliferieren. Ob diese Fähigkeit allerdings aktiv im Sinne einer Epiphysenscheibe mit ihrer Knochen separierenden Wirkung (Stemmkörperwirkung) genutzt wird oder nur passiv im Sinne einer lokalen Adaption an veränderte mechanisch-funktionelle Reizeinwirkung, blieb offen.

Wegen der unter Aktivatoren zu beobachtenden Schnelligkeit einer sagittalen Bißverschiebung – ein Distalbiß von 1 Pb kann in 10 bis 12 Wochen ausgeglichen sein – sind manche Kliniker überzeugt, daß sich der Kondylenknorpel in entscheidendem Ausmaß an den dazu erforderlichen Umbauvorgängen beteiligt. Denn alveoläre Verschiebungen der beiden Zahnreihen gegeneinander müßten wesentlich länger dauern und könnten deshalb nur unterstützend wirken. Das gleiche gilt für Umbauvorgänge an anderer Stelle, etwa am Kieferwinkel. Deshalb trauen sie dem Gelenkknorpel eine entscheidende Mitwirkung auch bei den physiologischen Wachstumsvorgängen zu, ja, sie halten selbst eine Stemmkörperwirkung zwischen Os temporale und Mandibula für möglich, die den Unterkiefer im Raum verschiebt (Translationswirkung).

Überraschenderweise läßt sich der Ort des Gewebeumbaus, der zu einer klinisch so eindrucksvollen Veränderung der Bißlage führt, im FRS nicht eindeutig bestimmen. Die intraartikuläre Position der Kondylen, die Länge und Verlaufsrichtung der Proc. condylares bzw. der Rami usw. unterscheiden sich vor und nach dem vom Aktivator bewirkten Bißausgleich nicht so sehr voneinander, als daß der Schluß berechtigt wäre, nur kondyläres Wachstum bzw. artikulärer Umbau kämen als Ursache der im FRS erkannten Veränderungen in Betracht. Auch Versuche, durch Registrierung der vom äußeren Gehörgang aus tast- und meßbaren Bewegungen der Kondylen vor und nach der Aktivatorbehandlung Umbauvorgänge nachzuweisen (*J. Weber*, 1966; *P. Müller* u. Mitarb., 1971), ergaben kein klares Bild. Ohne tierexperimentelle Forschungen läßt sich die Frage nicht lösen.

Erste Untersuchungen wurden 1930 durch *K. Breitner* an zwei Rhesusaffen und 1939 durch *K. Häupl* und *R. Psansky* an einem Pavian durchgeführt. Aus beiden Untersuchungen ging hervor, daß, entgegen einer vor allem in den USA verbreiteten und auch heute noch teilweise gültigen Ansicht, intraartikuläre Umbauvorgänge ausgelöst werden, wenn die Gelenke lange genug in einer mesio- oder disto-exzentrischen Stellung gehalten werden.

Im Jahre 1958 experimentierte *H. Derichsweiler* mit zwei jungen, noch wachsenden Rhesusaffen, bei denen der Schneidezahnwechsel beendet und der Seitenzahnwechsel noch im Gange war. Ein gleichaltriges Tier wurde als Kontrolltier benutzt. Der Unterkiefer der beiden Versuchstiere wurde in der Weise in eine mesial- und kaudal-exzentrische Stellung gebracht, daß die oberen und unteren Zähne mit einzementierten Metallschienen gefaßt wurden, an denen Vorbiß/Aufbißwälle angebracht waren. Innerhalb weniger Tage sollen sich die Tiere so daran gewöhnt haben, daß sie nur noch in der gewünschten Weise vorbissen. Um Umbauvorgänge auch innerhalb des Knochens nachweisen zu können, wurden alle 3 Tiere mit Alizarin behandelt, einem roten Vitalfarbstoff, der eine Affinität zu neugebildetem Knochen hat.

Das Versuchstier Nr. 1 blieb 2 Monate am Leben. Während beim Kontrolltier die Spongiosa- und Trabekelstrukturen des Unterkiefers makroskopisch gleichmäßig mit Alizarin gefärbt waren, zeigte das Versuchstier eine intensivere Rötung in den vom Kondylus zum inneren Kieferwinkel ziehenden Strukturen. Als Folge der veränderten Form (s. u.) und funktionellen Belastung hatten sich die Knochenbälkchen hier also intensiver umgebaut als beim Vergleichstier.

Dieser durch Vitalfärbung nachgewiesene Befund schien zunächst im Gegensatz zum FRS-Befund zu stehen. Beim Vergleich der beiden Röntgenaufnahmen vor und nach der Behandlung erschien der Kieferwinkel nämlich nach 2monatiger Behandlung vergrößert und der Ramus insgesamt nach rückwärts verlagert. Wie sich bei Überdeckung der Aufnahmen jedoch herausstellte, war tatsächlich nur das Kieferköpfchen nach distal „umgebogen".

Was den histologischen Befund angeht, so überzog der Kondylenknorpel beim Kontrolltier das Köpfchen in etwa gleicher Stärke. Beim 1. Versuchstier dagegen war es nach 2 Monaten zu einer lebhaften Knorpelproliferation am oberen und hinteren Teil des Köpfchens gekommen. Die Knorpelzone war hier stark verbreitert, und in der Ossifikationszone war lebhafte Knochenneubildung zu erkennen. Doch hatte diese mit der Knorpelproliferation nicht Schritt gehalten, was in der unregelmäßigen Gestaltung der normalerweise gleichmäßig gewölbten Knochen-Knorpelgrenze in Erscheinung trat. Kein Zweifel also, daß das Köpfchen sein en- und subchondrales Wachstum intensiviert und seine Wachstumsrichtung nach dorsal verändert hatte.

Obwohl es beim Versuchstier Nr. 2, das 5 Monate mit seinem Vorbißgerät gelebt hatte, zu einer entsprechenden Bißverschiebung nach mesial gekommen war, war das histologische Aussehen des kondylären Knorpels und der darunterliegenden Knochenoberfläche schon fast wieder normalisiert. Die Knorpelschicht war nur noch insgesamt etwas dicker als beim Kontrolltier, und der frische Knochen zeigte noch ausgeprägtere osteoide Säume. Die aktiven Umbauvorgänge waren also offensichtlich beendet, doch befand sich der Condylus noch in der Phase der funktionellen Konsolidierung. Im Gegensatz zu *Breitner* und *Häupl/Psansky* waren am Tuberculum articulare, in der Gelenkgrube, am aufsteigenden Ast und am Kieferwinkel kaum Veränderungen zu erkennen, die das Ausmaß der wachstumsbedingten Veränderungen beim Kontrolltier überschritten.

Im Jahre 1972 hat *P. W. Stöckli* erneut histologische Untersuchungen an 10 etwa 3 bis 4 Jahre alten Macacus-Affen – das entspricht etwa 10- bis 12jährigen Kindern – vorgelegt, nachdem in der Zwischenzeit negative Befunde (*J. J. Hiniker* u. Mitarb., 1966; *G. Lieb,* 1968, 1970) publiziert worden waren. Zwei der 10 Tiere dienten der Kontrolle. Der Unterkiefer wurde ähnlich wie bei *Derichsweiler* mit Vorbiß-Aufbißwällen in eine mesial-exzentrische Stellung, und zwar von 5 mm gebracht. Die Versuchstiere wurden nach 5, 25, 65, 120 und 210 Tagen, die Kontrolltiere nach 150 Tagen getötet. Um standardisierte FRS zu bekommen, mit deren Hilfe histologisch u. U. nicht erfaßbare Veränderungen ans Licht kommen sollten, wurde eigens ein Macacus-Kephalostat entwickelt. Die histologischen Untersuchungen fanden an teils entkalkten, teils nicht entkalkten, unterschiedlich gefärbten Dünnschnitten statt. Es zeigte sich, detaillierter als bei früheren Untersuchungen, daß alle tempero-mandibulären Strukturen während des Wachstums anpassungsfähig sind. Sie reagieren auf künstlich veränderte räumliche bzw. funktionelle Gegebenheiten schnell im Sinne von Wiederherstellung funktionell optimaler Formen und Proportionen. Allerdings hielten sich die Umbauvorgänge am Tuberculum articulare, in der Gelenkgrube und am vorderen Rand des Tuberculum postglenoidale in Grenzen. Sie ließen sich jedenfalls nicht mit den lebhaften Proliferationsvorgängen am Kondylenknorpel vergleichen (s. u.) und dienten deshalb eher nur der Anpassung an die Form- und Lageveränderung des Condylus. Von einer deutlichen Vorverlagerung der ganzen Gelenkgrube konnte jedenfalls nicht die Rede sein.

Die kondylären Veränderungen waren nach fünftägiger Versuchsdauer erst in Ansätzen zu erkennen. Trotzdem erreichten sie bereits nach 25 Tagen einen Höhepunkt. Die Dicke des Knorpelüberzuges war gegenüber den Kontrolltieren verstärkt, in der kranio-posterioren Region des Capitulum – wie bei *Derichsweiler* der Stelle intensivster Proliferation – um das Fünffache! Auch die Bindegewebsschicht war verdickt, obwohl nur die Zwischenzone als aktiver Teil des Gelenkknorpels und als Zell-Lieferant für die hyaline Knor-

Abb. 165 1. Längsschnitt durch den Kondylus und Teile der Fossa glenoidalis (oben links) eines unbehandelten, etwa 3,5 Jahre alten Macacus-Affen. Relativ dünne, gleichmäßige Knorpeldecke über der Trabekelstruktur (schwarz) des Kondylus.
2. Starke Verbreiterung der Knorpeldecke nach 25tägiger Versuchsdauer, vor allem jenseits des Scheitelpunktes des Kondylus (Pfeile). Die Knochenapposition hält mit der Knorpelproliferation nicht Schritt, es entsteht eine Art Delle in der Knochenoberfläche.
3. Am 65. Versuchstag hat die Knochenneubildung den Rückstand aufgeholt, die anfängliche Kondylenrundung ist wiederhergestellt (kleine Pfeile). Die Knorpelschicht ist insgesamt gegenüber 1 noch verdickt.
Aus P. W. Stöckli, 1972.

pelzone gilt. Die Frage der „Beziehungen" zwischen Bindegewebs- und Zwischenzone ist also noch offen. Insbesondere müßte geklärt werden, ob die Bindegewebszone nicht doch Gefäße enthält, aus denen die Versorgung der Knorpelzonen per diffusionem möglich erscheint: Hyaliner Knorpel pflegt bekanntlich durch Diffusion von der Synovia aus ernährt zu werden.

Der Knochenzuwachs an der Knorpel-Knochen-Grenze, der unter physiologischen Bedingungen mengenmäßig mit der Knorpelzuwachsrate übereinstimmt, hinkte nach 25 Versuchstagen weit hinter der Knorpelwachstumsrate her (Abb. 165,2). Doch schon nach 65 Tagen hatte sich das gründlich verändert: Der Knochen hatte seinen Rückstand aufgeholt, weil sich die Knorpelproliferation inzwischen verlangsamt hatte. Mit anderen Worten: Die adaptiven, den Condylus umformenden und nach dorsal versetzenden Umbauvorgänge waren im großen und ganzen beendet. Sie entsprachen somit den Verhältnissen, die *Derichsweiler* nach fünfmonatiger Versuchsdauer auch beobachtet hatte.

Nach 120 und 210 Tagen unterschieden sich die Gelenke der Versuchstiere noch weniger von denen der Kontrolltiere. Sie hatten sich also strukturell und funktionell dem inzwischen erreichten Mesialbiß im Ausmaß von 5 mm angepaßt. Aus der FRS-Analyse ergaben sich außerdem Hinweise dafür, daß sich im Kieferwinkelbereich und am hinteren Rand der Rami periostale Adaptationsprozesse abgespielt hatten, die offenbar auf die Veränderungen im artikulären Bereich genau abgestimmt waren. Auch war nur bei diesen relativ lange behandelten Tieren festzustellen, daß sich die Unterkieferzähne an der Bißverschiebung beteiligt hatten, allerdings nur im Ausmaß von 1 mm. Der Hauptteil der Verschiebung war also artikulär erfolgt, zumal sich röntgenologisch kein Hinweis auf eine Beteiligung des oberen Zahnbogens bzw. der Maxilla im Sinne einer maxillären Retrusion ergeben hatte.

Obwohl das Ergebnis die Reaktionsfähigkeit des Kondylenknorpels eindrucksvoll belegt, warnt *Stöckli* davor, es als Bestätigung der sogenannten Wuchsknorpelhypothese aufzufassen. Das ergibt sich indirekt auch aus Untersuchungen, die *G. Komposch* u. Mitarb. (1977) nach einer Reihe von Vorversuchen durchgeführt haben. Sie experimentierten mit wild eingefangenen Affen (Cercopithecus), deren Alter deshalb nach dem dentalen und skeletalen Alter bestimmt werden mußte. Bei der ersteren Gruppe lag ein Wechselgebiß vor, bei der zweiten war die Gebißentwicklung bei noch durchbrechenden M_3 fast beendet. Die Tiere waren in einem Alter, das 15- bis 16jährigen Menschen entspricht. Trotzdem ließ sich das kondyläre Wachstum in diesem Alter schon nicht mehr durch eine Senkung und Vorverlagerung des Unterkiefers von 3 bzw. 2 mm stimulieren, während die Ergebnisse bei den jüngeren Tieren den oben bereits beschriebenen Veränderungen im großen und ganzen entsprachen. Obwohl Transformation und Translation des Gesichtsschädels, also auch der Mandibula, bei den älteren Tieren noch nicht abgeschlossen sein konnten, reagierte der Knorpel schon nicht mehr: Mindestens zu dieser Zeit hatte er somit auch keinen Einfluß mehr auf die Translation.

Bei den 1978 von *G. Komposch* mit 10 Tieren weitergeführten Untersuchungen, die mit neuartiger Methodik, der sogenannten polychromen Sequenzmarkierung, durchgeführt wurden – es wurden in Intervallen von 8 bis 14 Tagen fluoreszierende Farbstoffe (Fluorochrome) injiziert, die die jeweils gerade mineralisierenden osteoiden Säume unter dem Auflichtfluoreszenzmikroskop bandartig in verschiedenen Farben wiedergeben –, war noch ein weiterer Befund bemerkenswert: Es zeigten sich, im Gegensatz zum Condylus, deutliche Veränderungen am Diskus und in der Fossa. Der Diskus war komprimiert, und am Boden der Fossa waren ebenso deutlich Resorptionsvorgänge wie am Tuberculum postglenoides Appositionsvorgänge zu beobachten. Die zeitliche Beschränkung der Reaktionsfähigkeit gilt also offenbar für die **temporalen** Anteile des Kiefergelenkes nicht im gleichen Maße wie für die mandibulären, so daß auf Condylusverlagerungen, etwa im Gefolge eines Senkbisses, auch in höherem Alter noch reagiert wird, um die Funktion der Gelenke weiter zu gewährleisten.

Der Kliniker könnte sich mit der Tatsache, daß sich die tempero-mandibulären Strukturen an den mit Aktivatoren oder ähnlichen Geräten provozierten Bißverschiebungen fördernd oder hemmend beteiligen, jedenfalls zur Zeit des Zahnwechsels, zufriedengeben. Ob dieses Wachstum aktiv – etwa im Sinne interstitieller Proliferation bei Epiphysenscheiben – erfolgt oder passiv im Sinne induzierter Proliferation, brauchte ihn nicht zu kümmern. Doch wäre ein solcher Schluß voreilig. Wie tierexperimentelle Untersuchungen an Ratten, die *A. Petrovic* seit 1967 mit wechselnden Mitarbeitern systematisch betreibt, ergeben haben, werden auch abstrakte, jedenfalls klinisch zur Zeit noch bedeutungslos erscheinende Forschungen, in Zukunft praktische Bedeutung erlangen oder erlangen können. Ohne hier auf Einzelheiten eingehen zu können, seien einige wichtige Ergebnisse genannt:

1. Die Länge der Mandibula, gemessen vom hinteren Rand des Kondylus bis zum Foramen mentale, läßt sich je nach Ausmaß der mandibulären Protrusion – das dazu benutzte Gerät wird posturaler Hyperpropulsor genannt – bei jungen Tieren schon innerhalb von 4 Wochen ganz erheblich, und zwar bis zu 30% steigern (1980).
2. Die Steigerungsrate ist auch abhängig vom Hormongehalt. Vor allem der Komplex Somatropin-Somatromedin (STH) steigert die Wachstumsrate, und zwar die des Kondylenknorpels mehr als die des Nasenknorpels.
3. Für das Wachstum des Kondylenknorpels ist vor allem aber die Aktivität des M. pterygoideus lateralis von Bedeutung. Nach Resektion des Muskels tritt eine deutliche Senkung der Knorpel- bzw. Unterkieferwachstumsrate gegenüber der physiologischen Rate ein. Außerdem verliert der posturale Hyperpropulsor seine stimulierende Wirkung (1968, 1979).
4. Zwischen oberer und unterer Zahnreihe vollzieht sich bei Interkuspidationsdifferenzen ein Regelmechanismus, der das sagittale Wachstum der Mandibula zu beeinflussen vermag: Ober- und Unterkieferwachstum verlaufen also nicht unabhängig voneinander. Dentale, periodontale, artikuläre und/oder auch muskuläre Rezeptoren signalisieren eine Abweichung von der optimalen (Neutralbiß) oder suboptimalen Bißlage (Distal- oder Mesialbiß von 1 Pb), die funktionelle Anpassungen in Gang setzt. Petrovic spricht von einem Servosystem. Dabei soll die ihre Position während des Wachstums relativ langsam ändernde Maxilla bzw. die obere Zahnreihe die „Betätigungsgröße" abgeben, während die untere als die „geregelte Größe" sich funktionell der oberen Zahnreihe anpaßt. Im wesentlichen soll das durch Aktivitätsänderungen des M. pterygoideus lateralis zustandekommen. Durch diesen Muskel ließe sich nicht nur die Geschwindigkeit des Gelenkknorpelwachstums steigern (s. o.), sondern auch die Richtung variieren, in die er wächst. Unterschiedliche Wachstumsrichtungen lassen sich zum Beispiel durch den sogenannten Stützmann-Winkel erfassen. Es ist der Winkel, den die subchondralen Knochentrabekel mit dem Unterkieferrand bilden. Sind die Trabekel mehr nach dorsal gerichtet, wird von einer „posterioren Wachstumsrotation" des Unterkiefers gesprochen, sind sie mehr nach ventral gerichtet, von einer anterioren Rotation. Die kieferorthopädische Beeinflußbarkeit des Unterkieferwachstums soll in entscheidendem Maße von diesen Winkelunterschieden abhängen: „In vielen Fällen dürfte es einfacher sein, erfolgreich zu therapieren, wenn der Kieferwinkel verkleinert werden kann" (1979).
5. Wohl wegen des häufigen Versagens dieses Regelmechanismus beim Menschen – es äußert sich als Distal- oder Mesialbiß und wird nachweisbar von genetischen Faktoren mitbestimmt – nimmt Petrovic eine individuell variable genetische „Basisaktivität" des Gelenkknorpels an. Der Knorpel dürfte danach eine Sonderstellung zwischen den autonom proliferierenden Primordialknorpeln (Epiphysenscheiben; Synchondrosen) und den nur auf funktionelle Reize hin reagierenden Membranen der Knochenoberfläche (Suturen; Periost; Endost) einnehmen. Diese Basisaktivität aber läßt sich durch STH

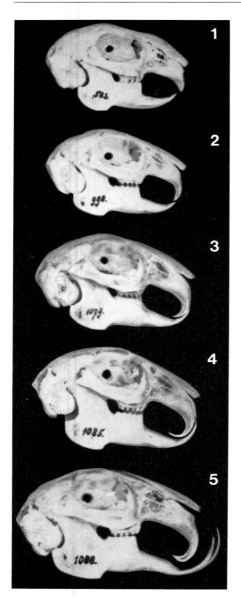

Abb. 166 Kaninchenschädel. Die immer wachsenden Nagezähne müssen sich ständig abwetzen, um funktionstüchtig zu bleiben. Dazu ist eine mäßig inzisale Stufe nötig (1). Bei „Brachygnathie superior – einem autosomal rezessiv vererbten Merkmal – kommt es zu Progenien unterschiedlichen Ausmaßes (2 bis 5), zur Verlängerung der Nagezähne und zum Zuwachsen der Mäuler, bis die Tiere verhungert sind".
Aus H. Nachtsheim, 1956.

bzw. die Funktion des M. pterygoideus lateralis – also einen exogenen Faktor – sowohl der Intensität als auch der Wachstumsrichtung nach modifizieren.

Dieses Konzept stimmt mit der Vorstellung, daß sagittale Bißlage im Sinne der Angle-Klasse II,1 bzw. der Progenie durch ein multifaktorielles genetisches System verursacht wird, überein (siehe S. 245ff. und 265ff.). Denn additive Polygenie spielt in diesem System eine ebenso große Rolle wie Exogenie, und das Gewicht beider Komponenten variiert von Individuum zu Individuum. Unklar bleibt allerdings, weshalb Distal- bzw. Mesialbisse nicht in der Regel ein Ausmaß von 1 Pb aufweisen: Die funktionelle Steuerung der „Basisaktivität" zielt ja stets auf die optimale oder eine der beiden suboptimalen Bißlagen. Tatsächlich sind falsche Bißlagen von $1/4$, $1/2$ und $3/4$ Pb jedoch viel häufiger als solche von 1 Pb. Beim Menschen scheint dieser Regelmechanismus also offenbar keine oder nur geringere Bedeutung als bei Tieren – vor allem bei Tieren mit langen Eckzähnen – zu haben. Vielleicht hängt das mit den geringeren Höckerhöhen und der Intensität von Abkauungserscheinungen im Milchgebiß zusammen. Noch wichtiger dürfte aber der andere Kaumodus sein. Bei Nagetieren zum Beispiel muß die Funktion der ständig nachwachsenden Nagezähne gewährleistet bleiben. Das bleibt sie aber nur, wenn sich die Zähne ständig gegenseitig abwetzen und dabei anschärfen. Dazu ist offenbar eine negative inzisale Stufe mäßigen Ausmaßes optimal (Abb. 166 oben). Tritt als Folge einer maxillären Hypoplasie im Sinne einer „Brachygnathia superior", die *H. Nachtsheim* (1940) beim Kaninchen als autosomales rezessives Merkmal beschrieben hat, ein Vorbiß auf, verlängern sich die Nagezähne und „das Maul wächst innerhalb weniger Wochen regelrecht zu, das Tier muß verhungern" (*H. Nachtsheim*, 1957). Nur Tiere, denen die Nagezähne künstlich dauernd abgeschliffen werden, bleiben am Leben und können zur Inzucht und damit zur Erbgangsanalyse verwendet werden.

Übrigens gibt es beim Kaninchen ein weiteres rezessives Genpaar mit gleicher Wirkung auf Kiefer und Zähne; doch hat es diphäne Wirkung (Zwergwuchs). Das zeigt, daß das von *Petrovic* angenommene Servosystem versagen muß, wenn die genetisch determinierte Basisaktivität – im Beispiel als Folge der Mutation eines der beteiligten Gene – die Oberhand gewinnt. Aus den individuellen Unterschieden der phänischen Äußerung des Genpaares, die aus Abbildung 166 abzulesen sind, geht überdies hervor, daß sogenannte Nebengene oder Umweltfaktoren die Wirkung des Genpaares beeinflussen. Von den Umweltfaktoren kann das Nahrungsangebot eine entscheidende Rolle spielen: Gute Ernährung fördert das Mißverhältnis in der Lagebeziehung der Kiefer, schlechte verringert es; nur unterernährte Tiere bleiben am Leben.

8. Kapitel

Pathogenese und Ätiologie der Dysgnathien

1. Einführung

Die Besprechung der folgenden Dysgnathien erfolgt gleichartig. Es werden zuerst die intraoralen Befunde dargestellt, dann die extraoralen (ohne FRS-Analyse). Es schließen sich die Auswirkungen der jeweiligen Dysgnathie auf die Funktion, vor allem die Kau- und Abbeißfunktion, an, bevor auf Pathogenese und Ätiologie eingegangen wird. Diesen beiden Punkten gilt das Hauptaugenmerk. In bezug auf die Ätiologie wird vor allem die genetische Komponente herausgearbeitet, der früher oft eine nur untergeordnete Rolle zugebilligt wurde. Tatsächlich spielt sie im Konzert der ätiologischen Faktoren zumeist eine entscheidende Rolle. Natürlich habe ich mich bemüht, auch die exogenen Faktoren zu ihrem Recht kommen zu lassen, zumal eine klare Trennung nicht möglich ist.

2. Die Angle-Klasse II,1
(Rückbiß mit oberer Spitzfront)

a) Vorbemerkung

Es erscheint zunächst inkonsequent, für diese – und nur für diese – Dysgnathie die *Angle*sche Klassifizierung als Namen zu benutzen. Der von *A. M. Schwarz* (1951) stammende Vorschlag, von Rückbiß mit oberer Spitzfront zu sprechen, hat sich nicht recht durchgesetzt, wohl weil er im Grunde nur eine verbale Umschreibung des von *Angle* mit Ziffern zum Ausdruck gebrachten Sachverhaltes ist. Immerhin ist der Ausdruck Spitzfront treffender als Protrusion (s. u.). Vermutlich ist die schon aus dem Jahre 1887 stammende Klassifizierungsbezeichnung als Name beibehalten worden, weil Distalbiß ebenso essential ist wie obere Protrusion bzw. Spitzfront. Die Dysgnathie kann deshalb nicht wie Deckbiß und Progenie in zwei Klassen erscheinen.

Das Vorspringen der oberen Schneidezähne verleitet dazu, den ganzen Oberkiefer für vorspringend zu halten. Deshalb wird selbst unter Zahnärzten, vor allem aber unter Ärzten, die Bezeichnung Prognathie anstelle von Angle-Klasse II,1 benutzt. Eine Prognathie kann bei II,1-Behafteten jedoch ebenso fehlen wie vorhanden sein.

b) Intraorale Symptome (Abb. 167)

a) Im Oberkiefer kommt die spitzbogige Stellung der oberen Schneidezähne nicht nur durch Protrusion, sondern auch durch Exversion, speziell der I_1 zustande; der Anstieg der sagittalen Gaumenkurve ist entsprechend flach (Abb. 168). Die durch beides verursachte Verlängerung des Zahnbogens führt zu Platzgewinn und deshalb relativ häufig zur Lückenstellung der Schneidezähne. Dabei kann die Verteilung der Lücken zwischen den einzelnen Zäh-

Pathogenese und Ätiologie der Dysgnathien

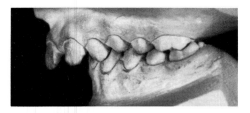

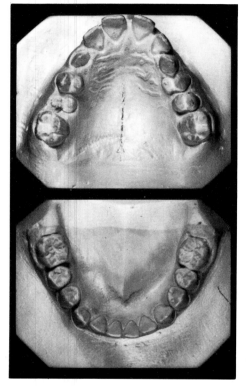

Abb. 167 „Typische" Angle-Klasse II,1; Modell eines 11jährigen Kindes.
Distalbiß von 1 Pb, inzisale Stufe, tiefer Biß. Maxilläre Kompression, im anterioren Bereich stärker ausgebildet als im posterioren. Unterer Zahnbogen in Länge und Breite normal.

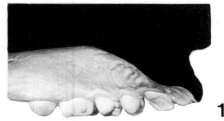
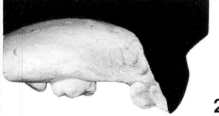

Abb. 168 Sagittale Gaumenkurven; bei Angle-Klasse II,1 (1) flach ansteigend, bei Deckbiß (2) steil ansteigend. Der Anstieg wird nicht nur von der Frontzahnstellung, sondern auch von der individuell stark variierenden Gaumenhöhe beeinflußt.

nen verschieden ausfallen, ja sich u. U. auf eine Lücke zwischen den I_1 (Trema) beschränken (siehe S. 305 ff.).
Das Ausmaß der Lücken hängt nicht nur vom Ausmaß der Protrusion und Exversion ab, sondern auch von der Breite der Schneidezähne (SI), die sehr variabel ist. Deshalb kommen auch lückenlose und engstehende Frontzahnstellungen vor, ohne daß der Charakter der Dysgnathie dadurch verändert würde. Da SI die Grundlage für die Berechnung der „Sollbreiten" ist, wird das Ausmaß einer häufig vorhandenen maxillären „Kompression" natürlich bei breiten Zähnen größer sein als bei schmalen; sie ist übrigens im anterioren Bereich fast regelmäßig stärker ausgeprägt als im posterioren. Die Verschmälerung des Zahnbogens bewirkt, daß das Gaumengewölbe oft hoch und spitzbogig („gotisch") aussieht. Tatsächlich gibt es wie bei allen Dysgnathien flache bis hohe Gewölbe in kontinuierlicher Variabilität. Sie erscheinen nur hoch und spitz, weil unwillkürlich das Verhältnis von Höhe zu Breite, d. h. der Gaumenhöhenindex und nicht die absolute Höhe, beurteilt wird. Das schließt nicht aus, daß II,1-Behaftete im Durchschnitt höhere Gaumen haben könnten als zum Beispiel Deckbißbehaftete.

Wie Inversion bei Deckbiß zur indirekten Verlängerung, so führt Exversion bei Klasse II,1 zur indirekten Verkürzung (Infraposition) der oberen Schneidezähne. Doch pflegt sie sich im Laufe der Zeit durch direkte Verlängerung auszugleichen, woran die Kontaktlosigkeit mit den Antagonisten infolge des Rückbisses schuld hat – also eine funktionelle Anpassungserscheinung. Deshalb erwartet man bei jungen II,1-Behafteten öfter eine Infraposition als bei älteren (s. u.).

b) Im Unterkiefer könnte man beinahe die Fehlerlosigkeit der Zahnstellung als charakteristisch bezeichnen, jedenfalls in sagittaler und transversaler Richtung. Man ist immer wieder erstaunt, wieviel besser die „Sollwerte" mit den gemessenen Werten im Unterkiefer übereinstimmen als im Oberkiefer. Vertikal kommt es infolge der Kontaktlosigkeit allerdings über kurz oder lang zur Supraposition der Schneidezähne.

Natürlich ist diese Beschreibung überzeichnet. Auch im Unterkiefer kommen Lückenbildungen und vor allem Engstände vor, je nachdem, wie breit die Schneidezähne sind und wie stark eine Retrusion ist, die zum Beispiel durch den Daumen beim Lutschen oder das Einsaugen der Unterlippe verursacht werden kann (siehe Bd. 2, Abb. 93 bis 98).

c) Was die Bißlage anbelangt, zunächst die sagittale, so ist Distalbiß essential, mindestens einseitig, was einer „Unterabteilung" nach Angle entspräche (siehe Bd. 1, S. 89). Hälftenungleichheiten – zumeist in Form eines links und rechts verschieden großen Distalbisses – kommen vor allem durch mandibuläre Lateralverschiebungen zustande. U.-G. Tammoscheit (1971) fand bei einer Analyse von 300 Probanden in 65% gleichmäßige Distalbißgrade, in 22,7% hälftenungleiche und in 12,3% nur einseitige. Das Ausmaß der Distalbisse variierte stark. Da man es in Prämolarenbreiten (Pb) anzugeben pflegt, hat es zwar den Anschein, als sei das geringste Ausmaß $1/4$ Pb und das größte 1 Pb, gelegentlich auch einmal mehr als 1 Pb: In Wirklichkeit handelt es sich jedoch um ein Merkmal mit kontinuierlicher quantitativer Variabilität. Das festzuhalten ist auch in ätiologischer Hinsicht wichtig.

Fehlerlosigkeit beider Schneidezahngruppen vorausgesetzt, müßte der Distalbiß eine inzisale Stufe (overjet) im eigenen Ausmaß zur Folge haben. In den meisten Fällen pflegt die Stufe jedoch größer zu sein, und zwar wegen der Protrusion und Exversion der oberen Schneidezähne, oft nur der I_1. Sind auch die unteren Schneidezähne protrudiert, zum Beispiel durch

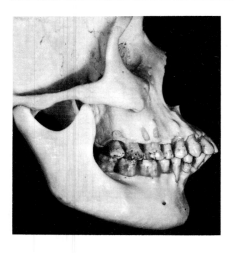

Abb. 169   Angle-Klasse II,1. Trotz eines Distalbisses von 1 Pb und Exversion der oberen Frontzähne fehlt eine inzisale Stufe: Sie ist durch Protrusion und Exversion der unteren Frontzähne ausgeglichen. Auf diese Weise ist eine bialveoläre Protrusion extremen Ausmaßes entstanden. Der Interinzisalwinkel beträgt etwa 90°.
Schädel einer etwa 30jährigen Inderin.

Zungendruck, wird die Stufe kleiner, ja gelegentlich ausgeglichen (Abb. 169); sind sie retrudiert, größer, was sehr viel häufiger vorkommt. Bei den genannten 300 von *Tammoscheit* untersuchten II,1-Fällen hatten nur 6,7% eine Stufe von weniger als 3 mm Größe, 55% hatten eine von 3 bis 5 mm und 38,3% eine Stufe von mehr als 5 mm. Im Höchstfall betrug sie 12 mm, wobei nicht von Schneidekante zu Schneidekante, sondern von den ,,normalen" Kontaktpunkten aus gemessen wurde (siehe Bd. 1, S. 88). Interessanterweise waren Asymmetrien, wie sie durch Daumenlutschen zustandekommen, nur in 4,7% zu beobachten – auch das in ätiologischer Hinsicht ein wichtiger Befund.

Was die vertikale Dimension der Bißlage (overbite) anbelangt, so erwartet man im frühen Alter gehäuft offene Bisse oder doch geringe Überbißgrade und mit zunehmendem Alter Verstärkungen bis hin zum tiefen Biß mit Einbiß in die Gaumenschleimhaut. Denn der verkürzende Effekt durch Exversion der oberen Schneidezähne, u.U. verstärkt durch die vertikale Wirkungskomponente beim Lutschen, muß beim Abstellen des Lutschens ja ausgeglichen und dann überkompensiert werden. So klar sind die altersbedingten Abhängigkeiten in Wirklichkeit jedoch nicht. Einmal hatten die von *Tammoscheit* untersuchten Kinder selbst im Alter zwischen 6 und 9 Jahren nur in 6,5% einen offenen Biß und in 36,1% bereits einen tiefen Biß mit Gaumenschleimhautkontakt. Zum anderen nahm die Zahl der offenen Bisse zwischen 12 und 16 Jahren wieder etwas zu (4,0%), nachdem sie zwischen 9 und 12 Jahren auf 1,8% abgesunken war. Die Schleimhautkontakte haben mit der Größe der inzisalen Stufe nichts zu tun, im Gegenteil: Das nach dorsal zunehmende Ansteigen des Gaumengewölbes entfernt die Schleimhaut auch zunehmend vom ,,Zugriff" der unteren Schneidezähne – und über ein bestimmtes Maß gehen Verlängerungen nicht hinaus.

In transversaler Richtung scheinen Bißstörungen im Sinne verschiedenartiger Kreuzbißformen nicht seltener, aber auch nicht häufiger vorzukommen als bei anderen Dysgnathien. Wegen der hohen Zahl hälftenungleicher Distalbisse (nach *Tam-*

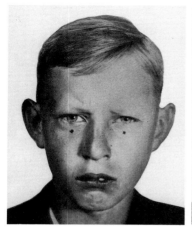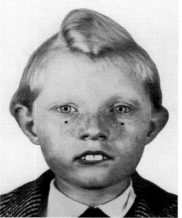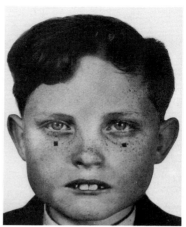

Abb. 170 Unterschiedliche Breite und Gesichtsform bei drei Kindern mit Angle-Klasse II,1.

moscheit 35%), die vor allem durch mandibuläre Lateralverschiebungen zustandekommen, war das nicht ohne weiteres vorauszusetzen. Offenbar werden diese Verschiebungen durch Höckerführungen der Antagonisten, d.h. also dento-alveoläre Anpassungsmechanismen in der Regel ausgeglichen.

d) Neben dieser üblichen Form einer Angle-Klasse II,1 soll es eine Sonderform geben, die genuiner Distalbiß genannt wird (*G. Korkhaus,* 1939). Sie soll dadurch ausgezeichnet sein, daß funktionelle Anpassungserscheinungen wie Asymmetrien der Frontzahnstellung und tiefe Bisse fehlen und daß das Ausmaß des Distalbisses im posterioren Bereich stärker ist als im anterioren. Das komme durch eine Verlängerung des vorderen unteren Zahnbogensegmentes zustande, und das sei erbbedingt („genuin") – im Gegensatz zur üblichen Klasse II,1 mit exogener Ätiologie. Da schon *A. Kantorowicz* (1955) bei der Untersuchung zahlreicher Kinder solche Sonderformen nicht hat entdecken können und da Erbfaktoren für die übliche Angle-Klasse II,1 ebenfalls eine Rolle spielen, diese also auch „genuin" ist, gehe ich nicht mehr darauf ein. Nur zweierlei soll noch erwähnt werden:

1. Es gibt Distalbißbehaftete, die weder der Klasse II,1 noch der Klasse II,2 sicher zuzuordnen sind. Man spricht dann von Klasse II ohne Abteilung.
2. Umweltfaktoren wie vorzeitige Extraktion unterer P_1 oder M_1 können u.U. ganz ähnliche morphologische Zustandsbilder hervorrufen. Die gesamte Gebißsituation klärt den Sachverhalt jedoch in der Regel ohne weiteres auf.

c) Extraorale Symptome

Vom Ausmaß der inzisalen Stufe hängt es ab, ob die Lippen zwanglos geschlossen- oder offengehalten werden. Da Kinder noch relativ kurze Lippen haben, kommt offene Mundhaltung bei ihnen öfter vor als bei Erwachsenen. Erwachsene lernen es manchmal, selbst große Stufen zu überbrücken. Diese offene Mundhaltung hat schon *E. H. Angle* (1899) bewogen, auch eine ätiologische Komponente bei seiner sonst morphologisch konzipierten Klassifizierung ins Spiel zu bringen. Er nahm an, daß wegen einer intranasalen Störung stets Mundatmung vorliege, die die II,1-Symptome hervorrufe, mindestens aber verschlimmere.

Offene Mundhaltung, die die Unterlippe hinter die vorstehenden oberen Schneidezähne geraten und den Profilverlauf fliehender erscheinen läßt, als er sowieso schon ist – nach *U.-G. Tammoscheit* (1971) weisen 90% aller II,1-Behafteten einen fliehenden Profilverlauf auf –, verleiht den Behafteten nicht selten ein dümmliches Aussehen. Man spricht dann auch von „Adenoiden-Facies", weil es zumeist Adenoide, d. h. Hyperplasien der aus lymphatischem Gewebe bestehenden Tonsilla pharyngica sind, die Mundatmung verursachen. Daß Mundatmung relativ oft mit Katarrh-Anfälligkeiten und gewissen Konzentrationsschwächen einhergeht, erscheint sicher, selbst wenn diese Symptome klinisch zumeist nicht in Erscheinung treten. Nicht mehr als eine vage Vermutung ist es dagegen, daß es sich bei der Klasse II,1 um die Teilerscheinung eines asthenischen Körperbautyps handele, bei dem gehäuft konstitutionelle Schwächen der verschiedensten Art zu beobachten seien (*J. Gáspár* u. Mitarb., 1946). Allenfalls könnten II,1-Behaftete öfter als Nicht-II,1-Behaftete zu Körperbau- bzw. Konstitutionstypen dieser Art gehören – so vage der Begriff auch ist. Doch gibt es dafür keine Beweise.

Die Gesichtsform als Ganzes ist unauffällig; von einer Bevorzugung Schmalgesichtiger mit elliptischem oder ovalem Gesichtsumriß zum Beispiel kann vermutlich keine Rede sein (Abb. 170). Vielleicht fördert die Verlängerung des Untergesichtes bei offengehaltenem Mund solche Vorstellungen. Die Zahnfehlstellungen, die eine Klasse II,1 auszeichnen, dürften mit jeglicher Gesichtsschädelform vereinbar sein. Selbst Fotografien kann man das entnehmen (Abb. 171), obwohl FRS-Analysen tiefere Einsichten vermitteln.

d) Sonstige Symptome, funktionelle Folgen

Es ist vermutet worden, daß für das Ausmaß einer inzisalen Stufe Diskrepanzen zwischen der Breitensumme der unteren und oberen Schneidezähne mitverantwortlich seien. Doch ist das für II,1-Behaftete im Durchschnitt nicht der Fall (*U.-G. Tammoscheit,* 1971). Auch die Kaufähigkeit scheint wenig beeinträchtigt zu werden (siehe Bd. 2, S. 17), vermutlich bei einem $1/2$ Pb Distalbiß mit seinen nur punktförmigen Antagonistenkontakten eher als bei 1 Pb mit seinen der Neutralokklusion entsprechenden vollen Kontaktbeziehungen. Auch „kaufauler" als andere Kinder dürften II,1-behaftete Kinder nicht sein, wie gelegentlich behauptet worden ist. Dagegen ist die Abbeißfunktion objektiv eingeschränkt, wenn die inzisale Stufe durch Protrusion der Mandibula nicht mehr überbrückt werden kann (Abb. 172). Selbst in diesen Fällen wird das subjektiv allerdings kaum empfunden, weil reflektorisch auf ein vorderes Seitenzahnsegment ausgewichen wird.

Wenn lange offene Mundhaltung besteht und die inzisale Stufe groß genug ist, pflegt sich die Unterlippe hinter die oberen Schneidezähne zu legen, ja, sie wird manchmal regelrecht angesaugt, so daß Rötungen und Rhagaden auftreten können. Wird diese Lippenlage beim Schlukken beibehalten, wird zwar der zum Schlucken erforderliche Abschluß des Mundraumes sichergestellt, aber auch eine Vergrößerung der Stufe provoziert; mindestens werden spontane Ausgleichstendenzen verhindert.

Chronisch offene Lippenhaltung dürfte darüber hinaus die bakterielle Mundflora beeinflussen. Dadurch wäre eine Steige-

Die Angle-Klasse II,1 (Rückbiß mit oberer Spitzfront)

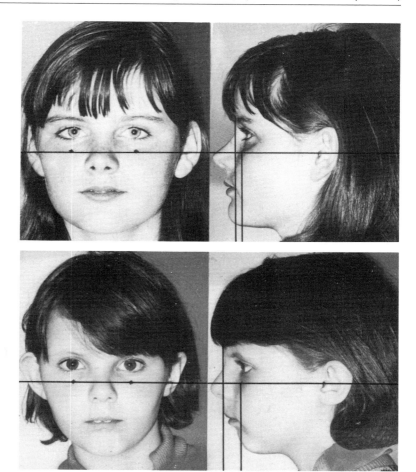

Abb. 171 Unterschiedliche Gesichtsformen und Profilverläufe bei zwei Schwestern mit Angle-Klasse II,1 gleicher Ausprägung (1 Pb Distalbiß, inzisale Stufe 9 bzw. 7 mm). Aus U.-G. Tammoscheit, 1971 (Ausschnitt).

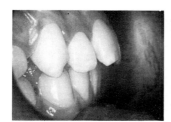 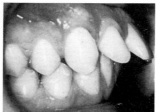 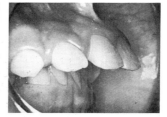

Abb. 172 Unterschiedliche Ausmaße der inzisalen Stufe bei Angle-Klasse II,1. Sie hängen vom Ausmaß des Distalbisses, der Protrusion und Exversion der oberen und Retrusion und Inversion der unteren Schneidezähne ab. Bei großer Stufe können die Lippen nicht mehr zwanglos, bei übergroßer Stufe gar nicht mehr geschlossen werden. Auch die Abbeißfunktion der Schneidezähne ist dann nicht mehr möglich.

rung der Kariesanfälligkeit der Zähne, vor allem der oberen, von der Lippe nur zum Teil bedeckten Schneidezähne denkbar. Doch scheint das nicht der Fall zu sein. Vielleicht schlucken II,1-behaftete Kinder öfter als andere (*E. Witt* u. Mitarb., 1974), und die ständig wiederholte Speichelbenetzung schafft einen Ausgleich.

e) Pathogenese

Der Gedanke liegt nahe, daß sich eine Klasse II,1 im Milchgebiß dadurch entwickelt, daß sich die 2. embryonale Retrogenie bis zur Einstellung der Milchmolaren nicht ausgleicht und daß deshalb Neugeborene mit einer großen („negativen") Stufe zwischen den Alveolarwällen – sie beträgt im Durchschnitt 4 mm, kann aber bis zu 12 mm betragen – besonders gefährdet seien. Tatsächlich fand *B. C. Leighton* (1978) bei 9 Neugeborenen, bei denen sich später eine Klasse II,1 entwickelte, durchschnittlich eine größere Stufe (6 mm) als bei 6 Kindern, bei denen sich später eine Progenie entwickelte (3,5 mm). Auf der anderen Seite können selbst Kinder mit *Robin*-Syndrom eine hochgradige Rücklage bzw. Unterentwicklung der Mandibula später aufholen (siehe Seite 99ff.), so daß aus der Größe der Stufe nicht sicher auf die weitere sagittale Entwicklung geschlossen werden kann.

Ein wichtiger Punkt für die Beurteilung der Pathogenese ist das Häufigkeitsverhältnis der Dysgnathie zwischen lactealer und permanenter Dentition. Leider gibt es für das Milchgebiß keine verläßlichen Zahlen. Dafür sind zum Beispiel Unterschiede in der Diagnostik verantwortlich: Nicht immer wird die Stellung der Milcheckzähne für die Bißlagebestimmung herangezogen oder werden Distalisation und Distalbiß unterschieden (siehe Bd. 1, S. 17). Auch werden die Prozentzahlen oft nur auf die dysgnathen und nicht auf alle untersuchten Kinder bezogen, ja, es wird zum Teil nicht einmal

Tabelle XXIV Häufigkeit von Distalbiß im Milchgebiß 2–6jähriger Kinder. Der Mittelwert beträgt 24,3%, bei Außerachtlassung der vermutlich zu geringen Werte *Thielemanns*, 26,2%. Da unter den Distalbißbehafteten etwa 4% (= 2/3 von 6%) II,2-Behaftete gewesen sein dürften, ist mit einer durchschnittlichen Häufigkeit von 20 bis 25% II,1-Behafteten zu rechnen.

Autor	Jahr	n	%
Thielemann	1923	750	8,9*
Plaetschke	1938	1000	20,0*
Reichenbach u. Mitarb.	1955	1085	30,8
Hafen	1955	1100	18,2
Herbst, M.	1960	507	19,0
Heckmann u. Mitarb.	1963	102	50,0
Rakosi	1966	2603	23,3
Bilfinger	1969	1000	28,5**
Taatz	1976	1019	20,4

* Umgerechnet auf die Gesamtzahl der untersuchten Kinder von *H. Taatz* 1976

** Nur doppelseitige Distalbisse, weitere 19,8% mit einseitigem Distalbiß

zwischen Klasse II,1 und II,2 unterschieden. So erklären sich möglicherweise die hohen Frequenzunterschiede auf Tabelle XXIV, obwohl nur Angaben berücksichtigt worden sind, bei denen ethnische Unterschiede keine entscheidende Rolle gespielt haben können. Da sich unter Klasse II-Behafteten auch die II,2-Behafteten befinden, müssen von den Zahlen etwa 4% abgezogen werden, weil man davon ausgehen kann, daß im Milchgebiß etwa zwei Drittel aller Deckbißbehafteten – das sind durchschnittlich 6% aller Kinder – gleichzeitig einen Distalbiß haben. Somit schwanken die Angaben für die Klasse II,1 zwischen 4,9% und 46% und der Mittelwert beträgt 20,3% – bei Außerachtlassung der Angaben von *Thielemann*, 22,2%.

Ähnlich stark schwanken die Angaben für das Wechsel- und bleibende Gebiß. *E. H. Angle* (1913) hat 13,4% angegeben. Da mäßige Ausprägungsgrade (¹/₄ Pb und weniger) unberücksichtigt geblieben sind, stellt diese Zahl vermutlich ein Minimum

Tabelle XXV Häufigkeit von Distalbiß im Wechsel- und bleibenden Gebiß. Es ist nicht immer klar, ob II,2-Behaftete eingeschlossen sind oder ob es sich nur um II,1-Behaftete gehandelt hat. Die großen Frequenzunterschiede dürften vor allem dadurch entstanden sein, daß im Wechselgebiß nicht immer die Stellung der c, sondern der M_1 zur Beurteilung herangezogen worden ist. Die durchschnittliche Häufigkeit bei Europiden dürfte eher geringer als der Mittelwert von 18,8% sein.

Autor	Jahr	n	%
Angle	1913	1000	13,4
Korkhaus	1927	568	25,8
Frevert	1934	2747	40,9
Mannsbach, H.	1938	2500	17,2
Englert	1939	646	23,4
Krogman*	1951	600	21,0
Gergely	1958	3087	5,6
Hill u. Mitarb.	1959	2204	13,5
Ast u. Mitarb.	1965	1413	8,8
Emrich u. Mitarb.	1965	7654	14,8
Heinichen	nicht publ.	545	23,8

* nach *R. F. Rassl*, 1978

für Minneapolis (USA), den Wirkungsort *Angles*, dar. Die meisten Angaben für Weiße europäischer Abkunft liegen zwischen 5,6% und 40,9% mit einem Mittelwert von 18,8% (Tab. XXV). Da teilweise II,2-Behaftete mitgezählt wurden, ist mit einer II,1-Frequenz von gut 15% zu rechnen (*U.-G. Tammoscheit*, 1971). Sie läge somit etwa 5% unter der Frequenz im Milchgebiß. Wegen der vielen Unsicherheiten ist es aber unsicher, ob die Angle-Klasse II,1 beim Übergang vom Milch- ins Wechselgebiß tatsächlich abnimmt. Zwischen der 1. Wechselgebißperiode (6 bis 8 Jahre) und der 2. (10 bis 14 Jahre) scheinen kaum noch Veränderungen stattzufinden. Jedenfalls fanden *Emrich* u. Mitarb. (1965) bei der Nachuntersuchung von 7654 Schülern, daß 96,7% von 946 Distalbißbehafteten im Alter zwischen 6 und 8 Jahren ihren Distalbiß auch noch im Alter zwischen 12 und 14 Jahren hatten. Mit anderen Worten: Nur bei 3,3% war eine Veränderung eingetreten.

Das schließt nicht aus, daß im Einzelfall die Dysgnathie erst beim Schneidezahnwechsel in Erscheinung tritt (siehe Abb. 195) und daß der Ausprägungsgrad der Symptome im Laufe der Zeit zunimmt. So fand *U.-G. Tammoscheit* (1971) bei einer Längsschnittuntersuchung von 10 Probanden mit 3jähriger Beobachtungszeit das bestätigt, was bereits aus Querschnittsuntersuchungen von 300 Probanden aus verschiedenen Altersgruppen abzulesen war: Distalbißausprägung und Überbißgrad (overbite) steigen von der 1. Altersstufe (6 bis 9 Jahre) bis zur 4. Altersstufe (über 16 Jahre) ständig leicht an, der Distalbiß weniger als der Überbißgrad. Dagegen nimmt das Ausmaß der inzisalen Stufe von der 1. zur 2. Altersstufe (9 bis 12 Jahre) zunächst um durchschnittlich 1 mm ab und steigt erst danach allmählich wieder an. So ist anzunehmen, daß es sich bei der Klasse II,1 eher um eine progressive als um eine zum Selbstausgleich neigende Dysgnathie handelt, wenn die Verschlimmerungsneigung auch gering sein mag.

f) Ätiologie

Noch vor kurzem galt die Angle-Klasse II,1 für eine ausschließlich von Umweltfaktoren verursachte Dysgnathie.
Dabei hatte schon *W. Pfaff* (1906) über familiäre Häufungen berichtet. Selbst als zwischen 1924 und 1938 immer mehr Zwillingsbeobachtungen bekannt wurden, die auf Vererbung als wichtigen Faktor hinwiesen und *O. Rubbrecht* (1939) zwei sippenmäßige Häufungen von „mandibulärer Retrusion und Prognathie" publizierte, ohne allerdings immer zwischen II,1- und II,2-Fällen zu unterscheiden, änderte sich zunächst wenig, zumal *G. Korkhaus* (1939) die *Rubbrecht*schen Beobachtungen für „genuine" Sonderfälle hielt. Erst als *A. Lundström* (1948) das Ergebnis umfang-

Tabelle XXVI Konkordanz (++) und Diskordanz (O+) bei eindeutig dokumentierten 99 EZ- und ZZ-Paaren mit Angle-Klasse II,1. Die Konkordanzrate unter EZ ist mit 80,4% etwa 3mal höher als die unter ZZ (27,1%).

	++ n	++ %	O+ n	O+ %	n	KK EZ:ZZ
EZ	41	80,4	10	19,6	51	= 3:1
ZZ	13	27,1	35	72,9	48	
n	54		45		99	

Aus *U.-G. Tammoscheit*, 1971

reicher Zwillingsuntersuchungen vorstellte und die bereits vorliegenden Ergebnisse verschiedener Autoren aus den Jahren 1924 bis 1938 zusammenfaßte (s. u.), trat allmählich ein Wandel ein. Heute besteht kein Zweifel mehr, daß Erbfaktoren ätiologisch die entscheidende Rolle spielen. Die bis dahin für entscheidend gehaltenen exogenen Faktoren wie Lutschen, erschwerte Nasenatmung, Flaschenernährung und falsche Schlaflage wirken im allgemeinen nur modifizierend. Ich beginne deshalb mit der Besprechung der Zwillings- und Sippenuntersuchungen.

1. Zwillingsuntersuchungen

Die ersten Untersuchungen wurden unter Leitung von *H. W. Siemens,* dem Berliner Begründer der polysymptomatischen Zwillingsdiagnostik, von *X. Hunold* (1923), *B. Riepenhausen* (1925) und *M. Kösters* (1929) durchgeführt. Auf Grund dieser Untersuchungen kam *Siemens* (1928) zu dem Schluß, daß für die Prognathie eine „Erbbedingtheit mittleren Grades" vorliege und somit auch Umweltfaktoren mit im Spiel seien. Später hat *A. Lundström* (1948) unter Zusammenfassung eigener und fremder Beobachtungen unter 265 EZ 21 konkordante und 10 diskordante Paare mit Klasse II,1 gefunden, denen 310 ZZ mit 10 konkordanten und 32 diskordanten Paaren gegenüberstanden. Das entspricht einem Konkordanz- : Diskordanzverhältnis von etwa 3:1. Und schließlich hat *U.-G. Tammoscheit* (1971) unter Hinzufügung eigener Beobachtungen (9 EZ-, 4 ZZ-Paare) und unter Berücksichtigung nur solcher Fälle aus der Literatur, die einwandfrei dokumentiert waren, die obige Tabelle (Tab. XXVI) zusammengestellt, aus der sich ebenfalls ein 3:1-Verhältnis ergibt. Obwohl die Serie nicht unausgelesen ist, wie sich aus dem atypischen Zahlenverhältnis zwischen EZ- und ZZ-Paaren ergibt (EZ = 51; ZZ = 48), besteht kein Zweifel, daß Erbfaktoren ätiologisch eine wichtige Rolle spielen.

Das 3:1-Verhältnis im Konkordanzverhältnis der EZ- und ZZ-Paare gibt keinen gesicherten Hinweis auf Polygenie, bei dem ein Verhältnis von mehr als 4:1 gefordert wird (*L. S. Penrose*, 1953). Auf der anderen Seite spricht das gefundene 3:1-Verhältnis nicht gegen Polygenie bzw. ein multifaktorielles genetisches System, wenn Rezessivität auszuschließen (s. u.) und das Merkmal häufig ist (*G. Jörgensen*, 1974). Weiteren Aufschluß verspricht bei Klasse II,1 deshalb die Familien- und Sippenforschung.

2. Familien- und Sippenuntersuchungen

Außer der schon genannten Publikation von *Rubbrecht* gab es bis 1939 kaum systematische Familien- und Sippenunter-

Die Angle-Klasse II,1 (Rückbiß mit oberer Spitzfront)

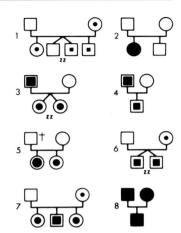

Abb. 173 Sippentafeln bei Angle-Klasse II,1. Die Unterschiede in der Schwärzung der Symbole deuten die Unterschiede im Ausprägungsgrad der Dysgnathie-Symptome an. Diese Ausprägungsunterschiede kommen sowohl durch die unterschiedliche Gendosis als auch durch die verschieden starke Einwirkung exogener Faktoren zustande.
Aus U.-G. Tammoscheit, 1971.

suchungen, wenn man von kurzen Berichten etwa durch *W. Praeger* (1924), *C. R. Baker* (1924) und *E. Madarasz* (1936) absieht. Im Jahre 1936 publizierte *J. Englert* einen „Beitrag zur Vererbung der Prognathie", bei dem richtiger- und für die damalige Zeit beachtlicherweise zunächst die Häufigkeit der Dysgnathie bei 290 Schülern und 356 Schülerinnen im Alter von 9 bis 14 Jahren festgestellt wurde (23,4%) und danach die Häufigkeit bei den Geschwistern, wobei behaftete Schüler als Probanden dienten. Unter 125 Geschwistern hatten 67 (53,6%) die gleiche Dysgnathie, und aus dieser Zunahme von 23,4% auf 53,6% wurde zu Recht auf einen großen Einfluß der „Erbmasse" bei Entstehung der „Prognathie" geschlossen. Auf einen Erbtyp legte sich *Englert* nicht fest.
Nach dem letzten Kriege nahm die Zahl einschlägiger Publikationen zu. In der Regel wurde auf unvollständig dominanten Erbgang geschlossen – mit Ausnahme von *Stein* u. Mitarb. (1956), die an die Wirkung rezessiver Gene dachten. Ihr wichtigstes Argument war die Beobachtung, daß 19 von 20 Geschwistern behaftet waren, wo beide Eltern Merkmalsträger waren. Ich gehe nicht näher auf diese Untersuchungen ein, zumal anamnestische Daten eingeflossen sind, die bei Dysgnathien besonders unzuverlässig sind. Ich erwähne nur noch eine Untersuchung von *R. Trauner* u. Mitarb. (1961), bei der 120 Kinder als Probanden dienten. Aus ihr ging hervor, daß auch von dominantem Erbgang offenbar keine Rede sein kann. Denn bei 20% der Probanden waren nur noch unter entfernten Verwandten Behaftete und bei 12% gar keine mehr nachzuweisen.
Systematische Familienuntersuchungen wurden 1971 durch *U.-G. Tammoscheit* publiziert. Es wurden 24 Familien mit insgesamt 56 Kindern erfaßt und fast vollständig mit Modellen dokumentiert. Dabei wurden 4 Ausprägungsgrade unterschieden und auf den Sippentafeln kenntlich gemacht (Abb. 173). In 2 Familien mit insgesamt 4 Kindern war kein Elter behaftet, in 19 Familien mit 45 Kindern war ein Elter mehr oder weniger deutlich behaftet und in 3 Familien mit zusammen 4 Kindern beide Eltern. Diese Untersuchungen wurden 1978 von *R. F. Rassl* fortgeführt. Er ging

von 39 Probanden aus und erfaßte 367 Sippenangehörige. Außerdem wurden die in gleicher Weise erfaßten und mit Modellen dokumentierten Unterlagen von *U.-G. Tammoscheit* (inzwischen 26 Familien mit 113 Angehörigen) und *M. Thielke* (noch nicht publ.) mit ausgewertet. Letzterer war zwar von 27 deckbißbehafteten Probanden mit 290 Sippenangehörigen ausgegangen, hatte aber auch alle II,1-Behafteten erfaßt. So standen insgesamt 770 klinisch erfaßte, davon 607 an Hand von Modellen zweifelsfrei dokumentierte Fälle zur Auswertung zur Verfügung.

Die Auswertung erfolgte mit besonderer Akribie. Es wurde u. a. gezeigt, wie sehr durch Auslese (Probanden-, Familien-, Interessantheitsauslese) die durchschnittlichen Ausprägungsgrade eines Merkmales, hier speziell des Distalbisses, in einer Population verfälscht werden: Hatte es bis dahin den Anschein, als hätten die meisten II,1-Behafteten einen Distalbißgrad von etwa 1/2 Pb, so ergab sich nach statistischer Korrektur der Verfälschungen, daß tatsächlich die meisten Behafteten (34%) einen Distalbiß von 1/4 Pb haben und daß die folgenden Schweregrade kontinuierlich abnehmen (Tab. XXVII). *Rassl* kommt das Verdienst zu, erstmals die verschiedenen statistischen Prüfverfahren durchgerechnet zu haben. Tabelle XXVIII zeigt lediglich die Zahlenverhältnisse bei den Kindern in Abhängigkeit vom Befall der Eltern, korrigiert nach Probanden- und Geschwistermethode. Das Gesamtergebnis aller Untersuchungen erlaubt kaum noch einen Zweifel, daß Angle-Klasse II,1 durch additive Polygenie verursacht wird, daß aber Umweltfaktoren mehr oder weniger deutlich mitbeteiligt sind. Wie die genetische Anlage entwicklungsphysiologisch zustandekommt, ist noch nicht zu entscheiden. Ich gehe bei Besprechung der Progenie noch einmal darauf ein, weil vieles dafür spricht, daß es sich bei Angle-Klasse II,1 und Progenie um komplementäre Dysgnathien

Tabelle XXVII Kontinuierliche Abnahme der prozentualen Distalbiß-Ausprägungsgrade (von 1 Pb bis 1/4 Pb) nach Korrektur der durch Auslesefehler verursachten Verfälschungen.

Schweregrad in Pb	1/4	1/2	3/4	1	Summe
n	69	64	38	33	204
%	34	31	19	16	100

Aus *R. F. Rassl*, 1970

handelt — Dysgnathien also, die sich morphologisch ausschließen, pathogenetisch und ätiologisch aber zusammengehören (s. S. 278ff.).

3. Exogene Faktoren im polygenen Verband

Im Vergleich zu den wenigen Publikationen, die sich mit den genetischen Aspekten befassen, gibt es beinahe zahllose, die den exogenen Aspekten der II,1-Entstehung Rechnung tragen. Das hängt vermutlich damit zusammen, daß genetische Einflüsse lange überhaupt geleugnet worden sind und daß der Wirkungsmechanismus exogener Faktoren unmittelbar einleuchtet, während er bei Vererbung unklar bzw. hypothetisch bleibt. Von den exogenen Faktoren stehen Lutschgewohnheiten, erschwerte bzw. behinderte Nasenatmung und Flaschenernährung an erster Stelle. Gelegentlich wird auch noch falsche Schlaflage genannt. Vor allem *A. M. Schwarz* (1927) war der Meinung, daß Dorsalflexion des Kopfes mit dadurch verursachter offener Mundhaltung die physiologische Vorentwicklung der Mandibula behindere und deshalb zum Rückbiß führe, während Ventralflexion die Vorentwicklung und damit die Progenieentstehung fördere. Schon *H. Mansbach* (1929) hat an Heimkindern nachgewiesen, daß solche Zusammenhänge nicht bestehen. Da Kinder außerdem ihre Einschlaflage nicht lange genug beizubehal-

Die Angle-Klasse II,1 (Rückbiß mit oberer Spitzfront)

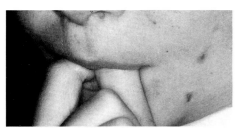

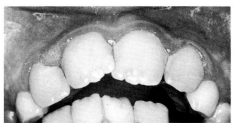

Abb. 174 *Lutschen mit Daumen und kleinem Finger. Die Lippen umfassen den Lutschgegenstand luftdicht, um Unterdruck im Cavum oris zu ermöglichen (oben). Die Folgen des Lutschens sind je nach Lutschgegenstand, Dauer und Intensität des Lutschens sowie individueller „Ansprechbarkeit" verschieden. In diesem Fall ist vor allem eine mandibuläre Verschiebung nach rechts mit rechtsseitigem Distalbiß und asymmetrisch offenem Biß entstanden (unten).*

Tabelle XXVIII Prozentuales Verhältnis II,1-behafteter (+) bzw. nicht behafteter Kinder (O) in Abhängigkeit vom Behaftetsein der Eltern. Eltern mit zweifelhafter Diagnose wurden einmal als behaftet und einmal als nicht behaftet gezählt. Mit und ohne Korrektur der bei der Auszählung gewonnenen Werte ist die Zahl der behafteten Kinder auch dann hoch, wenn kein Elter behaftet ist (OO). Außerdem steigt die Zahl der behafteten Kinder an, wenn ein Elter behaftet ist (+O) bzw. beide Eltern behaftet sind (++).

Eltern	OO		+O		++	
Kinder	+	O	+	O	+	O
einfache Auszählung	32,0	68,0	57,0	43,0	69,0	31,0
P-Methode	39,0	61,0	59,0	41,0	66,0	34,0
G-Methode	59,0	41,0	72,0	28,0	78,0	22,0
mittlerer Wert	43,0	57,0	63,0	37,0	71,0	29,0

Aus R. F. Rassl, 1978

ten pflegen, so daß extreme Kopfhaltungen der genannten Art immer nur vorübergehend auftreten, halte ich eine weitere Besprechung nicht mehr für erforderlich.

1. Lutschen

Das Saugen an der Mutterbrust, in der Stillperiode bei allen Säugetieren ein lebenserhaltender Reflex, kommt mechanisch dadurch zustande, daß im Cavum oris ein Unterdruck erzeugt wird. Das ist nur möglich, wenn der Zugang zur Außenluft blockiert wird. Labial geschieht das durch festes Umfassen der Mamille, pha-

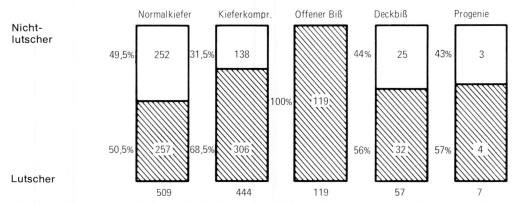

Abb. 175 Anzahl der Lutscher und Nichtlutscher unter 1136 Schülern von 6 bis 14 Jahren bei vier Dysgnathien im Vergleich zu „Normalkiefrigen" (linkes Säulendiagramm). II,1-Behaftete sind in der Hauptsache unter „Kieferkompression", zum Teil auch unter „Offener Biß" erfaßt. Zugrundegelegt sind Untersuchungen von U. Schierhorn (1948).
Aus D. Neumann, 1950.

ryngeal-nasal durch ventilartige Aneinanderlagerung von Velum und dorsalem Teil des Zungenrückens. Durch Senken und Zurückziehen der Zunge entsteht dann der Unterdruck, der die Milch in die Ducti lactiferi bzw. die Mamille geraten läßt (näheres siehe S. 257).

Beim Lutschen handelt es sich im Prinzip um den gleichen Mechanismus. Es lassen sich dabei drei Wirkungskomponenten unterscheiden, die sich je nach Lutschart (Abb. 174) und Lutschgegenstand unterschiedlich kombinieren. Als Beispiel möge Daumenlutschen dienen.

1. Saugkomponente. Die Wange wird angesaugt; da die Zunge im anterioren Bereich das Gaumengewölbe zur Herstellung eines Unterdruckraumes verläßt und es deshalb hier zu einem Druckgefälle zwischen Zungen- und Wangendruck kommt, ist bei hinreichender Intensität und Dauer mit einer transversalen Wirkungskomponente im Sinne einer anterioren maxillären Kompression zu rechnen.

2. Beißkomponente. Während des Daumenlutschens wird die physiologische Vertikalentwicklung des Gebisses im anterioren Bereich ebenso behindert wie sie im posterioren Bereich durch Entlastung gefördert wird. Diese zusammengesetzte vertikale Wirkungskomponente kann zum offenen Biß führen.

3. Druckkomponente. Der hinter den oberen und vor den unteren Schneidezähnen liegende Daumen hat auf diese einen pro- bzw. retrudierenden Effekt. Im Oberkiefer wird dadurch Lückenbildung, im Unterkiefer Engstand gefördert; beides zusammen führt zu einer inzisalen Stufe. Gegebenenfalls geht diese sagittale Wirkungskomponente über den Schneidezahnbereich hinaus: Im Oberkiefer folgen die Seitenzähne der Protrusion der Frontzähne – auf der jeweiligen Lutschseite mehr als auf der anderen, so daß hälftenungleiche Verzahnungen auftreten können – und im Unterkiefer durch sagittale Wachstumsbeeinträchtigung der Mandibula bzw. des Zahnbogens im Sinne eines Distalbisses. Bei Asymmetrie dieser Wirkungskomponente sind mandibuläre Lateralverschiebungen möglich, die u. U. zum

Die Angle-Klasse II,1 (Rückbiß mit oberer Spitzfront)

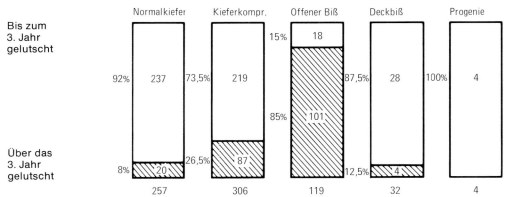

Abb. 176 Anzahl der Langzeitlutscher (über 3 Jahre) und Kurzzeitlutscher (weniger als 3 Jahre) unter 718 Schülern im Alter von 6 bis 14 Jahren bei verschiedenen Dysgnathien im Vergleich zu „Normalkiefrigen" (linkes Säulendiagramm). Nicht nur beim „Offenen Biß" (85%), sondern auch bei „Kieferkompression" (26,5%) ist langes Lutschen signifikant häufiger als bei Normalkiefrigen sowie Deckbiß- und Progenieträgern. Unter offenem Biß und Kieferkompression verbergen sich die II,1-Behafteten. Zugrundegelegt sind Untersuchungen von U. Schierhorn (1948).
Aus D. Neumann, 1950.

Kreuzbiß und/oder einer hälftenungleichen Bißlage führen.

Wie unschwer zu erkennen ist, können diese Wirkungskomponenten zusammen das Erscheinungsbild einer Klasse II,1 erzeugen. Es ist deshalb verständlich, daß Lutschen lange für den wichtigsten ätiologischen Faktor überhaupt gehalten worden ist, zumal sich das Fehlen eines offenen Bisses leicht durch funktionelle Anpassung im Sinne von Verlängerung der Frontzähne nach Abgewöhnung des Lutschens erklären läßt. Immerhin hätte es stutzig machen müssen, daß viele Lutscher – etwa unter Deckbißträgern – keine Klasse II,1 bekommen oder umgekehrt, daß nicht noch mehr als durchschnittlich 15 bis 18% der Kinder zur Zeit des Schneidezahnwechsels eine Klasse II,1 haben, da doch im Säuglingsalter fast alle Kinder und zur Zeit des 1. Zahnwechsels noch etwa 55% lutschen (M. Büttner, 1969). Allerdings schwanken die Häufigkeitsangaben über die Anzahl der Lutscher in den einzelnen Lebensjahren erheblich. Auch dürfte die Intensität des Lutschens mit zunehmendem Alter stark abnehmen – ein wichtiger Punkt, weil es sicherlich weniger auf die Dauer in Jahren, als auf die Dauer innerhalb eines 24-Stundentages, die Intensität des Lutschens und auf den Lutschgegenstand ankommt, ob Auswirkungen zu erwarten sind oder nicht. Gerade das entzieht sich jedoch einer exakten Erfassung. Trotzdem gibt es Möglichkeiten, die Bedeutung des Lutschens wenigstens größenordnungsmäßig zu erfassen; ich führe dazu drei Publikationen an:

1. D. Neumann (1950) ist von 1107 Schülern im Alter zwischen 6 und 14 Jahren ausgegangen, die in bezug auf ihre Zahnstellung 5fach untergliedert worden sind (Abb. 175). In der Gruppe „Kieferkompression" sind auch die II,1-Behafteten vertreten, soweit sie nicht gleichzeitig einen offenen Biß hatten. Unter „Normalkiefrigen", Deckbißträgern und Progenikern war der Anteil derer, die irgendwann einmal gelutscht hatten, praktisch gleich groß (51 bis 57%). Dagegen war er bei den Kieferkompressionsbehafteten deutlich höher, von den Kindern mit offenem Biß (100%) ganz zu schweigen. Noch deutlicher wird die relative Bedeutung des Lutschens bei Betrachtung von Abbildung 176. Hier sind die Langzeitlutscher (über 3 Jahre) den Kurzzeitlutschern (weniger als 3 Jahre) einander ge-

genübergestellt. Man sieht, daß bei „Kieferkompression" die Prozentzahl der Langzeitlutscher (26,5%) die Prozentzahlen bei Normalkiefrigen (8%) und Deckbißträgern (12,5%) deutlich übersteigt. Beim offenen Biß ist langes Lutschen natürlich von besonderem Gewicht.

2. *Reichenbach* u. Mitarb. haben 1955 über Untersuchungen an 1085 Kindern im Alter zwischen 3 und 6 Jahren berichtet, um über die Auswirkungen von Stillen, Flaschenernährung und Lutschen ein klares Bild zu bekommen. Die Kinder wiesen in 30,8% einen Distalbiß auf. Wenn man die veröffentlichten Zahlen so ordnet, daß man alle Kinder, die nicht oder nur bis zu einem Jahr gelutscht haben (n = 561) den Kindern, die mindestens 3 Jahre gelutscht haben (n = 252) gegenüberstellt und den Rest (n = 272) ignoriert, so ergibt sich in bezug auf die Distalbißhäufigkeit ein Verhältnis von 22,8% : 44,9%. „Nichtlutscher" haben also durchschnittlich 8% weniger Distalbiß, als dem Populationsdurchschnitt in diesem Lebensalter entspricht (30,8%) und „Lutscher" durchschnittlich 14,1% mehr. Zu ähnlichen Ergebnissen kamen *U. Heckmann* u. Mitarb. (1963). Auf der anderen Seite war langes Lutschen bei 55,1% der Kinder nicht in der Lage, die Bißlage zu beeinflussen. Somit hätte Lutschen zwar einen Einfluß auf die Distalbißfrequenz, käme als wichtigster oder gar alles entscheidender Faktor jedoch nicht in Betracht.

3. Noch einschränkender beurteilten *Ruttle* u. Mitarb. (1953) die Bedeutung des Lutschens auf die Bißlage. Sie sind so vorgegangen, daß sie die weitere Gebißentwicklung von 36 lutschenden und 42 nichtlutschenden Kindern verfolgt haben, wobei die Zahnstellung zunächst außer Betracht blieb. Später ergab sich, daß Lutschen einen signifikanten Einfluß nur auf die Frontzahnstellung ausgeübt hatte: Offener Biß und inzisale Stufe waren in der Lutschergruppe deutlich häufiger als in der Nichtlutschergruppe. In bezug auf die Bißlage war dagegen kein signifikanter Einfluß nachweisbar; aus den Kontingenztafeln ergab sich lediglich ein gewisser Trend zur Distalbißzunahme.

Somit bleibt festzuhalten, daß Lutschen für die Entstehung einer Klasse II,1 zwar von Bedeutung ist, daß das Ausmaß der Bedeutung jedoch noch unklar ist.

2. Erschwerte Nasenatmung und Mundatmung

Erschwerte Nasenatmung pflegt schnell in eine mehr oder weniger vollständige Mundatmung überzugehen. Da sie außerdem immer nur kurzzeitig auftritt, etwa bei einem Erkältungskatarrh, dürfte sie eigentlich kaum Folgen für die Zahnstellung haben können. Gerade das wurde jedoch behauptet, und so wird sie in der Überschrift dieses Abschnittes neben der Mundatmung gesondert aufgeführt. Bevor darauf eingegangen wird, soll noch über die Voraussetzungen und Aufgaben der normalen sowie die Ursachen einer behinderten Nasenatmung berichtet werden.

a) **Voraussetzungen und Aufgaben der Nasenatmung.** Ungestörte Nasenatmung setzt freie Luftwege, speziell in Nase und Nasopharynx sowie den Abschluß der Mundhöhle voraus. Letzteres wird nicht nur durch die Lippen, sondern auch durch einen intraoralen Verschlußmechanismus besorgt: Die Zunge legt sich breitflächig dem Gaumen an. Diese Anlagerung kommt beim bewußten oder unbewußten Speichelschlucken zustande, wobei die Zähne in Okklusionsstellung geraten. Sinkt der Unterkiefer danach in seine Ruheschwebe zurück, entsteht sowohl zwischen Fornix und Zungenrücken Unterdruck, als auch zwischen Zungenrand und Wange, also in den beiden Interokklusalräumen. Er hält Zunge und Unterkiefer passiv am Gaumen fest. *A. Eckart-Möbius* (1953), ein Oto-Laryngologe, nimmt einen etwas anderen, noch weitergehenden oralen Verschlußmechanismus an. Er vergleicht die Zunge mit einem Spritzenstempel, der das Cavum oris nach dem Schlucken vollständig ausfüllt und dann, vom Gewicht des Unterkiefers sowie dem elastischen Zug des Tracheo-Bronchialrohres nach hinten und unten gezogen, Unterdruckräume entstehen läßt. Aus physikalischen Gründen müßten sie sich vor allem im Bereich des vorderen Zungenrandes bzw. der Schneidezähne und erst in zweiter Linie im Bereich des Fornix bemerkbar machen.

Im Schneidezahnbereich könnte sich Unterdruck auf diese Weise natürlich nur ausbilden, solange die Lippen geschlossen sind. Da Kinder, vor allem im Säuglings- und Kleinkindalter, trotz Nasenatmung nicht selten die Lippen offenhalten und dann eine solche Spritzen-Stempelwirkung nicht möglich ist, nimmt *Eckart-Möbius* die besonderen anatomischen Gegebenheiten im Kindesalter als Erklärung zu Hilfe: Der kurze Hals und der hochstehende Kehlkopf und Kehldeckel, die es ermöglichen, daß Säuglinge zu gleicher Zeit saugen und atmen, bewirkten zusammen mit dem höheren Gewebsturgor, daß die Anlagerungsfläche und der Anlagerungsdruck der Zunge am Gaumen im Vergleich zum Erwachsenen unverhältnismäßig groß sei: So bleibe der intraorale Abschluß zum Pharynx trotz offener Mundhaltung gewährleistet.

Die Hauptaufgaben der Nasenatmung sind Erwärmung, Anfeuchtung und Entstaubung der Atemluft. Sie werden beim Einatmen durch aero-dynamische Turbulenzen im Bereich der mit Flimmerepithel überzogenen, die Oberfläche der beiden Nasenlumina drastisch vergrößernden Muscheln (Conchae nasi) erfüllt. Es ist deshalb ohne Erläuterung einzusehen, daß die Mundhöhle bei Mundatmern diese drei wichtigen Aufgaben nicht oder nur unvollkommen erfüllt. Es kommt hinzu, daß die Nasenschleimhaut auch noch als „vegetatives Rezeptorfeld" wirkt. Durch Rückkopplungsmechanismen werden Atemtiefe und Atemrhythmus und darüber hinaus Kreislauf, Stoffwechsel und Allgemeinbefinden günstig beeinflußt.

b) **Welche Nasenatmungsstörungen kommen in Frage?** Seltene oder erst relativ spät in Erscheinung tretende Störungen, die das Nasenlumen einengen, wie spezifische Entzündungen (Lues, Tuberkulose), Tumoren, Unfallverletzungen oder Fremdkörper bleiben außer Betracht, ebenso vorübergehende Störungen durch katarrhalische Entzündungen. Neben den intranasalen gibt es epipharyngeale Luftströmungsbeeinträchtigungen akuter oder chronischer Art; auch hier kommen nur die chronischen als Ursache von Zahnstellungsfehlern in Betracht.

1. Die häufigste Abnormität, die das Nasenlumen einengt, ist die **Nasenscheidewandverbiegung** (Deviatio septi). Ist sie doch bei etwa 75% der Europiden zu finden (*G. Jörgensen*, 1974), wenn zumeist auch in mäßiger, das Atemvermögen nicht sonderlich beeinträchtigender Form – es sei denn, es lägen gleichzeitig bindegewebige, knorplige oder exostoseartige Leisten (Christae septi) vor. Man könnte einwenden, daß selbst bei stärkerer Verbiegung das Nasenlumen insgesamt nicht eingeschränkt zu werden brauchte, weil die Verengung der einen durch eine entsprechende Erweiterung der anderen Seite kompensiert werde. Doch das ist offenbar nicht der Fall. Die Lumenerweiterung wird durch eine konsekutive Vergrößerung der unteren und mittleren Muschel auf der Gegenseite teilweise wettgemacht (siehe Abb. 143). Da diese Verbiegungen und damit die Atembehinderungen im Gegensatz zu den Dysgnathien erst relativ spät voll in Erscheinung treten und damit voll wirksam werden, dürfte die Deviatio septi trotz ihrer Häufigkeit kaum die wichtigste Ursache einer die Gebißentwicklung möglicherweise beeinträchtigenden Nasenatmungsstörung sein.

2. An zweiter Stelle seien intranasale Behinderungen durch **chronische Entzündungen der Nasenschleimhäute** genannt. Unter ihnen scheinen die auf allergischer Basis entstehenden die Hauptrolle zu spielen; *H. Neivert* (1939) schätzt sie auf 50 bis 75% aller intranasalen Störungen. Aber auch hier ist es fraglich, ob sie schon im frühen Kindesalter so häufig vorkommen, daß sie als Ursache von Dysgnathien, speziell der Klasse II,1, in Betracht zu ziehen sind.

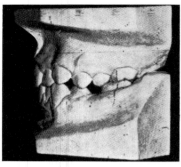 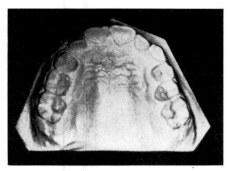

Abb. 177 *Gipsmodell eines Patienten mit Choanalatresie. Es ist nicht das Bild einer Angle-Klasse II,1 entstanden.*
Aus S. Lindner-Aronson u. Mitarb., 1960.

3. Auf entzündlicher Basis entstehen in der Regel auch die sogenannten Polypen. Das sind nicht allzu oft vorkommende, zumeist gestielte, geschwulstähnliche Schleimhauthyperplasien, die zentral ein Stroma besitzen, von dem aus die Polypen selbst durch Diffusion ernährt werden. Sie engen das Nasenlumen erheblich ein und müssen deshalb über kurz oder lang operativ entfernt werden. Da die Nasenatmung danach wieder frei ist, sind chronische Behinderungen und damit möglicherweise Beeinträchtigung der Zahnstellung und Bißlage im allgemeinen wohl nicht zu erwarten.

4. Eine seltene, zur Klärung der wechselseitigen Beziehungen zwischen Nase und Mundhöhle aber aufschlußreiche Mißbildung ist die Choanalatresie. Es handelt sich um eine von Schleimhaut überzogene bindegewebige, zum Teil auch knorplige oder knöcherne Membran im Bereich der hinteren Nasengänge, die ein- oder doppelseitig und vollständig oder unvollständig auftreten kann. Bei mehr oder weniger vollständiger Blockierung der Nasenatmung über lange Zeit, d. h. bei erst spät erfolgter Operation, müßte die einer Atmungsbehinderung nachgesagte Folge besonders drastisch und regelmäßig zutage treten. Doch ist das nicht der Fall. *G. Korkhaus* hatte schon 1939 über eine Reihe bis dahin beobachteter Fälle berichtet, bei denen wiederholt die gute Ausbildung der Nase und der pneumatischen Höhlen hervorgehoben worden ist, wenn auch die Gebißverhältnisse nicht besonders erwähnt wurden. Aus einer Beobachtung von *S. Lindner-Aronson* u. Mitarb. (1960) geht stellvertretend aber hervor, daß das, was man als Folge der intranasalen Dauerblockade erwarten müßte, nämlich eine sogenannte Kompressionsanomalie im Sinne einer Klasse II,1, nicht einzutreten braucht (Abb. 177).

5. Möglicherweise sind intranasale Behinderungen ohne pathologischen Charakter wichtiger als alles bisher Besprochene. Sonst wären zum Beispiel spontane Umstellungen auf Nasenatmung im Zuge einer Gaumennahterweiterung (siehe Bd. 2, S. 247 ff.) nicht zu erklären. Offenbar handelt es sich bei habituellen Mundatmern oft um Individuen mit langem, schmalem Gesicht, schmaler Nase und engem Nasenlumen, wobei natürlich die Größe der Muscheln mit zu berücksichtigen ist. Das geht aus instrumentellen Messungen der intranasalen

Strömungswiderstände im Vergleich zu Nasenatmern hervor, wie sie *S. Lindner-Aronson* (1960, 1970) durchgeführt hat. Kinder dieser Art haben in der Regel auch einen hohen „gotischen" Gaumen; anders ausgedrückt: Es besteht eine signifikante Korrelation zwischen Gesichtshöhen- und Gaumenhöhenindex einerseits und intranasaler Strömungsbehinderung andererseits. Ich komme darauf zurück.

Für wichtiger als intranasale Störungen gelten im Kindesalter „Adenoide" im Epipharynx. Bei hinreichender Größe bildet sich ein Isthmus zwischen Rachenmandel und Velum, der die Atmung behindert. Auch hier kommt es nicht auf die absolute Größe der Mandel an – sie läßt sich gut im FRS darstellen und wird danach zumeist auch beurteilt –, sondern auf die relative Größe im Vergleich zum Lumen des Epipharynx – und dieses Lumen kann sehr verschieden groß sein. *S. Lindner-Aronson* (1970) hat hervorgehoben, daß Adenoide nur bei Kindern mit kleinem Nasenrachen zur Mundatmung führen und deshalb auch nur dann eine Indikation zur Adenotomie besteht. Da sich die lymphatischen Gewebe des *Waldeyer*schen Schlundringes bei allen Kindern etwa bis zum 10. Lebensjahr vergrößern und dann allmählich auf das für Erwachsene übliche Maß verkleinern, erklärt sich daraus vermutlich, daß nur ein relativ kleiner Teil aller Kinder an chronischer Mundatmung infolge von Adenoiden leidet.

c) **Über die Zusammenhänge zwischen erschwerter Nasen- bzw. Mundatmung und Angle-Klasse II,1.** Mundatmung ist bereits von *E. H. Angle* (1899) und später von vielen anderen Autoren als Ursache von Zahnstellungs- und Bißfehlern, speziell im Sinne einer Klasse II,1, genannt worden. Uneinig war man sich nur über die Art und Weise, wie Mundatmung bzw. erschwerte Nasenatmung zur Dysgnathie führt. Dabei sind zum Teil kuriose Ansichten geäußert worden, die von *G. Korkhaus* (1939) übersichtlich zusammengestellt worden sind. Ich gehe nicht mehr darauf ein.

Am längsten fand eine auf *A. Kantorowicz* (1928) zurückgehende Hypothese Zustimmung. Sie besagt, daß in der Zeit der erschwerten Nasenatmung beim Einatmen ein verstärkter und verlängerter negativer Druck in Nase, Mundhöhle und Pharynx herrsche. Da in der Ausatmungsphase ein kompensatorisch wirkender Überdruck ausfalle, weil nicht durch die Nase, sondern reflektorisch durch den Mund ausgeatmet werde, bliebe nur der negative Einatmungsdruck wirksam. Der führe zur maxillären Kompression und die wiederum zur Wachstumsbeeinträchtigung des Unterkiefers im Sinne des schon von *A. Körbitz* (1914) gebrauchten Pantoffelvergleichs: Der zu enge Oberkiefer beeinträchtige die sagittale Entwicklung des Unterkiefers. Bei dieser Hypothese wurde zweierlei übersehen:

a) Gerade bei erschwerter Nasenatmung muß der Mund geschlossen sein. Dann aber liegt die Zunge dem Gaumengewölbe an, und der negative Inspirationsdruck wird von der Mundhöhle ferngehalten. Außerdem verliert die Zunge nicht ihre den Wangendruck kompensierende Wirkung.

b) Ein regelmäßiger Wechsel zwischen nasaler Einatmung und oraler Ausatmung findet allenfalls kurzfristig statt: Die Kinder schalten auch beim Einatmen reflektorisch auf Mundatmung um, wobei stets Reste von Nasenatmung erhalten bleiben. Darauf hat *A. Eckart-Möbius* (1953) im Zusammenhang mit Untersuchungen zur normalen und pathologischen Physiologie der Nasen- und Mundatmung erneut hingewiesen. Durch Auftragen von Röntgenkontrastmitteln auf Zunge und Gaumen konnte er nachweisen, daß intraoral der feste, ventilartige Abschluß zum Pharynx beim Schlucken nicht erfolgt, ja daß Mundatmer, zur Nasenatmung aufgefordert, ihre Zunge selbst dann im Mundboden belassen. So kann es nur der von der Zunge nicht mehr kompensierte Wangendruck auf die obere Zahnreihe sein, der nach Eintritt der Mundatmung gegebenenfalls zur Verengung im Sinne einer maxillären Kompression führt.

Auch diese Schlußfolgerung, so einleuchtend sie ist, scheint jedoch mit der Wirklichkeit nicht voll übereinzustimmen. *S. Lindner-Aronson* u. Mitarb. berichteten 1960 über Untersuchungen an 115 Kindern im Alter zwischen 9 und 11 Jahren, die aus einer großen Gruppe von 1033 Kindern, unabhängig vom Gebißzustand, ausgelesen worden sind. So sollten sonstige exogene Ursachen einer Dysgnathie, etwa Lutschen, ausgeschlossen werden. Es wurden vier Probandengruppen gebildet und einander gegenübergestellt: Neben Mundatmern mit nachgewiesenen Luftpassagebehinderungen (n = 38) und Nasenatmern (n = 26), die ständig durch die Nase geatmet hatten und bei denen der Nasenarzt völlig freie Luftwege bescheinigt hatte, bestand die dritte Gruppe aus „habituellen Mundatmern" (n = 18). Diese Gruppe stellte sich als besonders interessant heraus: Es waren Kinder mit ständiger Mundatmung, obwohl sie kein pathologisches Atemhindernis erkennen ließen. Die vierte Gruppe schließlich bestand aus Kindern (n = 33), die ihrem Aussehen nach Mundatmer waren, weil sie den Mund offenhielten und eine kurze Oberlippe zu haben schienen, also ein „Adenoiden-Gesicht" hatten, die trotzdem aber regulär durch die Nase atmeten.

Es zeigte sich, daß der intranasale Strömungswiderstand weniger durch Abnormitäten in Nase und Nasenpharynx (Gruppe 1) als von physiologischen Besonderheiten des Gesichtsschädels abhängt: Kinder mit besonders langem, schmalem Gesicht, die vorzugsweise in der Gruppe der habituellen Mundatmer (Gruppe 3) vorkamen, hatten durchschnittlich auch ein schmaleres und höheres Gaumengewölbe als die Kinder der anderen Gruppen und außerdem deutlich erhöhte Strömungswiderstände. Ein signifikanter Einfluß auf Zahnstellung und Bißlage war damals jedoch selbst bei diesen Kindern nicht nachzuweisen.

Im Jahre 1970 und 1974 wurden die Ergebnisse an Hand anderer, wegen ihrer Atembehinderung in ärztlicher Behandlung stehender Probanden ergänzt und teilweise korrigiert. Zwar erwies sich die sagittale Bißlage, die in diesem Zusammenhang im Vordergrund steht, weiterhin von Mundatmung unbeeinflußt; die Mundatmer hatten jedoch häufiger mäßig ausgeprägte Kreuzbisse und – vor allem – offene Bisse als die Nasenatmer in der Kontrollgruppe. Der Autor führte das – neben der schon primär bestehenden geringen Gaumen- und Zahnbogenbreite bei den zum Teil übermäßig schmal- und langgesichtigen Probanden – auf eine veränderte Kopfhaltung und den fehlenden Gegendruck der Zunge auf die oberen Seitenzähne bei Mundatmung zurück. Auch die Stellung der oberen Incisivi war nicht im Sinne einer Klasse II,1 verändert, ganz im Gegenteil: Sie neigte eher zur Retrusion, d.h. einer eher deckbißartigen Stellung.

Faßt man das Ergebnis zusammen, so dürfte Mundatmung, anders als bei Kreuzbiß und offenem Biß (s. S. 321 und 333), keinen gesicherten Einfluß auf die Entstehung einer Angle-Klasse II,1 haben. Um so überraschender war es, als *C. Hockenjos* u. Mitarb. (1974) an Hand von klinischen und FRS-Untersuchungen zu einem völlig anderen Ergebnis kamen.

Unter den Mundatmern (n = 27) befanden sich zu 80% II,1-Behaftete und kein einziger Deckbißträger. Ebenso übertraf das Ausmaß von „Kompression" und inzisaler Stufe bei Mundatmern deutlich das von Nasenatmern (n = 22). Auch der Atmungswiderstand, der ähnlich wie bei *Lindner-Aronson* instrumentell, allerdings mit dem sogenannten Körperplethysmographen bestimmt wurde, war deutlich gegenüber der Kontrollgruppe erhöht. Und schließlich zeigten die Mundatmer gehäuft ein mehr vertikal als horizontal orientiertes Wachstumsmuster: Alles also Bestätigungen des klinischen Eindrucks und der üblichen Interpretation der Kausalzusammenhänge. Obwohl der Verdacht nicht von der Hand zu weisen ist, daß ein so „glattes" Ergebnis durch Mängel bei der Probandensichtung beeinflußt sein könnte, muß Mundatmung als ein auch für die Klasse II,1-Entstehung in Frage kommender Faktor weiter in Betracht gezogen werden. Sein Stellenwert ist allerdings offen, vermutlich gering.

3. Flaschenernährung an Stelle von Brusternährung

Wie aus den Häufigkeitsangaben zur Klasse II,1 im Milchgebiß hervorgeht, ist anzunehmen, daß die Dysgnathie bereits zur Zeit der 1. Dentition, ja bereits bis zur Einstellung der m_1 im 16. Lebensmonat entsteht. Es lag deshalb nahe, die zunehmende Bereitschaft, Säuglinge nach wenigen Wochen oder gar von Anfang an mit der Flasche aufzuziehen, als Ursache einer Klasse II,1 heranzuziehen. Denn der Unterschied zwischen der funktionsintensiven, das sagittale Unterkieferwachstum vermutlich fördernden Beanspruchung beim Saugen an der Mutterbrust und dem mühelosen und schnell erledigten Trinken aus der Flasche liegt auf der Hand. Nach einem Bericht der Deutschen Forschungsgemeinschaft (DFG) von 1978 (siehe *H. J. Hapke* u. Mitarb., 1978) stillten 1974 in der Bundesrepublik 40% der Mütter überhaupt nicht, 25% bis zu 4 Wochen und nur 25% länger. Dabei wird von Kinderärzten eine Stillzeit von 6 Monaten empfohlen, wenn auch vom 3. Monat an Gemüsebrei zugefüttert werden muß. Wegen der über das Kieferorthopädische weit hinausgehenden Bedeutung des Stillens für die Gesamtentwicklung sollen einige physiologische und ernährungsphysiologische Anmerkungen vorausgeschickt werden.

a) **Physiologie des Saugens an der Mutterbrust.** Wie beim Lutschen erfolgt der luftdichte Abschluß der Mundhöhle zur Bildung eines Unterdruckraumes vorn durch die Lippen und hinten durch Hochwölbung und Anlagerung des Zungenrückens an das Velum. Dabei umschließen die Lippen nicht nur die Mamille, sondern auch Teile des Warzenhofes, vor allem wenn sogenannte Flach- oder Hohlwarzen vorliegen, wobei der Schwellkörperfunktion der Lippenzotten Bedeutung zukommen mag (siehe S. 83). Der Unterdruck, der durch Absenkung des Mundbodens und der Zungenspitze erzeugt wird, läßt die Milch sodann in die Ausführungsgänge strömen. Das Ausstreifen erfolgt durch eine von der flachen Kiefergelenksform erleichterte Vor- und Rückwärtsbewegung des Unterkiefers mit Hilfe der frontalen Alveolarwälle. Allerdings sind auch Öffnungs- und Schließungsbewegungen zum Ausdrücken der Milch mit im Spiel, wie *U. Heckmann* (1959) durch Beobachtung von 200 gesunden, der Brust angelegten Säuglingen feststellte. Sie vermutete, daß es Formbesonderheiten der Mamille bzw. der ganzen Brust sind, die zu unterschiedlichen Bewegungsmustern führen. Auf jeden Fall stellt das sogenannte Saugen einen zweiphasigen Vorgang dar, der für 15 bis 20 Minuten erhebliche Arbeit macht, während eine Flasche in wenigen Minuten mühelos ausgetrunken wird. Auch besondere Saugerformen (s. u.) können die Diskrepanz nur mildern, nicht beseitigen.

b) Die Bedeutung der Muttermilch in ernährungsphysiologischer Sicht. Die Milch aller Säugetiere ist für die Aufzucht der jeweiligen Nachkommenschaft optimal zusammengesetzt: Die erheblichen artspezifischen Unterschiede tragen den verschiedenartigen Wachstumsgeschwindigkeiten und

Tabelle XXIX Durchschnittswerte der wichtigsten Bestandteile in Muttermilch und Kuhmilch. In der Muttermilch überwiegen die „Betriebsstoffe" Fett und Zucker, in der Kuhmilch die „Baustoffe" Protein und Mineralsalze. Die Unterschiede sind vermutlich eine der Ursachen des unterschiedlich schnellen Wachstums.

	Protein g %	Fett g %	Milchzucker g %	Asche mg %	Ca mg %	P mg %	pH	Kalorien pro 100 ml
Muttermilch	1,2	4,0	7,0	0,21	33	15	7,2	71
Kuhmilch	3,3	3,0–3,5	4,8	0,72	125	95	6,6	61–66

Aus *W. Keller* und *A. Wiskoff,* 1966 (Tab. 18, Ausschnitt)

Aufzuchtbedingungen Rechnung. Auf Tabelle XXIX sind die wichtigsten Daten für Mutter- und Kuhmilch zusammengestellt, weil Kuhmilch die wichtigste Grundlage der in Flaschen verabreichten Ersatzmilch ist. Sie enthält nicht nur wesentlich mehr Protein und deutlich weniger Kohlenhydrate (Milchzucker) als Muttermilch, sondern auch zu viel Anionen (Kalzium, Phosphor). Um den Unterschied auszugleichen, muß Kuhmilch einmal mit Wasser verdünnt, zum anderen bezüglich Fett und Zucker „adaptiert" werden, was industriell geschieht. Dabei wird gleichzeitig das Protein der Kuhmilch – im Gegensatz zur Muttermilch in der Hauptsache Casein – ausgeflockt und dadurch leichter verdaulich gemacht. Weitere Unterschiede können hier nur angedeutet werden. In der Muttermilch befindet sich zum Beispiel eine hochwirksame Lipase, die dafür sorgt, daß das Brustkind bereits im Magen 40 bis 50% des aufgenommenen Milchfettes spaltet und es so optimal ausnutzt. Allerdings ist gerade das Fett neuerdings ins Gerede gekommen. Denn die mit der heutigen Nahrung unvermeidlich aufgenommenen chlorierten Kohlenwasserstoffe, als Schädlingsbekämpfungsmittel summarisch Pestizide genannt, werden vom Organismus im Fettgewebe gespeichert, das zur Zeit der Laktation mobilisiert und mit der Muttermilch ausgeschieden wird. Da die tägliche Milchmenge etwa 800 g beträgt, die 25 g Fett enthält, kommen lt. Mitteilung der DFG von 1978 („Rückstände in Frauenmilch") im Laufe von 6 Monaten rund 5 kg Fett zusammen, die etwa 30 mg Pestizide enthalten – und das ist eine unzulässige Schadstoffkonzentration.

Weiterhin erfolgt die Spaltung des Milchzuckers und die Resorption der Spaltprodukte bei Muttermilch besser und vollständiger als bei Kuhmilch. Ungespalten in den Dickdarm geratene Laktosemengen sind im übrigen mit dafür verantwortlich, daß sich dort die säuglingsspezifische Bifidusflora ausbildet; es handelt sich um einen grampositiven Anaerobier (Bacillus bifidus Tissier), von dem es mehrere Typen gibt. Schließlich sorgt die bessere Durchspeichelung beim langsamen Trinken an der Brust dafür, daß genügend Speichellysozym beigemengt wird, ein bakereolytisch wirkendes Enzym, das die Polysaccharidmembran von Bakterien auflöst. Daneben gibt es weitere antibakterielle Substanzen sowie Immunoglobuline, die zufolge ihrer Antigen bindenden Eigenschaften die Widerstandskraft bei Infektionen erhöhen. Bedenkt man schließlich noch die engen psychosomatischen Beziehungen zwischen Mutter und Kind beim Saugen, so bestehen wenig Zweifel, daß trotz der wegen der Pestizide gemachten Einschränkung und der Fortschritte in der Bereitung von industriellen Muttermilch-Ersatzprodukten der Brustnahrung der Vorzug zu geben ist. Kann jedoch nicht oder nur kurze Zeit gestillt werden, dann sind regelmäßige Entwicklungskontrollen durch den Kinderarzt und Rachitisprophylaxe (siehe Bd. 2, S. 207) von besonderem Gewicht. Auch sind Flaschensauger zu empfehlen, die durch ihre asymmetrische und feste Form den Unterkiefer in Abbißposition bringen und zur Verlängerung der Trinkzeit nur kleine Ausflußlöcher besitzen (sog. NUK-Sauger). Dann muß die Milch allerdings in Trinkpausen nachgewärmt oder durch Thermosspezialflaschen warmgehalten werden.

c) **Das Ergebnis statistischer Überprüfungen über die Brusternährung auf die Bißlage.** Lange hat man die Hypothese, daß langes Stillen die Rückbißneigung mindere, kaum bezweifelt. Erst als *E. Reichenbach* u. Mitarb. (1955) durch Befragung der Mütter und Kindergärtnerinnen von 1085 Kindern im Alter zwischen 3 und 6 Jahren feststellten, daß sich die Zahl der Distalbißbehafteten bei Brustkindern nicht von der bei Flaschenkindern unterschied, auch dann nicht, wenn die Kinder nach der Dauer der Brust- bzw. Flaschenernährung unterteilt wurden, traten begründete Zweifel auf. Es handelte sich bei dieser Untersuchung übrigens um einen Teilaspekt der gleichen Arbeit, von der auf Seite 252 schon die Rede war, als es um die Bedeutung des Lutschens ging. Nachdem U. Heckmann u. Mitarb. (1963) bei der Untersuchung von 102 Kindern im Alter zwischen Geburt und 3. Lebensjahr das Ergebnis voll bestätigt fanden und J. Kloeppel (1961) Kinder mit normaler Bißlage vorstellte, obwohl sie die ersten Monate ihres Lebens mit einer Sonde ernährt werden mußten, steht fest, daß Flaschen- oder Brusternährung auf die Bißlage keinen Einfluß haben.

Zusammenfassung. Die Angle-Klasse II,1 ist in der Hauptsache eine von Erbfaktoren im Sinne additiver Polygenie determinierte Dysgnathie. Auch die Variabilität ihrer Expressivitätsgrade scheint mehr von der Zahl bzw. Wirkungsintensität der beteiligten Gene als von exogenen Faktoren abhängig zu sein. Jedenfalls kann keine Rede davon sein, daß genetisch nur eine grobe Orientierung der sagittalen Kieferlagebeziehungen determiniert werde und daß die Feinabstimmung der Bißlage über das Höcker-Fissuren-Relief der Antagonisten funktionell im Sinne eines Regelmechanismus erfolge. Anfängliche Unstimmigkeiten kleinerer Art müßten sich sonst im Sinne voller Neutralbiß, voller Distalbiß (1 Pb) oder voller Mesialbiß einregeln (siehe S. 233). Richtig dürfte vielmehr sein, daß exogene Faktoren die Bißlage nur modifizieren. Das schließt nicht aus, daß im Einzelfall ein exogener Faktor allein zur Angle-Klasse II,1 führen kann.

3. Die Progenie

a) Vorbemerkung

Der Ausdruck Progenie geht auf den Göttinger Psychiater L. Meyer (1868) zurück. Er beobachtete ,,Progenaea, eine bisher nicht beschriebene Schädel-Difformität'' elfmal unter 200 Geisteskranken der damals neugegründeten Göttinger ,,Irrenanstalt''. Der Diagnose lag in der Hauptsache das äußere Erscheinungsbild mit dem gegenüber dem Oberkiefer vorspringenden Kinn zugrunde.

Zahnärzte, die sich in erster Linie am Gebiß orientieren, verstehen unter Progenie im allgemeinen den Vorbiß der unteren Schneidezähne, auch umgekehrter Überbiß, mandibuläre Prodontie oder Kreuzbiß in der Front genannt.

Die Bißlage kann dabei neutral oder mesial sein. Eine Gleichsetzung der Bezeichnung Progenie mit Mesialbiß bzw. Angle-Klasse III ist deshalb nicht korrekt: Es gibt weit mehr Progeniker als Mesialbißbehaftete, was bei Vergleichen der Häufigkeitsangaben verschiedener Autoren zur Verwirrung führen kann. Denn im angelsächsischen Schrifttum wird der Ausdruck Progenie (bzw. mandibular prognathism) nur selten gebraucht. Statt dessen ist von prenormal occlusion bzw. class III-occlusion die Rede. Wenn man einmal davon absieht, daß die Bißlage fälschlich oft nur nach der Beziehung der M_1 beurteilt wird (siehe Bd. 1, S. 86) und daß die sogenannte Rekonstruktion vor Bestimmung der Bißlage bei Schuluntersuchungen überhaupt nicht und bei Modellanalysen in unterschiedlicher Weise und mit unterschiedlicher Genauigkeit durchgeführt wird, kann davon ausgegangen werden, daß alle wirklich Klasse-III-Behafteten Progeniker sind, auch wenn ihr Mesialbiß mit korrektem Schneidezahnüberbiß vergesellschaftet ist (Abb. 178). Ich gehe in den nächsten Abschnitten näher darauf ein.

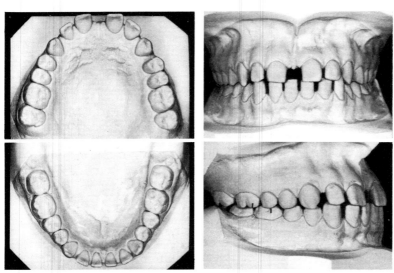

Abb. 178   Trotz korrekten, wenn auch knappen Überbisses der oberen Schneidezähne liegt Progenie mit einem Mesialbiß von fast 1 Pb vor. Gleichzeitig besteht Lückenbildung infolge eines Mißverhältnisses zwischen Zahn- und Kiefergröße. Beachte das hochansetzende Lippenbändchen und den „Papillenstiel" zwischen den oberen I_1, angeblich Kennzeichen eines „echten" Diastema mediale (siehe Seite 310 ff.).

b) Intraorale Symptome

Bei der Progenie handelt es sich primär und vor allem um eine Diskrepanz der sagittalen Lagebeziehungen der Zahnbögen zueinander. Dabei bleibt bei klinischer Beurteilung offen, ob es sich um eine dentoalveoläre, eine gnathische (skeletale) oder um eine aus beidem gemischte Störung handelt. Bei korrekter sagittaler Achsenstellung der Schneidezähne müßte sich das Ausmaß der falschen Bißlage im Ausmaß des verkehrten Schneidezahnüberbisses widerspiegeln. Solche Fälle sind als genuiner Mesialbiß oder genuine Progenie bezeichnet worden: Bringt man die Modelle in eine Neutralbißposition, überfassen sich die Schneidezähne korrekt.

Meistens stehen die oberen und/oder unteren Schneidezähne bei Progenie jedoch nicht korrekt. Sie sind nach labial oder lingual gekippt, was *A. M. Schwarz* (1951), in Analogie zur Unterteilung der Angle-Klasse II, veranlaßt hat, bei Exversion der oberen Front von Klasse III, Abteilung 1 und bei Inversion von Klasse III, Abteilung 2 zu sprechen. Es entstehen auf diese Weise vielfältige Kombinationsmöglichkeiten. So ist trotz umgekehrten Schneidezahnüberbisses Neutralbiß oder trotz Mesialbisses korrekter Schneidezahnüberbiß möglich. Daraus folgt, daß bei Progenien neben der Bißlage auch die Stellung der Schneidezähne beurteilt werden muß. Erst aus beidem zusammen ergibt sich der sagittale Ausprägungsgrad einer Progenie. Er kann

Die Progenie

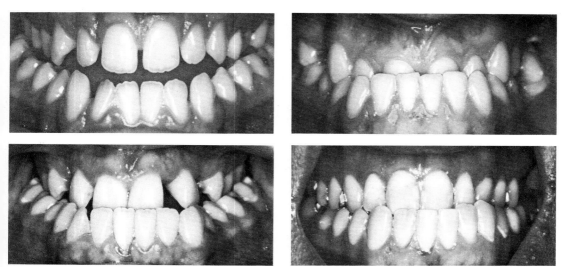

Abb. 179 *Verschiedene Ausprägungsgrade einer Progenie, die alle mit unterem Vorbiß einhergehen. Beachte auch die Variabilität der (vertikalen) Überbißgrade und der Kreuzbißformen.*

sehr verschieden sein, wie aus Abbildung 179 hervorgeht.
Neben den sagittalen ist auf die **vertikalen** Bißverhältnisse zu achten. Progenien gehen überdurchschnittlich häufig mit offenem Biß bzw. knappem, kopfbißartigem Überbiß der Schneidezähne einher. Denn Kopfbiß beruht ja nicht nur auf einer vertikalen, sondern auch auf einer sagittalen Fehlstellung der Frontzähne; er ist somit progenieverdächtig. Symptome dieser Art nennt man **Mikrosymptome**: Obwohl der falsche Überbiß der Frontzähne fehlt und das Wort Progenie noch nicht benutzt zu werden pflegt, ist dem Kundigen klar, daß die Anlage zur Progenie vorhanden ist oder doch vorhanden sein könnte.
Zu den Mikrosymptomen zählt auch der durch die Schneidezähne gewissermaßen kompensierte Mesialbiß, der auf Abbildung 178 dargestellt wurde. Weiter gehören dazu überdurchschnittliche Entwicklungen der unteren apikalen Basis – die zum Teil mit Inversion der unteren Schneidezähne kombiniert sind – und schließlich Kreuzbisse, also transversale Okklusionsstörungen. Kreuzbisse dieser Art werden deshalb auch **progener Kreuzbiß** genannt (Abb. 180).
Jedes der genannten Mikrosymptome allein kann den Eindruck erwecken, als wenn der untere Zahnbogen in Lage und Größe ein gewisses Plus gegenüber dem oberen aufweise. Kommen mehrere Mikrosymptome zusammen, verstärkt sich der Verdacht, daß trotz korrekten Überbisses, ja

Pathogenese und Ätiologie der Dysgnathien

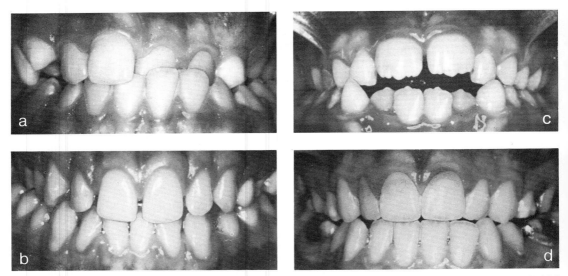

Abb. 180 *Mikrosymptome der Progenie. Es fehlt der untere Vorbiß oder er betrifft nur Einzelzähne (a). Bei (b) ist nur rechtsseitiger Kreuzbiß vorhanden: Der knappe Überbiß, die Achsenstellung der Schneidezähne und die große apikale Basis im Unterkiefer, die auch bei (c) und (d) zu erkennen ist, läßt kaum einen Zweifel, daß Progenie besteht.*

gelegentlich trotz negativer inzisaler Stufe, eine Progenie vorliegt. Progenie ist somit nicht nur vorhanden, wenn das Symptom „unterer Vorbiß" besteht: Es handelt sich um ein Merkmal mit breitgestreuter quantitativer Variabilität. Der Vorbiß der unteren Schneidezähne bezeichnet lediglich einen Schwellenwert, der jeden diagnostischen Irrtum ausschließt. Anlageträger dieser unauffälligen Art zu erkennen, ist nicht nur vom therapeutischen bzw. prognostischen Standpunkt aus wichtig, sondern auch vom ätiologischen (s. u.).

Bei ausgeprägter Progenie mit Mesialbiß, positiver inzisaler Stufe und Kreuzbiß hat man oft den Eindruck einer großen Zunge, während er bei geringerer Ausprägung fehlt. Das Wort „Eindruck" soll andeuten, daß eine Objektivierung der Zungengröße schwierig ist. So hat man zum Beispiel bei Zahnlosen oft den gleichen Eindruck, obwohl sich als Folge der Zahnlosigkeit nur die Form bzw. die Lageposition der Zunge geändert haben kann. Ähnlich könnte es bei Progenikern sein.

c) Extraorale Symptome

Je ausgeprägter die intraoralen Abweichungen, desto ausgeprägter in der Regel auch die extraoralen: Abbildung 181 a zeigt zwei typische Progenieprofile bei Mesialbiß und positiver inzisaler Stufe. Außer von den sagittalen wird das Aussehen aber auch von den vertikalen Lagebeziehungen der Zahnreihen im Sinne eines offenen Bisses bestimmt. Die vordere Gesichtshöhe übertrifft dann die hintere mehr als üblich. Nur wenn der untere Zahnbogen so groß ist, daß er den oberen zirkulär überfaßt, sind auch Verkürzungen möglich.

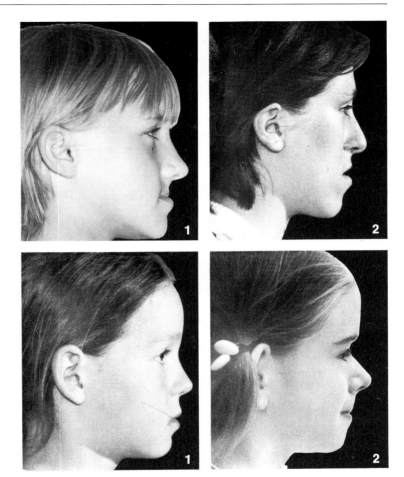

Abb. 181a *Profilverlauf bei ausgeprägter Progenie. Da er nicht nur von der Bißlage, sondern auch von der Ausprägung der Protuberantia mentalis abhängt, sind auch fliehende Profilverläufe möglich (2).*

Abb. 181b *Profilverlauf bei Progenie ohne unteren Vorbiß. Er ist bei (1) völlig unauffällig, bei (2) durch „Betonung" der Unterlippe und Verstreichung der Supramentalfurche gekennzeichnet.*

Wo eine positive inzisale Stufe fehlt – und vor allem natürlich bei Mikrosymptomen –, ist äußerlich zumeist nur eine betonte Unterlippe oder eine verstrichene Supramentalfurche zu sehen (Abb. 181b). Doch tritt nicht selten auch eine Überhöhung des Abstandes Stomion–Gnathion in Erscheinung, selbst wenn der Profilverlauf nicht progen, sondern gerade, ja fliehend ist. Letzteres ist möglich, weil für den Profilverlauf der Ausprägungsgrad des Kinns von größerem Gewicht sein kann als der Mesialbiß bzw. die positive inzisale Stufe. Besser als auf Fotografien sind die extraoralen Besonderheiten auf FRS-Bildern zu erkennen. Es empfiehlt sich deshalb, bei Progenikern immer ein solches Röntgenbild anzufertigen: Der maxilläre und mandibuläre Anteil am Erscheinungsbild der Progenie, der bei der klinischen Untersuchung offenbleibt, läßt sich so wenigstens angenähert beurteilen. Auch besteht die Möglichkeit, weitere auf Progenie hinweisende Mikrosymptome, gegebenenfalls auch Sondertypen, zu erkennen.

Zu den extraoralen Befunden sollen auch Hyperplasien des lymphatischen Rachenringes, speziell der Tonsilla pharyngea, gehören. Sie kommen, wie *H. W. Marcus* 1932 festgestellt hat, bei Progenikern überdurchschnittlich häufig vor. Auch sie lassen sich im FRS gut darstellen. Das hat einige Autoren veranlaßt, solche Hyperplasien geradezu als Ursache der Progenie zu bezeichnen (siehe S. 276).

d) Sonstige Symptome, funktionelle Folgen

Wie schon im 2. Band besprochen, besteht Einmütigkeit hinsichtlich der Frage, ob die durchschnittliche Kauleistung bei Progenikern mit unterem Vorbiß herabgesetzt ist. Sie wird bejaht, obwohl diese Funktionseinbuße je nach dem Ausprägungsgrad der Progenie individuell verschieden ausfallen muß. Entsprechendes dürfte für die Abbeißfunktion gelten: Der Gelenkaufbau läßt nur eine begrenzte Retrusionsbewegung der Mandibula von 1 bis 2 mm zu, so daß bei positiver inzisaler Stufe der zum Abbeißen nötige Kopfbiß nicht erreicht wird.

Dieses Kopfbiß-Einnehmenkönnen soll über das Funktionelle hinaus auch bezüglich der Ätiologie von Bedeutung sein: Könne Kopfbiß erreicht werden, so sagt man, beruhe die Progenie auf einer zufälligen sagittalen Fehlstellung der Schneidezähne. Zwar werde dann der Unterkiefer beim Zubeißen zwangsgeführt und gerate so, sekundär, in eine mesiale Bißlage mit positiver inzisaler Stufe, aber die Möglichkeit, auf Kopfbiß zurückzubeißen, bleibe trotzdem erhalten. Man spricht dann von **progenem Zwangsbiß** mit funktionellen Anpassungserscheinungen bzw. von 2. klinischer Form. *A. M. Schwarz* (1951) hat zur Verdeutlichung von Bißluxation gesprochen. In scharfem Kontrast dazu stünden die nicht mit Zwangsbiß einhergehenden Progenieformen: Sie sollen erbbedingt sein, vor allem, wenn sie auf einer mandibulären Hyperplasie beruhen (s. u.).

Neben den Kau- und Abbeißbeeinträchtigungen sind Schluckschwierigkeiten und Sprechfehler möglich, wenn wohl auch nur bei den ausgeprägten Formen. Beides ist zum Beispiel von dem hochgradigen Progeniker Karl V. (1500–1558) überliefert worden (siehe Abb. 184, 185).

e) Pathogenese

Wie auf Seite 58 und 79 berichtet, verändern sich die sagittalen Lagebeziehungen von Ober- und Unterkiefer während der intrauterinen Entwicklung: Die 1. embryonale Prognathie wird zur Zeit der Bildung des sekundären Gaumens (8. bis 10. Woche) oft, wenn auch nicht immer, in eine embryonale Progenie verwandelt. Diese pflegt in den folgenden Wochen und Monaten allmählich wieder in Prognathie überzugehen, was 2. embryonale Prognathie genannt wird. Diese 2. Prognathie, die man ebenso Retrogenie nennen könnte, weil nur ein relatives Lageverhältnis der Kiefer zueinander gemeint ist, entspricht der physiologischen Lageposition der Kiefer zur Zeit der Geburt.

Es kommt offenbar nur selten vor, daß zur Zeit der Geburt kopfbißartige oder gar progene Lagebeziehungen vorliegen. Fast alle Forscher, die Neugeborene untersucht haben, sind zu einem negativen Ergebnis gekommen, während Forscher, die perinatal verstorbene Kinder untersucht haben (*A. M. Schwarz*, 1932; *R. Bay*, 1955; *R.-R. Miethke*, 1978), auch einige progene Kinder vorfanden. Die möglichen Ursachen dieser Diskrepanz sollen nicht erörtert werden.

Fest steht, daß sich Progenien zumeist erst nachgeburtlich ausbilden, und zwar zur Zeit der Milchgebißentwicklung oder zur Zeit des Zahnwechsels. Dabei ist offen, ob progen Geborene ihre Progenie beibehalten oder nicht.

Die Angaben über die Häufigkeit von Progenien im Milchgebiß beruhen in der Regel auf Untersuchungen 3- bis 6jähriger Kinder in Kindergärten. Sie schwanken zwischen 1% und 8%. Unter Zugrundelegung zweier neuerer Untersuchungen von *F. Bilfinger* (1969) an 1000 und von *H. Taatz* (1976) an 1019 Kindern, bei denen allerdings der untere Vorbiß als alleinige Beurteilungsgrundlage diente, ist mit einer Häufigkeit zu rechnen, die zwischen 2,6% und 3,7% liegt. Unter Einschluß der Mikrosymptome, zum Beispiel von Kopfbiß, ist die Frequenz natürlich wesentlich höher. Übrigens ist die Beobachtung von *H. Taatz* von besonderem Interesse, daß die durchschnittliche Häufigkeit zwischen dem 4. (1,06%) und 6. Lebensjahr (4,36%) erheblich zunimmt. Würde sie doch bedeuten, daß von einem Stationärbleiben der Zahnstellung in diesem Lebensabschnitt in einem absoluten Sinne keine Rede sein kann (s. S. 115).

Bezüglich der Frage, was aus diesen Milchgebiß-Progenien zur Zeit der Wechselgebißperiode wird, ist die folgende, auf *G. Korkhaus* zurückgehende Ansicht weit verbreitet. Er fand 1927 bei der Untersuchung von Schülern im Alter von 6 Jahren eine Progeniehäufigkeit von 2,6%, bei Schülern im Alter von 14 Jahren dagegen nur noch eine von 0,5%. Er schloß daraus, da kieferorthopädische Behandlungen als Ursache nicht in Frage kamen, daß Milchgebißprogenien in der Mehrzahl der Fälle (etwa 80%) zur Zeit der 1. Wechselgebißperiode spontan verschwänden. Das sei möglich, weil es sich bei diesen 80% lediglich um zufällige Stellungsfehler der Schneidezähne im Sinne eines progenen Zwangsbisses handele, der sich beim Ausfall der Milchschneidezähne und damit dem Fortfall der Zwangsführung spontan ausgleiche.

Diese Ansicht läßt sich jedoch nicht aufrechterhalten. Schon die klinische Erfahrung spricht dagegen. So schreiben *U. Klink-Heckmann* und *E. Bredy* (1977): „Nach unserer Erfahrung gibt es praktisch keine Fälle, bei denen nach Ausfall der Milchfrontzähne ein progener Zwangsbiß von selbst ausheilt." Außerdem ist die Progenie im Wechsel- und bleibenden Gebiß nicht seltener, sondern häufiger als im Milchgebiß, jedenfalls wenn man auch die Progeniker mitzählt, die keinen unteren Vorbiß aufweisen. Nach einer Untersuchung von *D. Heinichen* (unveröffentlicht) an 545 nicht kieferorthopädisch behandelten Berliner Schülern im Alter von 6 bis 17 Jahren hatten 2,6% eine Progenie mit unterem Vorbiß, was den Häufigkeitsangaben für das Milchgebiß entspricht. Darüber hinaus hatten 3,6% eine eindeutig erkennbare Progenie, wenn auch ohne unteren Vorbiß. Das sind zusammen 6,2% – eine Zahl übrigens, die bereits über die üblichen Häufigkeitsangaben dieser Altersgruppe, die zwischen 0,5% und 4% liegt, hinausgeht. Zählte man auch noch diejenigen mit, die nur Mikrosymptome (7,2%) oder gar fragliche Mikrosymptome (7,2%) aufweisen, kommt man insgesamt auf 13,4% bzw. 20,6% (siehe Tab. XXXIII). Auf diese Zahlen komme ich zurück, weil sie im Hinblick auf die Ätiologie von Bedeutung sind.

Zusammenfassend ergibt sich, daß die Progenie beim Übergang vom Milch- ins bleibende Gebiß nicht seltener, sondern häufiger wird. Dabei muß sich die Progressivität nicht unbedingt auch auf den Ausprägungsgrad beziehen.

f) Ätiologie

Bis vor kurzem galt die Progenie als eine in den meisten Fällen von Umweltfaktoren verursachte Dysgnathie. Entscheidend für

Tabelle XXX Konkordanz (++) und Diskordanz (○+) bei 42 eindeutig dokumentierten EZ- und ZZ-Paaren mit Progenie. Die Konkordanzrate unter EZ ist mit 84,0% fast 7mal höher als die unter ZZ (12,2%).

	++		○+		KK	
	n	%	n	%	n	EZ:ZZ
EZ	21	84,0	4	16,0	25	= 7:1
ZZ	2	12,2	15	88,8	17	
n	23		19		42	

Aus *Ch. Schulze*, 1979

diese Annahme waren die genannten Angaben über die Abnahme der Häufigkeit vom Milch- ins bleibende Gebiß. Daraus schloß man, daß die Milchschneidezähne während oder nach ihrem Durchbruch „zufällig" oder durch exogene Faktoren in einen verkehrten Überbiß und damit in Zwangsführung geraten seien. Aus diesem Zwangsbiß könnten sie sich erst beim Wechsel der Schneidezähne wieder befreien, selbst wenn der vermeintliche exogene Faktor schon vorher seine Wirksamkeit eingebüßt habe. Nur die verbliebenen 15 bis 20% der Milchgebiß-Progenien sollten ihr Dasein erblichen Faktoren verdanken, weshalb sie über den Schneidezahnwechsel hinaus bestehenblieben.

Diese Vorstellungen haben zusammen mit dem Wunsch, die Fülle der Progeniesymptome durch eine Untergliederung zu ordnen und überschaubar zu machen, zur Aufstellung von drei bzw. vier klinischen Formen der Progenie geführt. Sie gehen vor allem auf *W. Pfaff* (1906) und *G. Korkhaus* (1939) zurück und sind im Band 1, Seite 113 bis 118, erläutert worden. Ich gehe nicht noch einmal darauf ein. Denn heute dürfte feststehen, daß solche Unterteilungen unter ätiologischem Aspekt irreführend sind. Unabhängig von der klinischen Form hat Progenie immer mit Vererbung zu tun – von Sonderfällen abgesehen, auf die ich zurückkomme. Das haben Zwillings- und Sippenuntersuchungen ergeben, auf die ich im folgenden eingehe.

1. Zwillingsuntersuchungen

Wie auf Seite 48 erläutert, haben Zwillingsuntersuchungen vor allem zwei Fragen zu beantworten:

1. Sind Erbfaktoren am Zustandekommen des Merkmals beteiligt?
2. Stimmen die gefundenen Konkordanz- und Diskordanzzahlen bei EZ und ZZ mit der Erbgangshypothese überein?

Diese Fragen lassen sich mit Sicherheit nur beantworten, wenn die Zwillingsserie unausgelesen ist. Eine solche Serie liegt jedoch nicht vor; die Zusammenstellung in Tabelle XXX ist eine Sammelkasuistik. Das ergibt sich allein aus der Anzahl der EZ- und ZZ-Paare (siehe S. 46ff.). Da in der Tabelle aber nur überprüfbare Fälle aufgenommen worden sind, die offensichtlich unabhängig davon publiziert worden sind, ob es sich um EZ oder ZZ, um Konkordanz oder Diskordanz, um Jungen oder Mädchen oder um mäßige oder starke Ausprägungsgrade der Progenie gehandelt hat, dürfte ihr Aussagewert relativ hoch sein.

Bei Zwillingsuntersuchungen werden Merkmale daraufhin geprüft, ob sie bei beiden Paarlingen oder nur bei einem Paarling vorkommen. Bei einem kontinu-

Die Progenie

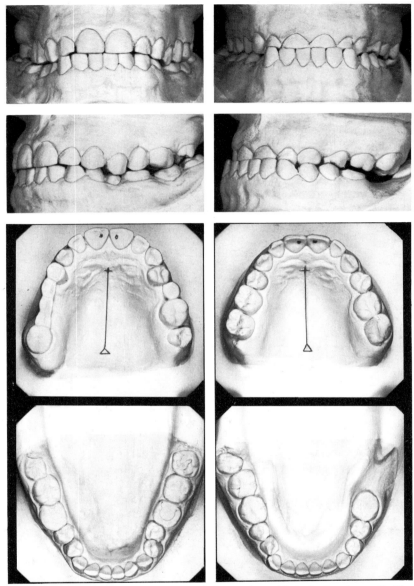

Abb. 182a Modelle eines EZ-Paares mit Progenie und Aplasie der oberen P_2. Nur ein Partner (rechts) beißt umgekehrt über, der andere hat eine kopfbißartige Frontzahnstellung (links). Doch hat auch letzterer eindeutige Progeniesymptome (große apikale Basis im Unterkiefer, Steilstellung der unteren Frontzähne, Kreuzbiß): Das Paar ist als konkordant einzustufen. Grund der unterschiedlichen Merkmalsäußerung sind exogene Faktoren. Links wurden zum Beispiel nach Verlust der persistierenden m_2 Brücken eingegliedert; außerdem wurden die oberen I_1 mit Mantelkronen versehen. Rechts blieb sich das Gebiß nach Verlust der m_2 selbst überlassen, es trat eine Verkürzung des oberen frontalen Zahnbogensegmentes auf.

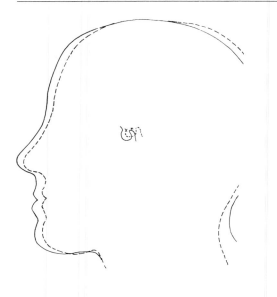

Abb. 182b *Der Unterschied in der Zahnstellung äußert sich im Profilverlauf nur darin, daß die Unterlippe beim einen EZ etwas stärker betont ist als beim anderen. Durchzeichnungen von FRS, Profile gegeneinander verschoben, um den praktisch gleichen Profilverlauf zum Ausdruck zu bringen.*

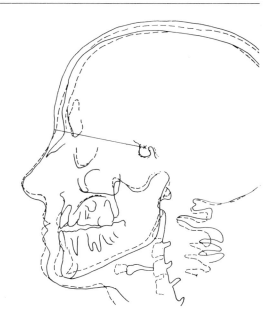

Abb. 182c *Bei Überdeckung der beiden FRS in der Nasion-Sella-Geraden wird ein unterschiedlicher Profilverlauf vorgetäuscht. Ursache: Die Bezugsebene N–S ist selbst auch eine Variable.*

ierlich quantitativ variablen Merkmal wie der Progenie fragt es sich, wie groß die Übereinstimmung sein muß, um noch von Konkordanz reden zu können. An Hand der Abbildungen 182a bis c soll das erläutert werden.

Ebenso wie für die Diagnose wird auch für diese Entscheidung oft allein der untere Vorbiß als Richtschnur gewählt. Dann wäre das dargestellte EZ-Paar diskordant, weil nur der eine Paarling verkehrt überbeißt. Tatsächlich sind aber beide Paare progen, wie man unschwer aus der Gebiß- und Kiefersituation als Ganzes sowie am Profilverlauf erkennt. Vorbeißen oder Nichtvorbeißen ist bei dieser Prüfung also genausowenig allein entscheidend wie für die Diagnosestellung. Die Unterschiede im Schneidezahnbereich des EZ-Paares sind exogener Natur, weil die beiden Partner erblich identisch sind (siehe Legenden 182a bis c).

Wenn nur ein EZ-Partner die vollen Symptome einer Progenie aufweist, der andere jedoch nur Mikrosymptome, darf man von Konkordanz natürlich nur sprechen, wenn irgendwelche Zweifel am Vorliegen einer Progenie auch beim Träger der Mikrosymptome nicht bestehen. Im übrigen sind solche Zweifel selten: Die meisten mir bekannten EZ-Paare weisen etwa gleich starke Ausprägungsgrade auf (Abb. 183) – im Gegensatz zu konkordanten ZZ-Paaren,

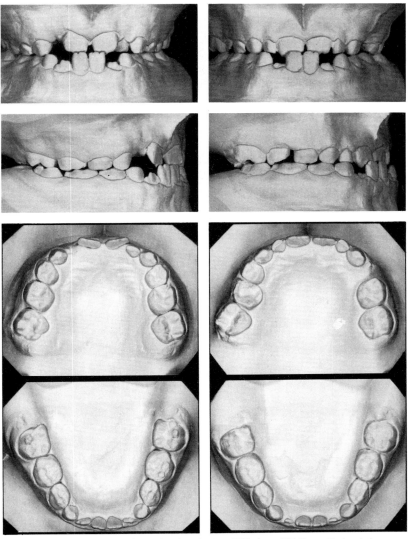

Abb. 183 *Progenie bei einem konkordanten 8jährigen EZ-Paar. Es bestehen nur geringe Unterschiede im Ausprägungsgrad.*
Beobachtung Dr. Chr. Werner, 1978.

wo zum Teil deutliche Unterschiede bestehen.
In diesem Zusammenhang noch eine Anmerkung: Viele der publizierten Zwillingspaare hätten nach den früheren Einteilungsprinzipien gar keine „echte", d.h. vererbte Progenie gehabt. Sie konnten ohne weiteres auf Kopfbiß zurückbeißen oder wiesen gar nur Mikrosymptome wie Kopfbiß oder umgekehrten Überbiß eines einzelnen Zahnes auf. Trotzdem waren die so behafteten EZ-Paare konkordant: Also ein weiterer Beweis dafür, daß die klinischen Formen ätiologisch ohne Relevanz sind.
Wie wichtig eine nicht zu stark einschränkende Beurteilung von Konkordanz und Diskordanz bei Zwillingen sein kann, ergibt sich aus Angaben, die M. Marković (1978) publiziert hat. Unter 250 von ihm in Jugoslawien gesammelten Zwillingspaaren waren 28 EZ- und 14 ZZ-Paare mit Progenie. Die Konkordanzrate unter den EZ-Paaren betrug 60,7%, obwohl im Text von 81,0% Konkordanz die Rede ist, was offensichtlich ein Versehen ist. Da die Angabe über die Konkordanzrate bei den ZZ-Paaren mit denen in Tabelle XXX fast übereinstimmt, vermute ich, daß die abweichenden Prozentzahlen bei den EZ auf Unterschieden bei der Beurteilung des Begriffes Konkordanz und nicht auf Unterschieden in der tatsächlichen Konkordanzhäufigkeit beruhen. Wie auch immer: Die eingangs gestellte Frage Nr. 1, ob Erbfaktoren am Zustandekommen des Merkmals beteiligt sind, kann wie folgt beantwortet werden:
Erbfaktoren sind beteiligt. Das ergibt sich aus dem signifikanten Unterschied zwischen der Konkordanzrate bei EZ (84,0%) und ZZ (12,2%). Auf diesen Unterschied kommt es vor allem an, nicht so sehr auf die absolute Höhe der Konkordanz.
Schließlich zur 2. Frage: Stimmen die gefundenen Konkordanz-Diskordanz-Werte bei EZ und ZZ mit den früheren Erbgangshypothesen überein, die, wie aus dem nächsten Abschnitt hervorgeht, alle auf regelmäßig oder unregelmäßig dominanten Erbgang hinauslaufen? Die Antwort kann nur „Nein" lauten. Denn nach Tabelle XXX besteht ein Konkordanz-Diskordanz-Verhältnis von etwa 7:1. Wie auf Seite 46ff. erläutert, läßt sich das aber nur mit Polygenie und nicht mit heterozygoter Genwirkung vereinbaren. Zusammen mit der Variabilität des Merkmals Progenie ist dieser Befund schon fast beweisend für polygene bzw. multifaktorielle Ätiologie. Denn auch die kontinuierliche morphologische Variabilität läßt sich ja kaum anders als durch einen Summationseffekt im Sinne additiver Polygenie zwanglos erklären, selbst wenn exogene Faktoren mit hineinspielen. Noch mehr Klarheit dürfte sich aus den Familien- und Sippenuntersuchungen ergeben.

2. Familien- und Sippenuntersuchungen

Zahlreiche Forscher haben Familien oder Sippen beschrieben, in denen Progenie mehr oder weniger regelmäßig von Generation zu Generation übertragen wurde. Da keine Bevorzugung eines Geschlechts zu erkennen war und es sich zumeist um kräftige Ausprägungsgrade der Progenie gehandelt hat, wo der Gedanke, es könne sich um einen zufallsbedingten progenen Zwangsbiß handeln, gar nicht erst aufkam, galt diese Art von Progenie als ein Merkmal, das durch heterozygote Wirkung eines autosomalen Gens zustandekommt. Deshalb wurde dafür die Bezeichnung „echte Progenie" gewählt. Das berühmteste Beispiel ist die Sippe der Habsburger, obwohl die Diagnose nur an Hand von Porträts erstellt werden konnte (Abb. 184 und 185). Die auch für regelmäßig dominanten Erbgang viel zu hohe Zahl von Behafteten dürfte Folge immer erneut vorgekommener Verwandtenehen und damit von Homozygotie bei einem Teil der behafteten Eltern sein.

Die Progenie

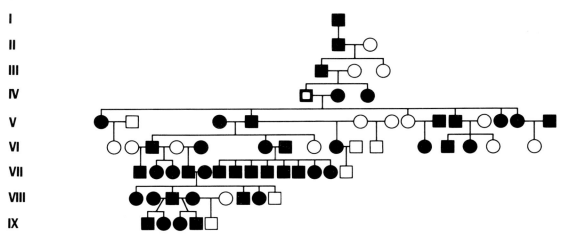

Abb. 184 *Progenie im Hause Habsburg. Lückenlose Übertragung durch 9 Generationen, erfaßt an Hand von Porträts verschiedener Maler. Keine Kennzeichnung unterschiedlicher Ausprägungsgrade. Sondertyp der Progenie mit regelmäßiger Übertragung durch ein dominantes autosomales Gen mit diphäner (Progenie, Lippenform) Wirkung = ? I,1 = Ernst der Eiserne (1377–1424), IX,4 = Karl II. von Spanien (1661–1700).*
■● = *Progenie*. ◘ = *Progenie fraglich.* □○ = *nicht behaftet.*
Aus O. Rubbrecht, 1939.

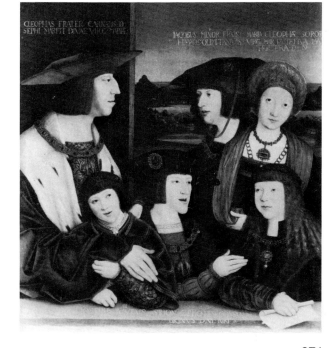

Abb. 185 *Progenie im Fürstenhause Habsburg. Beim Großvater, Kaiser Maximilian I. (links oben), tritt sie vor allem als mandibuläre Procheilie („Habsburger Unterlippe"), beim Großsohn, dem späteren Kaiser Karl V. als extreme Progenie mit offenem Biß in Erscheinung: Der Mund kann nicht mehr zwanglos geschlossen werden (Mitte unten).*
Gemälde von Bernhard Strigel (1460–1528). ›Bild der kaiserlichen Familie 1515‹, Wien; Kunsthistorisches Museum.

Tabelle XXXI Prozentuales Verhältnis progeniebehafteter (+) bzw. nicht behafteter Kinder (O) in Abhängigkeit vom Behaftetsein der Eltern unter Einschluß selbst fraglicher Mikrosymptome. Die Zahl der behafteten Kinder ist auch dann noch hoch, wenn kein Elter behaftet ist. Sie steigt deutlich an, wenn auch ein Elter behaftet ist (+O) bzw. beide Eltern behaftet sind (++).

Eltern	OO		+O		++	
Kinder	+	O	+	O	+	O
einfache Auszählung	49,2	50,8	52,5	47,5	67,9	32,1
P-Methode	30,4	69,6	41,0	59,0	55,0	45,0
G-Methode	40,0	60,0	52,7	47,3	54,5	45,5
mittlerer Wert	40,6	59,4	50,2	49,8	57,6	42,4

Aus *Ch. Werner*, 1979

Die Gefahr, daß es sich bei Sippen dieser Art um eine kasuistische Auslese handelt – publiziert also, weil die Progenie so ausgeprägt und die Übertragung so regelmäßig war –, ist natürlich groß. Ein klareres Bild bekommt man, wenn man von irgendeinem beliebigen Progeniker als Probanden ausgeht und seinen Familienverband auf Progenie hin untersucht. Solche Untersuchungen wurden erstmals in Zusammenarbeit mit *W. Wiese* (1964, 1965) durchgeführt.

Probanden waren alle 16 Progeniker einer kieferorthopädischen Abteilung. Alle hatten unteren Vorbiß, konnten nach den damals noch üblichen Unterscheidungskriterien allerdings nur neunmal als „echt" eingestuft werden. Fünf Probanden waren „unecht" und zwei Zwangsbißprogeniker; in ihren Sippen wurden deshalb keine weiteren Behafteten erwartet.

Trotzdem fanden sich in allen Sippen weitere Behaftete. Unter den insgesamt erfaßten 393 Blutsverwandten hatten 55 (14,0%) eine Progenie mit unterem Vorbiß. Dazu kamen 26 Sippenangehörige (6,7%), die zwar keinen unteren Vorbiß, aber eindeutige Progeniesymptome anderer Art aufwiesen. Diese mitgezählt, hatten 20,7% der Sippenangehörigen eine Progenie. Und schließlich gab es noch 23 Angehörige mit Mikrosymptomen (5,9%). Diese Mikrosymptome wurden erst im Verlauf der Untersuchung in ihrer Bedeutung erkannt: Werden sie mitgezählt, waren 104 von 393 Sippenangehörigen bzw. 26,6% mit Progenie oder progenieartigen Symptomen behaftet.

Durch dieses bis dahin unübliche Mitzählen näherten sich die Verhältniszahlen zwischen Behafteten und Nichtbehafteten in den progeniebehafteten Familien bzw. Geschwisterschaften der bei dominantem Erbgang erwarteten Verteilung, während sie sich beim Fortlassen von ihr entfernten. Optisch kann man sich das verdeutlichen, wenn man ein und dieselbe Sippe unter schrittweiser Fortlassung der Symbole für mäßigere Ausprägungsgrade betrachtet (siehe Abb. 186). Trotz Einbeziehung der Mikrosymptome paßte das Ergebnis jedoch immer noch nicht mit der ursprünglichen Erwartung überein, daß heterozygote Genwirkung vorläge. So waren unter 45 Familien mit wenigstens einem behafteten Kind – 5 unklare Familien nicht mitgerechnet – nur 25, in denen auch ein Elternteil oder beide Eltern behaftet waren – anders ausgedrückt: In 20 Familien waren beide Eltern selbst von Mikrosymptomen frei. Da das bei dominantem Erbgang ungewöhnlich ist, wurde Polygenie als Erbgangshypothese in Betracht gezogen. Denn bei Polygenie ist dieses häufige Freibleiben beinahe das übliche (siehe S. 45ff.).

Es wurde nunmehr geprüft, ob die durchschnittliche Zahl der behafteten Geschwister von der Zahnstellung bei den Eltern abhängig ist. Denn wenn bereits einer der Eltern die zur Merkmalsrealisation erforderliche Genzahl hat, muß unter den Kindern häufiger Progenie auftreten als wenn keiner der Eltern behaftet ist. Dieser Unterschied bestätigte sich zwar, doch war er relativ gering und statistisch nicht signifikant.

Da es möglich erschien, daß dieses Ergebnis Folge einer unbewußten Probandenauslese war, weil ja alle 16 Probanden eine ausgeprägte und somit vermutlich durch zahlreiche bzw. intensiv wirkende Gene verur-

Tabelle XXXII Prozentuales Verhältnis progeniebehafteter (+) bzw. nichtbehafteter Kinder (O) in Abhängigkeit vom Behaftetsein der Eltern unter Ausschluß von Mikrosymptomen. Gleiche Tendenzen wie in Tabelle XXXI. Progenie-Behaftung beider Eltern kam nicht vor.

Eltern	OO		+O		++	
Kinder	+	O	+	O	+	O
einfache Auszählung	34,4	65,6	35,3	64,7	–	–
P-Methode	11,6	88,4	24,0	76,0	–	–
G-Methode	17,5	82,5	34,1	65,9	–	–
mittlerer Wert	21,8	78,2	32,5	67,5	–	–

Aus *Ch. Werner*, 1979

sachte Progenie hatten, erschien es wünschenswert, die Frage mit anderen Probanden zu überprüfen. Diese Probanden sollten lediglich Mikrosymptome, zum Teil sogar fragliche Mikrosymptome, aufweisen. Die Untersuchung wurde von *Ch. Werner* (1979) durchgeführt. Von 11 Probanden ausgehend wurden insgesamt 309 Sippenangehörige erfaßt. Dabei wurden nach Möglichkeit auch Modelle (n = 216) hergestellt, so daß die Untersuchungsergebnisse später überprüft werden konnten. Das schien vor allem bei den Mikrosymptomen nötig zu sein.

Die Analyse ergab, daß die bei Polygenie zu erwartende zahlenmäßige Abhängigkeit in den Geschwisterschaften vom Befund der Eltern deutlicher als bis dahin in Erscheinung trat, und zwar unabhängig davon, ob die gefundenen Zahlen nach der Probanden- oder Geschwistermethode korrigiert waren. Unter Zugrundelegung eines Mittelwertes waren 40,6 % Geschwister behaftet, wenn keiner der Eltern, 50,2 % der Geschwister behaftet, wenn einer der Eltern behaftet war und 57,6 % behaftet, wenn beide Eltern behaftet waren (Tab. XXXI). Bei Ausschluß aller fraglichen Mikrosymptome ergaben sich die in Tabelle XXXII aufgeführten Zahlen.

Bei Berücksichtigung selbst fraglicher Mikrosymptome ist natürlich zu erwarten, daß die Sippentafeln den Eindruck eines dominanten Erbganges machen, weil dann fast 40 % aller Sippenangehörigen eine Progenie aufweisen. Diese Zahl sank auf 19,1 %, wenn die fraglichen Mikrosymptome fortgelassen wurden (Tab. XXXIII) und auf etwa 6,5 %, wenn die Mikrosymptome insgesamt fortgelassen wurden. Entsprechend änderte sich der Eindruck, den man beim Betrachten der Sippentafeln hatte. Auf Abbildung 186 ist eine der 11

Tabelle XXXIII Vergleich der prozentualen Häufigkeiten von Progenie unterschiedlicher Ausprägung gegenüber dem Populationsdurchschnitt *(Heinichen)*, ausgeführt von Probanden mit z. T. fraglichen Mikrosymptomen *(Werner)* bzw. von ausgeprägten Progeniesymptomen *(Schulze/Wiese)*. Die Zahl der Behafteten nimmt in Abhängigkeit vom Ausmaß der Probandenauslese unterschiedlich stark zu (untere Zeile).

	Heinichen n = 545	Werner n = 309	Schulze u. Wiese n = 393
■ ●	2,56	1,94	14,0
▣ ◉	3,58	4,53	6,7
▫ ◎	7,15	12,62	5,9
Summe	13,29	19,09	26,60

Aus *Ch. Schulze,* 1979

Sippentafeln dargestellt. Auf diese Weise stellte sich heraus, daß bei der bisher üblichen alleinigen Beurteilung der eindeutigen, weil ausgeprägten Progeniesymptome in den 11 untersuchten Sippen lückenlose Übertragung durch 3 Generationen nur einmal vorkam und viermal die Übertragung von Eltern auf wenigstens eines der Kinder. Die meisten Progeniker waren also Solitärfälle (10mal) oder Geschwisterfälle (1mal). Dieses Ergebnis dürfte mit der tatsächlichen Verteilung ausgeprägter Progenien in der Bevölkerung übereinstimmen. Es entspricht der Erwartung bei Annahme von Polygenie, läßt sich dagegen nicht mit der Annahme heterozygoter Genwirkung in Übereinstimmung bringen.

Interessante Aufschlüsse ergibt auch ein Vergleich mit den von *D. Heinichen* gefundenen populationsspezifischen Häufigkeitswerten, von denen auf Seite 265 bereits die Rede war (Tab. XXXIII, links). Danach erhöht sich als Folge der geminderten Probandenauslese nicht die Anzahl ausgeprägter Progenieformen, was möglicherweise Zufall ist, sondern nur der prozentuale Anteil geringfügiger Progenieformen, und zwar deutlich (Mitte). Ganz anders ist es, wenn man von Probanden mit ausgeprägter Progenie ausgeht (rechts). Dabei wurden die von *Heinichen* und *Werner* berücksichtigten fraglichen Mikrosymptome fortgelassen, um nur Vergleichbares zu vergleichen. Es ergibt sich, daß gegenüber einer den Populationsdurchschnitt widerspiegelnden Progeniehäufigkeit von 13,3% die Häufigkeit in einer durch Verwandtschaft gekennzeichneten Population auf 19,1% ansteigt. Geht man von Probanden mit hochgradiger Progenie, d.h. mit unterem Vorbiß aus, erhöht sich die Zahl sogar auf 26,6%.

Diese Zahlenunterschiede wären kaum zu erklären, wenn man Progenie als autosomal dominant vererbt ansähe. Bei Annahme eines multifaktoriellen genetischen Systems „stimmen" sie dagegen, weil sie sich zwanglos als Folge unterschiedlicher Genverteilungen in Populationen auf der einen und in Sippen auf der anderen Seite erklären lassen. Somit bestehen kaum noch Zweifel, daß Progenie vom üblichen Typ ätiologisch auf einem multifaktoriellen genetischen System beruht: Die kontinuierliche Variabilität des Merkmals, die Unterschiede im Konkordanzverhalten zwischen EZ und ZZ und schließlich die Sippenbefunde lassen keine andere Deutung zu.

Folgende Fragen sind noch zu erörtern:
1. Welcher Art sind die exogenen Faktoren, die als Partner am multifaktoriellen genetischen System teilnehmen, selbst wenn ihr Gewicht auf Grund der Zwillingsuntersuchungen – die Manifestationswahrscheinlichkeit (M) beträgt nach Tabelle XXX 0,91 – relativ gering ist?
2. Gibt es Sondertypen von Progenie, die durch ein einzelnes Gen im Sinne heterozygoter Genwirkung zustandekommen?
3. Sind Progenie und Angle-Klasse II,1 komplementäre Dysgnathien?

3. Exogene Faktoren im polygenen Verband

In einem MGS bilden polygene und exogene Faktoren eine Funktionsgemeinschaft, wobei die exogenen Faktoren die genetisch determinierte Anlage gewissermaßen „über eine Schwelle in das Terrain ihrer spezifischen Wirksamkeit heben" (*G. Jörgensen,* 1974). Ohne genetische Basis sind diese exogenen Faktoren nur selten in der Lage, das Merkmal Progenie zustande zu bringen. Eine Ausnahme machen LK(G)-Spalten. Die durch Spalt und Operationsfolge verkümmerte Maxilla führt trotz verbesserter, das Weiterwachsen der Maxilla weniger als früher beeinträchtigender Operationstechnik auch heute noch häufig zum Vorbiß des Unterkiefers (Abb. 187). Über die Einschränkungen dieser Aussage ist auf Seite 69/70 berichtet worden. Auch darf nicht vergessen werden, daß durchschnittlich 5 bis 10% der Spaltträger gleichzeitig eine Progenie auf erblicher Basis haben. Denn Spaltträger haben die gleiche Chance, eine Progenie zu bekommen, wie andere Menschen auch.

Wenn von Exogenie als ätiologischem Faktor für Progenie gesprochen wird, spielen jedoch LK(G)-Spalten – und ebenso hochgradige frühe Milchzahnverluste (siehe S. 158) – schon wegen ihrer relativen Seltenheit eine untergeordnete Rolle. Genannt werden vielmehr vor allem adenoide Vegetationen, Zungenhyperplasien und Nichtanlage oberer I_2.

Die Progenie

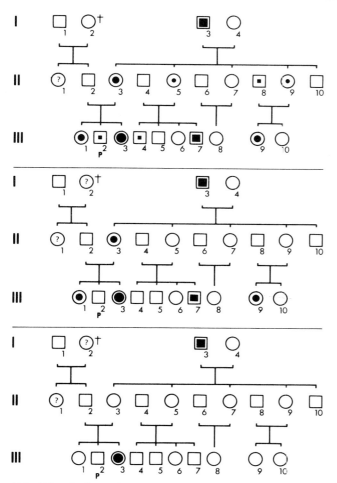

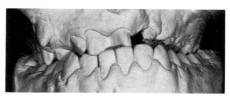

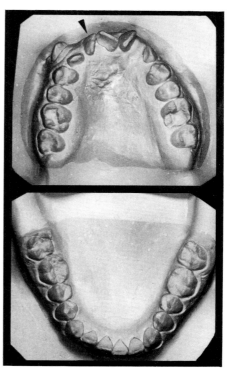

Abb. 186 Dreimal die gleiche Sippentafel einer progeniebehafteten Sippe.
Oben: Werden auch fragliche Mikrosymptome berücksichtigt, ergibt sich das Bild regelmäßig dominanten Erbgangs.
Mitte: Werden die fraglichen Mikrosymptome fortgelassen, ergibt sich das Bild unregelmäßig dominanten Erbgangs: Zweimal wird eine Generation übersprungen.
Unten: Werden Mikrosymptome insgesamt fortgelassen und nur noch deutliche Progeniesymptome berücksichtigt, ist eine konkrete Aussage über den Erbtyp nicht mehr möglich. Beachte, daß kein Progeniebehafteter unteren Vorbiß aufweist (= voll geschwärztes Symbol).
■ ● = Deutliche Progenie ohne unteren Vorbiß. ■ ⊙ = eindeutige Mikrosymptome von Progenie. ▫ ⊙ = fragliche Mikrosymptome.
Aus Ch. Werner, 1978.

Abb. 187 Progenie bei linksseitiger LK-Spalte, der sekundäre Gaumen ist also nicht betroffen. Beachte die Überzahl des I_2 auf der rechten, nicht gespaltenen Seite des Oberkiefers (Pfeil). Wegen der Größe dieses überzähligen Zahnes ist die Annahme einer Verdoppelung des rechten I_1 ebenfalls vertretbar.

1. Adenoide Vegationen

Die Ansicht, daß Atmungshindernisse im Nasenrachenraum primär zu einer bestimmten Kopfhaltung und diese zu bestimmten Dysgnathien führe, ist vor allem von *M. Wankewicz* (1930/31) vertreten worden. Bezüglich der Progenie vermutete sie, daß Vergrößerungen der Zungenmandel zur Verengung des Pharynx und konsekutiv zur Ventralhaltung des Unterkiefers führe. Das erleichtere die Atmung, führe aber auch zur Ausbildung einer Progenie. Durch Paraffininjektionen bei heranwachsenden Hunden glaubte sie, diesen Zusammenhang experimentell erwiesen zu haben. Dagegen hat *H. W. Markus* (1932) beim Vergleich der Häufigkeiten hyperplastischer Tonsillen einerseits und verschiedener Dysgnathien andererseits festgestellt, daß Progeniker am häufigsten (51%) und Deckbißträger am seltensten (26%) Schwellungszustände der Rachenmandel aufgewiesen haben, wobei er bereits tonsillektomierte Kinder mitgezählt hat. Wenn man jedoch bedenkt, daß

1. hyperplastische Tonsillen bei Kindern bis zum 12. Lebensjahr fast die Regel sind und sich deshalb bei allen Kindern in gleicher Weise auswirken müßten; daß
2. die Entscheidung „groß oder nicht groß" nur im Verhältnis zur Weite des Nasopharynx einen Sinn hat und außerdem subjektiv ausfallen kann; und daß schließlich
3. Tonsillektomien nicht nur durchgeführt werden, weil Hyperplasien vorgelegen haben,

wird man hinsichtlich der Befundbeurteilung zurückhaltend sein. Falls derartige Häufungen überhaupt bestehen, ist die Annahme, daß sie Folge und nicht Ursache der Progenie sind, realistischer. Im übrigen werden hyperplastische Tonsillen, speziell Adenoide, auch bei Distalbiß im Sinne der Angle-Klasse II,1, also einer morphologisch konträren Dysgnathie, ätiologisch in Anspruch genommen: Von einer gesicherten Erkenntnis kann also keine Rede sein.

2. Zungenhyperplasie

Kinder mit eindeutig erkennbarer Zungenvergrößerung zeigen regelmäßig Veränderungen der Zahnstellung, vor allem in Form offener Bisse (siehe Bd. 1, Abb. 27). Daneben kommen Kreuzbisse und sonstige Hinweise auf dento-alveoläre oder mandibuläre Überentwicklungen im Sinne von Progenie vor. Es besteht also kein Zweifel, daß pathologisch vergrößerte Zungen über den alveolären Bereich hinausgehende Hyperplasien im Kieferbereich verursachen können, wie umgekehrt pathologische Hypoplasien der Zunge alveoläre und mandibuläre Unterentwicklungen zustandebringen. Eine andere Frage ist es, ob Zungen, die groß aussehen – exakte Messungen sind ja nicht möglich –, wirklich auch groß sind. So scheinen Zahnlose vor der prothetischen Versorgung oft eine große Zunge zu haben, die sie nach der Versorgung nicht mehr haben. Die Zunge hatte sich also nur verformt und paßte sich den neuen räumlichen Gegebenheiten später wieder an. Ähnlich scheint es bei Progenien mit vergrößerter Mandibula zu sein. Nach Osteotomie der Rami und Reposition des Corpus bedarf es in der Regel keiner Zungenverkleinerung, obwohl die verformte und groß aussehende Zunge bei der Operation mit zurückverlagert wird, so daß der Zungengrund zunächst der hinteren Pharynxwand anliegt: Röntgenaufnahmen (FRS) unmittelbar nach der Operation zeigen das deutlich. Später ist die Zungenlage jedoch wieder normalisiert, und die Zunge sieht nun auch nicht mehr groß aus (*E. H. Balan*, 1975). Deshalb werden operative Zungenverkleinerungen im Rahmen der kieferorthopädischen oder chirurgischen Progeniebehandlung im all-

gemeinen auch nicht mehr durchgeführt, von Ausnahmen mit wirklicher Zungenhyperplasie abgesehen.
Diese Ansicht wird allerdings nicht überall geteilt. *U. Rheinwald* (1957, 1960) und vor allem *R. Becker* (1966) haben die Ansicht vertreten, daß der Zunge sogar eine zentrale Rolle beim Wachstum des Unterkiefers zufalle. Mandibuläre Hypoplasien, zum Beispiel beim *Robin*-Syndrom, würden ebenso von Entwicklungsbeeinträchtigungen der Zunge verursacht (siehe S. 101) wie mandibuläre Hyperplasien bei Progenie durch Entwicklungsexzesse. Als Beweismittel dienten klinische Beobachtungen, günstige Erfahrungen mit Zungenverkleinerungen bei der Progenieoperation, histologische Untersuchungen an Embryonen und tierexperimentelle Forschungen an Ratten. Über die histologischen Untersuchungen wurde schon berichtet (siehe S. 80). Die Differenzierung und Entwicklung der Zunge wurde für unabhängig vom Unterkieferwachstum gehalten, das Unterkieferwachstum dagegen für abhängig vom Wachstum und der Lageveränderung der Zunge, speziell bei Bildung des sekundären Gaumens. Bei den Tierexperimenten wurde die Zunge operativ verkleinert oder durch Ausschaltung der N. hypoglossi gelähmt. Danach traten Veränderungen im Kondylenknorpel in Form von Verschmälerungen und Unregelmäßigkeiten des Zellgefüges auf – also offensichtlich Anzeichen verminderten Knorpelwachstums, aus denen auf vermindertes Unterkieferwachstum geschlossen wurde. Obwohl sich die Knorpelschicht bei den Tieren mit Zungenresektion später normalisierte, wurden die Veränderungen nicht mit der operationsbedingten Bewegungseinschränkung in Zusammenhang gebracht, sondern für eine Folge der Zungenverkleinerung gehalten. *Becker* war überzeugt, daß der Wachstumsdruck der Zunge für das Unterkieferwachstum grundsätzlich unerläßlich sei.

Diese Ansicht läßt sich in bezug auf die Progenie jedoch nicht aufrechterhalten. Die hohe Variabilität der Progeniesymptome bei zumeist mäßigen Ausprägungsgraden, die Mitbeteiligung des Oberkiefers, das Fehlen jeglicher Hinweise auf Zungenvergrößerungen bei der Masse aller Progeniker schließen aus, daß das alles nur durch Unterschiede der Zungengröße zustande kommt. Auch kann von einer „unmittelbaren", im Sinne einer Stemmkörperfunktion gedeuteten Einwirkung der Zunge auf den Kondylenknorpel nicht die Rede sein, weil die Zunge intrauterin die Alveolarfortsätze überragt (siehe S. 86). Sicher ist dagegen, daß der Größe und Funktion der Zunge mittelbar, d. h. im Zusammenwirken mit dem Lippen- und Wangendruck, ein Einfluß auf Zahnstellung und Bißlage zukommt. Doch gilt das für andere Dysgnathien ebenso.

3. Aplasie bzw. früher Verlust von Oberkieferzähnen

Es wurde schon erwähnt, daß vorzeitiger Verlust vieler Milchzähne im Oberkiefer zur Entwicklungshemmung und damit zur sogenannten Pseudoprogenie führen kann. Ein ähnlicher Effekt ist bei Oligodontie möglich, weil sich das Fehlen vieler Zähne auf die Größenentwicklung des Oberkiefers stärker auswirkt als auf die des Unterkiefers, der seine funktionellen Impulse auch ohne Zähne durch die Funktion der an ihm ansetzenden Muskelgruppen erhält. So können selbst Anodonte einen normal entwickelten Unterkiefer haben.
Bei Aplasie einzelner Zähne, speziell der oberen I_2, ist von einem Einfluß auf die Kiefergröße im allgemeinen jedoch nichts zu spüren. Es verkürzt sich nur die Zahnbogenlänge, so daß bei progener Anlage die Neigung, umgekehrt überzubeißen, gefördert wird. Bei Neutralbißbehafteten nimmt lediglich der Grad des Überbisses ab und bei Distalbißbehafteten die Größe der inzi-

salen Stufe. Es kann also nicht die Rede davon sein, daß die Aplasie oberer I_2 bei Progenikern Ursache der Progenie sei, sondern nur davon, daß die Aplasie den Ausprägungsgrad der Progenie gefördert hat. Deshalb haben auch die meisten Menschen mit Aplasie oder Hypoplasie der oberen I_2 keine Progenie.

Deutlicher pflegen Verkürzungen des oberen Zahnbogens, ja Verkümmerungen der Maxilla mit dem Effekt der Pseudoprogenie beim frühen, traumatisch bedingten Verlust beider oberer I_1 auszufallen. Im 2. Band wurde ein Beispiel dieser Art gebracht (siehe S. 134). Selbst wenn nur die Funktion der I_1 ausgeschaltet wird, und zwar dadurch, daß man fahrlässigerweise ein Trema durch ungesicherte Gummiringe schließt, tritt dieser Effekt der maxillären Unterentwicklung in Erscheinung (Ch. Schulze, 1967).

4. Monogene Sondertypen von Progenie

An Hand der Abbildungen 184 und 185 wurde auf die Progenie im Fürstenhause Habsburg hingewiesen. Es ist die Regelmäßigkeit der Übertragung durch viele Generationen, die die Annahme dominanten Erbganges nahelegt. Daneben könnten Besonderheiten der Lippenform – soweit man sie aus Zeichnungen und Gemälden entnehmen darf – vorliegen. Eine so ausgeprägte untere Procheilie („Habsburger Unterlippe") kommt bei multifaktorieller Ätiologie jedenfalls nur selten vor. Es könnte also diphäne Wirkung eines autosomalen dominanten Gens vorliegen.

Es sind gerade solche Begleitsymptome, die es erlauben, einen monogenen Typ vom polygenen abzugrenzen. Am bekanntesten ist das Zusammentreffen von Progenie und Unterzahl von Zähnen. Schon 1931 hat A. B. Thomson 8 Geschwister vorgestellt, von denen mindestens 4 Progenie und Oligodontie bzw. Hypodontie aufwiesen: Zwei Geschwister konnten nicht untersucht werden, und ein Geschwister war noch Baby. Bei den Eltern war die Zahl der angelegten Zähne wegen bereits eingetretener Zahnverluste nicht mehr festzustellen. Deutliche Progeniesymptome fehlten offenbar. Da jedoch auf Mikrosymptome noch nicht geachtet wurde, ist heterozygote Genwirkung mit diphäner Wirkung am wahrscheinlichsten. Denn seit 1938 steht fest, daß es ein solches diphänes Gen gibt: R. Hotz hat damals über eine Bauernfamilie in der Nähe Zürichs berichtet, in der von 15 Geschwistern im Alter zwischen 5 und 27 Jahren 9 eine deutliche Progenie, wenn zum Teil auch ohne unteren Vorbiß und alle 9 gleichzeitig Oligodontie bzw. Hypodontie aufwiesen. Vier nicht progene Geschwister hatten ausschließlich Hypodontie, nur 2 Geschwister waren völlig merkmalsfrei, ebenso der Vater. Die Mutter und deren Brüder wiesen dagegen Hypodontie bzw. die Merkmalskombination auf. Allerdings kann man bei Oligodontie nie sicher sein, daß der Oberkiefer nur als Folge herabgesetzter funktioneller Reize verkümmert ist und deshalb eine Pseudoprogenie besteht.

Da entsprechende Beobachtungen jedoch auch von anderen Autoren gemacht worden sind – Abbildung 188 zeigt zum Beispiel die Sippentafel einer der von mir 1966 beschriebenen Sippen –, ist an der Existenz eines solchen dominanten Gens mit diphäner Wirkung nicht zu zweifeln.

5. Sind Progenie und Angle-Klasse II,1 komplementäre Dysgnathien?

Das Wort komplementär bei zwei Dysgnathien, die sich morphologisch ausschließen, kann sich nur auf Pathogenese und Ätiologie beziehen. Dabei wird davon ausgegangen, daß Progenie wie Klasse II,1

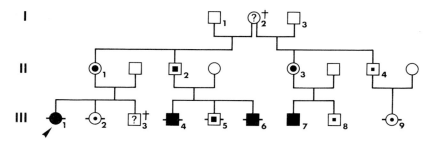

Abb. 188 *Progenie und Hypodontie in gleicher Sippe. Vermutliche Ursache: ein autosomales dominantes Gen mit diphäner Wirkung.*
■● = *ausgeprägte Progenie.* ▣⊙ = *deutliche Progenie ohne unteren Vorbiß;* ▫⊙ = *Mikrosymptome der Progenie. Querbalken durch die Symbole = Mikrodontie, Hypodontie oder Oligodontie.*
† = *verstorben;* ◀ = *Proband.*
Aus Ch. Schulze, 1966.

eine multifaktorielle Ätiologie haben, also von Polygenen und Milieufaktoren gemeinsam verursacht werden.
Charakteristisch für solche Merkmale ist ihre eingipflige Verteilungskurve. Bei der gedanklichen Konstruktion einer solchen Verteilungskurve ergeben sich jedoch Schwierigkeiten, weil es bei beiden Dysgnathien nur eine ansteigende bzw. abfallende Linie gibt: Die meisten Behafteten haben mäßige Ausprägungsgrade, und die Zahl der Behafteten nimmt mit zunehmendem Ausprägungsgrad immer mehr ab. Unter dem Aspekt der Komplementarität verschwinden diese Schwierigkeiten: Die Progeniker nähern sich mit abnehmendem Schweregrad immer mehr dem Gipfel der mit „Neutralbißträgern" besetzten Verteilungskurve von der einen und die II,1-Behafteten von der anderen Seite.
In der Regel halten sich die sagittalen Wachstumsvorgänge im Ober- und Unterkiefer etwa die Waage, was zur neutralen Bißlage führt. Dabei kommt es weniger auf die Intensität des Wachstums überhaupt als auf seine Abgestimmtheit im Ober- und Unterkiefer an: Überdurchschnittliches, aber gleichartiges Wachstum im Sinne bimaxillärer Protrusion stört das geregelte Ineinandergreifen der Zahnreihen nicht, wobei anzumerken ist, daß kleinere Disharmonien funktionell, also durch die Interkuspidation ausgeglichen werden können.
Bei Progenie und Klasse II,1 handelt es sich nach dieser Konzeption um die Folgen disharmonischer Wachstumsvorgänge auf dem Boden einer disharmonischen Genkonstellation. Nimmt man an, daß es für Ober- und Unterkiefer gleichermaßen wachstumsfördernde wie wachstumsabschwächende Gene gibt, so hätte der II,1-Behaftete für den Oberkiefer zu viele wachstumsfördernde Gene und für den Unterkiefer zu wenig. Bei den Progeniebehafteten ist es umgekehrt. Insgesamt handelte es sich bezüglich der sagittalen Beziehungen zwischen Ober- und Unterkiefer bzw. der oberen und unteren Zahnreihe um ein Merkmal mit kontinuierlicher quantitativer Variabilität, das eine eingipflige Verteilungskurve aufweist. Sein Charakter wird nur künstlich dadurch beeinflußt, daß von Mesial- oder Distalbiß erst dann gesprochen wird, wenn er deutlich in Erscheinung tritt – also ab $1/4$ Prämolaren-

breite. Weniger als ¼ wird dem Neutralbiß zugeschlagen. Das mag praktisch auch gerechtfertigt sein, wissenschaftlich jedoch nicht.

Eine eingipflige *Gauß*sche Verteilungskurve vorausgesetzt, würden sich die Progeniker auf der einen, die II,1-Behafteten auf der anderen Seite der Kurve befinden, und die Extremvarianten beider Dysgnathien, mit zunehmender Schwere immer seltener werdend, besetzten die beiden Enden. Insgesamt würde die Kurve eine Schiefe aufweisen, weil Progeniker nur in etwa 6 bis 10%, II,1-Behaftete dagegen in 15 bis 20% vorkommen. Diese Schiefe ist jedoch leicht zu erklären. Exogene Faktoren, die immer mit im Spiel sind, haben bei Klasse II,1 ein größeres Gewicht als bei Progenie: Vor allem Lutschen und Lippenbeißen fördern Ausmaß und Häufigkeit der Dysgnathie. Bei der Progenie ist es umgekehrt, jedenfalls solange die Frontzähne normal überbeißen: Der exogene Faktor „Korrekter Überbiß" schwächt die Wirkung des genetischen Ungleichgewichtes zwischen Ober- und Unterkiefer ab und verringert die Häufigkeit der Progenie. Da etwa die Hälfte der Progeniker falsch überbeißt und das zur Verschlimmerung führt, dürfte sich das zum Teil jedoch wieder ausgleichen.

4. Der Deckbiß

a) Vorbemerkung

Das häufige, aber nicht regelmäßige Symptom des Verdecktwerdens der unteren Schneidezähne durch die oberen beim Einnehmen der Schlußbißlage hat der Dysgnathie Deckbiß ihren Namen gegeben. Der Name soll auf *B. Mayrhofer* (1912) zurückgehen, wurde jedoch auch schon früher benutzt, zum Beispiel von *E. Herbst* (1910). Er war damals jedoch eher eine Bezeichnung für den tiefen Biß schlechthin, wie er bei anderen Dysgnathien auch vorkommt. Der tiefe Biß bei Deckbiß ist dagegen von besonderer Art: ein gleichzeitig „nach innen geneigter Biß", wie *W. Pfaff* (1906) Fehlstellungen mit Deckbißcharakter genannt hat. Im angelsächsischen Schrifttum ist Deckbiß weder als Wort noch als übergeordneter Begriff bekannt.

Bei Anwendung der *Angle*-Klassifizierung gehört Deckbiß, falls er mit Distalbiß einhergeht, wegen der Verkürzung des oberen Zahnbogens in die Klasse II, Abteilung 2. Da solche Verkürzungen jedoch ohne Deckbißcharakter der Frontzahnstellung möglich sind, sind II,2-Fälle nicht automatisch auch Deckbißfälle. Und da Deckbiß außerdem mit Neutralbiß einhergehen kann und dann zur Angle-Klasse I gehört, bestehen erhebliche Verständigungsschwierigkeiten. So sind zum Beispiel Vergleiche von Deckbißhäufigkeiten in verschiedenen Populationen bis heute nicht möglich, und Vermutungen über eine „rassenmäßige Gebundenheit" (*G. Korkhaus,* 1928) hängen in der Luft.

Das, was im folgenden Deckbiß genannt wird, ist eine „spezifische" Dysgnathie, d. h. ein Komplex verschiedenartiger Symptome. Deren Zusammengehörigkeit steht zwar fest, doch ist ihr pathogenetischer Zusammenhang nur teilweise bekannt; der Ausdruck Dysgnathie deckt sich insoweit mit dem Begriff Syndrom, wie er von *W. Lenz* (1976) interpretiert worden ist (s. S. 25, Fußnote). Dabei kann man obligatorische und fakultative, beim Deckbiß darüber hinaus auch fragliche bzw. hypothetische Symptome unterscheiden. Letztere spielen keine geringe Rolle, haben sie doch zu einer Reihe von Angaben bezüglich der Pathogenese und Ätiologie geführt, deren Wahrheitsgehalt schwer zu beurteilen ist. Die Besprechung wird in diesem Punkt deshalb kompliziert und in mancherlei Hinsicht unbefriedigend. Um den unterschiedlichen Stellenwert der Symptome zu verstehen, führe ich die im 1. Band bereits

Der Deckbiß

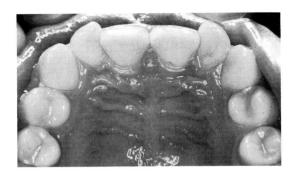

Abb. 189 *Typische Stellung der oberen Schneidezähne bei Deckbiß. Die I₁ stehen invertiert, trotz frontalen Engstandes aber ohne Überlappung nebeneinander. Die I₂ dagegen überfassen die I₁ dachziegelartig und sind dabei oft rotiert.*

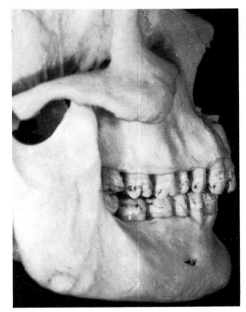 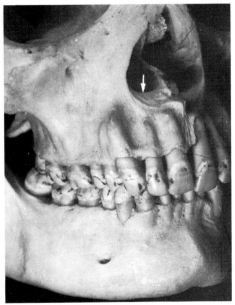

Abb. 190 *Deckbiß an einem Schädel. Ein intranasaler Wulst (Pfeil) ist kein für Deckbiß typischer Befund (vergleiche Band 1, Abbildung 77). An der Inversion sind in diesem Fall auch die C beteiligt. Beachte die dünne Knochenlamelle über den Wurzelspitzen der oberen Frontzähne, sie ist bei I₁ links durch Mazeration verlorengegangen. Der Punkt „Subspinale" (A-Punkt) wird bei seitlicher Betrachtung von den Wurzeln der I₁ verdeckt.*

genannten intraoralen Symptome noch einmal auf.

b) Intraorale Symptome

a) Im Oberkiefer dürfte die primäre, andere Fehler nach sich ziehende Abweichung im Bereich der oberen Schneidezähne liegen. Es ist nicht nur die Inversion, sondern auch die ungewöhnliche Art von Engstand, die im typischen Fall durch gleichmäßige Retrusion und Inversion der beiden I₁ und dachziegelartige Überlappung ihrer distalen Kanten durch die I₂ zustande kommt (Abb. 189). Dabei sind die I₂ oft etwas rotiert, während ihre Längsach-

sen exvertiert, normal oder ebenfalls invertiert stehen können. Die C sind nur selten an der Inversion beteiligt (Abb. 190). Ich komme mit den „Fehlstellungen von Einzelzähnen" (s. S. 334ff.) darauf zurück.
Die Inversion führt automatisch zur „indirekten" Verlängerung (Supraposition), die jedoch von einer „direkten" begleitet und verschlimmert zu werden pflegt. Das hat Erstaunen erregt, weil die übliche Voraussetzung der direkten Verlängerung, die inzisale Stufe, in den meisten Fällen fehlt. *G. Korkhaus* (1939) hat deshalb an eine Überentwicklung des ganzen Zwischenkiefers gedacht, die vertikal als intranasaler Wulst (Clivus nasalis) und sagittal als lange („große") apikale Basis in Erscheinung trete. Beides trifft in den meisten Fällen jedoch nicht zu. Ein Clivus, wie ihn Abbildung 190 zeigt, ist nur ein Nebenbefund, wie FRS-Analysen ergeben haben; und die große apikale Basis wird in der Regel nur vorgetäuscht, worauf ich zurückkomme. Da außerdem die Supraposition der unteren Schneidezähne oft kaum hinter der der oberen zurücksteht, ist anzunehmen, daß nicht nur eine inzisale Stufe, sondern auch eine durch Inversion verursachte Vergrößerung des Interinzisalwinkels eine direkte Verlängerung der Zähne möglich macht (siehe Bd. 1, Abb. 80).
So charakteristisch wie soeben geschildert tritt Deckbiß natürlich nicht immer in Erscheinung. So kann die Überlappung der I_1 durch die I_2 fehlen oder nur einseitig auftreten. Auch kann trotz Retrusion und Inversion der Schneidezähne Engstand fehlen, wenn gleichzeitig ein Mißverhältnis zwischen Zahn- und Kiefergröße vorhanden ist (s. Abb. 196a). Zweifel an der Diagnose Deckbiß treten in der Regel jedoch erst auf, wenn dieses charakteristische Bild gestört wird, weil etwa die oberen I_1 rotiert sind und sich mesial überlappen, weil die Deckbißstellung nur einseitig auftritt (was „halber Deckbiß" genannt wird) oder weil alle Symptome nur schwach entwickelt sind. Bei Zweifeln an der Diagnose empfiehlt es sich, von „deckbißartiger Frontzahnstellung" zu sprechen.
Vor allem bei ausgeprägter „Flachfront" (*A. M. Schwarz*, 1951) tritt ein Symptom deutlich in Erscheinung, das als große apikale Basis bezeichnet wird. Tatsächlich handelt es sich zumeist nur um eine apikale Protrusion der I_1 und gegebenenfalls weiterer Zähne. Am mazerierten Schädel (Abb. 190) sieht man deutlich, wie die Wurzelspitzen der introvertierten Zähne, nur von einer dünnen Knochenlamelle bedeckt, das Niveau der eigentlichen apikalen Basis überragen; deshalb kann von einer sagittalen „Überentwicklung des Zwischenkiefers" keine Rede sein. Da jedoch subepitheliales Bindegewebe die knöchernen Niveauunterschiede ausgleicht, so daß sie am Modell nicht in Erscheinung treten, glaubte man lange Zeit, daß die apikale Basis bei Deckbißträgern stets groß, d. h. verlängert und verbreitert sei. Die große apikale Basis galt deshalb für ein ebenso charakteristisches Merkmal des Deckbisses wie Inversion und Verlängerung der oberen Schneidezähne. Tatsächlich gibt es, wie bei jeder anderen Dysgnathie auch, unterschiedlich große apikale Basen – transversal betrachtet also breite und schmale. Es wird deshalb manchmal von schmalem oder breitem Deckbiß gesprochen, ohne zu bedenken, daß wegen der kontinuierlichen Variabilität auch dieses Merkmals Begriffe dieser Art allenfalls Extremvarianten zum Ausdruck bringen. Das schließt nicht aus, daß die apikale Basis bzw. die Maxilla bei Deckbißträgern d u r c h s c h n i t t l i c h etwas breiter sein könnte als bei Nicht-Deckbißträgern (*D. Dausch-Neumann*, 1972). Wie sehr man bei der Beurteilung der Basisgröße optischen Täuschungen unterliegt, erkennt man zum Beispiel, wenn man sie nach einer kieferorthopädischen Behandlung erneut beurteilt. Ohne Breite und Länge doch verringert haben zu können, scheint die

apikale Basis nun völlig normal zu sein. Unbewußt wird also die Länge der apikalen Basis nach dem sagittalen Abstand beurteilt, den sie von den Kanten der oberen I_1 hat. Daher rührt die Vorliebe, bei Klasse II,1 von kleiner bzw. kurzer und bei Deckbiß von großer bzw. langer apikaler Basis zu sprechen. Vielleicht trägt auch die Form des Gaumengewölbes, speziell der Verlauf der sagittalen Gaumenkurve, zu dieser Täuschung bei. Denn als Folge der unterschiedlichen Schneidezahnstellung steigt sie bei Spitzfront eher flach und bei Flachfront steil an (siehe Abb. 168).

b) Die Zahnstellung im Unterkiefer ist uncharakteristisch. Da sie jedoch, vor allem bei neutraler Bißlage, von der Retrusion und Inversion der oberen I_1 beeinflußt wird, finden sich auch hier zumeist Engstand und Retrusion, ja Inversion im Schneidezahngebiet. Ob tatsächlich das Ausmaß dieser Fehlstellungen bei distalbißbehafteten Deckbißträgern geringer ist als bei Neutralbißbehafteten, muß überprüft werden. Auch Verlängerungen der unteren Schneidezähne sind fast regelmäßig vorhanden; oft sind sie von erheblichem Ausmaß.

c) Die – dreidimensionale – Bißlage wird von der geschilderten Schneidezahnstellung vertikal und sagittal beeinflußt. Vertikal überrascht vor allem die Häufigkeit tiefer Bisse. Bei einer Analyse von 120 Deckbißträgern hatten nur 6,6% normale Überbißgrade, offene Bisse fehlten ganz. Diese tiefen Bisse, die extreme Ausmaße annehmen können (Abb. 192), sind Folge der direkten und indirekten Verlängerung beider Schneidezahngruppen, von denen schon die Rede war. Allerdings ist vermutet worden, daß die Supraposition der Schneidezähne nur durch eine gleichzeitige Infraposition der Seitenzähne so stark in Erscheinung trete. Da Feststellungen dieser Art klinisch nicht möglich sind, weil die Seitenzähne das Niveau der Okklusionsebene bestimmen, die Okklusionsebene jedoch die Beurteilungsgrundlage für die Bestimmung vertikaler Frontzahnstellungsfehler ist, gehe ich hier nicht näher darauf ein, komme aber später darauf zurück.

In sagittaler Richtung ist die Zunahme der populationsspezifischen Distalbißhäufigkeit von etwa 15 bis 20% auf 60 bis 80% besonders auffällig; zwischen 60 und 80% bewegen sich jedenfalls die Angaben der meisten Autoren. Allerdings liegen ihnen in der Regel Untersuchungen an Patienten kieferorthopädischer Abteilungen zugrunde, und diese pflegen nach der Seite hoher Ausprägungsgrade hin ausgelesen zu sein. Trotzdem besteht kein Zweifel, daß Distalbiß bei Deckbißträgern überdurchschnittlich häufig vorkommt. Dabei scheint der Ausprägungsgrad des Distalbisses dem der Flachfront direkt proportional zu sein, wie schon R. R. Heggemann (1933) herausgefunden hat (Abb. 191), was nicht ausschließt, daß im Einzelfall trotz hochgradiger Inversion und Supraposition der oberen I_1 Neutralbiß bestehen kann. Es herrscht deshalb Einmütigkeit darüber, daß die Steigerung der Distalbißhäufigkeit von Zwangsführungen durch die oberen Schneidezähne herrührt. Dem Distalbiß bei Deckbiß jedoch generell das Prädikat Zwangsbiß zu geben, wie das oft geschieht, ist falsch. Darauf komme ich auf Seite 293 zurück. Was schließlich die Bißlage in transversaler Richtung anbelangt, so scheinen Kreuzbisse der verschiedenen Formen und Ausprägungsgrade bei Deckbiß nicht häufiger vorzukommen als bei anderen Dysgnathien auch. Unter 120 Progenikern und 120 Klasse II,1-Behafteten trat er jedenfalls mit gut 25% weder öfter noch seltener auf als unter 120 Deckbißträgern. Kreuzbisse sind in der Regel also Begleitsymptome dieser Dysgnathien und nicht eigenständige Merkmale.

Unter Berücksichtigung der bisher besprochenen intraoralen Befunde ergibt sich, daß Deckbiß in all seinen Einzelmerk-

Pathogenese und Ätiologie der Dysgnathien

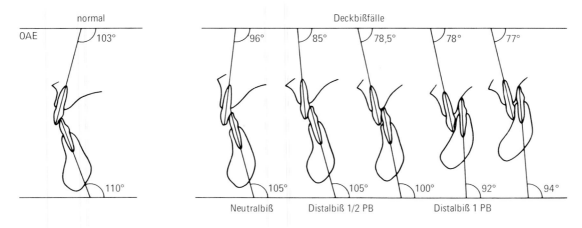

Abb. 191 Abhängigkeit des Distalbißausmaßes vom Ausmaß der Inversion der oberen I_1. Bestimmung der Inversion nach dem Winkel, den die I_1 mit der Ohr-Augen-Ebene (OAE) bilden.
Zeichnung nach den Angaben von R. R. Heggemann (1933).
Aus G. Korkhaus, 1939.

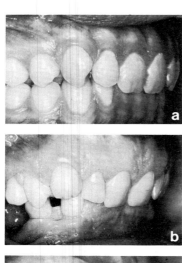

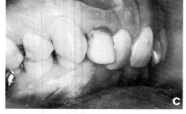

Abb. 192 Unterschiedliche Formen und Ausprägungsgrade von Deckbiß. Die Überlappung der I_1 durch die I_2 kann fehlen oder einseitig auftreten. Tiefer Biß ist fast regelmäßig vorhanden und kann extreme Ausmaße annehmen (c).

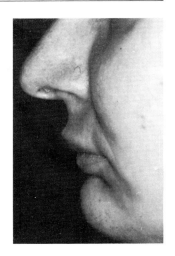

Abb. 193 Als „typisch" empfundenes Profil bei Deckbiß: Große Nase, gewulstete Lippen, vertiefte Supramentalfurche, ausgeprägtes Kinn.

malen variabel ist. Von den leichtesten Symptomen, die die Diagnose zweifelhaft erscheinen lassen, bis hin zu den schwersten gibt es eine kontinuierlich ansteigende Reihe (Abb. 192). Nicht selten sind auch atypische und typische Symptome miteinander verquickt, weshalb Zweifel aufgetreten sind, ob es sich beim Deckbiß überhaupt um ein einheitliches „Krankheitsbild" handelt. Es ist daher vorgeschlagen worden, lieber von Deckbißgruppe oder Deckbißformenkreis zu sprechen.

c) Extraorale Symptome

In der Regel machen sich Dysgnathien extraoral um so deutlicher bemerkbar, je stärker sie ausgeprägt sind. Diese Veränderungen betreffen das Untergesicht zwischen Subnasale und Gnathion und äußern sich im Profilverlauf (progen, gerade, fliehend) ebenso wie in Verschiedenheiten der Untergesichtshöhe und der Lippenhaltung.
Eine Ausnahme sollen Deckbißbehaftete machen. Ihnen wird, wenn nicht generell, so doch überdurchschnittlich häufig eine große Nase nachgesagt, die mit einer Überentwicklung des ganzen Mittelgesichts einhergehe. G. Korkhaus (1939) hat deshalb von Großnasenprofil gesprochen, und in der Tat gibt es Deckbißträger, die diesen Eindruck machen (Abb. 193). Bestünde die Überentwicklung tatsächlich, müßten große Nase, Überentwicklung des Mittelgesichtes und Deckbiß eine gemeinsame Ursache haben. Es wäre deshalb wichtig zu wissen, ob tatsächlich überdurchschnittlich häufig ein solches Großnasenprofil besteht. Leider besteht keine Gewißheit, obwohl vieles dagegen spricht. So haben Deckbißbehaftete im Kindesalter in der Regel keine große Nase

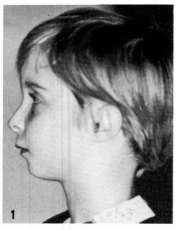 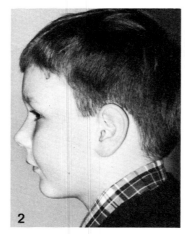 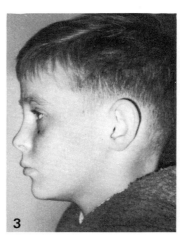

Abb. 194 Profile von 3 deckbißbehafteten Kindern im Alter von 9 bis 11 Jahren: Nichts deutet auf Deckbiß hin.

(Abb. 194), wie auch FRS-Analysen, zum Beispiel von *B. Kloss-Bauer* (1974), ergeben haben. Immerhin könnten sie sich in der Adoleszenz noch entwickeln. Auf jeden Fall beruhen große Nasen nicht auf einer Hyperplasie der Maxilla. Sie sind, wie andere Eigentümlichkeiten der äußeren Nase auch, ein eigenständiges Merkmal, von dem *G. Ziegelmeyer* (1969) annimmt, daß es eine polygene Basis habe. Solange diese Unsicherheit besteht, muß die Möglichkeit einer positiven Korrelation zwischen Deckbiß und großer Nase erwogen werden, weshalb ich darauf zurückkomme.

Unsicherheiten bestehen auch bezüglich des Untergesichtes. So wird gesagt, daß die Lippen lang und der Tonus ihrer Muskulatur höher als üblich sei. Deshalb komme offene Lippenhaltung bei Deckbiß kaum vor und Nasenatmung sei die Regel. Damit stimmt überein, daß – nach den Untersuchungen von *H. W. Marcus* (1932) – Adenoide, die ja Atemhindernisse darstellen, bei Deckbißträgern seltener als bei Eugnathen und sonstigen Dysgnathen vorzukommen scheinen (siehe S. 276). Auf der anderen Seite sind klinische Untersuchungen in diesem Punkt nicht einheitlich. So fand *H. L. Leech* (1958) bei Untersuchungen an 500 Probanden, daß unter Adenoid-Behafteten besonders häufig II,2-Fälle vorkommen, die in der Hauptsache ja Deckbißfälle sind, während umgekehrt *C. Hockenjos* u. Mitarb. (1974) unter 27 Mund- und 22 Nasenatmern nur unter den Nasenatmern Deckbißträger fanden. Solche Unterschiede sind schwer zu erklären und kommen möglicherweise dadurch zustande, daß einmal nur ausgeprägte Deckbißfälle, das andere Mal auch mäßige berücksichtigt werden, oder daß die Altersverteilung der Probanden bzw. die Untersuchungsmethodik der Autoren einander nicht entspricht. Auch Diskrepanzen bei der FRS-Analyse lassen sich so möglicherweise erklären. *G. Lieb* (1966) fand zum Beispiel, daß Deckbißträger im Vergleich zu anderen Dysgnathen die geringste Untergesichtshöhe aufweisen, den kleinsten Kieferwinkel haben und, damit im Zusammenhang stehend, den kleinsten Kieferbasiswinkel besitzen – so wird der Winkel zwischen Spinaebene und einer Tangente an den Unterkieferrand bezeichnet. *K. Bieber* (1969), aber auch Autoren wie *B. Ingervall* u. Mitarb. (1973) fanden dagegen keinen Hinweis dafür, daß es diese kephalometrischen Besonderheiten gibt. Auch von Tiefstand der Seitenzähne, der sich darin ausdrückt, daß die Wurzelspitzen überdurchschnittlich dicht an der Kieferbasis (Spina-Ebene bzw. Unterkieferrandebene) stehen, kann keine Rede sein. Auffallend war für *K. Bieber,* daß viele Winkel und Strecken in höherem Maße als bei Eugnathen streuen – es wurden 47 jugendliche Deckbißträger mit 84 eugnathen Jugendlichen verglichen. Statistisch signifikant war dagegen nur eine Verkleinerung der Mandibula, sowohl was die Corpus- als auch die Ramuslänge anbelangt. Das war das genaue Gegenteil von dem, was man auf Grund des klinischen Eindruckes erwartet hätte (siehe Abb. 190 und 193).

d) Sonstige Symptome, funktionelle Folgen

Wie eingangs betont, gibt es bei keiner sonstigen Dysgnathie so viele ungenügend erforschte und dadurch zu Hypothesen verleitende Symptome wie beim Deckbiß. Dazu gehört zum Beispiel die Ansicht, daß Deckbißträger in der Regel nur zur Hackbißbewegung fähig seien und, weil dabei die M. temporales prävalierten, daß sie Temporaliskauer seien. Ich bin an anderer Stelle (Bd. 2, S. 16) auf das Unhaltbare dieser Ansicht bereits eingegangen. Deshalb besteht auch kein Anlaß, besondere Kiefergelenksformen anzunehmen, wie das manchmal geschieht. Denn unzweifelhaft wären solche Unterschiede – man unterscheidet röntgenologisch offene und geschlossene Formen – von Besonderheiten der funktionellen Inanspruchnahme abhängig, wie *G. Steinhardt* (1935, 1936, 1957), von dem die Unterscheidung stammt, mehrfach betont hat. In die gleiche hypothetische Kategorie gehört die Auffassung, daß Deckbißträger anders als Eugnathe bzw. sonstige Dysgnathe schluckten und daß ihr Zungendruck anders als üblich sei. Dabei ist man sich nicht einmal einig, ob der Zungendruck nun erhöht oder herabgesetzt ist. Die Autoren, die für eine kurze, dafür aber hypertone bzw. überaktive Zunge plädieren, führen die angeblich verstärkte sagittale und vertikale Entwicklung des Zwischenkiefers – mit ihren Folgen für die Zahnstellung – auf diese Funktionssteigerung zurück; die Autoren dagegen, die eine verkürzte und hypotone, wenig aktive Zunge annehmen, führen die Inversion der oberen Schneidezähne auf sie zurück. Denn bei Hypotonie der Zunge muß der Lippendruck natürlich funktionell die Oberhand gewinnen. In dieses Bild paßt auch die schon erwähnte Behauptung, daß die Lippen von Deckbißträgern lang und hyperton bzw. hyperaktiv seien. Da manche Autoren dieses Ungleichgewicht von Lippen- und Zungendruck nicht nur für einen mitbeteiligten, sondern für den entscheidenden pathogenetischen Faktor bei der Entstehung des Deckbisses halten, komme ich bei Besprechung der Pathogenese noch einmal darauf zurück. Hier soll nur noch erwähnt werden, daß Hypo- bzw. Hyperaktivitäten in der Regel nicht etwa gemessen, sondern aus bestimmten Symptomen abgeleitet worden sind.

Weiter ist behauptet worden, Deckbißträger seien besonders sensitive, auf Affekte leicht ansprechende Menschen und der Mund sei die bevorzugte Region ihrer Affektäußerungen (*R. Fränkel,* 1967). Das äußere sich zum Beispiel darin, daß sie die

Unterlippe unter die Oberlippe saugten, wobei die Kinnweichteile hochgezogen würden; diese Angewohnheit sei im übrigen die eigentliche Ursache der gesteigerten Muskelaktivität der Lippe. Auch darauf komme ich zurück.

Ernster zu nehmen sind Zusammenhänge, die möglicherweise zwischen Deckbiß und Zahngröße sowie zwischen Deckbiß und Kariesanfälligkeit bestehen, weil sie auf statistischen Untersuchungen beruhen. Zunächst zur Zahngröße. Schon *R. Krauspe* (1934) hatte bei Deckbißbehafteten eine unterdurchschnittliche Zahngröße festgestellt. Untersuchungen von *I. Hilmer* (1967) haben diese Angaben insofern bestätigt, als 50 Deckbißbehaftete im Durchschnitt etwas schmalere obere Schneidezähne hatten als 50 Klasse II,1-Behaftete (SI = 31,3 : 31,9); der Unterschied war allerdings nicht signifikant. Eine andere Ansicht geht dahin, daß die Zähne nicht generell kleiner als im Durchschnitt seien, sondern daß nur die Summe der oberen und unteren Incisivi nicht das übliche Größenverhältnis von 1 : 0,74 (bzw. 4 : 3) aufwiesen. So fand *R. Birkenhoven* (1955) bei 35 Deckbißträgern ein Verhältnis von 1 : 0,66 (bzw. 4 : 2,64), und diese Diskrepanz würde, vor allem bei Neutralbiß, die Inversionsneigung der oberen I_1 fördern. Doch scheint der Befund nur zufällig zustandegekommen zu sein; andere Forscher konnten ihn nicht bestätigen.

Was die Kariesanfälligkeit anbelangt, so hat *P. Adler* (1955) bei Klasse II,2-Behafteten deutlich weniger Karies als bei anderen Dysgnathen bzw. Eugnathen gefunden. Wiederum muß darauf hingewiesen werden, daß sich in der Gruppe der II,2-Behafteten nicht nur Deckbißträger befinden und daß ein Teil der Deckbißbehafteten Neutralbiß hat. Bei aller Zurückhaltung darf man aber vermuten, daß diese relative Kariesresistenz vor allem von den Deckbißträgern herrührt: Ein interessanter Befund, falls er durch weitere Untersuchungen bestätigt würde. Denn wegen des häufigen frontalen Engstandes wäre ja eigentlich das Gegenteil zu erwarten. Das Merkmal Kariesanfälligkeit wäre dann nicht ausschließlich von der Menge und Beschaffenheit exogener Faktoren (Bakterien; Plaque; Zucker) abhängig; auch das angegriffene Objekt Zahn wäre unterschiedlich „verwundbar".

Schließlich ein letzter Punkt. Es ist vermutet worden, daß die Inversion der oberen I_1 nicht oder nicht allein auf Kippung, sondern auf Vergrößerung ihres Collumwinkels beruhe, und ein großer Collumwinkel sei ein phylogenetisches Relikt. Collumwinkel nennt man bekanntlich den Winkel, der von der zentralen Längsachse durch Krone und Wurzel in Zahnhalshöhe gebildet wird. Er soll im Durchschnitt 5° (bzw. 185°) betragen. Vermutlich werden diese Winkel jedoch durch Wölbungsverschiedenheiten der Labialfläche nur vorgetäuscht. Wie dem auch sei: Es unterscheidet sich die Form der oberen I_1 bei Deckbißträgern nicht von der Form der I_1 bei Nicht-Deckbißträgern, wie Vergleiche von Extraktionsobjekten ergeben haben. Auch beruht ein vergrößerter Collumwinkel, wenn es ihn gäbe, kaum auf Atavismus.

e) Pathogenese

Wie bei allen Dysgnathien können auch beim Deckbiß Frequenzunterschiede zwischen laktealer und permanenter Dentition etwas über seine Entwicklung verraten. Dabei gehe ich nicht mehr auf die Frage ein, ob Deckbiß schon perinatal als sogenannter Schachtelbiß oder steiler Stufenbiß in Erscheinung treten kann: Die Frequenzunterschiede von 6,1% zu 42% sprachen dagegen (siehe S. 96, 97). Das gleiche geht, wenn auch indirekt, aus

Längsschnittuntersuchungen hervor, über die B. C. Leighton (1976) berichtet hat: 15 Neugeborene, die bis zum Ende ihrer Gebißentwicklung laufend untersucht und ohne Behandlung eugnath wurden, hatten zur Zeit der Geburt ebenso unterschiedliche Überbißgrade wie alle anderen Neugeborenen (n = 388) auch. Sie reichten vom offenen Biß (bis zu −3 mm) bis zum tiefen Biß (bis zu +2 mm).
Deckbiß entwickelt sich also erst während der ersten Dentition oder später. Aus den in Tabelle XXXIV aufgeführten Angaben mehrerer Autoren ergibt sich ein Mittelwert von 6,1%. Die Streuung ist groß, liegt sie doch zwischen 2,5% und 14,9%. Sie ist aber bei Deckbiß weniger verwunderlich als bei anderen Dysgnathien. Denn Deckbiß äußert sich im Milchgebiß nicht in gleicher Weise typisch wie im Wechsel- bzw. bleibenden Gebiß, weil die dachziegelartige Überlappung der i_1 durch die i_2 zu fehlen pflegt. In der Regel sind alle vier Schneidezähne invertiert. Da diese aber physiologischerweise steiler als ihre Ersatzzähne stehen und die apikale Basis, vor allem kurz vor dem Zahnwechsel, immer groß erscheint, weil die sich schnell vergrößernden Ersatzzahnkeime im Kiefer viel Platz benötigen, ist die Frage „Deckbiß oder nicht?" oft nicht eindeutig zu beantworten. Das dürfte sich in den genannten Frequenzunterschieden niederschlagen. Auch die Zunahme der Deckbißhäufigkeit von 14,2% im 3. bis 4. Lebensjahr auf 16,6% bis kurz vor dem Zahnwechsel, die F. Bilfinger (1969) angegeben hat, könnte damit in Zusammenhang stehen, zumal sich die Zahnbögen in Länge und Breite in dieser Zeit nicht zu verändern pflegen.
Die Deckbißhäufigkeit im Wechsel- bzw. bleibenden Gebiß beträgt nach Tabelle XXXV durchschnittlich 6,8% statt 6,1% im Milchgebiß. Dabei sind fragliche Fälle unberücksichtigt geblieben; Fälle also, denen der Deckbißcharakter nicht mit Sicherheit zu- oder abzusprechen ist. Deckbiß scheint

Tabelle XXXIV Häufigkeit von Deckbiß im Milchgebiß (2–7jährige Kinder). Der Mittelwert beträgt 6,1%.

Autor	Jahr	n	%
Korkhaus	1927	663	2,5
Brückl	1938	1054	3,8
Müller, E.	1959	585	4,9
Herbst, M.	1960	500	5,6
Bilfinger	1969	1000	14,9
Andrick	1971	438	7,8
Taatz	1976	1019	3,5

Aus S. Christiansen-Koch, 1981

Tabelle XXXV Häufigkeit von Deckbiß im Wechsel- und bleibenden Gebiß. Nicht berücksichtigt wurden Angaben, die sich nur bzw. auch auf Klasse II,2-Fälle bezogen. Der Mittelwert beträgt 6,8%.

Autor	Jahr	n	%
Korkhaus	1927	568	6,0
Lechner	1952	4596	4,4
Gergely	1958	3087	13,7
Müller, E.	1959	3100	4,3
Graf	1969	943	4,7
Andrick	1971	438	5,8
Wiemann u. M.	1975	657	7,6
Heinichen	nicht publ.	539	7,8

Aus S. Christiansen-Koch, 1981

im bleibenden Gebiß also nicht seltener zu sein als im Milchgebiß, wie bisher angenommen worden ist. Allerdings läßt sich die Frage an Hand von Mittelwerten eines so heterogenen Materials nicht sicher entscheiden; sie bleibt also offen. Trotzdem besteht kein Zweifel, daß Deckbiß erst beim Schneidezahnwechsel eindeutig in Erscheinung treten oder wieder verschwinden kann (Abb. 195). Letzteres wird gelegentlich mit Lutschen in Zusammenhang gebracht, so daß man geradezu von einem verlutschten Deckbiß spricht. Fälle dieser Art mögen auch vorkommen, doch dürfte Lutschen in der Regel nicht in der Lage sein, einen Deckbiß zum Verschwinden zu bringen.

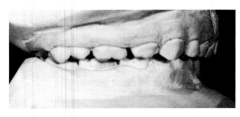

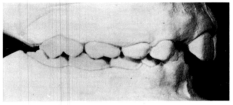

Abb. 195 *Oben: Typischer Deckbiß im Milchgebiß. Sogar die Überlappung der i₁ durch die i₂ ist angedeutet. Distalbiß von 1 Pb.*
Unten: Beim Schneidezahnwechsel Übergang in eine Klasse II,1. Vater Deckbißträger.

A. M. Schwarz (1951) hat wegen der früher angenommenen Frequenzunterschiede in den beiden Dentitionen vermutet, daß Deckbiß im Milchgebiß von dem im bleibenden Gebiß ätiologisch verschieden sei. Beide seien zwar genetisch determiniert, aber von verschiedenen Genen. Um diese Hypothese bei Besprechung der Ätiologie überprüfen zu können, sei noch eine Publikation von *H. Zimmermann* (1943/44) genannt. Er hat die Gebißentwicklung von 25 Kindern laufend verfolgt, die im Milchgebiß eindeutig Deckbiß aufwiesen. Es behielten ihn beim Schneidezahnwechsel nur 14 (56%), die anderen 11 (44%) verloren ihn mehr oder weniger deutlich, obwohl sie kieferorthopädisch nicht behandelt worden sind.

Deckbiß gilt trotz der, wenn auch strittigen, Häufigkeitsabnahme zur Zeit des Zahnwechsels als progressive Dysgnathie. Und tatsächlich pflegen sich Symptome wie Inversionsgrad der oberen I₁ und tiefer Biß im Laufe der weiteren Gebißentwicklung, nach *G. C. Swann* (1954) vor allem zur Zeit des M₂-Durchbruches, mehr oder weniger deutlich zu verstärken. Ob auch die Distalbißhäufigkeit zunimmt, ist dagegen nicht sicher. Bevor darauf eingegangen wird, soll noch die Frage nach den „Beziehungen" zwischen den genannten Einzelsymptomen besprochen werden. Solche Beziehungen können **pathogenetischer** Art sein, wenn zum Beispiel ein erster Fehler Ursache eines zweiten ist oder **ätiologischer** Art, wenn ein Gen sich di-, trioder polyphän äußert. Hier geht es zunächst um die pathogenetischen Zusammenhänge.

Ich beginne mit der Inversion der oberen Schneidezähne. Nach allgemeiner Ansicht handelt es sich um ein Symptom, das durch funktionelle Anpassungsmechanismen gleich mehrere Fehler nach sich zieht und deshalb im Mittelpunkt des pathogenetischen Geschehens überhaupt stehen dürfte. Denn es fördert die Verlängerung der invertierten Zähne und damit den tiefen Biß. Der tiefe Biß wiederum beeinflußt die untere Frontzahnstellung und ggf. die Bißlage, diese wiederum das Profilverhalten usw. Die Frage, wie die Inversion selbst zustandekommt, ist dagegen strittig. Denn die einfachste Annahme, daß es sich um

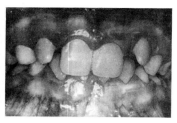

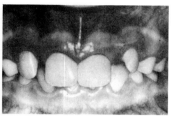

Abb. 196a Deckbiß bei gleichzeitiger Mikrodontie und dadurch verursachter Lückenbildung zwischen den I₁ und I₂. Wäre übermäßiger Anlagedruck der Lippe Ursache der I₁-Inversion, müßten auch die I₂ invertiert stehen. Sie sind aber in typischer Weise exvertiert und rotiert.
Weibliches, konkordantes EZ-Paar, 8,5jährig.

Abb. 196b Fotografien des EZ-Paares der Abbildung 196a.

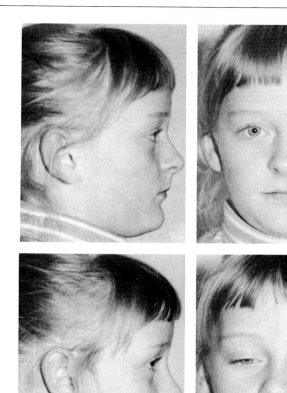

eine zu steile Keimlage der I₁ und gegebenenfalls auch der I₂ handelt, wird nicht überall geteilt, obwohl bekannt ist, daß gerade symmetrische Zahnstellungsfehler oft eine genetische Basis haben (*G. Korkhaus*, 1939). So wollen *R. Fränkel* u. Mitarbeiter (1967) an 124 Kindern im Alter von 5 Jahren durch FRS-Analyse festgestellt haben, daß die I₁-Keime bis zu diesem Zeitpunkt keine Auffälligkeiten zeigen und erst im Laufe des Durchbruches im Sinne einer Inversion umschwenken. Da die labiale Knochenbedeckung schon bei Beginn des Durchbruches resorbiert werde, gelangten die Keime früh unter den Einfluß der „unter die Oberlippe gesaugten Unterlippe". Und da die Funktion des Saugens ebenso wie die des Schluckens als unbedingter Reflex genetisch determiniert seien, hielten sie diese Sonderform des „Nuckelns" für das eigentlich genetisch determinierte Merkmal.

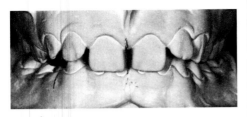

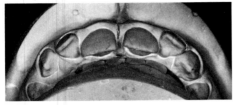

Abb. 197 *Deckbiß mit negativer inzisaler Stufe. Der bestehende Distalbiß kann deshalb hier nicht auf Zwangsführung durch die invertierten I_1 beruhen.*

Sieht man einmal davon ab, daß Saugen bzw. Lutschen nur im Säuglingsalter als unbedingter Reflex gelten kann und daß nicht alle 5jährigen Deckbißkinder noch lutschen, so kann die Unterlippe auch kaum unter die Oberlippe gesaugt werden. Denn im Vestibulum, im Gegensatz zum Cavum oris, läßt sich kein Vakuum erzeugen. Wenn man die Unterlippe ansaugt, muß sie hinter die oberen Schneidezähne geraten, und das kann nur einen protrudierenden Effekt haben. Deckbißträger können sich deshalb auch nicht durch eine solche Sonderform des Nuckelns als sensitiver Konstitutionstyp ausweisen. Er gibt keinerlei konkreten Hinweis auf eine ungewöhnliche Lutschform oder gar eine psychische Abnormität von Deckbißträgern. Auch bezüglich der am FRS beurteilten Stellung der I_1-Keime sind Bedenken anzumelden. Wegen der Übereinanderprojektion von vier Zahnkeimen kommen nicht immer klare Bilder zustande, und selbst wenn das der Fall wäre, ließe sich die Längsachse durch die Krone eines noch wurzellosen Zahnes nicht exakt darstellen. Es kommt hinzu, daß beim „typischen" Deckbißfall nur die beiden I_1 invertiert stehen und nicht auch die I_2. Die I_2 müßten aber von der Unterlippe ebenso erfaßt und invertiert werden wie die I_1 auch – was übrigens für die Annahme, daß der M. orbicularis oris bei Deckbißträgern hyperton bzw. hyperaktiv sei, genauso gilt. Wollte man einwenden, daß die Inversion der I_2 nur deshalb nicht oder nicht immer gelinge, weil Platzmangel zwischen I_1 und c sie daran hindere, so beweisen lückige, weil mikrodonte Deckbißträger mit trotzdem exvertierter I_2-Stellung, daß das nicht der Fall ist (Abb. 196).

Die unterschiedliche Stellung der I_1 und I_2 dürfte deshalb eher in Besonderheiten der Keimstellung oder des Zahndurchbruchs begründet sein. Dabei ist das so häufige „Vor-die-I_1-Geraten" der I_2 genauso bemerkenswert und in seiner Ursache noch ungeklärt wie die Inversion der I_1. Kommt es dabei zum Engstand, so ist eine Verschlimmerung der I_1-Inversion ohne weiteres vorstellbar. Denn die I_2 müssen den normalen Anlagedruck der Oberlippe ja allein aufnehmen und auf die I_1 weiterleiten. Möglicherweise ist das der Grund für die Zunahme der Inversion und des tiefen Bisses bei fortlaufender Gebißentwicklung.

Diese Zunahme der Inversion ist nur möglich, wenn eine inzisale Stufe besteht oder die Kontakt haltenden unteren Schneidezähne nach lingual ausweichen, was bei Neutralbiß in höherem Maße zu geschehen hat als bei Distalbiß. Darauf wurde schon hingewiesen. Über diese frontale Zwangsführung, die bei älteren Deckbißträgern oft zu ausgiebigen Schliff-Facetten der Schneidezähne führt, ist auch eine sagittale Wachstumsbeeinträchtigung der Mandibula bzw. des unteren Zahnbogens möglich. So erklärt sich zwanglos die Häufung Distalbißbehafteter unter den Deckbißträgern. Doch geht es nicht an, den Distalbiß grundsätzlich als distalen Zwangsbiß zu bezeichnen. Denn wie auf Seite 278 ff. ausgeführt, dürfte die sagittale Lagebeziehung zwischen oberer und unterer Zahnreihe auch von genetischen Faktoren determiniert werden, und zwar im Sinne multifaktorieller Ätiologie. Deshalb wurden Mesialbiß (bzw. Progenie) und Distalbiß im Sinne der Angle-Klasse II,1 als komplementäre Dysgnathien bezeichnet. Sie repräsentieren die Extremvarianten des Merkmals „sagittale Bißlage", die eine eingipflige *Gauß*sche Verteilungskurve aufweist. Wenn das aber stimmt, bedeutet es, daß unter Deckbißträgern ebenso oft wie in der Gesamtbevölkerung progene wie distale „Tendenzen" unterschiedlicher Ausprägung zu beobachten sind. Tatsächlich scheint das der Fall zu sein; ich gehe zunächst auf den Distalbiß ein.

1. Trotz ausgeprägter Inversion der I_1 kann ein Kontakt zu den unteren Schneidezähnen oder sonst eine Zwangsführung fehlen, wie aus Abbildung 197 hervorgeht. Der Distalbiß kann hier also nicht Folge einer Zwangsführung sein. Er muß primär vorhanden gewesen sein und dürfte auf einer disharmonischen Genkonstellation beruhen, die bei durchschnittlich 15 bis 18 % der Bevölkerung und damit auch bei 15 bis 18 % der Deckbißträger zu erwarten ist. Nur die Zunahme des Distalbisses auf 60 % bis 80 % beruht also auf Zwangsführung. Die im Gefolge eines solchen primären Distalbisses entstehende inzisale Stufe fördert natürlich die Inversionsneigung der I_1, zumal bei dachziegelartiger Überlappung durch die I_2 (s. o.). Deshalb kann sich eine primär vorhandene inzisale Stufe allmählich ausgleichen und braucht bei älteren Deckbißträgern nicht mehr in Erscheinung zu treten.

2. Wie eine distale, so ist bei Deckbißbehafteten auch eine progene Wachstumsneigung zu erwarten, und zwar bei etwa 10 %, wenn man auch die mäßigen Ausprägungsgrade einer Progenie berücksichtigt. Diese Neigung äußert sich nicht nur darin, daß Distalbiß und inzisale Stufe fehlen, sondern auch darin, daß sowohl mäßige Inversions- als auch Überbißgrade bestehen. Solches Zusammentreffen von Deckbiß und Progenie, das auch bei Sippenuntersuchungen festgestellt wurde, hat zu ätiologischen Spekulationen geführt, weshalb ich im folgenden Abschnitt darauf zurückkomme.

f) Ätiologie

Die unbestrittene Frage, daß Erbfaktoren beim Zustandekommen des Deckbisses eine Rolle spielen, geht auf *G. Korkhaus* (1928) zurück. Er fand bei Zwillingsuntersuchungen, daß EZ häufiger konkordant sind als ZZ.

1. Zwillingsuntersuchungen

Eine aus der Literatur zusammengestellte, nur nachprüfbare Unterlagen berücksichtigende Liste von Zwillingen ist von *S. Christiansen-Koch* (1981) zusammengestellt worden (Tab. XXXVI). Sie enthält darüber hinaus 8 Fälle aus einer Kiefermodellserie, die seinerzeit *O. v. Verschür* von Berliner EZ- und ZZ-Paaren hat anfertigen

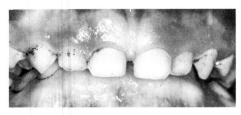
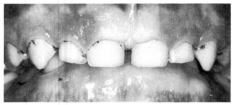

Abb. 198 *Deckbiß im Milchgebiß bei einem eineiigen weiblichen Zwillingspaar. Es besteht Konkordanz. Wie auf Abbildung 196a sind selbst Einzelheiten der Merkmalsausprägung identisch.*

Tabelle XXXVI Konkordanz (++) und Diskordanz (○+) bei 34 eindeutig dokumentierten EZ- und ZZ-Paaren mit Deckbiß. Die Konkordanzrate unter EZ-Paaren ist mit 87,5% 4,4mal höher als die unter ZZ-Paaren (20,0).

	++		○+			KK
	n	%	n	%	n	EZ : ZZ
EZ	21	87,5	3	12,5	24	= 4,4 : 1
ZZ	2	20,0	8	80,0	10	
n	23		11		34	

Aus S. Christiansen-Koch, 1981

lassen. Diese Modelle befinden sich jetzt in Heidelberg und sind mir dankenswerterweise seinerzeit von A. Stahl zugänglich gemacht worden. Dazu kommen mehrere Beobachtungen aus der Berliner Klinik. Danach sind EZ-Paare (n = 24) in 87,5% der Fälle konkordant, ZZ-Paare (n = 10) nur in 20%.

Erstaunlich hoch ist die Manifestationswahrscheinlichkeit (M), die sich aus dem Konkordanz-Diskordanz-Verhältnis der EZ-Paare errechnet; sie beträgt 93%. Das bedeutet, daß Erbfaktoren beim Zustandekommen des Deckbisses von entscheidenderer Bedeutung sind als zum Beispiel bei der Angle-Klasse II,1 oder gar der LK(G)-Spalte – umgekehrt ausgedrückt, daß Milieufaktoren eine geringere Rolle spielen als bei den beiden anderen Merkmalen. Darauf deutet auch die oft bis ins einzelne gehende Gleichartigkeit der verschiedenen Symptome bei den EZ hin (Abb. 198), während bei den konkordanten ZZ eine geringere Gleichartigkeit zu bestehen scheint (Abb. 199), soweit die wenigen Beobachtungen einen derartigen Schluß zulassen. Betrachtet man das Konkordanz-Diskordanz-Verhältnis bei den ZZ-Paaren, das 3 : 1 beträgt, so scheint es ebenso auf autosomal rezessiven Erbgang hinzuweisen

Der Deckbiß

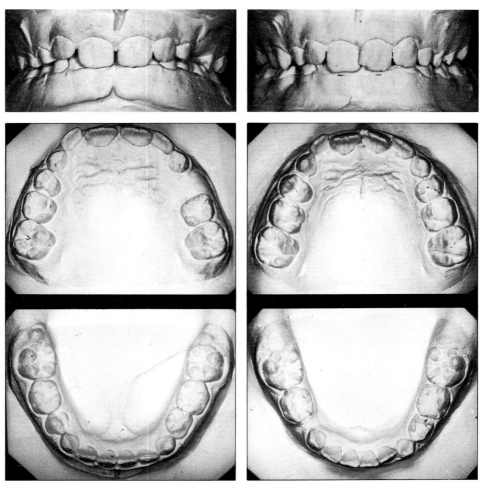

Abb. 199 Deckbiß im Wechselgebiß bei ZZ. Das Paar ist konkordant, die Merkmalsausprägung aber weniger gleichartig als bei den EZ der Abbildungen 196 und 198. Beachte die leichte Überlappung auch der I_1 bei Zwilling Nr. 2 (rechts).

wie das 4,4 : 1-Konkordanz-Diskordanz-Verhältnis zwischen den EZ- und ZZ-Paaren. Doch läßt die viel zu geringe Zahl von ZZ-Paaren – sie müßte, wenn keine Auslese vorläge, bei 24 EZ-Paaren etwa 48 statt 10 betragen – einen solchen Schluß nicht zu. Nur wenige ZZ-Paare mehr könnten das Verhältnis nach dieser oder jener Richtung deutlich verändern. Vorerst spricht das Konkordanz-Diskordanz-Verhältnis von 4,4 : 1 für Polygenie. Denn aufgrund der folgenden Familien- und Sippenuntersuchungen kommt Rezessivität auf keinen Fall in Betracht.

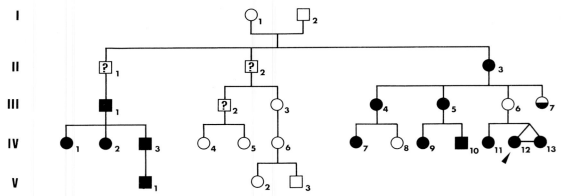

Abb. 200 Deckbiß. Die Sippentafel deutet auf autosomal dominanten Erbgang hin. Dieser Erbtyp wird jedoch vermutlich aufgrund einer kasuistischen Auslese nur vorgetäuscht.
Beobachtung C. Baumgarten, Holzminden.

2. Familien- und Sippenuntersuchungen

Es nimmt nicht Wunder, daß sich Familien- und Sippenuntersuchungen nicht mit rezessivem Erbgang in Übereinstimmung bringen lassen, selbst wenn man wegen der hohen Populationsfrequenz von 6 bis 7% auch ohne Häufung von Verwandtenehen Pseudodominanz ins Auge faßte. Alle Sippen, die zum Beispiel von G. Korkhaus (1931, 1939), W. Meyer (1930), O. Rubbrecht (1939), R. Corsten (1953), W. Kloeppel (1955) und R. Trauner u. Mitarb. (1961) publiziert worden sind, deuten auf ein autosomal dominantes Gen mit häufigen Expressivitäts- und seltenen Penetranzschwankungen hin, ebenso die auf Abbildung 200 dargestellte Sippe, die C. Baumgarten (unveröffentlicht) in seiner Praxis erfaßt hat. Geht man allerdings von beliebigen Deckbißpatienten einer kieferorthopädischen Abteilung als Probanden aus und überprüft Eltern, Geschwister und sonstige Verwandte, kann von einer Regelmäßigkeit der Übertragung nicht mehr die Rede sein (Abb. 201). Neue Untersuchungen von S. Christiansen-Koch (1981) lassen keinen Zweifel daran, daß auch für Deckbiß ätiologisch Polygenie in Betracht zu ziehen ist. Schon die kontinuierliche Variabilität der Ausprägungsgrade bei Behafteten der gleichen Sippe legt diesen Gedanken nahe. Die Autorin untersuchte 304 Personen, die 9 Sippen und 39 Familien entstammten. Dazu kamen 218 Personen, die aus anderem Anlaß, d. h. ohne Rücksicht auf Deckbiß, systematisch erfaßt worden sind. Von diesen insgesamt 534 Personen standen 404 Modelle zur Überprüfung zur Verfügung. Auf Tabelle XXXVII ist das Ergebnis der Aufschlüsselung nach einfacher Auszählung, Probandenmethode und Geschwistermethode zusammengestellt. Die letzte Zeile gibt den Mittelwert wieder. Die Abhängigkeit der Zahl behafteter Kinder von der Zahnstellung ihrer Eltern ist evident. Sie läßt sich nur mit additiver Polygenie zwanglos vereinbaren.

Ätiologisch wichtig ist auch die Klärung der Frage, ob Männer von Deckbiß häufiger betroffen werden als Frauen. Einen solchen Hinweis gab L. Gergely (1958) an

Der Deckbiß

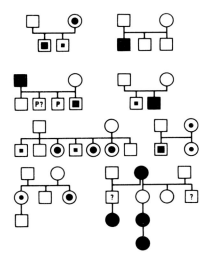

Abb. 201 *Deckbiß in 8 Familien bzw. Sippen. Kasuistische Auslese insofern, als die Geschwisterschaften mindestens aus 2 Personen bestehen. Trotzdem wird nur bei Nummer 1, 3 und 6 das Merkmal lückenlos übertragen.*
●■ = *ausgeprägter Deckbiß*; ◉◪ = *mäßiger Deckbiß*; ⊙◫ = *Mikrosymptome*.

Tabelle XXXVII Prozentuales Verhältnis deckbißbehafteter (+) bzw. nicht behafteter (○) Kinder in Abhängigkeit vom Behaftetsein der Eltern. Die Zahl der behafteten Kinder ist davon abhängig, ob kein, ein oder zwei Elter behaftet sind.

Eltern	○○		+○		++	
Kinder	+	○	+	○	+	○
einfache Auszählung	41,7	58,3	54,8	45,2	58,6	41,4
P-Methode	12,1	87,9	27,8	72,2	38,5	61,5
G-Methode	20,5	79,5	39,2	60,8	47,0	53,0
mittlerer Wert	32,0	68,0	44,0	56,0	51,0	49,0

Aus *S. Christiansen-Koch,* 1981

Hand von Untersuchungen an 3087 Schülern Ungarns im Alter zwischen 15 und 20 Jahren. Zusätzlich zu der üblichen *Angle-*Klassifizierung wurde eine Gruppe mit „retrudierter Stellung der oberen, vielfach auch der unteren Schneidezähne, tiefem Biß, jedoch normaler Verzahnung im Seitenzahngebiet" gebildet und als **primärer Deckbiß** bezeichnet: Es handelt sich also offensichtlich in der Hauptsache um Deckbißfälle mit Neutralbiß. Dieser primäre Deckbiß kam bei Schülern mehr als doppelt so oft vor (9,03%) als bei Schülerinnen (3,98%). In der Gruppe der Angle-Klasse II,2 war der Geschlechtsunterschied auch vorhanden, aber wesentlich geringer (7,48%■■ : 6,35%●●). Allerdings wurde dieser Gruppe jeder zugeordnet, der „mindestens einen retrudierten oberen Frontzahn" hatte, so daß der Anteil der Deckbißbehafteten in ihr offen ist.

S. Christiansen-Koch (1981) konnte bei Sippenuntersuchungen einen signifikanten Geschlechtsunterschied jedoch nicht konstatieren (■■ = 51,6%, ●● = 48,4%), was seine Ursache in einer unbewußten Probandenauslese hätte haben können. Es wurde deshalb geprüft, ob Frauen, die dann ja zur Deckbißmanifestation eine höhere Gendosis benötigen als Männer (siehe S. 53 und 73), ihre Dysgnathie häufiger an ihre Kinder weitervererben als Männer. Das Ergebnis war negativ: Zwar war die Zahl der behafteten Kinder von behafteten Vätern und Müttern prozentual ungleich (53,4%:63,6%), doch war der Unterschied statistisch nicht signifikant.

Zum Schluß soll die Frage besprochen werden, ob sich signifikante Frequenzunterschiede zwischen Milch- und bleibendem Gebiß, falls sie doch bestehen sollten (s. S. 289/90), bei Annahme monogener Vererbung in der von A. M. Schwarz (1951) angegebenen Weise erklären läßt, daß es je ein Deckbißgen für die lacteale und die permanente Dentition gebe.

Die Antwort kann nur „Nein" lauten. Das ergibt sich aus den von W. Zimmermann (1943/4) genannten Zahlen (siehe S. 290). Denn die von ihm als Probanden gewählten 25 Träger des Milchgebiß-Gens verhalten sich gegenüber dem zweiten Deckbiß-Gen wie jedes andere, nicht deckbißbehaftete Individuum auch. Jedes der 25 Kinder hätte dieses 2. Gen also mit etwa 7%iger Wahrscheinlichkeit zu erwarten. Das bedeutet aber, daß von den 25 Kindern allenfalls zwei Deckbiß auch im bleibenden Gebiß hätte bekommen dürfen; daß ihn 14 bekamen, schließt zufällige Häufung aus.

Es ist also anzunehmen, daß die Anlage zum Deckbiß polygen vererbt wird und daß sie sich sowohl im Milch- als auch im Wechselgebiß äußert. Signifikante Frequenzunterschiede bestehen vermutlich gar nicht. Deckbiß im Milchgebiß wird wegen der Ähnlichkeit mit den physiologischen Verhältnissen manchmal nur vorgetäuscht oder exogene Faktoren beeinträchtigen die Erkennbarkeit im Milch- oder im bleibenden Gebiß so sehr, daß die

Deckbißdiagnose nicht mehr sicher gestellt werden kann. Auch Phänokopien sind im Einzelfall möglich.

3. Hypothetische Zusammenhänge zwischen Deckbiß und weiteren Merkmalen

Im Anschluß an die Besprechung der Ätiologie sollen noch einige Fragen besprochen werden, die mit der möglichen Korrelation zwischen Deckbiß und sonstigen, Deckbiß angeblich auszeichnenden Merkmalen zusammenhängen und die durch funktionelle Anpassung (pathogenetisch) nicht erklärt werden können. Sie müßten dann ätiologisch eine gemeinsame Basis haben. Alle diese Merkmale, das sei noch einmal betont, sind statistisch nicht abgesichert. So trägt das folgende notwendigerweise hypothetischen Charakter, und es ist möglich, ja wahrscheinlich, daß die angesprochenen Probleme in Wirklichkeit gar nicht bestehen.

1. Bestehen Zusammenhänge zwischen Deckbiß und herabgesetzter Mundatmungshäufigkeit?

Trotz bestehender Widersprüche (siehe S. 286) wird im folgenden davon ausgegangen, daß Deckbißträger seltener durch den Mund atmen als andere Dysgnathe oder auch Eugnathe. Die Ursache könnte darin liegen, daß Deckbißbehaftete im Durchschnitt eine breitere Maxilla haben, damit breitere untere Nasengänge, damit verringerte intranasale Strömungswiderstände für die Atemluft und damit vielleicht auch seltener Adenoide mit ihrem verstärkten epipharyngealen Luftwiderstand. Ob dabei funktionelle Wechselbeziehungen derart bestehen, daß Adenoide bei Nasenatmern seltener in Erscheinung treten als bei Mundatmern, weil die vorbeiströmende, erwärmte und gereinigte Atemluft chronischen Entzündungen und Hyperplasien in deren Gefolge herabzusetzen in der Lage ist, mag offen bleiben. Bei Annahme monogener Deckbißätiologie müßte alles auf ein di- bzw. triphänes Gen zurückgeführt werden. Das Gen verursachte also nicht nur die charakteristische obere Frontzahnstellung, sondern auch die Verbreiterung der Maxilla und gegebe-

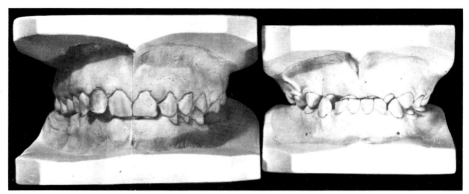

Abb. 202 *Zusammentreffen von Deckbiß bei der Mutter (links) und Progenie bei ihrem Sohn (rechts). Ein solches Zusammentreffen ist rein zufälliger Art (siehe Text).*

nenfalls die geringere Anfälligkeit zur Ausbildung hyperplastischer Tonsillen. Bei Annahme polygener Ätiologie müßte man dagegen annehmen, daß sich unter den am Deckbiß beteiligten Genen auch solche mit gleichzeitiger Wirkung auf Maxilla und Adenoide befänden bzw. daß diese Polygene bei Individuen mit breiter Maxilla (und entsprechend breitem Gesicht?) ihre zum Deckbiß führende Wirkung leichter entfalteten als bei schmaler Maxilla. Prüfen läßt sich das kaum, weil die Breite der Maxilla schwer exakt meßbar ist und die Ursache von solchen Breitenunterschieden nicht feststeht. Exakt ließe sich die Beteiligung eines Gens im polygenen Verband nur dadurch bestimmen, daß man ubiquitär verbreitete, sich untereinander im Sinne von Dominanz bzw. Rezessivität verhaltende Gene wie die für die A-B-0-Blutgruppen prüft und feststellt, ob bei den an einem polygenen Merkmal Leidenden eine bestimmte Blutgruppe, etwa 0, öfter als im Populationsdurchschnitt vorkommt (*G. Jörgensen,* 1974).

2. Bestehen Zusammenhänge zwischen Deckbiß und verringerter Zahngröße im Sinne von Mikrodontie?
(siehe S. 288)

Bestünde ein solcher Zusammenhang, müßte er bei Annahme monogener Ätiologie des Deckbisses wiederum auf diphäner Genwirkung beruhen und bei Annahme von Polygenie darauf, daß sich unter den beteiligten Genen solche mit Einwirkung auf beide Merkmale befinden. Nicht auszuschließen, wenn auch wenig wahrscheinlich, ist auch, daß sich Deckbiß bei Mikrodonten leichter äußert und sich deshalb in einer kieferorthopädischen Abteilung anreichert.

3. Bestehen Zusammenhänge zwischen Deckbiß und Progenie?

Auf Abbildung 202 sind die Modelle einer deckbißbehafteten Mutter und ihres progeniebehafteten Sohnes dargestellt. Beobachtungen von sippenmäßigen Häufungen dieser Art, zum Beispiel von *G. Korkhaus* (1939), haben zu mancherlei Vermutungen über die Ursache einer ,,inneren Verwandtschaft'' zwischen den beiden eigenständigen Merkmalen geführt. *Korkhaus* selbst hat angenommen, daß die Steilstellung der oberen Frontzahnkeime das der Anfangsform beider Anomalien gemeinsame Merkmal sei und daß es von weiteren Faktoren abhänge, ob sich daraus die eine oder die andere Anomalie entwickle. *A. M. Schwarz* (1951) war dagegen der Meinung, daß ein ,,zufälliger'' Wachstumsvorsprung des Unterkiefers, vor allem zur Zeit des Schneidezahnwechsels, bei vorhandener Deckbißanlage zur ,,Pseudoprogenie mit erblichem Charakter'' führe.

Tatsächlich sind sippenmäßige Häufungen dieser Art auf Grund der durchschnittlichen Häufigkeiten beider Dysgnathien gelegentlich zu erwarten. Hat doch auch in einer Deckbißsippe jeder einzelne Blutsverwandte, auch ein schon Deckbißbehafteter, die Chance von mindestens 6%, eine Progenie zu bekommen, wobei die Mikrosymptome nicht einmal berücksichtigt worden sind – und in einer Progeniesippe jeder einzelne die Chance von etwa 7%, Deckbiß zu bekommen. In bestimmten Sippen mit gehäuftem Vorkommen von Deckbiß aus der einen und gehäuftem Vorkommen von Progenie aus der anderen Linie müssen deshalb auch einmal überdurchschnittliche Häufungen vorkommen. In der Regel kommt in Deckbißsippen jedoch keine größere als die dem Populationsdurchschnitt entsprechende Zahl von Progenikern vor (*S. Christiansen-Koch*, 1981) und umgekehrt in Progeniesippen keine größere Zahl von Deckbißbehafteten (*Ch. Werner*, 1979). Ein Wachstumsvorsprung des Unterkiefers bei einem Deckbißbehafteten ist also nicht zufällig, sondern genetisch determiniert. Daß es im übrigen bei Inversion der oberen Schneidezähne und progener Tendenz schneller zum verkehrten Frontzahnüberbiß kommt als ohne Inversion, und daß dieser verkehrte Überbiß nunmehr als exogener Faktor verschlimmernd auf die Progenie wirkt, versteht sich von selbst.

5. Das Mißverhältnis zwischen Zahn- und Kiefergröße

a) Vorbemerkung

Ein Mißverhältnis zwischen Zahn- und Kiefergröße liegt vor, wenn „primärer" Engstand oder Weitstand bestehen. Man schließt also aus den ungünstigen Folgen der Merkmalskombination auf die beiden Einzelmerkmale Zahngröße und Kiefergröße, ohne diese zu messen. „Sekundäre" Engstände, etwa durch Protrusion der M_1 nach vorzeitigem Milchmolarenverlust, und sekundäre Weitstände, etwa im Gefolge einer Hypodontie, müssen ausgeschlossen bzw. mit ins Kalkül gezogen werden.

Engstand und Weitstand äußern sich unabhängig von der Bißlage und Fehlstellungen sonstiger Art. Handelt es sich doch um Erscheinungsformen der elementaren Größenbeziehungen, die in jedem Gebiß zwischen den beiden Merkmalen Zahn- und Kiefergröße bestehen. Da Diskrepanzen bis zu einem gewissen Grade durch die Alveolarfortsätze ausgeglichen oder doch gemildert werden, fallen nur deutliche Diskrepanzen ins Auge. Übrigens pflegt man ihnen mehr Aufmerksamkeit zu schenken, wenn sie bei neutraler Bißlage die einzigen Fehler sind, als wenn sie nur Teilerscheinung einer Dysgnathie sind: Bei einer Klasse II,1 zum Beispiel würde man entweder von Rückbiß mit engstehender, bzw. Rückbiß mit lückiger Protrusion der oberen Front sprechen, wobei die Lücken natürlich von der Protrusion der Schneidezähne mitverschuldet werden.

Es ist üblich, nur im Wechsel- und bleibenden Gebiß von einem Mißverhältnis zwischen Zahn- und Kiefergröße zu sprechen. Das ist insofern richtig, als Weitstände im Milchgebiß physiologisch und Engstände nach Häufigkeit und Expressivität unbedeutend sind. Im Prinzip gibt es jedoch keinen Unterschied, doch gehe auch ich auf das Milchgebiß nicht ein.

b) Intraorale Symptome

Eng- wie Weitstand äußern sich bevorzugt im Frontzahn- und nicht im Seitenzahngebiet. Das hängt damit zusammen, daß unversehrte m_1 und m_2 ihren Ersatzzähnen genügend Platz zur Verfügung stellen und M_1 und M_2 sich selbst dann noch korrekt einstellen, wenn die Kiefer de facto zu klein bzw. zu kurz sind: Die M_2 machen sich dann gewissermaßen auf Kosten der M_3 breit, die später aus Platzmangel unter Umständen retiniert bleiben. Engstand im Gebiet zwischen P_1 und M_2 ist also in der Regel sekundärer Art – es sei denn, es liege Hyperodontie vor.

Weitstand ist seltener als Engstand. Denn

Das Mißverhältnis zwischen Zahn- und Kiefergröße

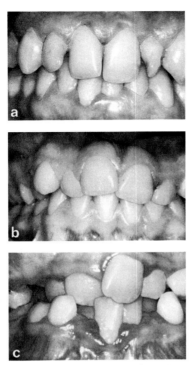

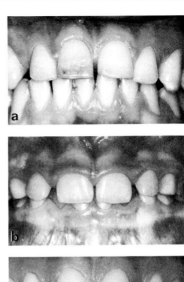

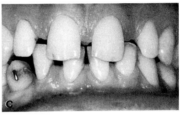

Abb. 203 *Unterschiedliche Ausmaße von frontalem Engstand bei einem Mißverhältnis zwischen Zahn- und Kiefergröße. Platzmangel führt die durchbrechenden Zähne zu unterschiedlichen Ausweichmanövern im Sinne von Drehung, Kippung und/oder paraxialem Falschstand.*

Abb. 204 *Unterschiedliche Ausmaße von frontalem Weitstand bei einem Mißverhältnis zwischen Zahn- und Kiefergröße. Die Verteilung der Lücken zwischen den Zähnen ist variabel.*

beim Ausfall der Milchzähne zunächst in Erscheinung tretende Lücken werden durch den physiologischen Mesialwachstumstrend der Zähne ausgeglichen oder gemildert, während sich Engstand durch den gleichen Vorgang verstärkt. Beide Erscheinungsformen eines Mißverhältnisses variieren quantitativ kontinuierlich. Es ist deshalb vom ätiologischen Standpunkt aus unberechtigt, erst von einem bestimmten Ausprägungsgrad an von einem Mißverhältnis zu sprechen, so sehr das vom praktisch-therapeutischen Standpunkt aus verständlich ist.

Während sich bei relativ zu großen Frontzähnen alle Zähne durch eine Kombination von Drehungen, Kippungen und paraxialen Falschständen den beengten Raumverhältnissen anzupassen suchen (Abb. 203), arrangieren sich relativ zu kleine Zähne sehr unterschiedlich (Abb. 204). Besonders auffällig ist eine isolierte Lücke zwischen

den I₁; ist man doch gewohnt, sie nicht als Sonderfall eines Mißverhältnisses zwischen Zahn- und Kiefergröße, sondern als eigenständiges Merkmal, **Trema** oder **Diastema mediale** genannt, aufzufassen. Tatsächlich ist eine klare Trennung jedoch nicht möglich (siehe S. 313ff.).
Es wurde bisher von **relativ** zu großen oder zu kleinen Zähnen gesprochen, d. h. ihrer Größe im Vergleich zur Kiefergröße: Absolut große Zähne würden bei entsprechend großen Kiefern ebensowenig zum Engstand führen wie absolut kleine Zähne bei entsprechend kleinen Kiefern zum Weitstand. Natürlich wäre es wünschenswert, konkrete Meßwerte für beide Merkmale zu haben, um zum Beispiel angeben zu können, von welchem Unterschied an ein größeres Mißverhältnis vorliegt und Platz zum Beispiel durch Extraktion statt durch Dehnung und Streckung des Zahnbogens gewonnen werden muß. Konkrete Zahlen lassen sich jedoch nur für die Zahngröße gewinnen, wobei man sich auf die Summe der mesio-distalen Kronendurchmesser beschränkt. Die Kiefergröße dagegen läßt sich nicht messen. Die als Ersatz auf Fernröntgenaufbißaufnahmen (*G. Schmuth* u. Mitarb., 1957; *K. H. Tiegelkamp,* 1961) oder an Modellen gemessene Länge der Konturen der apikalen Basis (*I. Hillmer,* 1967; *S. Herrmann,* 1975) stellen nur einen Notbehelf dar. Dieser ist übrigens auch nur für den Oberkiefer anwendbar. Dort haben die räumlichen und funktionellen Zusammenhänge zwischen Zahn und Kiefer allerdings auch ein größeres Gewicht als im Unterkiefer. Der Unterkiefer kann wegen seiner Form kaum je zu klein, sondern höchstens zu groß sein. Bei ausgeprägter mandibulärer Hyperplasie im Gefolge einer Progenie findet man deshalb nicht selten ein Mißverhältnis zwischen Zahn- und Kiefergröße im Sinne von Weitstand. Dies zeigt, daß Mißverhältnisse auch einkiefrig möglich sind, wenn sie in der Regel auch in beiden Kiefern auftreten.

c) *Pathogenese und Ätiologie*

Die Unmöglichkeit, die Kiefergröße zahlenmäßig exakt zu erfassen, wirkt sich für die Beurteilung der Ätiologie nachteilig aus. Kann man doch nie sicher sein, ob die Kiefer tatsächlich groß oder klein sind. Bei stets gleicher Kiefergröße – allenfalls im Verhältnis zur Gesamtschädelgröße variierend – würden Eng- und Weitstände ja auch auftreten, jetzt allerdings nur noch von der Zahngröße abhängig. Dann aber gäbe es kein ätiologisches Problem. Denn die weitgehende Erbbedingtheit der Zahngröße steht fest (s. u.). Gerade das Beispiel Progenie zeigt jedoch, daß auch dem Merkmal Kiefergröße Eigenständigkeit zukommt. Deshalb soll geprüft werden, von welchen Faktoren Zahngröße und von welchen Kiefergröße abhängt. Von einem Mißverhältnis zwischen beiden Größen kann ja nur gesprochen werden, wenn oder soweit sie voneinander unabhängig sind.
Bereits im letzten Jahrhundert wurde vermutet, daß Zahn- und Kiefergröße etwas mit Vererbung zu tun haben müßten. Später, nach Wiederentdeckung der *Mendel*schen Regeln im Jahre 1900, wurde für beide Merkmale monogene Vererbung in Betracht gezogen und angenommen, daß die beiden Gene unabhängig voneinander „mendelten". Ein Mißverhältnis zwischen Zahn- und Kiefergröße trete auf, wenn ein Behafteter zum Beispiel die großen Zähne vom Vater und die kleinen Kiefer von der Mutter geerbt habe: „Dieser Gedankengang wurde etwas in Mißkredit gebracht durch die zweifellos falsche Formulierung: große Zähne vom Vater und kleine Kiefer von der Mutter... Mit Recht weist *A. M. Schwarz* jedoch darauf hin, daß die Größe sowohl des Kiefers als auch des Zahnes niemals geschlechtsgebunden ist. Solche Formulierung ist in der Tat nicht haltbar. *Schwarz* sagt deshalb: Auf die Rassenunterschiede, nicht auf die Geschlechtsunterschiede kommt es an." So formulierte *R.*

Eichler (1961) in einem Beitrag zur disharmonischen Vererbung von Zahn- und Kiefergröße und fügte hinzu, daß er selbst statt von einem Rassenunterschied lieber von einem Rassen- oder Konstitutionsunterschied sprechen wolle.

Diese Sätze wurden zitiert, weil sie die Fragen berühren, auf deren Beantwortung es zum Verständnis der Zusammenhänge ankommt. Zwei Fragen stehen zunächst im Mittelpunkt: Wie kommt das Merkmal Zahngröße und wie das Merkmal Kiefergröße zustande?

a) Zur Zahngröße. Wie schon früher erwähnt, steht auf Grund von Zwillingsuntersuchungen fest, daß Zahngröße, allerdings vorerst noch unter alleiniger Berücksichtigung der Zahnbreite, in der Hauptsache von Erbfaktoren bestimmt wird. Die Differenzen zwischen EZ-Paaren sind kaum größer als die zwischen links und rechts beim gleichen Individuum. Eine Ausnahme scheinen nach F. Vogel und Mitarb. (1960) die oberen I_2 zu machen. Sie differieren auch zwischen EZ-Paaren deutlich, weshalb auf die Mitbeteiligung exogener Faktoren geschlossen worden ist. Doch ist der Schluß zweifelhaft: Die oberen I_2 variieren größenmäßig, weil sie auf Grund von Erbfaktoren häufig aus der Zahnreihe eliminiert werden: Verkleinerungen bis hin zur Stiftform, die auch zwischen linker und rechter Seite sehr verschieden ausfallen, wurden deshalb auf Seite 159 ff. als Mikroform (forme fruste) eines auf Aplasie zielenden genetischen Faktors bezeichnet.

Die Zahngröße variiert beträchtlich, die Summe der oberen 4 Schneidezähne (SI) etwa zwischen 28 und 36 mm, wobei Extremvarianten nicht einmal berücksichtigt worden sind. Es handelt sich um ein quantitativ kontinuierlich variierendes Merkmal mit eingipfliger Verteilungskurve und nicht um ein alternativ verteiltes Merkmal im Sinne von groß oder klein. Man müßte somit erst einmal festlegen, was unter groß oder klein konkret verstanden werden soll. Hinzu kommt, daß sich die Zähne eines Gebisses untereinander verschieden verhalten: Unverhältnismäßig breite obere I_1 können zum Beispiel mit durchschnittlich breiten I_2 oder unterdurchschnittlich breiten C kombiniert sein. Daraus ergibt sich, daß das Merkmal Zahnbreite in der Hauptsache – exogene Faktoren spielen nur eine geringe Rolle – von Polygenen determiniert wird. Diese wirken zwar zum Teil auf die Größe aller Zähne ein, zum Teil aber auch nur auf die Größe bestimmter Zähne. Dagegen gibt es keinen Hinweis dafür, daß ein bestimmtes Einzelgen, und sei es ein sogenanntes Leitgen im polygenen Verband, auf die Zahngröße einen bestimmenden Einfluß ausübt. Deshalb ist die Vorstellung abwegig, man könne „große Zähne" vom Vater oder der Mutter im Sinne Mendelscher Erbgänge erhalten, und deshalb gibt es auch keine „Geschlechtsgebundenheit" der Zahngröße, wobei das Wort in dem oben angeführten Zitat möglicherweise nur in dem Sinne gebraucht worden ist, daß Frauen im Durchschnitt kleinere Zähne (und kleinere Kiefer) besitzen als Männer.

Das leitet über zu der Frage, ob „die Rasse" etwas mit Zahngröße zu tun hat und ob Rassenunterschiede die Ursache von Mißverhältnissen zwischen Zahn- und Kiefergröße sein können. Beide Fragen müssen verneint werden. Denn die individuelle Zahngröße variiert bei allen Rassen bzw. ethnischen Gruppen. Es ist nur möglich, daß die durchschnittliche Zahngröße rassenmäßige Verschiedenheiten aufweist. Für die Zahngröße eines bestimmten Individuums ist die Rasse jedoch ebenso belanglos wie der „Konstitutionstyp". Ein Individuum verdankt seine Zahngröße der Kombination der einschlägigen Polygene, die es von seinen Eltern ererbt hat. Sicher ist dagegen, daß Kinder großzähniger Eltern häufiger große Zähne zu erwarten haben als Kinder kleinzähniger Eltern und daß die Erwartungswerte bei „gemischten" Eltern dazwischen liegen.

b) **Kiefergröße.** Es ist zwar anzunehmen, daß auch das Merkmal Kiefergröße von Erbfaktoren beeinflußt wird, doch gibt es keinerlei Beweis – schon deshalb nicht, weil eine präzise Messung und damit eine Unterteilung in groß oder klein nicht möglich ist. Die Vermutung gründet sich auf Analogieschlüsse. EZ-Paare pflegen sich in bezug auf Kopfform und Kopfgröße zu gleichen und deshalb vermutlich auch in bezug auf Kieferform und -größe. ZZ-Paare sind dagegen meistens auch in diesen Punkten verschieden. Möglicherweise muß zwischen Ober- und Unterkiefer insofern unterschieden werden, als exogene Faktoren auf den Oberkiefer in höherem Maße einwirken als auf den Unterkiefer. Während nämlich die Kaufunktion für die Entwicklung des Unterkiefers praktisch ohne Belang ist, wirkt sie auf den Oberkiefer deutlich ein. Das läßt sich aus der Entwicklung der Kiefer bei Oligodonten und Anodonten ableiten und hängt wohl damit zusammen, daß lange Zahnwurzeln, vor allem oberer C, über das Gebiet des Alveolarfortsatzes hinaus bis in den Kieferkörper reichen und dort funktionell im Sinne von Entwicklungsförderung wirksam werden. Aus allem ergibt sich, daß auch für das Merkmal Kiefergröße, soweit man es überhaupt vom Merkmal Schädel- bzw. Gesichtsschädelgröße unterscheiden kann, nur Polygene in Betracht kommen, nicht aber ein Einzelgen. Für den Oberkiefer sind daneben „exogene" Faktoren wie Zahnzahl, Zahnwurzellänge und Kauintensität zu betrachten. Insofern besteht keine völlige Unabhängigkeit zwischen den beiden Merkmalen Zahn- und Kiefergröße.

c) **Folgerung für das Verhältnis Zahn- und Kiefergröße.** Der Begriff Mißverhältnis zwischen Zahn- und Kiefergröße entzieht sich präziser Beurteilung, weil die Kiefergröße nicht meßbar ist. Er kann also immer nur aus den Folgen (Engstand–Weitstand) abgeleitet werden. Es gibt deshalb auch keine exakte Definition der Worte groß und klein, nicht einmal in dem Sinne, daß der Mittelwert als Grenzwert festgelegt würde. Da Engstand und Weitstand auch noch von der Achsenstellung der Zähne, der Zahnbogenlänge und -breite, ja von stattgehabten, nicht völlig „rekonstruierbaren" Protrusions- und Retrusionsbewegungen abhängen, enthält der Begriff eine sehr vage Komponente.

Einzelgene kommen als Ursache eines Mißverhältnisses zwischen den beiden Merkmalen somit nicht in Betracht. Beide werden polygen mit mehr oder weniger deutlichem exogenen Einschlag im Sinne eines MGS determiniert. Deshalb kann ein Mißverhältnis nur durch eine sich ungünstig auswirkende Mischung der von Vater und Mutter ererbten Gene, die auf Zahn- und Kiefergröße Einfluß haben, herrühren. Da die Mischung in der Regel „stimmt", ist anzunehmen, daß beide Merkmale nicht beziehungslos sind, wie man bei Annahme zweier Einzelgene annehmen müßte. Unter den Zahn- und Kiefergröße determinierenden Polygenen gibt es solche, die auf beide Merkmale, und andere, die nur auf eines der Merkmale – bei den Zähnen sogar nur auf bestimmte Zähne – einwirken. Klar geht das auch aus tierexperimentellen Forschungen hervor, die *H. Stengel* (1958/59) mit Kaninchen sehr unterschiedlicher Körpergröße, aber jeweils harmonischer, d.h. zur Körpergröße passender Zahngrößen angestellt hat. Er ist also davon ausgegangen, daß die Kiefergröße eng mit der Körpergröße korreliert sei.

Bei Kreuzungen traten keine oder nur geringfügige Disharmonien zwischen Zahn- und Kiefergröße unter den Bastarden auf. Wie bei den Ausgangsrassen bestand ein weitgehend korrelativer Zusammenhang. Zahn- und Kiefergröße werden also in der Hauptsache von in gleicher Richtung wirkenden Genen beeinflußt. Kleinere Disharmonien können ohne weiteres alveolär ausgeglichen werden, treten also gar nicht in Erscheinung. Nur wenn Gene, die das eine oder das andere Merkmal größenmäßig konträr beeinflussen in

genügend großer Zahl oder Wirkungsintensität vorhanden sind, kommen Mißverhältnisse im Sinne von Engstand bzw. Weitstand zustande.
Stengel hatte mit der Arbeit Bezug genommen auf eine Publikation von *W. Abel* (1933), die auch von Zahnärzten gern als Beleg der schädlichen Wirkung von Rassenkreuzungen auf die Zahnstellung zitiert wird. *Abel* war von 23 Schädeln angeblich reinrassiger, in bezug auf Zahn- und Kiefergröße differierender Buschmänner, Hottentotten und Neger und von 35 Schädeln angeblicher Bastarde zwischen diesen drei Populationen ausgegangen. Sie stammten aus einem Material von 75 Schädeln, das *Pöch* auf Reisen durch die Wüste Kalahari (südl. Afrika) gesammelt hatte. *Abel* hat, mindestens bei einem Teil der Schädel, jedoch auf Grund von Disharmonien im Gebiß auf die Bastardnatur geschlossen, während er die Bastardnatur doch gerade als Ursache der Disharmonien hatte nachweisen wollen. Seine Folgerungen sind also abwegig, wie *Stengel* näher ausgeführt hat.

Obwohl sich Engstand und Weitstand morphologisch ausschließen, gehören sie ätiologisch zusammen: Es sind komplementäre Merkmale. Die Mischung der von den Eltern ererbten, auf Zahn- und Kiefergröße Einfluß nehmenden Polygene wirkt sich bei extremen Mischungen entweder zugunsten der Zahngröße (Engstand) oder zugunsten der Kiefergröße (Weitstand) aus. Engstand wie Weitstand werden mit zunehmendem Ausprägungsgrad immer seltener, mit abnehmendem Ausprägungsgrad immer häufiger. Die „normalen" Fälle ohne Engstand und ohne Weitstand liegen dazwischen. Sie bilden den Scheitelpunkt einer eingipfligen (unimodalen) Verteilungskurve, wie sie charakteristisch für polygene Merkmale ist. Daß dabei auch exogene Einflüsse, also etwa solche, die die Achsenstellung der Frontzähne beeinflussen können, zu berücksichtigen sind, wurde bereits erwähnt.

6. Das Diastema mediale (Trema)

a) Vorbemerkung

Unter Diastema mediale wird eine mehr oder weniger breite, in der Regel isolierte Lücke zwischen den oberen mittleren Schneidezähnen verstanden. Sie kommt zwar auch im Unterkiefer vor, ist hier aber so selten und zumeist so uncharakteristisch, daß ich nicht weiter darauf eingehe.
Statt von Diastema mediale wird auch von Trema gesprochen. Der Name geht nach *H. Sicher* (1916) auf *R. Virchow* zurück: Er sollte zum Ausdruck bringen, daß diese Lücke nichts mit den ebenfalls Diastema genannten physiologischen Lücken verschiedener Säugetiere – zum Beispiel der anthropomorphen Affen (Pongiden) mit ihren „Affenlücken" – zu tun habe. Beide Namen werden hier synonym gebraucht, obwohl es Autoren gibt, die von Trema nur dann sprechen, wenn es sich um besonders breite Lücken handelt (*E. Pernkopf*, 1958) oder wenn eine exogene Ursache nachgewiesen werden kann (*J. Sieth*, 1937). Beides ist unbegründet (s. u.).
Der Mensch hat als einziges „Säugetier" in der Regel ein lückenloses bleibendes Gebiß, in der Regel, weil es großkiefrige negride Populationen mit bialveolärer Protrusion gibt, in denen das Trema geradezu als physiologisch gelten kann. Dort wird die Lücke auch nicht als ästhetischer Mangel empfunden, was sich ändert, wenn ein so behaftetes Individuum in eine „lückenlose" Population gerät (siehe Bd. 2, Abb. 149).
Zweifel an der Diagnose Trema treten auf, wenn weitere Frontzahnlücken vorhanden sind, vor allem dann, wenn die mediane Lücke das Ausmaß der anderen Lücken nicht deutlich übersteigt (siehe Abb. 204). Auch wird zuweilen erst von einer bestimmten Breite an von Trema gesprochen.

Pathogenese und Ätiologie der Dysgnathien

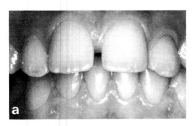
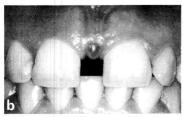
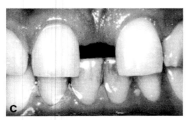

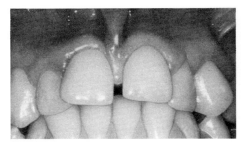

Abb. 206   Trema mit hochansetzendem, derbem Lippenbändchen bei gleichzeitigem Engstand im Gebiet der I₂ und C.

Abb. 205   Unterschiedliche Breite eines Trema. Es handelt sich um ein Merkmal mit kontinuierlicher quantitativer Variabilität. Beachte das unterschiedliche Verhalten des Lippenbandansatzes. Bei (b) besteht eine Verbindung mit der Papilla incisiva: Der Papillenstiel liegt zwischen den I₁.

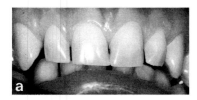
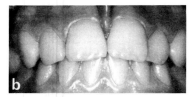
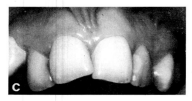

Abb. 207   Hochansetzendes, derbes Lippenbändchen ohne Trema, keine kieferorthopädische Behandlung. Das Trema fehlt selbst da (a), wo vor und hinter den I₂ Platzüberschuß besteht und das Lippenbändchen es leicht gehabt hätte, ein Trema zu erzeugen. Beachte die Dreistrang-Ausbildung des Bändchens bei (c).

So findet man zum Beispiel die Angabe, ein Trema sei eine unverändert bleibende Lücke zwischen den oberen I_1 von 2 bis 6 mm Breite (*G. Korkhaus,* 1939). Auf beides gehe ich im folgenden Abschnitt ein.

b) Intraorale Symptome

Unter kieferorthopädischem Aspekt sind Lückenbreite, Achsenstellung der I_1 und Lippenbandansatz (Frenulum labiale) von besonderem Gewicht. Zunächst zur **Lückenbreite**; sie variiert zwischen den behafteten Individuen stark: Es handelt sich um ein Merkmal mit kontinuierlicher quantitativer Variabilität. Es wäre deshalb vom ätiologischen Standpunkt aus willkürlich, als unterste Grenze 2 oder 1 mm, ja 0,5 mm anzugeben, selbst wenn ein so kleines Trema in ästhetischer und damit behandlungsmäßiger Hinsicht bedeutungslos ist (Abb. 205).

Was die **Achsenstellung der beiden I_1** zueinander in transversaler Richtung anbelangt, so ist neben Parallelität Divergenz und Konvergenz zur Kauebene hin möglich (siehe Bd. 2, S. 225). Konvergenz ist am seltensten. Sie kommt vor allem dann vor, wenn ein retinierter Mesiodens zwischen den I_1 die Ursache des Trema ist. Divergenz, teilweise von einer entsprechenden Keimlage vorgegeben, folgt im Häufigkeitsgrad. Sie kann im Laufe der weiteren Gebißentwicklung durch den Druck der durchbrechenden I_2 oder C in Parallelität verwandelt werden, ja dieser Druck kann zum Verschwinden der anfänglich vorhandenen und dann als physiologisch bezeichneten Lücke führen (s. u.). Parallelität ist weitaus am häufigsten. Diese Parallelität der beiden I_1 bei der Behandlung zu erhalten, ist eine wichtige, mit herausnehmbaren Geräten nicht immer einfach zu lösende Aufgabe.

Schließlich zum Verhalten des Lippenbändchens; es setzt meistens – nach *H. Euler* (1927) in 90% der Fälle – hoch an, inseriert also im Bereich der Gingiva propria und mündet in die interdentale Papille ein, ja, es zieht in die Gaumenschleimhaut, wobei der vordere Pol der Papilla incisiva, Papillenstiel genannt, gewissermaßen zwischen die I_1 gezogen wird (Abb. 205b, 206). Statt von Frenulum labiale spricht man dann von **Frenulum tecto-labiale**. Neben der Höhe des Ansatzes variiert die Textur des Lippenbändchens. Manchmal nicht viel mehr als eine zarte Schleimhautduplikatur, ist das Bändchen in anderen Fällen breit und von derber, fibröser Beschaffenheit. Selbst Unterteilungen in mehrere Einzelstränge kommen vor (Abb. 207), was für die Frage, ob eine chirurgische Verlegung des Bandansatzes nötig ist, von Bedeutung ist. Die beiden Merkmale Ansatzhöhe und Textur werden oft nicht unterschieden. Spricht man von hochansetzendem Lippenbändchen, ist derbe Bandbeschaffenheit in der Regel gleichfalls gemeint, obwohl das keineswegs immer auch der Fall ist.

Es ist verständlich, daß bei der morphologischen Vielfalt der Erscheinungen nach einer Unterteilung des Trema gesucht worden ist. Dabei spielt das unterschiedliche Verhalten des Lippenbandes eine wichtige Rolle. Bevor darauf eingegangen wird, noch einige weitere Aspekte zur Morphologie, soweit sie für Pathogenese und Ätiologie von Bedeutung sind.

Beim statistischen Vergleich von 300 Probanden mit und 100 Probanden ohne Trema – es handelte sich um klinische Untersuchungen und Modellvermessungen – stellte *S. Herrmann* (1975) folgendes fest:

1. In der Tremagruppe war die mittlere Breitensumme der oberen vier Incisivi (SI) signifikant kleiner als in der Kontrollgruppe, und zwar unabhängig davon, ob nur isolierte Lücken berücksichtigt wurden (n = 133) oder generalisierte Lücken (n = 167). Es gibt in

diesem Punkt also offenbar keinen prinzipiellen Unterschied zwischen isolierten Lücken, den Tremen im engeren Sinne, und generalisierten Lücken; letztere scheinen nur auf ein größeres Mißverhältnis zwischen Zahn- und Kiefergröße hinzudeuten, wie aus dem folgenden hervorgeht.

2. Der Unterschied zwischen den beiden Probandengruppen trat noch deutlicher zutage, wenn die Zahnbreitensummen der Prämolaren, Eckzähne und Schneidezähne mit der am Modell gemessenen Größe der zugehörenden apikalen Basis (als Ersatz für die nicht meßbare Kiefergröße) in Beziehung gesetzt wurde. In der Tremagruppe waren die Zähne im Verhältnis zur apikalen Basis deutlich kleiner als in der Kontrollgruppe – mit anderen Worten: Bei Tremabehafteten besteht im allgemeinen ein Mißverhältnis zwischen Zahn- und Kiefergröße, so daß die Frage auftaucht, ob ein Trema nicht grundsätzlich als Sonderfall eines Mißverhältnisses zwischen Zahn- und Kiefergröße aufgefaßt werden muß. Eine Vermutung dieser Art ist schon von *J. Sieht* (1937) und *H. Euler* u. Mitarb. (1940) geäußert worden.

3. Beim Vergleich der Tremahäufigkeit bei bestimmten Dysgnathien ergab sich, daß bei Angle-Klasse II,1 wesentlich öfter ein Trema auftritt, auch in Form der isolierten Lücke zwischen den I_1, als beim Deckbiß. Exversion der oberen Schneidezähne fördert also die Tremabildung, Inversion dagegen schwächt sie ab.

4. Von Bedeutung dürfte weiterhin, bisher allerdings ungeprüft, ein gestörtes, d. h. nicht 4:3 betragendes Breitenverhältnis der oberen zu dem der unteren Schneidezähne sein. Sonst ließe sich nicht erklären, daß trotz eines breiten Trema Neutralbiß bestehen kann. Denn bei einer angenommenen Lückenbreite von 6 mm zum Beispiel müßten die oberen Seitenzähne links wie rechts um 3 mm nach distal versetzt sein, was einer distalen Verzahnung von fast einer $1/2$ Prämolarenbreite gleichkäme – es sei denn, es bestünde neben dem Trema gleichzeitig Engstand im Gebiet der I_2 und C oder eine inzisale Stufe.

5. Was den Ansatz des Lippenbändchens anbelangt, so wurde eindeutig eine positive korrelative Beziehung zum Trema festgestellt. Denn in der Gruppe der 300 Tremabehafteten hatten 58% ein hochansetzendes Frenulum labiale – in der Untergruppe von 133 Probanden mit isolierter Lücke sogar 69% – während in der Kontrollgruppe ,,nur" 27% ein hochansetzendes Frenulum hatten. Welcher Art diese Beziehung ist – der hohe Bandansatz könnte sowohl Ursache als auch Folge eines Trema sein – blieb offen. Wahrscheinlich ist beides möglich, wofür folgende Befunde sprechen:

6. Unter den 133 Probanden mit isolierter Lücke zwischen den I_1 waren 19 (14%), die im Gebiet der I_2 und C Engstand aufwiesen (Abb. 206). Hier liegt die Vermutung nahe, daß der hohe Bandansatz die Ursache des Trema ist. Denn weshalb sonst hätte sich der Engstand nicht schon während seiner Entstehung zum Trema hin auflösen sollen?

7. Auf der anderen Seite kam überraschend häufig ein hoher Bandansatz auch in der tremalosen Kontrollgruppe vor, nämlich in 27% der Fälle (Abb. 207). Trotz teilweise derber Textur hat es das Lippenband hier also nicht vermocht, die korrekte Einstellung der I_1 zu verhindern.

Mit Blick auf diese morphologischen Besonderheiten sollen nunmehr die Kriterien besprochen werden, nach denen herkömmlicherweise unterteilt wird. Es sind dies das physiologische Trema, das echte Trema und das unechte Trema.

Das Diastema mediale (Trema)

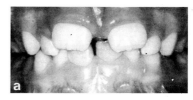
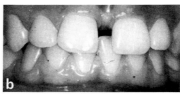
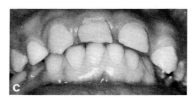

Abb. 208 Die drei – angeblich ätiologisch voneinander verschiedenen – Typen eines Trema; a = physiologisches Trema; b = ,,echtes" Trema; c = ,,unechtes" Trema als Folge von Nichtanlage der oberen I_2. Näheres siehe Text.

c) *Pathogenese*

1. Physiologisches Trema
(Abb. 208a)

Nicht weil es physiologischerweise, d. h. in der Mehrzahl der Fälle auftritt, wird ein bei Durchbruch der oberen I_1 entstehendes Diastema als physiologisch bezeichnet, sondern weil die Möglichkeit besteht, daß es bei Durchbruch der I_2, ja gelegentlich noch bei Durchbruch der C – wofür *S. Herrmann* (1975) allerdings keinen Hinweis fand – spontan wieder verschwindet. Der nach mesial gerichtete Durchbruchsdruck dieser Zähne wird dafür verantwortlich gemacht. Da jedoch auch echte und unechte Tremata schon bei Durchbruch der I_1 in Erscheinung treten – Lücken also, die hinterher nicht spontan verschwinden – kann die Diagnose ,,physiologisches Trema" immer erst nach Durchbruch der I_2, ja der C eindeutig gestellt werden, zumal, wie im vorigen Abschnitt erläutert, die Art des Bandansatzes nicht zur Klärung herangezogen werden kann: Lücken können trotz hohen Bandansatzes spontan verschwinden.

Diese, lange Zeit andauernde, diagnostische Unsicherheit ist aus zwei Gründen unbefriedigend. Einmal würde man, jedenfalls beim Fehlen sonstiger Zahnfehlstellungen, therapeutisch zur Untätigkeit verurteilt, weil man natürlich nicht gern ,,künstlich" beseitigen möchte, was später spontan verschwindet. Wird aus dem vermeintlich physiologischen dann jedoch ein ,,pathologisches" Trema, hätte man den günstigsten Zeitpunkt der Behandlung versäumt. Bei dieser Sachlage behandelt man tatsächlich auch ohne klare Diagnose (siehe Bd. 2, S. 225). Zum anderen hätte diese lange diagnostische Ungewißheit bei Erbuntersuchungen zur ätiologischen Klärung des „echten" Trema Nachteile. Jüngere Kinder fielen bei Zwillings- und Familienuntersuchungen aus, weil man vor Einstellung der C nicht sicher weiß, ob überhaupt ein „echtes" d.h. vererbtes Trema vorliegt. Ich komme im nächsten Abschnitt darauf zurück.

2. „Echtes Trema" (Abb. 208b)

Als „echt" gelten Tremen, die nach vollständigem Durchbruch der oberen C, mindestens aber der I_2, noch vorhanden sind, in der Regel zeitlebens bestehen bleiben und für die keine andere äußere Ursache erkennbar ist als ein hochansetzendes Lippenbändchen. Bei Vernachlässigung von Sonderfällen, die diesen hohen Bandansatz nicht haben – das sind nach H. *Euler* (1927) 10%, nach S. *Herrmann* (1975) allerdings 31% – wird deshalb auch definiert: Echt sind solche Tremen, die allein durch hochansetzende Lippenbändchen verursacht werden. Da als gemeinsame Ursache Erbfaktoren gelten, lautet eine dritte Definition: Echt sind Tremen, die auf Vererbung beruhen.

Für die Tremafälle ohne hochansetzendes Lippenbändchen hatte H. *Euler* (1927) auf Grund von Beobachtungen an Schädeln ein zu weit vorn liegendes, beinahe zwischen die I_1 geratenes Foramen incisivum in Betracht gezogen. Doch liegt die Annahme näher, daß das die Folge und nicht die Ursache eines zu Lebzeiten vorhandenen Frenulum tectolabiale mit vorgezogenem Papillenstiel war: Schließlich ist die Papilla palatina (sive incisiva) eine Art Deckel, der das Foramen incisivum verschließt.

Eine andere Erklärung stammt von G. *Politzer* u. Mitarb. (1953). Danach ist es nicht der äußere, dem Lippenband entsprechende Teil des Frenulum tectolabiale, der den Tremaschluß verhindert, sondern der innere Teil, Zahnleistenseptum genannt. Denn wie schon F. *Hochstetter* (1936) erkannt hatte, besteht das Frenulum tectolabiale primär aus zwei Teilen, dem bindegewebigen Zahnleistenseptum (Septum tectolabiale) und der Frenulumplatte; letztere entspricht etwa dem späteren Lippenbändchen. Das Zahnleistenseptum dagegen ist ein Bindegewebsstrang, der die generelle Zahnleiste des Oberkiefers in der Median-Sagittal-Ebene kerbt, ja durchtrennt. Zur Zeit seiner Entstehung kommt es zu einer auffälligen Diastase der beiden i_1-Keime. Aus der Regelmäßigkeit und Synchronität dieser beiden Vorgänge wurde geschlossen, daß ein Trema grundsätzlich etwas physiologisches und nicht pathologisches sei, daß das Tempo der Rückbildung des Frenulum tectolabiale und damit der spontane Tremaschluß jedoch stark variiere, ja daß die Rückbildungsneigung des Zahnleistenseptums als des inneren Teiles des Frenulum tectolabiale von der Rückbildungsneigung des Lippenbändchens verschieden sein könne. Mit anderen Worten: Schuld am Trema ohne hoch ansetzendes Lippenbändchen sei die verzögerte Atrophie des Zahnleistenseptums; ich komme darauf zurück.

Zur Zeit der Geburt dürften noch 80 bis 90% aller Kinder ein Frenulum tectolabiale aufweisen. Das geht aus Untersuchungen hervor, die R.-R. *Miethke* (1978) an 155 Feten verschiedener Altersklassen durchgeführt hat. Die genauen Zahlen lauten: 87,4% mit Frenulum tectolabiale (in 7,3% nur schwach ausgeprägt) und 12,6% ohne Frenulum tectolabiale, also mit normalem Lippenbandansatz. Überraschenderweise gab es keine Frequenzverschiebungen im Laufe der fetalen Entwicklung: Die jüngsten Feten (26. Woche) hatten schon genau so oft ein normales Lippenbändchen wie die ältesten, praktisch schon Neugeborenen entsprechenden Feten (41. bis 42. Woche). Allerdings gab es eine signifikante

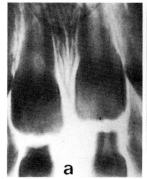 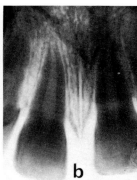

Abb. 209 Röntgenaufnahme eines Tremabehafteten im Alter von 6 und 8 Jahren. Im Milchgebiß (a) besteht ein breites Trema zwischen den i_1, die Keime der I_1 liegen dagegen in etwa üblicher Weise beieinander. Erst während des Durchbruchs (b) entfernen sich die beiden I_1 voneinander zum Trema.

Rückbildung in bezug auf die Folgen der Frenula, nämlich von Kerbungen des Alveolarfortsatzes in der Median-Sagittal-Ebene. Sie wurden von der 26. Woche an, wo noch 40,7% aller Feten ausgeprägte Kerbungen zeigten, von Woche zu Woche weniger und betrugen in der 42. Woche nur noch 7,1%.
Diese Kerbungen haben natürlich auch etwas mit dem Wachstum der i_1-Keime links und rechts vom Frenulum zu tun. Bestünde kein Zusammenhang, müßten die Kerbungen im Laufe der fortschreitenden Keimentwicklung immer ausgeprägter bzw. häufiger werden und ihr Maximum kurz vor Durchbruch der oberen i_1 zeigen. Es ist deshalb anzunehmen, daß doch schon im Laufe der fetalen Entwicklung eine deutliche Regression des Frenulum tectolabiale erfolgt, obwohl sie sich nicht in der absoluten Zahl der bis zur Papille durchziehenden Bandansätze äußert.
Man ist geneigt, das mit der Theorie von *G. Politzer* u. Mitarb. (1953) zu erklären: Die Regression des Lippenbändchens hielte mit der des Zahnleistenseptums nicht Schritt und hinkte, fetal jedenfalls, in der Regel hinterher. Trotzdem steht die Theorie auf schwachen Füßen. Es fragt sich nämlich, was aus dem Zahnleistenseptum wird. Die Antwort kann nur lauten: Es verschwindet, sobald die Verknöcherung des Zwischenkiefers weit genug fortgeschritten ist und sich die Sutura interincisiva ausbildet. Das ist bereits in der frühen fetalen Entwicklung der Fall. Es müßten also Besonderheiten dieser Knochennaht sein, die das Zusammenrücken zunächst der i_1, später der I_1 verhinderten. Man hat deshalb röntgenologisch nach solchen Besonderheiten, etwa Verbreiterungen der Sutur oder Sklerosierungen in ihrem Bereich gefahndet: ohne Erfolg. Das Zahnleistenseptum, das bei seiner Entstehung zweifellos eine Diastase der i_1-Keime bewirkt, kann somit nichts mehr mit dem späteren Trema zwischen den Ersatzzähnen zu tun haben. Wenn überhaupt, kommt nur die Frenulumplatte, d.h. das hochansetzende Lippenbändchen als Ursache in Betracht. Auch klinische Befunde sprechen dafür. So sind auf Abbildung 209 die Röntgenaufnahmen einer Patientin im Alter von 6 und 8 Jahren dargestellt, die zeigen, daß trotz eines breiten Diastema im Milchgebiß (a) die I_1-Keime relativ dicht beieinander ste-

hen, während im Laufe des Durchbruchs der I₁ (b) ein Diastema auftritt: Hier kommt also nur der äußere Teil des Frenulum tectolabiale, d. h. der hohe Bandansatz als Ursache in Frage. Klarer als aus solchen Einzelbefunden ergibt sich das aus statistischen Untersuchungen, so zum Beispiel von *K. Bergström* u. Mitarb. (1962) über die Förderung spontaner Tremaschlüsse nach operativer Verlagerung („Exzision") des Bandansatzes gegenüber nicht operierten Probanden (vergl. Bd. 2, S. 226). Die Ursache „echter" Tremata ohne hochansetzenden Bandansatz ist also weiterhin ungeklärt. Am ehesten kommt ein Mißverhältnis zwischen Zahn- und Kiefergröße in Frage. Das aber soll gerade ein Charakteristikum des unechten Trema sein, von dem im folgenden Abschnitt die Rede ist.

3. „Unechtes Trema" (Abb. 208c)

Bei Hypodontie, speziell der Aplasie oder Verkümmerung der oberen I₂, bei allgemeiner Mikrodontie und einem dadurch verursachten Mißverhältnis zwischen Zahn- und Kiefergröße, bei lückiger Protrusion: kurz bei allen Tremafällen mit einer scheinbar erkennbaren Ursache wird die Diagnose „unecht" gestellt. Das wäre für Fälle verständlich, bei denen ein hochansetzendes Lippenbändchen fehlt. Tatsächlich wird die Diagnose aber auch dann gestellt, wenn es hoch ansetzt und insofern kein Unterschied zum „echten" Trema besteht: Das Bändchen wird nunmehr als Folge der Lückenbildung angesehen. Die Unterscheidung ist also sinnlos. Denn ein gestörtes Verhältnis zwischen Zahn- und Kiefergröße spielt auch beim echten Trema eine Rolle.

Unecht sind somit allein Lücken zwischen den I₁, die erst nach dem Durchbruch der oberen Frontzähne auftreten, zum Beispiel im Gefolge von Extraktionen oder kieferorthopädischen Maßnahmen, vor allem der Gaumennahterweiterung. Es gibt eine Ausnahme: Die Entstehung eines Trema durch Mesiodentes, die zwischen die I₁ geraten sind. Da sich Mesiodentes palatinal von den I₁ zu entwickeln pflegen, führen sie trotz der engen Nachbarschaft zu den I₁ nur selten – nach Tabelle XIII in 15% der Fälle – zum Trema. Das steht in auffälligem Gegensatz zu Angaben von *G. Politzer* u. Mitarb. (1953). Hier hatten 146 (7,8%) von 1863 Kindern ein Trema, von den 146 Tremabehafteten 16 (11%) gleichzeitig einen Mesiodens. Im ganzen Kollektiv befanden sich nur 17 Mesiodentes, d. h. es fehlte nur einmal ein Trema, wenn ein Mesiodens vorlag. Dieses gleichzeitige Auftreten war so viel häufiger (94%) als bei zufälligem Zusammentreffen unabhängiger Anomalien zu erwarten war, daß die Forscher „syngenetische", d. h. eng korrelierte Fehlbildungen auf dem Boden einer gemeinsamen Entstehungsursache angenommen haben. Wie aus Tabelle XIII (und allgemeiner klinischer Erfahrung) hervorgeht, kann diese Häufung jedoch nur zufällig gewesen sein: Patienten mit Mesiodens haben nicht in 94%, sondern nur in 15% der Fälle mit der Wahrscheinlichkeit zu rechnen, auch ein Trema zu bekommen. Bei einer durchschnittlichen Tremahäufigkeit von etwa 7% liegt das nur wenig über dem Durchschnitt. Es handelt sich also nicht um „syngenetische" Anomalien, sondern um zufälliges Zusammentreffen und in einigen Fällen um eine mechanische Verursachung des Trema durch einen atypisch gelegenen Mesiodens.

d) Ätiologie

Das Trema gehört zu den ersten zahnärztlichen Merkmalen, auf deren Erbbedingtheit hingewiesen worden ist, und zwar durch *A. Kantorowicz* (1914). Er hat auf dominanten

Erbgang geschlossen. Die Annahme wurde durch *R. J. Terwee* (1922) bestätigt; das Merkmal äußerte sich allerdings nicht regelmäßig, wobei Fehler durch die Art der Erfassung (teilweise Anamnese und Fotografien) nicht auszuschließen sind.

Einen neuen Aspekt bekam diese Ansicht durch *M. Weniger* (1933). Sie ging von 26 Behafteten aus – übrigens ohne Rücksicht auf Vorhandensein oder Nichtvorhandensein eines hoch ansetzenden Lippenbändchens, weil beide Varianten innerhalb der gleichen Familie nebeneinander auftraten – und untersuchte in der Hauptsache Eltern und Kinder. Da nur in zwei Fällen kein Elternteil behaftet war, schloß auch sie auf ein autosomales dominantes Gen, das zwar häufig Expressivitätsschwankungen, aber kaum Penetranzschwankungen zeige – eine der vier auf mehr als zwei Generationen ausgedehnten Sippenuntersuchungen zeigte bereits Abbildung 11. Da jedoch in den Geschwisterschaften mehr weibliche (68%) als männliche Behaftete (51%) vorkamen, schloß sie auf Beteiligung eines „Nebengens", und zwar eines X-chromosomalen. Dieses zweite Gen hielt sie, zunächst überraschend, nicht für dominant bzw. für einen „Förderungsfaktor", sondern für einen „rezessiven Hemmungsfaktor".

Die Begründung lautete: „Denn aus dem Gang der Untersuchung, d. h. durch die Wahl der Probanden aus der jüngsten Generation, war zu erwarten, daß die Anzahl der Dominanten, wie schon ausgeführt, zu groß sein wird, daß also das Verhältnis der Behafteten zu den Unbehafteten in unserem Material nicht der Wirklichkeit entsprechen wird. Die Häufigkeit von 50,98%, in denen das Trema im männlichen Geschlecht auftritt, würde also nicht dem wirklichen Zahlenverhältnis entsprechen, sondern schon durch die Art der Materialbeschaffung eine zu hohe Behaftungszahl darstellen. Wir hätten also im männlichen Geschlecht weniger als 50% Behaftete, wenn wir diesen Korrekturfaktor in Rechnung ziehen. Analog ist auch im weiblichen Geschlecht die Zahl der Behafteten größer, als es der Wirklichkeit entsprechen würde."

Die Frage, ob das weibliche Geschlecht tatsächlich bevorzugt wird und damit der Anlaß zur Annahme von Digenie – einer Art Vorstufe von Polygenie – zutrifft, ist jedoch offen. Nach Untersuchungen, die *M. Eberlein* (1964) an 829 Frauen und 645 Männern durchgeführt hat, scheinen letztere sogar in der Überzahl zu sein (5,7%■■ : 4,8%●●). Deshalb gilt das Trema bis heute als monogen im Sinne autosomaler heterozygoter Genwirkung vererbt, zumal eine Reihe kasuistischer Beiträge das immer wieder zu bestätigen schien.

Trotzdem steht die Auffassung auf schwachen Füßen. Eingangs wurde die kontinuierliche quantitative Variabilität des Merkmals hervorgehoben. Dabei ist anzunehmen, daß mit zunehmender Lückenbreite die Anzahl der Behafteten abnimmt. *Eberlein* gab z. B. für die Breitenklasse 1 (0,6 bis 1,5 mm) 28 Behaftete an. Die Zahl nahm bis zur Breitenklasse 5 (4,6 bis 5,5 mm) ständig ab. Faßt man die vorliegenden Zwillingsuntersuchungen ins Auge, so beträgt nach einer von *G. Korkhaus* (1939) zusammengestellten Kasuistik das Konkordanz-: Diskordanzverhältnis zwischen EZ (94,1% konkordant) und ZZ (25,0% konkordant) 3,8 : 1 – und das spricht für eine rezessives Merkmal. Da es sich bei dieser Kasuistik um 17 EZ- und nur um 12 ZZ-Paare gehandelt hat, ist dieser Schluß jedoch nicht erlaubt: Zu den 17 EZ-Paaren gehörten mindestens 34 ZZ-Paare. Und da Rezessivität auf Grund der Familien- und Sippenuntersuchungen nicht in Frage kommt, ist anzunehmen, daß additive Polygenie die Ursache des 3,8 : 1-Verhältnisses ist. Unter Berücksichtigung der auf Lückengröße Einfluß nehmenden Umweltfaktoren wie etwa Lutschen, Lippenbeißen oder Zahn-

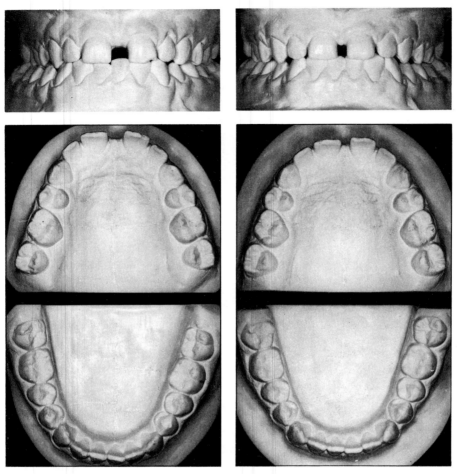

Abb. 210 Trema bei einem etwa 13jährigen ZZ-Paar. Trotz ungleicher Größe der Lücke ist das Paar konkordant. Der Unterschied dürfte Folge der auch in diesem Punkt konkordanten Nichtanlage der oberen P_2 bzw. der deshalb eingeleiteten Behandlungsmaßnahmen sein. Beobachtung Dr. Schneemann, Langenhagen.

verlust (Abb. 210) ist somit multifaktorielle Ätiologie die wahrscheinlichste Annahme.

Wie schon erwähnt, entsteht vermutlich in gleicher Weise das Mißverhältnis zwischen Zahn- und Kiefergröße (siehe S. 302ff.). Die sich morphologisch ausschließenden Merkmale Zahnweitstand und (primärer) Zahnengstand dürften dabei im Verhältnis der Komplementarität zueinander stehen. Es spricht deshalb vieles dafür, daß es sich beim Trema nur um einen Sonderfall primärer Lückenbildung im Rahmen eines Mißverhältnisses zwischen Zahn- und Kiefergröße handelt. Aus den Untersuchungen von *S. Herrmann,* aber auch aus den Abbildungen 204 und 205 ging ja hervor, wie willkürlich die Abgrenzung zwischen Trema und genereller Lückenbildung sein kann. Auch die Tatsache, daß die Lücken zwischen den beiden I_1 mit zunehmender Größe immer seltener werden, läßt sich nur mit dieser Annahme zwanglos erklären. Denn handelte es sich um ein eigenständiges, quantitativ variables Merkmal mit eingipfliger Verteilungskurve, müßte die Masse der Behafteten mittlere Tremabreiten aufweisen.

Bleibt die Bedeutung des Lippenbändchens zu besprechen übrig. Es gibt Autoren, die jeden Zusammenhang zwischen Trema und Frenulum leugnen. Das läßt sich auf Grund der Untersuchungen von *S. Herrmann* jedoch nicht aufrechterhalten. Ein hochansetzendes Lippenbändchen kommt bei Tremabehafteten (69%) bzw. lückiger Front (58%) wesentlich häufiger vor als bei lückenlosem Gebiß (27%) oder gar Engstand im Frontzahngebiet jenseits des Trema (14%). Das läßt nur den Schluß zu, daß es sich beim Bandansatz, möglicherweise auch bei der Struktur des Bandes, um ein eigenständiges Merkmal handelt, das sich u.a. darin äußert, daß die Ansatzstelle unterschiedlich schnell in Richtung Vestibulum verlagert wird. Bei 10 bis 20% aller Menschen setzt es schon bei der Geburt im Bereich der Mucosa vestibularis an, bei den anderen „atrophiert" es später, vor allem zur Zeit des Zahnwechsels. Denn lückenloser Zahndurchbruch bzw. künstliches Zusammenführen der beiden I_1 fördert das Tiefertreten des Bändchens, ist jedoch nicht die alles entscheidende Ursache. Sonst dürfte es hochansetzende, derbe Frenula bei geschlossener Zahnreihe nicht geben. Bei lückigem Zahndurchbruch, physiologisch im Milchgebiß, fällt diese Förderung dagegen aus, der Bandansatz bleibt länger hoch, zum Teil zeitlebens. Woran es liegt, daß der Bandansatz ein so unterschiedliches Verhalten zeigt, ist unbekannt.

7. Der offene Biß (Infraokklusion)

a) Vorbemerkung

Von offenem Biß (Mordex apertus) spricht man, wenn Zähne in der Schlußbißlage keinen Kontakt mit ihren Antagonisten haben; es handelt sich also um eine vertikale Okklusionsstörung. Sie kann zwar isoliert auftreten, kommt häufiger jedoch im Verein mit sonstigen Fehlstellungen vor. Deshalb wurde der offene Biß schon bei Besprechung der Angle-Klasse II,1, der Progenie und des Deckbisses erwähnt, bei letzterem allerdings ausschließend: Er kommt bei Deckbiß praktisch nicht vor.

Ehe die Diagnose offener Biß gestellt werden darf, müssen die beteiligten Antagonisten ihren Durchbruch vollendet haben oder ihn ohne fremde Hilfe nicht beenden können; Retention und Verlagerung sind die häufigsten Ursachen. Bei noch im Durchbruch befindlichen Zähnen besteht zwar temporär auch ein offener Biß, doch wird er genausowenig wie Kontaktlosigkeit durch Verlust oder Fraktur von Zähnen unter den Begriff subsummiert.

Offener Biß tritt überwiegend im anterioren und nur gelegentlich im posterioren Gebißbereich auf. Da über die Hauptursache seitlich offener Bisse schon im Zusammenhang mit der primären und sekundären Retention von Milch- und bleibenden Molaren gesprochen worden ist (siehe S. 161, 162 und 177ff.), soll über diese Sonderform am Schluß dieses Absatzes nur noch kurz berichtet werden.

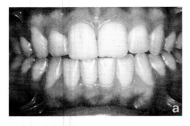
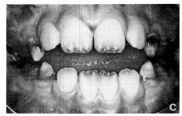
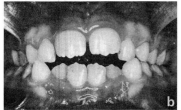
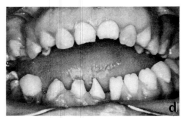

Abb. 211 Unterschiedliche Ausprägungsgrade frontal offener Bisse: Das betrifft sowohl den Grad des Klaffens als auch die Zahl der am offenen Biß beteiligten Zähne.

b) Offener Biß im Frontzahngebiet

a) Intraorale Symptome (Abb. 211)

Am Klaffen der Zähne sind zumeist nur Schneidezähne, gelegentlich aber auch Eckzähne und Prämolaren, ja Molaren beteiligt (siehe Bd. 2, Abb. 134). Das Ausmaß des offenen Bisses pflegt nach dem Abstand der Schneidekanten bestimmt zu werden. Da die normalen Kontaktpunkte jedoch über dem Tuberculum dentis der oberen Schneidezähne liegen, müssen 2 bis 3 mm hinzugezählt werden, um das wahre Ausmaß der bei der Behandlung erforderlichen Verlängerung zu erhalten. Es ist im übrigen strittig, ob der zu erzielende Überbißgrad stets 2 bis 3 mm betragen sollte. Aus gnathologischer Sicht scheint zum Beispiel die Übergangsstelle von der konkaven zur konvexen Kurvatur der Palatinalflächen oft zweckmäßiger zu sein, und die wechselt höhenmäßig nach Form und Stellung der Zähne.

Da es sich definitionsgemäß um eine vertikale Okklusionsstörung handelt, sollte der Ausdruck „sagittal offener Biß" an Stelle von inzisaler Stufe (overjet) vermieden werden. Das schließt nicht aus, daß sagittale Stellungsfehler sich vertikal auswirken, und zwar durch den verkürzenden Effekt bei zentrischer Kippung. „Lutschprotrusion" bei einer Klasse II,1 führt deshalb zur Verstärkung eines bereits durch Beißen auf den Lutschgegenstand zustande gekommenen offenen Bisses und bialveoläre Protrusion, charakteristische Frontzahnstellung mancher farbiger Populationen, geht selten mit tiefem Biß einher. Neben der Zahl der am offenen Biß beteiligten Zähne und dem Ausmaß des Klaffens sollte deshalb bei der Befunderhebung auch die Achsenstellung der Frontzähne beurteilt werden.

Weiter ist die Schmelzstruktur der Zähne zu beachten. Es gibt mehrere Arten von Schmelzhypoplasien, die mit offenem Biß einhergehen: Im Abschnitt Ätiologie gehe ich näher darauf ein. Und schließlich sollte man sich über Größe und Lagerung der Zunge ein Bild machen. Selbst wenn die Zunge ätiologisch von untergeordneter Bedeutung wäre, für Selbstausgleich und Therapie ist sie es sicher nicht.

b) Extraorale Symptome

Leichte Ausprägungsgrade äußern sich in der Regel nicht, obwohl das auch von der Entstehungsursache des offenen Bisses abhängt (s. u.). Von bestimmten Schweregraden an, abhängig aber auch von den Begleitsymptomen und der Lippenlänge, besteht offene Mundhaltung. Sie ist in der Regel mit einer Überhöhung des Abstandes Subnasale–Gnathion kombiniert, was zur Veränderung der Größenbeziehungen zwischen vorderer und hinterer Gesichtshöhe und des Profilverlaufs führt (s. Abb. 213). Kephalometrisch äußert sich das zum Beispiel in einer Vergrößerung des sogenannten Basis- oder Grundebenenwinkels (Winkel zwischen zwei Tangenten an Gaumengewölbe und Unterkieferrand) gegenüber dem Mittelwert und einer Veränderung der Verlaufsrichtung der sogenannten Y-Achse. Auch der Kieferwinkel ist oft vergrößert. Deshalb sind FRS-Analysen bei allen Formen offener Bisse mindestens erwünscht, speziell auch im Hinblick auf zu erwartende Verschlimmerungsneigungen.

c) Sonstige Symptome, funktionelle Folgen

Stärkere, die Seitenzähne einbeziehende Ausprägungsgrade beeinträchtigen die Abbeiß- und Kaufunktion, wenn das subjektiv auch nicht immer empfunden wird. Ebenso ist Schlucken von dem Augenblick an erschwert, wo der labiale Abschluß der Mundhöhle nicht mehr gewährleistet ist. Auch Sprachfehler in Form von Sigmatismen treten gehäuft auf, offenbar und merkwürdigerweise bei geringen Ausprägungsgraden des offenen Bisses häufiger als bei starken (siehe Bd. 2, S. 19). Und schließlich ist gehäuft mit Mundatmung und deren Folgen zu rechnen, wenn die Lippen nicht mehr zwanglos geschlossen werden können. Eine noch nicht geklärte Frage ist es dagegen, ob gehäuft marginale Parodontopathien auftreten (*E. Reichenbach,* 1969). Wenn man funktionsbedingte Wechsel von Be- und Entlastung des Parodontium als gesundheitsförderndes Stimulanz ansieht, müßte man das eigentlich erwarten. Beobachtungen an Patienten mit hochgradigen, zum Beispiel genetisch determinierten Formen offener Bisse, sprechen jedoch dagegen (siehe Abb. 214).

d) Pathogenese

Leichtes Klaffen der frontalen Alveolarwallabschnitte zur Zeit der Geburt ist physiologisch (siehe Abb. 138). Es kann deshalb nicht als früheste Manifestation eines offenen Bisses gelten. Bei stärkeren Graden – bis zu 5 mm sind gemessen worden – erscheint das jedoch möglich, zumal sich offene Bisse oft schon wähend der 1. Dentition entwickeln. Das geht aus Tabelle XXXVIII hervor, in der die Häufigkeitsangaben einiger Autoren nach dem Alter der Kinder zusammengestellt worden sind. Die Frequenzunterschiede sind beträchtlich. Aus dem Rahmen fallen vor allem die 23,3% von *H. Taatz.* Da sie ihrer Diagnose Modellanalysen zugrunde gelegt hat, bei der auch geringe Ausprägungsgrade erfaßt werden, dürften die 23,3% die tatsächlichen Verhältnisse vermutlich korrekt wiedergeben. Ob bzw. inwieweit die Frequenzunterschiede im übrigen durch ungenaues Erfassen oder durch reale Populationsunterschiede bedingt sind, kann nicht entschieden werden.

Zur Zeit der ersten und zweiten Wechselgebißperiode nimmt die Zahl der Behafte-

Tabelle XXXVIII Häufigkeit von Offenem Biß in verschiedenen Lebensjahren

Autor	Jahr	n	Alter der Kinder	Häufigkeit %
Heckmann u. Mitarb.	1963	102	0–2,6	7,8
Bilfinger	1969	1000	2–3	15,4
Taatz	1976	1019	3–6	23,3
Korkhaus	1927	643	6	4,2
Bilfinger	1969	1000	6–7	7,1
Frevert	1934	1747	6–8	6,0
Frevert	1934	2747	9–11	3,0
Korkhaus	1927	588	14	2,5

Aus H. Taatz, 1976

ten deutlich ab. Sie liegt später bei knapp 3%, wobei es möglich ist, daß sich die Zahlen zur Zeit der 3. physiologischen Bißhebung (Durchbruch der C bzw. M_2), ja selbst noch zur Zeit des M_3-Durchbruches wieder etwas vergrößern. Bißhebungen, die bei primär knappem Überbiß zum offenen Biß noch um das 18. bis 25. Lebensjahr führen können, sind deshalb auch als 4. physiologische Bißhebung bezeichnet worden, die mit dem Durchbruch der M_3 in Zusammenhang gebracht worden sind. Doch ist das strittig.

Die Häufigkeitsabnahme beim Zahnwechsel dürfte vor allem mit dem Abgewöhnen des Lutschens in Zusammenhang stehen. Das zeigt einmal, wie groß die spontane Ausgleichstendenz ist und zum anderen, wie wichtig Lutschen als ätiologischer Faktor ist. Lutschen äußert sich pathogenetisch als „lokale traumatische Verbiegung" (A. M. Schwarz, 1951) bzw. Blockierung des physiologischen Vertikalwachstums der Frontzahnabschnitte und durch Förderung des Vertikalwachstums der Seitenzahnabschnitte durch Entlastung. Doch können auch skeletale Wachstumsbesonderheiten mit im Spiel sein, von denen noch die Rede sein wird. Eine klare Unterscheidung zwischen dento-alveolären und skeletalen Formen ist deshalb nicht möglich.

e) Ätiologie

Sechs ätiologische Faktoren kommen in Betracht: Lutschen, falsche kieferorthopädische Behandlungsmaßnahmen, Rachitis, Mundatmung, abnormer Schädelaufbau und Vererbung. Die beiden zuletztgenannten Ursachen gehören insofern zusammen, als auch die zum offenen Biß führenden Schädelformbesonderheiten von Erbfaktoren beeinflußt sein dürften; sie werden deshalb zusammen besprochen.

a) Lutschen. Zum Begriff Lutschen gehören auch „habits" wie Lippenbeißen und Zungenpressen. Ausgesprochene Sonderfälle sind offene Bisse im Gefolge pathologischer Vergrößerungen der Zunge, zum Beispiel durch ein kavernöses Hämangiom. Bei Besprechung der Angle-Klasse II,1 wurde bereits angemerkt, daß Lutschen eine dreifache Wirkungskomponente hat (siehe S. 250). Beim offenen Biß überwiegt die vertikale Komponente, das Beißen auf den Lutschgegenstand. Daß Lutschen rein zahlenmäßig der wichtigste ätiologische Faktor ist, ergibt sich nicht nur aus der schon genannten Häufigkeitsabnahme während des Zahnwechsels, sondern auch aus statistischen Angaben von D. Neumann (1950), die in anderem

Zusammenhang auf den Abbildungen 175 und 176 dargestellt worden sind (siehe S. 250ff.). Alle Kinder mit offenem Biß hatten gelutscht und 85% davon mehr als 3 Jahre.

Es ist ohne weitere Begründung klar, daß der Grad eines durch Lutschen verursachten offenen Bisses nach Art, Dauer und Intensität des Lutschens variiert. Aber auch die „Reaktionsbereitschaft", d.h. die Ansprechbarkeit des Organismus auf den exogenen Reiz dürfte von Bedeutung sein, wie sich zum Beispiel aus der fördernden Wirkung bei Rachitis, einer krankhaften Herabsetzung der Widerstandsfähigkeit des Skeletes ergibt (s.u.). Daneben dürfte es jedoch auch nicht krankhafte, individuelle Reaktionsverschiedenheiten geben. Denn sonst ließe sich nicht erklären, weshalb nicht alle Langzeitlutscher einen offenen Biß bekommen. Diese Reaktionsunterschiede könnten zwar erblich determiniert sein, doch gibt es dafür keine Beweise.

b) Kieferorthopädische Behandlungsmaßnahmen. Gelegentlich tritt im Zuge kieferorthopädischer Behandlungsmaßnahmen ein offener Biß im Frontzahnbereich auf. Das ist zum Beispiel der Fall, wenn bei einer Kreuzbißbehandlung der obere Zahnbogen erweitert wird und durch Höcker-Höcker-Stellung der Prämolaren und Molaren der Biß gesperrt wird. Entsprechendes kann auch bei der Behandlung eines Distalbisses von 1 Pb auftreten: Erst wenn die Seitenzähne die Höcker ihrer Antagonisten überwunden haben, verschwindet der offene Biß wieder oder schwächt sich ab. Weiter kann die Protrusion knapp überbeißender oberer Frontzähne durch indirekte Verkürzung im Gefolge einer zentrischen Kippung zum offenen Biß führen – genauso, wie umgekehrt ein tiefer Biß allein durch Protrusion der Frontzähne verschwinden kann. Ein so entstandener offener Biß gleicht sich in der Regel nicht spontan aus; er muß durch zweckdienliche kieferorthopädische Maßnahmen beseitigt werden. Ich gehe nicht darauf ein, weil das bereits im 2. Band geschehen ist.

c) Rachitis beruht in der Regel auf Vitamin D-Mangel (siehe Bd. 2, S. 207). Das Vitamin verbessert nicht nur die Phosphor- und Kalziumresorption, sondern hat weitere Wirkungen, z.B. im Knochen und an der Knorpel-Knochengrenze. Es beeinflußt somit die Ossifikation und Mineralisation des Skelets und der Zähne, die im übrigen von einem aus Nebenschilddrüse (Parathormon), Knochen (Calcium-Depot) und Niere (Ausscheidung, Rückresorption) bestehenden funktionellen System gesteuert werden. Die durch Vitaminmangel verursachte Rachitis führt zur Nachgiebigkeit des Knochens zur Zeit der Erkrankung und damit zu mannigfachen Veränderungen an Extremitäten, Becken, Thorax, Schädel und Gebiß. Sie beruhen auf verminderter Widerstandsfähigkeit gegenüber statischen und muskulären Einwirkungen, aber auch auf Wachstumsbehinderungen in der Zeit nach der Erkrankung. Am Gebiß werden neben den typischen Schmelzhypoplasien an den I_1, I_2, C und M_1 Rückbiß, Abflachung des unteren Frontzahnbogens (*Schmid-Gussenbauer*sche Linie), Verengung und Verformung der Zahnbögen (Omegaform, Sattelform), Aufbiegung der Frontzahnabschnitte durch den Lutschgegenstand und besonders Verbiegung der Mandibula vor dem Masseteransatz, genannt. Diese Verbiegung wird hervorgerufen durch den abwärts gerichteten Zug der Mundöffner und den aufwärtsgerichteten Zug der Mundschließer. Daneben sind Verkürzungen der aufsteigenden Unterkiefer-Äste und Überhöhungen und V-förmige Gestaltung des Gaumengewölbes beschrieben worden. Nach *R. Bay* (1955) kommen hohe Gaumen jedoch eher seltener als im Durchschnitt vor. Dafür fand er

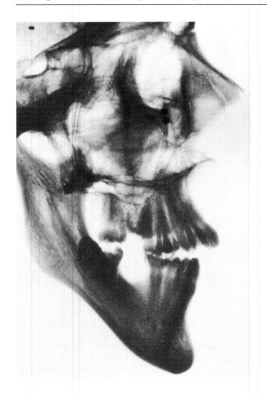

Abb. 212 Rachitisch offener Biß, FRS von einem Schädel (Ausschnitt). Trotz intensiver „direkter" Verlängerung des unteren Frontzahnabschnittes ist es nicht zum völligen Ausgleich des skeletal (gnathisch) verursachten offenen Bisses gekommen. Der Kieferwinkel übersteigt mit etwa 150° bei weitem die normale Größe von etwa 126°.

bei einem Drittel der Fälle torusartige Leisten im Raphe-Bereich, die er auf den Druck der Nasenscheidewand auf das mangelhaft mineralisierte Gaumengewölbe zurückgeführt hat.
Die bei klinischer Untersuchung verkürzt erscheinenden Frontzahngruppen erweisen sich am Schädel oder im FRS häufig als verlängert (Abb. 212). Es sind funktionelle Anpassungserscheinungen der Alveolarfortsätze an den gnathisch offenen Biß, der durch die horizontal verlaufenden „rachitischen" Schmelzhypoplasien mit ihren Defekten an den Schneidekanten noch verstärkt wird. Allerdings führen diese Anpassungserscheinungen nur selten zum vollen Ausgleich der Okklusionsstörung. Im übrigen muß man sich hüten, Schmelzhypoplasien der genannten Form nur auf Rachitis zurückzuführen. Alle länger dauernden Ca-Resorptionsstörungen, etwa im Gefolge eines „Darmkatarrhs", können zu gleichen Hypoplasien führen. Umgekehrt kann bei fehlenden Schmelzhypoplasien ein rachitisch offener Biß nicht ausgeschlossen werden. Zum Nachweis einer Rachitis gehört also mehr als nur der Zahn- bzw. Gebißbefund.
Es besteht kein Zweifel, daß Rachitis, vor allem in ihren schweren, osteomalazischen Ausprägungsgraden, die beschriebenen Folgen für das Gebiß haben kann. Es be-

steht jedoch ebenso kein Zweifel, daß diese Folgen heute meistens ausbleiben. Die Angaben sind allerdings nicht einheitlich. *G. Korkhaus* u. Mitarb. (1937) beobachteten bei 549 sechsjährigen Kindern im Jahre 1929 in 5,6% offene Bisse, im Jahre 1935 bei 803 gleichaltrigen Kindern der gleichen Stadt jedoch nur noch in 1,6%. Sie führten diesen Rückgang auf die 1929 eingeführte Rachitisprophylaxe zurück. Ein anderes Bild ergeben neuere Untersuchungen. *J. Koeff* (1958) bestreitet auf Grund eines Vergleichs von Kindern mit durchgemachter, zum Teil schwerer Rachitis und einer nicht rachitischen Kontrollgruppe überhaupt einen signifikanten Einfluß der Rachitis auf Zahnstellung und Bißlage. *W. Rudolph* (1960) dagegen fand zwar bei entsprechenden Untersuchungen eine Erhöhung verschiedenartiger Dysgnathieformen – eine auch von anderen Forschern gemachte Feststellung –, nicht aber eine Zunahme offener Bisse. Außerdem war der bei 89 Probanden viermal angetroffene offene Biß nur einmal mit Schmelzhypoplasie vergesellschaftet, während 13 Kinder mit Schmelzhypoplasien keinen offenen Biß hatten.

Bei der Beurteilung dieser Untersuchungen ist zu berücksichtigen, daß die Krankheit dank der Rachitisprophylaxe relativ selten geworden ist – die Angaben darüber, wie oft Rachitis heute noch vorkommt, schwanken allerdings beträchtlich – und daß schwere Verlaufsformen kaum noch zu beobachten sind. Der frühzeitig gestellten Diagnose folgt nämlich schnell auch eine intensive Behandlung. Doch ist auch zu bedenken, daß Unterschiede in den Folgen einer manifest gewordenen Rachitis auf genetischer Basis möglich sind. Nach *W. Lehmann* (1936) und *U. Pfändler* (1964) zum Beispiel hängt nicht nur die Disposition zur Rachitis von Erbfaktoren ab, sondern auch die Anfälligkeit bestimmter Skeletabschnitte zur Verformung. Deshalb kommen in bestimmten Familien bestimmte Rachitissymptome nicht, in anderen gehäuft vor. Offener Biß zum Beispiel ist mehrfach bei Geschwistern (*W. Schmidt,* 1936, *H. Fabian,* 1960) oder Eltern und Kindern (*A. Kadner,* 1925, *H. Fabian,* 1960) festgestellt worden, während er in anderen Rachitiker-Familien fehlte. Auch Zwillingsbefunde bezeugen, daß Erbfaktoren eine Rolle spielen. Neun in der Literatur bis 1939 beschriebene EZ-Paare mit offenem Biß waren allesamt, 13 ZZ-Paare nur zweimal konkordant (*G. Korkhaus,* 1939).

d) Mundatmung: Bei Besprechung der Mundatmung als ätiologischem Faktor bei der Angle-Klasse II,1 (siehe S. 252ff.) wurde erwähnt, daß auf Grund von Untersuchungen *S. Lindner-Aronsons* (1970, 1974) Mundatmer häufiger zur Verschmälerung des oberen Zahnbogens und damit zum Kreuzbiß neigen als Nasenatmer. Auch zeigte es sich, daß Mundatmer nach Beseitigung des Luftpassagehindernisses – in der Regel nach Adenotomie – einige Jahre später geringe, statistisch aber signifikante Nachentwicklungstendenzen der Oberkieferbreite auf das bei Nasenatmern übliche Ausmaß aufwiesen. Gerade das scheint mir ein Beleg dafür zu sein, daß chronische Mundatmung am Zustandekommen von Kreuzbissen beteiligt sein kann (siehe S. 256 und 333).

Noch deutlicher ist dieser Einfluß offenbar auf die Entstehung offener Bisse. Durch Vergleich der gewohnheitsmäßigen Kopfhaltung bei 16 Patienten mit chronischer Mundatmung mit der Kopfhaltung bei Nasenatmern wurde festgestellt, daß Mundatmung zu einer Veränderung des „Kopfhaltungswinkels" im Sinne einer Dorsalflexion von durchschnittlich 6,5% führt. Diese Kopfhaltung wurde mit Hilfe einer Spiegeleinrichtung am Kephalostaten bei Anfertigung eines FRS ermittelt und an Hand des Winkels zwischen Nasion-Sella-Geraden und einer vertikalen Referenzlinie gemessen. *Lindner-Aronson* vermutet, daß durch diese Kopfhaltung die Atmung bei verengtem Nasopharynx erleichtert werde, dafür aber auch zu Anpassungserscheinungen führe, die sich dento-alveolär im Sinne von Kreuzbiß (siehe S. 256) und skeletal im Sinne von offenem Biß äußert oder doch äußern kann. Die durch die Dorsalflexion des Kopfes gesteigerte offene Mundhaltung verändert offenbar das Wachstumsmuster des Unterkiefers. Der Kieferwinkel wird größer, ebenso der sogenannte Grundebenenwinkel (Winkel zwischen Nasenboden und Unterkieferrand) und die anteriore Gesichtshöhe. Es kommt also eine Veränderung des Unterkieferwachstums im Sinne einer Retroinklination (Abb. 213) zustande. Obwohl es sich bei den Probanden schon primär um Schmal- und Langgesichtige mit stark überhöhter vorderer Gesichtshöhe gehandelt hat – man spricht regelrecht von einem ,,longface-Syndrom" –, dürfte das zum offenen Biß prädestinierende, genetisch determinierte Wachstumsmuster durch chronische Mundatmung gefördert und ins Abnorme gesteigert werden. Sehr deutlich zeigte sich dieser fördernde Effekt bei Kontrolluntersuchungen der operativ von ihrer Behinderung Befreiten: Der Kopfhaltungswinkel normalisierte sich ebenso allmählich wie das übertriebene vertikale Wachstumsmuster des Unterkiefers mit seinem offenen Biß im Gefolge.

e) **Vererbung.** Frontal offene Bisse können durch Besonderheiten der Gesichtsschädelentwicklung entstehen. Die funktionelle Anpassung im dento-alveolären Bereich reicht dann nicht immer aus, das Ungleichgewicht der basalen Strukturen auszugleichen. Ein solcher Anpassungsmechanismus ist nach Abschluß des Zahnwechsels seltener zu erwarten als zur Zeit des Zahnwechsels. Skeletal offene Bisse scheinen sich deshalb auch dadurch auszuzeichnen, daß sie noch relativ spät in Erscheinung treten bzw. sich verstärken können. Klinisch fallen – wie bei der rachitisch bedingten, ja gleichfalls skeletalen Form – die Diskrepanz zwischen anteriorer und posteriorer Gesichtshöhe zugunsten der anterioren, der fliehende Profilverlauf und die offene Mundhaltung ins Auge, selbst dann, wenn der Grad des offenen Bisses gering ist. Genauere Aufschlüsse vermittelt die FRS-Analyse.

Nach *A. Björk* (1960) haben folgende Faktoren besonderes Gewicht:

1. Eine relativ geringe Senkung des Os temporale bzw. der Fossa glenoidalis, d. h. ein Gelenkhochstand;
2. ein relativ geringes Längenwachstum der Proc. condylares;
3. ein relativ nach dorsal statt nach kranial gerichtetes Wachstum der beiden Gelenkfortsätze, das mit einer Vergrößerung des Kieferwinkels einherzugehen pflegt (Abb. 213);
4. eine gegenüber dem Durchschnitt nach rückwärts gerichtete Wachstumsneigung (posterior rotation) des Unterkiefers.

Wie sehr sich Unterkiefer in ihrer Form voneinander unterscheiden können – und nicht nur nach Länge und Verlaufsrichtung der Proc. condylares und der Kieferwinkelgröße –, wurde bereits im 1. Band (Abb. 9) demonstriert. Im FRS tritt dieser Formenreichtum nicht annähernd so deutlich in Erscheinung wie am Schädel.

Bei konträrem Verhalten des genannten Wachstumsmusters kommt es zur relativen Verkürzung der vorderen und zur Verlängerung der hinteren Gesichtshöhe. Daß dadurch tiefe Bisse verursacht oder gefördert werden, liegt auf der Hand (siehe S. 328ff.). Nach Lage der Dinge müßten diese unterschiedlichen Wachstumsmuster polygen determiniert sein – es sei denn, es lägen kranio-faciale Dysostosen vor, Syndrome also mit eindeutig pathologischem Charakter. Dazu gehören zum Beispiel die

Der offene Biß (Infraokklusion)

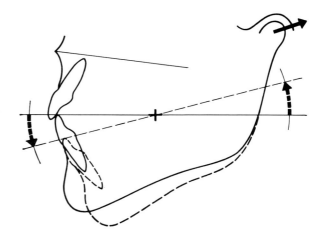

Abb. 213 Entstehung eines frontal offenen Bisses durch atypische Gesichtsschädelentwicklung = skeletal offener Biß. Vor allem durch herabgesetztes und nach dorsal gerichtetes Kondylenwachstum (ausgezogener schwarzer Pfeil) bleibt die hintere Gesichtshöhe hinter der vorderen zurück. Die Mandibula kippt um ein Hypomochlion im Seitenzahnbereich (+) und gerät dadurch in die gestrichelte Position mit offenem Biß, vergrößertem Kieferwinkel und fliehendem Profilverlauf. Schematisierte, exakt nur schwer nachweisbare Entstehungsmöglichkeit eines offenen Bisses.
Aus A. Björk u. V. Skieller, 1972 (Fig. 5 C).

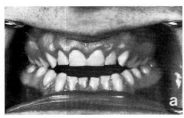 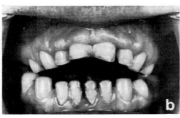 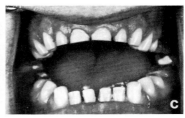

Abb. 214 Unterschiedliche Ausprägungsgrade eines offenen Bisses bei gleichzeitiger Schmelzhypoplasie. Unvollständig dominanter, X-chromosomaler Erbtyp (siehe Seite 39ff.). Der offene Biß äußert sich (fast) nur bei hemizygoten Männern.
Aus Ch. Schulze, 1956.

Oxycephalie, die Turricephalie, die Dysostosis oculo-auricularis und die Dysostosis maxillofacialis.
Um so überraschender war es, als 1952 ein Einzelgen entdeckt wurde, das auf dem X-Chromosom lokalisiert ist und im hemizygoten Zustand, also bei Männern, regelmäßig einen offenen Biß verursacht (Abb. 214). Es handelt sich um das gleiche unvollständig dominante Gen, von dem schon auf Seite 39ff. die Rede war. Es hat diphäne Wirkung. Neben dem offenen Biß wird eine Schmelzhypoplasie verursacht, die bei heterozygoten Frauen weniger schwer als bei hemizygoten Männern in Erscheinung tritt. Vermutlich schwächt das gesunde, auf dem zweiten X-Chromosom lokalisierte Gen die Wirkung des kranken Gens ab. Diese abschwächende Wirkung betrifft auch den offenen Biß: Er ist bei behafteten Frauen nur angedeutet, meistens fehlt er ganz.
Man sollte erwarten, daß dem offenen Biß dieser spezifischen Art ein einheitlicher Grunddefekt zugrunde liegt, der sich auch im FRS weniger komplex als bei der vermutlich polygenen Form des skeletal offenen Bisses äußert. Leider war diese Ver-

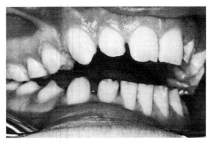

Abb. 215a   Offener Biß bei erbbedingter Schmelzhypoplasie; im Gegensatz zu Abbildung 214 besteht hier jedoch ein autosomal-dominanter Erbtyp.

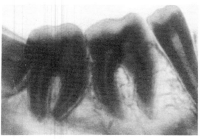

Abb. 215b   Röntgenaufnahme zu Abb. 215a. Klinisch-röntgenologisch fehlt Schmelz ganz. Das Röntgenbild entspricht dem hemizygoten Zustand bei unvollständig dominanter, X-chromosomaler Schmelzhypoplasie (siehe Abbildung 21b).

mutung zwischen 1952 und 1954, wo insgesamt 6 Sippen mit 25 behafteten Männern und 61 behafteten Frauen erfaßt wurden, nicht zu verifizieren, weil keine FRS angefertigt werden konnten.

Neben dem X-chromosomalen gibt es ein autosomales dominantes Gen, das die gleiche diphäne Wirkung hat. Es ist erstmals von *H. Erpenstein* u. Mitarb. (1968) und 1979 erneut von *U.-G. Tammoscheit* beschrieben worden. Eine Berliner Beobachtung gleicher Art ist auf den Abbildungen 215a und b dargestellt. In allen drei Sippen handelt es sich klinisch-röntgenologisch um Schmelzaplasie, also eine der bei Hemizygoten des X-chromosomalen Typs entsprechende Form. Die histologisch nachgewiesene Schmelzschicht ist auch hier so dünn, daß sie bei intraoralen Röntgenaufnahmen überstrahlt wird. Doch tritt der offene Biß weniger regelmäßig auf als die Schmelzhypoplasie. In der von *Erpenstein* erforschten Sippe hatten zum Beispiel 41 Personen Schmelzhypoplasie und nur 19 offenen Biß. Dagegen gibt es, wie bei diesem Erbtyp nicht anders zu erwarten, keinen Geschlechtsunterschied bezüglich beider Merkmale: Schmelzhypoplasie und offener Biß treten bei Männern und Frauen in gleicher Weise auf.

Die Tatsache, daß eine klinisch praktisch gleiche Merkmalskombination von zwei verschiedenen Genen verursacht wird, ist verwunderlich und schwer zu deuten. Man muß wohl annehmen, daß der zur Schmelzhypoplasie führende Basisdefekt beider Gene trotz der unterschiedlichen Chromosomen-Lokalisation der gleiche ist und auf direktem, d.h. enzymatischem Wege die Ameloblastentätigkeit beeinträchtigt. Die kompliziertere skeletale, zum offenen Biß führende Wirkung kommt dagegen erst durch einen sekundären Regulationsmechanismus zustande. So etwas wird als **primäre bzw. sekundäre Pleiotropie** bezeichnet (*F. Vogel*, 1961).

Der offene Biß (Infraokklusion)

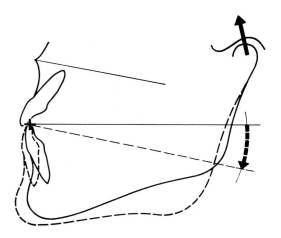

Abb. 216 *Entstehung eines seitlich offenen Bisses durch atypische Gesichtsschädelentwicklung. Durch intensives, nach kranial gerichtetes Wachstum der Kondylen (ausgezogener schwarzer Pfeil) nimmt die hintere Gesichtshöhe gegenüber der vorderen zu. Die Mandibula kippt um die Kontaktpunkte der Incisivi (+) und gerät so in die gestrichelt gezeichnete Position. Dabei verändern sich gleichzeitig Kieferwinkel und Profilverlauf. Kann die skeletale Veränderung durch Verlängerung der Seitenzähne nicht kompensiert werden, entsteht ein seitlich offener Biß. Doch gelten die gleichen Vorbehalte wie bei Abbildung 213.*
Aus A. Björk u. V. Skieller, 1972 (Fig. 5 A).

c) Offener Biß im Seitenzahngebiet

a) Intraorale Symptome

Ein seitlich offener Biß liegt nur dann vor, wenn er sich ausschließlich seitlich manifestiert: Im Frontzahngebiet müssen also normale Überbißverhältnisse vorliegen. Er kann ein- oder doppelseitig auftreten, unterschiedlich viele Antagonistenpaare einschließen und auch in vertikaler Richtung unterschiedlich stark ausgeprägt sein.

b) Pathogenese und Ätiologie

a) Milchmolaren-Depression. Sie kommt bei etwa 1% der Kinder in mehr oder weniger ausgeprägter Form vor. Zumeist werden die m_2 ein- oder beidseitig betroffen. Über die Ursache wurde bereits auf Seite 161, 162 berichtet.

b) Retention, Halbretention oder Depression 1. und/oder 2. Molaren. Sie ist selten, zumeist einseitig und häufiger im Unterkiefer als im Oberkiefer lokalisiert. Ein auf diese Weise entstandener seitlich offener Biß wurde bereits auf den Abbildungen 126 und 127 dargestellt (siehe S. 179/80). Dabei wurden auch Pathogenese und Ätiologie besprochen.

c) Breite Zunge. Seitlich offene Bisse sollen auch durch gewohnheitsmäßige Lagerung der Zungenränder zwischen den Zahnreihen zustande kommen können (*E. Hausser,* 1955). Vermutlich ist diese Zwischenlagerung aber eher die Folge eines bereits bestehenden seitlich offenen Bisses, der zum Beispiel eine skeletale Entstehungsursache haben kann. das geht aus dem folgenden Absatz hervor.

d) Skeletale Wachstumsbesonderheit. *A. Björk* (1960) hat einen seitlich offenen Biß bei übermäßiger Entwicklung der hinteren gegenüber der vorderen Gesichtshöhe infolge anteriorer Rotation des Unterkiefers dann beobachtet, wenn das dento-alveoläre Wachstum im posterioren Bereich den durch diese Wachstumsbesonderheit übergroß gewordenen Interokklusalabstand nicht mehr auszugleichen in der Lage war (Abb. 216). Das könnte durch herabgesetzte funktionelle Anpassungsbereitschaft infolge fortgeschrittenen Alters genauso geschehen sein wie durch gewohnheitsmäßige Interposition der Zungenränder.

e) Kieferorthopädische Maßnahmen. Schließlich können seitlich offene Bisse bei kieferorthopädischen Behandlungen auftreten. Das ist zum Beispiel der Fall, wenn bei einer Angle-Klasse II,1, die zusammen mit dem sagittalen Bißausgleich erforderliche, als Bißnivellierung bezeichnete Verlängerung der seitlichen Alveolarfortsätze hinter den sonstigen Umbauvorgängen zurückbleibt. In Fällen dieser Art sind zumeist die seitlichen Führungsflächen des Aktivators nicht steil genug eingeschliffen. Auch beim Überstellen verkehrt (progen) überbeißender Schneidezähne mit der schiefen Ebene kann, zumeist nur vorübergehend, ein seitlich offener Biß beobachtet werden (siehe Bd. 2, Abb. 120a).

8. Der tiefe Biß (Supraokklusion)

a) Vorbemerkung

Beim tiefen Biß überfassen sich die Schneidezähne in der Schlußbißlage mehr als 2 bis 3 mm. Zweckmäßiger als diese morphologische Beurteilung wäre eine funktionelle. Denn die Bedeutung des tiefen Bisses liegt in seiner möglichen funktionellen Beeinträchtigung des Gebisses. Es kann zu Fehlbelastungen der sich zu weit überfassenden Antagonisten und zu parodontalen Schäden kommen, wenn der tiefe Biß zum Einbiß in die Gingiva propria führt, und es kann zur Beeinträchtigung des mandibulären Bewegungsablaufes in der Phase der sogenannten dentalen Artikulation kommen, in der die Bewegung von der Form und Stellung der Zähne bestimmt wird. Mit Rücksicht auf die Variabilität der Bewegungsmuster könnten deshalb einmal geringere und das andere Mal stärkere Überbißgrade günstiger sein als die „normalen" von 2 bis 3 mm. Solange die Bestimmung des individuell optimalen Überbißgrades nicht sicher möglich ist, muß es bei dem Durchschnittswert von 2 bis 3 mm bleiben.

Voraussetzung eines tiefen Bisses ist im allgemeinen Kontaktlosigkeit der beteiligten Antagonisten. Sie schafft die Voraussetzung für die dento-alveoläre Verlängerung, die in der Regel einem tiefen Biß zugrundeliegt. Da wegen der großen bukko-lingualen Dimension von Prämolaren und Molaren Kauflächenkontaktverluste nur selten vorkommen, nämlich bei den extremsten Kreuzbißformen seitlicher Scherenbiß und gekreuzter Scherenbiß (siehe Bd. 1, Abb. 64), treten tiefe Bisse im Seitenzahngebiet nur selten auf.

Unberücksichtigt bleibt im folgenden der Senkbiß, auch sekundärer Tiefbiß genannt. Es handelt sich um Verstärkungen des ursprünglichen Überbißgrades nach multiplen Zahnverlusten im Seitenzahngebiet, wie sie der Prothetiker bei älteren Menschen nicht selten beobachten kann. Bei desolaten Gebißverhältnissen können sie aber auch schon im Milch- oder Wechselgebiß auftreten. Besonders der frühe Verlust der unteren M_1 scheint von Bedeutung zu sein, wie *L. Gergely* (1949) nachgewiesen hat.

b) Intraorale Symptome

Der Überbißgrad läßt sich bei eingenommener Schlußbißlage ohne weiteres bestimmen. Tiefe Bisse kommen zumeist durch Supraposition beider, seltener einer Schneidezahngruppe zustande. Näheren Aufschluß bringt die Modellanalyse (siehe Bd. 1, S. 93), bei der in der Regel auch festgestellt wird, ob es sich um einen tiefen Biß mit Berührung bzw. Einbiß in die Gaumenschleimhaut handelt oder nicht.

Bei Exversion der oberen Schneidezähne im Gefolge einer Klasse II,1 kann es bei jungen Patienten vorkommen, daß der Überbiß 2 bis 3 mm nicht übersteigt und die unteren Schneidezähne trotzdem die Gaumenschleimhaut berühren. Ursache ist der durch die Exversion verursachte flache Anstieg des Gaumengewölbes sowie die indirekte Verkürzung der oberen Schneidezähne durch die gleiche Exversion. Anders ausgedrückt: Der Überbißgrad wird durch die Exversion gemildert, der tiefe Biß tritt erst nach Aufrichtung der gekippten Zähne voll zutage. Der umgekehrte Effekt wird bei Inversion, also bei Deckbiß beobachtet. Der durch die Achsenstellung der Schneidezähne bedingte Unterschied im Ausprägungsgrad des Überbißgrades zeigt sich deutlich bei Betrachtung eines ,,halben" Deckbisses (siehe Bd. 1, Abb. 79). Die Achsenstellung muß also bei der Befunderhebung immer mit berücksichtigt werden. Da der tiefe Biß häufiges Begleitsymptom spezifischer Dysgnathien und bei deren Besprechung schon berücksichtigt worden ist, gehe ich auf Einzelheiten nicht mehr ein. Das betrifft auch die extraoralen Symptome. Sie pflegen hinter den Hauptsymptomen der Dysgnathien zurückzutreten.

H. R. Mühlemann hat 1948 darauf aufmerksam gemacht, daß der Interokklusalabstand in der Ruheschwebe des Unterkiefers (free way space) bei tiefem Biß individuell verschieden groß ist. Er spricht bei geringem Abstand von Pseudotiefbiß, bei stärkerem Abstand von ,,echtem" Tiefbiß, ohne allerdings einen Grenzwert zu nennen.

Da ein tiefer Biß bei Benutzung herausnehmbarer Behandlungsgeräte nur durch Verlängerung der Seitenzähne und nicht durch Versenkung der Frontzähne ausgeglichen werden kann, soll der Ausgleich eines Pseudotiefbisses nicht oder nicht dauerhaft möglich sein, weil der Interokklusalabstand zu gering wird. R. Hotz (1954) hat das Verhältnis echter Tiefbiß : Pseudotiefbiß mit 7:3 angegeben. Eine klare Trennung ist jedoch nicht möglich. Der Interokklusalabstand ist in der Unterkieferruhelage klinisch nicht exakt bestimmbar und durch zufällige Unterkieferhaltungen bei FRS-Aufnahmen leicht zu beeinflussen. Auch dürften tageszeitliche und psychisch bedingte Unterschiede im Grad des ,,free way space" bestehen. Man mag sich bei der Befunderhebung um Klärung bemühen, doch spielt die Unterscheidung für das praktische Vorgehen nach eigener Erfahrung keine große Rolle.

c) Pathogenese

Wie schon erwähnt, haben tiefe Bisse eine sagittale Fehlstellung zur Voraussetzung, sei es in Form einer positiven inzisalen Stufe bei Progenie, einer negativen inzisalen Stufe bei Angle-Klasse II,1 oder einer abnormen Achsenstellung der Schneidezähne bei Deckbiß. Sie sind deshalb als funktionelle Anpassungserscheinung an sagittale Fehlstellungen aufzufassen. Tiefe Bisse sind im Milch- und bleibenden Gebiß so verbreitet, daß sie bei statistischen Aufschlüsselungen von Gebißbefunden bei Kindern und Jugendlichen oft gar nicht als eigenständiges Symptom aufgeführt werden. Für das Milchgebiß hat F. Bilfinger (1969) bei 1000 Kindern im Alter zwischen 3 und 7 Jahren 8,6% angegeben, wobei der tiefe Biß im Zusammenhang mit Deckbiß (14,9%) allerdings nicht berücksichtigt worden ist. Insgesamt wäre also mit einer Tiefbiß-Häufigkeit von gut 20% zu rechnen. Der Prozentsatz für das bleibende Gebiß liegt wesentlich höher. So fand C. M. Seipel (1946) bei 13jährigen nur in 25% einen Überbißgrad, der 2,5 mm nicht überschritt und L. Gergely (1949) bei Jugendlichen im Alter zwischen 13 und 20 Jahren das gleiche in 21%. Gergely sprach allerdings von „funktionell ausbalanciert" bzw. bei den restlichen 79% von „nicht ausbalanciert" und nicht von tiefem Biß als einem metrisch erfaßten Merkmal. Der tiefe Biß kann in der Adoleszenz eine Abschwächung erfahren. Ursache ist vermutlich eine Verlängerung („Streckung") des Gesichtsschädels, die sich u.a. in einer Zunahme der Gaumenhöhe zu dieser Zeit äußert. Es sind die gleichen Wachstumsvorgänge, die u.U. zum offenen Biß nach Einstellung der M_2 führen können (siehe S. 318).

d) Ätiologie

Tiefer Biß kann verschiedene Ursachen haben, doch steht der Faktor **Verlängerung durch Kontaktlosigkeit** ganz im Vordergrund.

a) **Verlängerung der die Schneidezähne tragenden Alveolarfortsätze.** Es handelt sich bei dieser „direkten Verlängerung" um eine funktionelle Anpassungserscheinung im dento-alveolären Bereich, die zur Zeit der Gebißentwicklung schneller und intensiver erfolgt als danach. Sie wirkt sich im allgemeinen segensreich aus. Sorgt sie doch dafür, daß basale Diskrepanzen ausgeglichen oder so weit gemildert werden, daß die Kaufunktion gewährleistet bleibt. Unter abnormen Bedingungen, wie sie inzisale Stufen darstellen, können sie sich dagegen nachteilig auswirken.

Diese dento-alveolären Verlängerungen kommen also durch den exogenen Faktor **Kontaktverlust** zustande. Eine endogene Komponente ist höchstens insofern mit im Spiel, als die Neigung zur funktionellen Anpassung vom Alter und möglicherweise der „Konstitution" mit beeinflußt wird. Bei der durch Inversion verursachten Steigerung der dento-alveolären Verlängerung, wie sie für Deckbiß typisch ist, kommt die genetische Komponente hinzu, die für die Inversion der Schneidezähne verantwortlich ist (siehe S. 293ff.).

b) **Skeletale Ursachen.** Eine Sonderform des tiefen Bisses hat skeletale Ursachen. Sie soll nach A. Björk (1960) dadurch zustande kommen, daß der Unterkiefer als Ganzes um ein Hypomochlion im Gebiet der P_1 nach vorn rotiert. Die Rotation soll durch tiefe Kiefergelenksposition und intensives, nach oben und vorn gerichtetes Wachstum der Proc. condylares zustande kommen (Abb. 217). Das vordere Segment des Unterkiefers mitsamt seinen Zähnen nähert sich so dem Oberkiefer und verursacht einen tiefen Biß. Das ist natürlich nur möglich, wenn die Frontzahnstellung, etwa eine inzisale Stufe, die Aufwärtsbewegung des vorderen Segmentes zuläßt. Es handelt sich also um die gleichen Wachstumsvorgänge, die u.U. zum seitlich offenen Biß führen, wenn das Zentrum der Rotation im Schneidezahngebiet liegt und der erforderliche Kompensationsmechanismus in Form dento-alveolärer Verlängerungen der Seitenzähne durch Alter oder Zwischenlagerung der Zunge ausbleibt (siehe S. 325ff.).

So leicht verständlich das mechanische Prinzip dieser mandibulären Kippbewegung um ein transversal verlaufendes Hypomochlion in Höhe der P_1 ist, so fraglich ist es, ob solche Kippbewegungen so oft vorkommen, daß sie praktisch von Bedeutung sind. Es muß jedoch in Betracht gezogen werden, daß es sich beim skeletal tiefen und skeletal offenen Biß um Extremva-

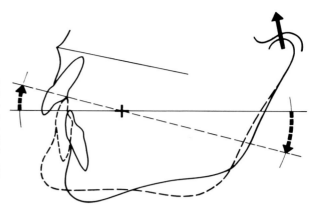

Abb. 217 Entstehung eines tiefen Bisses durch atypische Gesichtsschädelentwicklung. Das Wachstumsmuster entspricht dem auf Abbildung 216, nur daß hier die Mandibula um ein Hypomochlion im Seitenzahngebiet kippt (+). Voraussetzung einer solchen Kippbewegung ist eine inzisale Stufe oder eine Steilstellung der oberen Schneidezähne im Sinne von Deckbiß. Beachte die Vorbehalte von Abbildung 213 und 216.
Aus A. Björk u. V. Skieller, 1972 (Fig. 5 B).

rianten normaler Wachstumsmuster handelt, die sich morphologisch zwar ausschließen, sich entwicklungsphysiologisch bzw. genetisch aber komplementär verhalten. Denn dieses, die vertikale Dimension des Schädelwachstums betreffende Muster dürfte quantitativ genauso kontinuierlich variieren und eine eingipflige *Gauß*sche Verteilungskurve aufweisen, wie das schon für das sagittale Wachstum (Distal- bzw. Mesialbiß) und das transversale Wachstum, soweit letzteres sich in frontalem Engstand oder Weitstand äußert, erörtert worden ist.

9. Der Kreuzbiß

a) Vorbemerkung

Als Kreuzbiß (mordex tortuosus) wird von manchen Autoren nur ein bestimmter, einseitiger, auf das Seitenzahngebiet beschränkter Typ transversaler Okklusionsstörungen bezeichnet. Bei ihm überkreuzen die vestibulären Höcker der oberen Prämolaren und Molaren die entsprechenden Höcker ihrer Antagonisten so weit, daß sie in deren Längsfissur beißen. Doch gibt es weitere Typen fehlerhafter Kontaktbeziehungen, und zwar ein- wie doppelseitig. Sie wurden im ersten Band (S. 90, Abb. 64) beschrieben und benannt; ich setze sie deshalb als bekannt voraus. Bei den beiden stärksten Ausprägungsgraden beißen entweder die unteren Seitenzähne vestibulär an ihren Antagonisten vorbei (gekreuzter seitlicher Scherenbiß) oder die oberen Seitenzähne an ihren Antagonisten (seitlicher Scherenbiß). Nur bei diesen beiden Extremvarianten haben die Kauflächen der Antagonisten keinen Kontakt mehr miteinander und können sich zur Bildung eines seitlich tiefen Bisses verlängern.

Der Begriff Kreuzbiß wird hier also als Sammelbezeichnung für verschiedene Formen und Ausprägungsgrade transversaler Bißlagestörungen im Seitenzahnbereich benutzt. Überkreuzungen der Frontzähne in sagittaler Richtung, die gelegentlich als „frontaler Kreuzbiß" bezeichnet werden, fallen nicht unter den Begriff. Das schließt nicht aus, daß die „Überkreuzungsstelle" nicht im Seitenzahn-, sondern bereits im Schneidezahnbereich liegen kann.

Kreuzbisse sind sehr verbreitet. Sie kommen meistens als mehr oder weniger zufälliges Symptom bei den spezifischen Dysgnathien vor. Deshalb wurden sie schon mehrfach erwähnt. Da sie jedoch auch eigenständigen Charakter annehmen können, sollen sie noch einmal zusammenhängend besprochen werden.

b) Intraorale Symptome

Kreuzbisse sind bei eingenommener Schlußbißlage ohne „Rekonstruktion" zu erkennen. Übersehen werden allenfalls einfache und doppelte Höckerbisse, solange man nicht gelernt hat, gerade auf diese beiden Vorstufen ausgeprägterer Kreuzbißformen zu achten, um sie ggf. durch einfache Maßnahmen (Radieren am Modell vor Herstellung eines abnehmbaren Behandlungsgerätes, Anschrägen von Höckerabhängen) zu korrigieren. Die genaue Analyse erfolgt zweckmäßigerweise bei der Modellvermessung. Dabei werden die Form des Kreuzbisses gemäß der empfohlenen Einteilung und die Zahl der beteiligten Antagonisten links und/oder rechts registriert; außerdem wird auf Asymmetrien der beiden Zahnbögen beim transversalen Symmetrievergleich geachtet. Diese Asymmetrien pflegen im oberen Zahnbogen deutlicher als im unteren in Erscheinung zu treten.

Bei der intraoralen Befunderhebung ist es wichtig, auf Zwangsführungen des Unterkiefers, in diesem Zusammenhang speziell auf laterale, zu achten. Denn halbseitige Kreuzbisse sind häufig Folge oder Begleiterscheinung mandibulärer (artikulärer) Lateralverschiebungen. Unter 46 Behafteten fand *T. Köbig* (1932) zum Beispiel nur 6, die eine solche Verschiebung nicht aufwiesen. Es kommt darauf an, sie möglichst früh zu entdecken und zu beseitigen. Denn bei den vom Gelenk verursachten Verschiebungen treten alsbald dentoalveoläre und bei den von den Zähnen durch Zwangsführung verursachten Lateralverschiebungen artikuläre Anpassungserscheinungen auf. Noch nicht angepaßte Zwangsführungen äußern sich beim Schließen des Unterkiefers bei Beginn der dentalen Artikulation: Das Kinn weicht durch Frühkontakte plötzlich nach links bzw. rechts aus. Angepaßte Zwangsführungen werden dagegen häufig erst bei der Modellanalyse erkannt; sie äußern sich vor allem als hälftenungleiche Bißlage. Diese kommt dadurch zustande, daß der Unterkiefer bei einer lateralen Zwangsführung nicht parallel, sondern diagonal zur Raphe-Median-Ebene verschoben wird. Die Seitenzähne berühren sich auf der Kreuzbißseite weiter distal als auf der Gegenseite, auf der aber auch Neutral-, ja selbst Mesialbiß möglich ist. Der durch die Schwenkung des Unterkiefers ebenfalls zu erwartende Kreuzbiß fehlt dagegen, wenn dento-alveoläre Kompensationsmechanismen die durch die Schwenkung des Unterkiefers entstandenen basalen Unstimmigkeiten kompensiert haben.

c) Extraorale Symptome

Laterale Zwangsführungen verursachen in der Regel eine Asymmetrie im unteren Gesichtsbereich: Die Kinnmitte weicht gegenüber der Gesichtsmitte ab, die man sich im En-face-Photo durch Verbindung der Punkte Glabellare und Subnasale kenntlich machen kann. Asymmetrien des gesamten Gesichtes, die in leichter Form häufig sind, pflegen nur bei extremeren, zum Teil pathologischen Ausprägungsgraden mit Kreuzbiß einherzugehen (s. u.).

d) Pathogenese

Örtlich begrenzte, u. U. durch die transversale Fehlstellung eines einzigen Zahnes verursachte Kreuzbisse sind pathogenetisch natürlich anders zu beurteilen als generalisierte, bei denen alle Seitenzähne links, rechts oder beidseitig beteiligt sind. Allerdings gibt es zwischen diesen Extremen viele Mischformen, die pathogenetisch und ätiologisch gleich schwer zu beurteilen sind. Denn durch funktionelle Anpassung an den primären Fehler ist oft nicht mehr zu entscheiden, welcher Art der Primärfehler war. Ich komme im Abschnitt Ätiologie darauf zurück. Hier soll es zunächst um die Entstehung von Kreuzbiß im allgemeinen gehen.

Kreuzbiß pflegt frühestens entdeckt zu werden, wenn die 1. Dentition abgeschlossen ist. Deshalb wurde er bisher als ein von eben dieser Gebißentwicklung abhängiges Phänomen beurteilt. *R.-R. Miethke* (1978) stellte jedoch fest, daß Feten bereits in einem Drittel der Fälle deutliche Kreuzbisse aufweisen, wobei zur Diagnose die Stellung der lateralen Alveolarkammleisten herangezogen wurde. Die Kreuzbisse waren zumeist durch mandibuläre Verschiebungen zustande gekommen – das ergab sich aus den Beziehungen der oberen und unteren Lippenbandansätze zueinander – zum Teil aber auch durch transversale Asymmetrien der Kiefer bzw. Alveolarwälle. Mischformen sind ebenfalls beobachtet worden.

Die Frequenzangaben für das Milchgebiß liegen wesentlich niedriger. *F. Bilfinger* (1969) beobachtete Kreuzbiß unter 1000 Kindern zwischen 3 und 7 Jahren bei 5,5%, *G. Korkhaus* (1927) unter 643 Sechsjährigen bei 6,2% und *E. S. Telle* (1951) unter 2349 Sieben- bis Achtjährigen bei 6,6%, also überraschend gleichartige Angaben. Bei dieser Sachlage erscheint es wahrscheinlicher, daß die im Milchgebiß diagnostizierten Kreuzbisse bereits intrauterin entstanden sind, als daß sich die fetalen Kreuzbisse alle nach der Geburt verflüchtigen und zur Zeit der 1. Dentition erneut entwickeln. Natürlich ist auch das möglich, obwohl die zumeist genannte Ursache, einseitige Schlaflage auf harter Unterlage (Hand oder Arm), wenig wahrscheinlich ist. Einleuchtender ist die Annahme, daß eine asymmetrische Lage des Lutschfingers in Verbindung mit der komprimierenden Wirkung der beim Lutschen angesaugten Wangen auf den oberen Zahnbogen die mechanische Ursache eines zur Zeit der 1. Dentition entstandenen Kreuzbisses ist.

Die Kreuzbißhäufigkeit im Wechsel- und bleibenden Gebiß liegt höher als im Milchgebiß. Nach eigenen Untersuchungen (1971) an je 120 Neutralbiß-, Klasse II,1- und Deckbißbehafteten im Alter zwischen 6 und 23 Jahren betrug sie durchschnittlich 27%. Doch kam die hohe Zahl vor allem durch Kreuzbisse zustande, an denen nur ein oder zwei Antagonistenpaare beteiligt waren. Machten sie doch je nach Dysgnathieart 60 bis 80% aller Kreuzbißfälle aus. Da dafür lediglich lokale, z. T. vorübergehende Störungen beim Zahnwechsel verantwortlich sein dürften, scheint sich die Anzahl der generalisierten Kreuzbisse, die alle oder doch die meisten Zähne einer Seite betreffen, nicht wesentlich zu verändern.

e) Ätiologie

Die Ursachen eines Kreuzbisses können sehr verschieden sein. Lokale Ursachen (a) kommen ebenso in Betracht wie generalisierte (b), zu denen auch mandibuläre Lateralverschiebungen gehören. Sie immer auseinanderzuhalten, ist schwierig, wie schon erwähnt worden ist. Deshalb bleibt im folgenden manches hypothetisch.

a) Lokale Ursachen. Damit sind transversale Fehlstellungen eines einzigen oder weniger einzelner Zähne gemeint, wie sie im Gefolge von Durchbruchsstörungen durch Nachbarzähne, überzählige Zähne, falsche Keimlagen, Platzmangel und der-

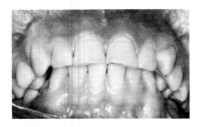

Abb. 218 *Doppelseitiger seitlicher Scherenbiß. Wie der einfache Höckerbiß ist es eine Kreuzbißart, die gelegentlich durch Distalbiß verschuldet wird.*

gleichen gang und gäbe sind. Es handelt sich in der Regel also um exogen verursachte Störungen. Daß aber auch lokalisierter Kreuzbiß bzw. die ihm zugrundeliegende Fehlstellung einzelner Zähne von Erbfaktoren beeinflußt werden kann, ergibt sich aus Zwillings- und Familienuntersuchungen (siehe S. 335ff.).

b) Generalisierte Ursachen.

1. Am bekanntesten ist der durch Mesialbiß verursachte Kreuzbiß, der deshalb auch progener Kreuzbiß genannt wird. Eine primär sagittale Entwicklungsstörung kann also sekundär zu einer transversalen Störung führen, wenn die funktionellen Anpassungsmechanismen im dento-alveolären Bereich die auf progener Basis entstandenen basalen Ungleichheiten nicht zu kompensieren vermögen.
Allerdings sind bei der Progenie auch primäre transversale Störungen mit im Spiel. Denn der Unterkiefer ist bei ausgeprägten Progenien im Vergleich zum Oberkiefer nicht nur nach vorn verlagert bzw. zu lang, sondern oft auch zu breit und zu hoch, also insgesamt vergrößert. Manchmal fallen sogar die Breitenunterschiede zwischen Ober- und Unterkiefer, die sich als Kreuzbiß äußern, mehr ins Auge als die Längenunterschiede. Man sollte deshalb daran denken, daß einem Kreuzbiß ätiologisch u. U. eine Progenie zugrunde liegt. Da auch beim progenen Kreuzbiß mandibuläre Lateralverschiebungen durch aufgepfropfte dentale Zwangsführungen vorkommen, ist das klinische Erscheinungsbild sehr unterschiedlich (siehe Abb. 179).

2. Kreuzbisse im Gefolge von Distalbissen kommen sehr viel seltener vor als bei Mesialbissen, obwohl auch sie auftreten müßten, wie man sich durch sagittale Verschiebungen von Modellen leicht klar machen kann; die Kreuzbißform ist dann natürlich anders (Abb. 218). Die funktionellen Anpassungsmechanismen im dento-alveolaren Bereich laufen bei Distalbiß schneller und intensiver ab als bei Mesialbiß. Sie äußern sich als maxilläre, vorzugsweise anteriore Kompression: bekanntlich eines der regelmäßigsten Symptome einer Angle-Klasse II,1.

3. Bei doppelseitigem Kreuzbiß vieler oder aller Seitenzähne wird häufig der angeborene Schmalkiefer als Ursache genannt (*E. Reichenbach* u. Mitarb., 1971). Es fragt sich aber, ob Schmalkiefrigkeit, die mit „Schmalgesichtigkeit" korreliert ist und eine genetische Basis haben dürfte, nicht immer beide Kiefer gleichermaßen betrifft und dann natürlich auch keinen Kreuzbiß zur Folge hat. Ist nur der Oberkiefer zu schmal, sollte man nach anderen Gründen fahnden. Lutschen kommt zum Beispiel in Betracht, weil es nur im Oberkiefer und nicht auch im Unterkiefer zur Kompression führt, ebenso Progenie mit fehlendem, u. U. noch fehlendem unterem Vorbiß. Und schließlich ist auch chroni-

sche Mundatmung in Betracht zu ziehen (siehe S. 256). Immer aber ist zu bedenken, daß anfänglich geringe Kreuzbißgrade, etwa doppelte Höckerbisse, durch abnorme transversale Belastungen zum vollen Kreuzbiß verstärkt werden können. Dabei pflegen die oberen Seitenzähne nach innen und die unteren nach außen zu kippen. Weiterhin kommt frühzeitiger Verlust vieler oder aller Milchzähne als Ursache in Betracht, der bekanntlich auch zur Progenie zu führen vermag (siehe S. 277).

4. Die wichtigste Ursache halbseitiger Kreuzbisse im bleibenden Gebiß dürfte die **Übertragung aus dem Milchgebiß** sein. Immer wieder kann man beobachten, daß dann auch die M_1 und später die übrigen Seitenzähne in Kreuzbiß geraten. Es ist deshalb wichtig, die M_1 schon während ihres Durchbruchs nicht auch in Kreuzbiß geraten zu lassen, was am einfachsten durch Frühdehnung im Oberkiefer erfolgt. Da der halbseitige Kreuzbiß des Milchgebisses – die im Milchgebiß bevorzugte Kreuzbißform – oft schon intrauterin entstanden sein dürfte, heißt die Frage also, welche intrauterinen Faktoren ätiologisch in Betracht kommen.

Die Frage ist nicht klar zu beantworten. Möglicherweise sind es nur kleine, zufällige Links-Rechts-Differenzen im Wachstum oder mechanische Folgen intrauterinen Platzmangels. Sind sie nicht bis zur Einstellung der m_1 ausgeglichen, bleiben sie erhalten und verstärken sich dann durch funktionelle Einflüsse von seiten der Zähne. Ob auch Erbeinflüsse eine Rolle spielen, ist unklar. *R. Corsten* (1953) beobachtete zum Beispiel eine Familie, in der Vater und Tochter rechtsseitigen Kreuzbiß aller und zwei Söhne Kreuzbiß einzelner Zähne aufwiesen, und *E. Hausser* (1961) beschrieb einseitigen Kreuzbiß bei einer Mutter und zwei ihrer Kinder. Doch ist bei der Häufigkeit von Kreuzbiß eher an zufällige familiäre Häufung zu denken.

5. Eine seltene Ursache von Kreuzbiß ist die einseitige **Verriesung eines Kondylus**. Sie führt in der Regel gleichzeitig zum offenen Biß auf der erkrankten Seite und zu entsprechenden Gesichtsasymmetrien. Die Ursache der Verriesung ist unklar, möglicherweise spielen Traumen eine Rolle. Eine ähnliche, vermutlich erbbedingte Kreuzbißentstehung hat *A. Scholl* (1954) beschrieben. Er selbst und zwei Brüder waren in gleicher Weise von einer Hypertrophie des linken Kondylus mit rechtsseitigem Kreuzbiß befallen; 7 Schwestern, beide Eltern und die drei Kinder der behafteten Brüder waren merkmalsfrei – die Kinder möglicherweise nur wegen ihres geringen Alters noch merkmalsfrei. Der Erbtyp ist unklar. Am wahrscheinlichsten ist autosomal rezessiver Erbgang, falls sich bei den drei Kindern das Merkmal nicht mehr entwickelt haben sollte, sonst unvollständig dominanter Erbgang. Die Geschlechtsbegrenzung ist allerdings auffällig, doch dürfte sie wohl zufällig sein.

6. Eine weitere, wenn auch sehr zweifelhafte Ursache von generalisiertem Kreuzbiß hat *A. Björk* (1960) genannt. Er meinte, die Breitenentwicklung der Zahnbögen sei von der **Robustheit (sturdiness) des Gesamtskelets** abhängig. Individuen mit kräftiger Skeletentwicklung neigten zu einem im Vergleich zum Unterkiefer breiten Oberkiefer, was zum seitlichen Scherenbiß führen könne; und umgekehrt sei bei graziler Skeletentwicklung ein verhältnismäßig schmaler oberer Zahnbogen zu erwarten, der dann zum vollen Kreuzbiß führe.

7. Schließlich seien noch **krankhafte Asymmetrien des Kopfes** genannt. Neben der Hemihypertrophia und Hemiatrophia faciei gibt es eine Reihe kraniofazialer Dysostosen, die bei halbseitigem Auftreten Kreuzbiß verursachen können. Einige Beispiele wurden bereits im 1. Bd. (Abb. 14 bis 16) gebracht, ich gehe deshalb nicht mehr darauf ein.

10. Die Fehlstellung von Einzelzähnen

a) Vorbemerkung

Wie im 1. Band erläutert, gibt es drei Arten von Falschstand, wenn man Hochstand (Supraposition) und Tiefstand (Infraposition) unberücksichtigt läßt:

a) Die Drehung (Rotation), die zentrisch oder exzentrisch sein kann;
b) Die Kippung (Inklination), die ebenfalls zentrisch oder exzentrisch sein kann und bei geschlossener Zahnreihe nur nach vestibulär (Exversion) oder oral (Inversion), bei lückiger Zahnreihe aber auch nach mesial oder distal gerichtet sein kann;
c) Den Falschstand im Ganzen (paraxiale Position), bei dem der Zahn unter Beibehaltung seiner korrekten Achsenstellung nach vestibulär oder oral, bei lückiger Zahnreihe auch nach mesial und distal verstellt sein kann. Er kann gleichzeitig rotiert, nicht aber gekippt sein.

Die genannten Fehlstellungen können in unterschiedlicher Ausprägung und Kombination verschiedene Zähne des gleichen Gebisses betreffen. Sie sind im bleibenden Gebiß sehr häufig. Zählte man auch geringste Abweichungen mit, könnte man fast von etwas Normalem sprechen. Soweit die Fehlstellung charakteristisches Symptom einer spezifischen Dysgnathie war, wurde auf sie schon eingegangen. Ich komme trotzdem auf sie zurück, weil sie Licht auf die Ätiologie mancher Zahnfehlstellungen ganz allgemein wirft.

b) Intraorale Symptome

Es erübrigt sich, auf Einzelheiten einzugehen. Alle drei Fehlstellungsarten treten schon bei der Inspektion der Mundhöhle klar zutage, wenn sie auch erst bei der Modellvermessung näher analysiert werden. Zwar können in allen Gebißabschnitten Zähne gedreht, gekippt oder paraxial verstellt sein, doch sind Frontzähne häufiger als Prämolaren und diese häufiger als Molaren betroffen.

c) Pathogenese

Deutliche Fehlstellungen von Einzelzähnen kommen im Milchgebiß seltener vor als im bleibenden Gebiß. Denn den häufigen Weitstand im Milchgebiß kann man nicht auf paraxiale Fehlstellungen zurückführen, weil er physiologisch ist. Immerhin kann eine breite Lücke zwischen den oberen i_1, vor allem wenn sie mit hochansetzendem Lippenbändchen einhergeht, Vorläufer eines Trema sein und somit auf paraxialer Fehlstellung der i_1 beruhen: Die Grenzen zwischen normal und abnorm sind hier fließend.

Am häufigsten kommen im Milchgebiß kleinere oder größere Drehungen der Schneidezähne, speziell der unteren i_1, vor, F. Bilfinger (1969) hat sie bei 1000 Kindern in 40,1% beobachtet. Da Platzmangel als mechanische Ursache kaum in Betracht kommt, weil Engstand im Milchgebiß relativ selten ist (etwa 5%), dürfte primär falsche Keimlage die Ursache sein. Das gleiche gilt für die Inversion der oberen i_1 bzw. i_1 und i_2, die für Deckbiß typisch ist. Sie kommt durchschnittlich bei 6% der Kinder vor und dürfte damit die zweithäufigste Fehlstellung von Einzelzähnen im Milchgebiß sein. Ob bzw. inwieweit auch Progenie und Kreuzbiß durch primär fehlerhafte Zahnstellungen mitverschuldet werden, ist unbekannt.

Falschstand von Einzelzähnen tritt somit erst beim Zahnwechsel voll in Erscheinung und betrifft in der Hauptsache bleibende Zähne. Paraxiale Fehlstellungen, etwa in Form des Eckzahnaußenstandes, kommen sogar ausschließlich im bleibenden Gebiß

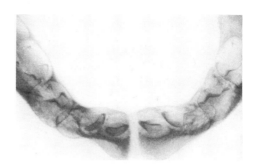

Abb. 219 Aufbiß-Röntgenaufnahme des Unterkiefers bei einem Neugeborenen. Verschachtelung der i_1 und i_2 durch falsche Keimlage; Symphyse noch nicht verknöchert.

vor. Es liegt deshalb nahe, die Frequenz- und Expressivitätszunahme auf die unterschiedlichen Bedingungen der Zahnentwicklung und des Zahndurchbruchs bei der 1. und 2. Dentition zurückzuführen. Darauf wird im folgenden Abschnitt eingegangen.

d) Ätiologie

Wie schon gesagt, beruhen Fehlstellungen von Einzelzähnen im Milchgebiß in der Regel auf falscher Keimlage. Das ergibt sich aus Röntgen-Aufbißaufnahmen von Feten oder Neugeborenen (Abb. 219). *F. P. van der Linden* u. Mitarb. (1972) haben vier immer wiederkehrende Muster festgestellt. Worauf diese Keimdrehungen zurückzuführen sind, ist unbekannt. Erbfaktoren könnten eine Rolle spielen, doch gibt es keine gesicherten Erkenntnisse aus Zwillings- oder Familienuntersuchungen. Anders ist es mit der für Deckbiß typischen Inversion der oberen i_1 und i_2. Sie dürfte genauso genetisch determiniert sein wie die Inversion ihrer Ersatzzähne, selbst wenn das entwicklungsphysiologische Zustandekommen der Inversion noch strittig ist.

Die Frequenz- und Expressivitätssteigerung der Fehlstellungen beim Zahnwechsel dürfte vor allem durch mechanische bzw. funktionelle Einflüsse zustande kommen. Die zahlreichen Gefährdungen beim Schneidezahnwechsel wurden auf den Seiten 130 ff., die beim Stützzonenwechsel auf den Seiten 155 ff. besprochen. Überbreite bleibende Schneide- und Eckzähne, Platzverlust durch unterminierende Resorption oder vorzeitigen Milchzahnverlust, Überzahl von Zähnen und anderes mehr sorgen dafür, daß die Ersatzzähne sich aus ihrer physiologischen Staffelstellung nicht befreien und/oder durch gegenseitige Behinderungen falsche Durchbruchsrichtungen einschlagen. Dabei müssen sie sich drehen und wenden, wenn sie den Durchbruch überhaupt schaffen wollen. Anderenfalls bleiben sie retiniert oder halbretiniert. Steht wegen vorzeitiger Extraktion bleibender Zähne zu viel Platz zur Verfügung, kommt es ebenfalls oft zur Kippung und/oder Rotation der Nachbarzähne, gelegentlich auch zur paraxialen Verschiebung, wie bei der sogenannten Prämolarendistalwanderung.

Es sind also exogene Faktoren, die wesentlichen Anteil an den Fehlstellungen bleibender Zähne haben. Das verleitet dazu, sie allein gelten zu lassen. So kann Platzmangel außer Ursache auch Folge primär abnormer Drehungen und Staffelstellungen der Zahnkeime sein, vor allem im Frontzahngebiet. Dadurch fehlt es beim Durchbruch an dem zur korrekten Alveolarfortsatz- bzw. Zahnbogenentfaltung nö-

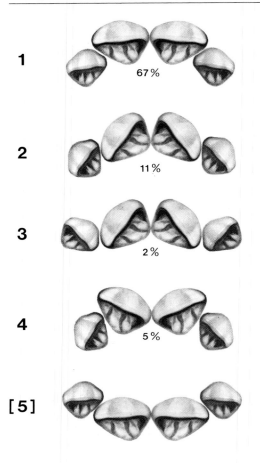

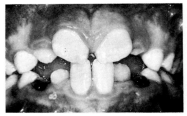

Abb. 221 Symmetrische, türflügelartige Stellung der oberen I_1. Nach A. A. Dahlberg (1949) ein von Erbfaktoren abhängiges Merkmal. Erbtyp unbekannt.

Abb. 220 Vier mögliche Staffelstellungen oberer Schneidezahnkeime, (1) gilt als physiologisch. Prozentzahlen nach H. Rethmann (1970) an Hand von Röntgenaufnahmen 2- bis 7jähriger Kinder (n = 500). Eventuell ist für Deckbiß eine Ergänzung nötig (5), falls sich Deckbiß nicht unter (2) verbirgt.
Aus A. M. Schwarz (1961), Umzeichnung.

tigen funktionellen Reiz. Und falsche Zahnkeimstellungen sind offenbar nicht selten. A. M. Schwarz (1961) hat auf Grund röntgenologischer Befunde einige „typische" Stellungen zusammengestellt (Abb. 220). Dabei ist möglicherweise die für Deckbiß typische Keimstellung nicht einmal berücksichtigt worden. Wie auf Seite 281 ff. erläutert, besteht sie nicht nur in der Inversion der I_1 bzw. der I_1 und I_2: Die dachziegelartige Überfassung der I_1 durch die I_2 ist kaum weniger charakteristisch. Selbst vertikale Unstimmigkeiten der I_1-Keime im Verhältnis zu den I_2-Keimen könnten mit im Spiel sein, wenn die Supraposition der beiden I_1 im wesentlichen auch erst während des Durchbruchs durch direkte und indirekte Verlängerung zustande kommen dürfte.

Wie das Beispiel zeigt, ist mindestens die dem Deckbiß zugrundeliegende Abnormität der Zahnstellung von Erbfaktoren abhängig. Doch gibt es Beobachtungen, die auf Erbbedingtheit weiterer Zahnfehlstellungen hinweisen. Vor allem bei der symmetrisch auftretenden Rotation ist das der Fall. So verglich zum Beispiel G. Korkhaus (1930) seine diesbezüglichen Beobachtungen an EZ und ZZ mit entsprechenden Befunden von *Siemens* u. Mitarb. (1924) und *Riepenhausen* (1926) und stellte zusammenfassend fest, daß sich von insgesamt 218 EZ-Paaren 62%, von 148 ZZ-Paaren dagegen nur 34% konkordant verhielten. Ähnlich war das Ergebnis einer Untersuchung von *U. Fröhlich* (1938). Bei ihr betrug das Konkordanz-Diskordanz-Verhältnis zwischen EZ und ZZ 80%:40%. Bei asymmetrischen Drehungen gab es dagegen keinen Konkordanz-Unterschied zwischen den Zwillingen.

Eine unter Europäern und den von ihnen abstammenden US-Amerikanern relativ selten vorkommende Rotation ist auf Abbildung 221 dargestellt. Sie hat zu einer türflügelartigen Stellung der beiden I_1 geführt. *A. A. Dahlberg* (1949) fand diese Stellung unter den Weißen Chikagos so viel seltener (3%) als unter den in der Umgebung wohnenden Indianerstämmen, vor allem den Merikopas (38%), daß er mit Recht Erbfaktoren als Ursache angenommen hat. Wenn man weiter bedenkt, daß auch die Exversion der oberen Schneidezähne bei der Angle-Klasse II,1 von Erbfaktoren beeinflußt wird, selbst wenn gerade auf dieses Symptom der Dysgnathie auch Umweltfaktoren (Lutschen, Lippenbeißen) einwirken, so liegt die Annahme nahe, daß nicht nur Rotationen, sondern symmetrische Keim- bzw. Zahnfehlstellungen insgesamt von Erbfaktoren abhängig sind. Möglicherweise sind Exversion und Inversion der oberen I_1 sogar ätiologisch als komplementäre Fehlstellungen anzusehen (*S. Christansen-Koch,* 1981). Auch familiäre Häufungen palatinal durchgebrochener oberer I_2, die *Trauner* u. Mitarb. (1961) beobachtet haben, deuten auf die Beteiligung von Erbfaktoren hin; über den Erbtyp herrscht allerdings Unklarheit.

Selbst einseitige Zahnfehlstellungen hängen vermutlich nicht grundsätzlich von Umweltfaktoren oder vom Zufall ab. Schon *G. Korkhaus* (1939) hat ein EZ-Paar vorgestellt, bei dem einseitig P_1 und P_2 in gleicher Weise um etwa 90° gedreht waren und angegeben, daß nur Erbfaktoren verantwortlich sein könnten, da keinerlei Platzmangel bestand. Ähnliche Beobachtungen machte *H. Brückl* (1961) bei Geschwistern. Vor allem für die P_2 nimmt das jedoch nicht wunder. Sind doch Drehungen und Kippungen der Keime oft Mikromanifestation einer erbbedingten, letztlich auf Aplasie zielenden „Entwicklungsschwäche", die sich nach dem Durchbruch als Drehung, Kippung oder Rotation der P_2 äußert (siehe S. 159ff.). Die Reaktion der vier P_2-Keime auf den gleichen erbbedingten Reiz kann also sehr verschiedenartig ausfallen. Wenn die m_2 bereits verlorengegangen sind, sobald die P_2, oft verspätet, erscheinen, wird zumeist der inzwischen eingetretene Platzmangel für die Ursache gehalten. In Wirklichkeit sind Ursache und Wirkung nicht selten umgekehrt, obwohl eine Entscheidung im Nachhinein nicht mehr möglich ist.

Zum Schluß dieses Abschnittes ein Wort zum Platztausch benachbarter Zähne. Er wird **Transposition** oder **Heterotopie** genannt, ist sehr selten und kommt überwiegend nur im Gebiet der oberen C vor – zumeist einseitig, was für zufälliges Zustandekommen spricht. Der C gerät ganz (totale Transposition) oder teilweise (radikuläre bzw. koronale Transposition) entweder vor den I_2 oder hinter den P_1 (Abb. 222). Hauptursache ist vermutlich die hohe Keimlage des C in der Fossa canina. Sie erlaubt es dem Keim bei gleichzeitig atypischer Durchbruchsrichtung, vor den I_2 oder hinter den P_1 zu geraten, zumal die C erst nach diesen beiden Zähnen durchbrechen. Da die Achsenstellung des C-Keimes in der Regel nach mesial gerichtet ist, müßte Platztausch mit den I_2 eigentlich häufiger vorkommen als mit den P_1; doch ist das nicht sicher (s. u.). Wegen der dabei möglichen wechselseitigen Durchbruchsbehinderungen sind auch Durchbruchs-

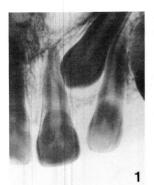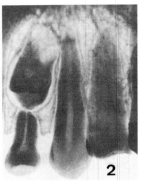

Abb. 222 *Transposition (Heterotopie) oberer C. Statt zwischen I_2 und P_1 kann C vor I_2 (1) oder hinter P_1 geraten (2). Beachte die Entwicklungsverzögerung des über c gelegenen P_1.*

verzögerungen zu beobachten. So ist P_1 auf Abbildung 222(2) immer noch nicht durchgebrochen, obwohl C, der im Oberkiefer normalerweise etwa ein Jahr später als P_1 erscheint, bereits da ist und sein Wurzelwachstum beendet hat. P_1 dagegen, über dem persistierenden c gelegen, verharrt noch im Keimstadium. Das ist ein nicht selten zu beobachtendes Phänomen bei Durchbruchsverzögerungen jeglicher Art, das man mit „Aufsparung der zum Durchbruch benötigten Wachstumsenergie" in Zusammenhang zu bringen pflegt. Doch ist es keinesfalls sicher, daß Wurzelwachstum – infolge einer Art von Stemmkörperwirkung des proliferierenden Pulpawulstes am Alveolenfundus – von entscheidender Bedeutung für den Zahndurchbruch ist. Auch Zugwirkung von seiten neu gebildeter kollagener Fasern, die vom wachsenden Alveolenrand zum Zahnsäckchen bzw. zum Zahnhals ziehen, können das entwicklungsphysiologische Zustandekommen des Phänomens Zahndurchbruch nicht allein erklären. So zeigt zum Beispiel Abbildung 223 die spontane Einstellung einer Reihe retinierter und verlagerter Zähne, deren Wurzelwachstum bereits beendet war. Am meisten hat da die aus histologischen Untersuchungen gewonnene Deutung *J. Frankes* (1953) für sich, daß die Zahnwurzeln – im Fall der Abbildung 223 die retinierten Zähne als Ganzes – in das Spannungsfeld des Kieferknochens eingelassen sind und die Trajektorien zu einer Umgehung dieser „Hindernisse" nötigen. Er schreibt: „Im biologischen Prinzip einer optimalen Verwirklichung der spannungstrajektoriellen Struktur im Kieferknochen sehen wir die Ursache, den von der Zahnwurzel eingenommenen Raum in das Spannungsfeld Kieferknochen einzubeziehen oder, mit anderen Worten, den Zahn ‚auszustoßen'. Es sei denn, eine entgegengerichtete Kraft – die Kaukraft – verhindert diesen Vorgang. Damit findet der Zahndurchbruch des Jugendlichen und die Okklusalwanderung der Zähne bei geringer oder fehlender vertikaler Beanspruchung des Erwachsenen ihre einheitliche und wesentliche Ursache."

Neben einer einseitigen gibt es eine zweiseitige, die C und P_1 betreffende Transposition. Sie ist vermutlich erbbedingt. Wie schon auf Seite 37 erwähnt, dürfte sie durch Homozygotie eines autosomalen rezessiven Gens zustande kommen, wie *Ch. Feichtinger* u. Mitarb. (1977) näher erläutert haben. Die entwicklungsphysiologische Entstehungsweise ist noch unbekannt.

Die Fehlstellung von Einzelzähnen

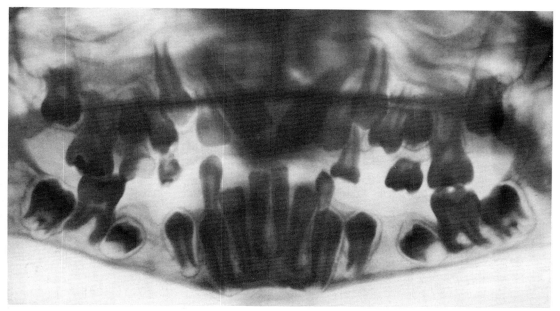

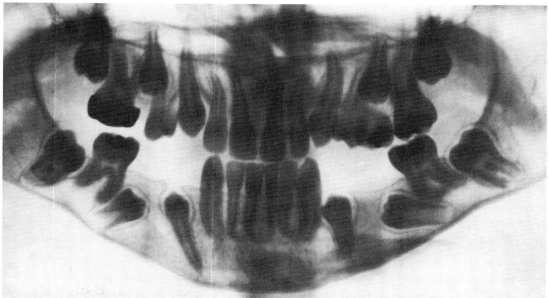

Abb. 223 Spontaner Durchbruch retinierter und zum Teil verlagerter Schneidezähne im Ober- und Unterkiefer im Alter zwischen 12 (oben) und 15 Jahren (unten). Beachte die abnormen Wurzelbiegungen an den I_1 und I_2 des Unterkiefers und die Vorwölbungen an der Basis mandibulae, hervorgerufen durch das Wurzelwachstum der C (oben). Die unteren P_2 geraten mit fortschreitender Wurzelentwicklung zunehmend unter die M_1. Ihr spontaner Durchbruch ist unwahrscheinlich.

Schrifttum

Abel, W.
Zähne und Kiefer in ihren Wechselbeziehungen bei Buschmännern, Hottentotten, Negern und deren Bastarden. Z. Morph. Anthrop. 31 (1933) 314–361

Ackermann, J. L., L. L. Ackermann und A. B. Ackermann
Taurodont, pyramidal and fused roots associated with other anomalies in a kindred. Amer. J. Phys. Anthropol. 38 (1973) 681–694

Adler, P.
The incidence of dental caries in adolescents with different occlusion. J. Dent. Res. 35 (1955) 344–349

Adler, P.
Über das zahnlose Intervall. Stoma (Konstanz) 10 (1957) 137–150

Adler, P.
Die Zahl der bleibenden Zähne in den einzelnen Lebensjahren während der Wechselgebißperiode. Dtsch. zahnärztl. Z. 13 (1958) 1063–1066

Adler, P.
Der Geschlechtsunterschied im Zahnwechsel. Dtsch. Zahn-, Mund- u. Kieferhk. 31 (1959) 20–33

Adler, P.
Die Chronologie der Gebißentwicklung. In: Zahn-, Mund- u. Kieferheilkunde im Kindesalter. Verlag „Die Quintessenz", Berlin, Chicago, Tokyo, Rio de Janeiro 1967

Adler, P., und C. Adler-Hradecky
Der Gebrauch der „typischen Zahnformeln" zur Bestimmung des individuellen Zahnalters. Dtsch. zahnärztl. Z. 13 (1958) 1362–1370

Adler, P., und C. Adler-Hradecky
Die Agenesie des Weisheitszahnes. Dtsch. zahnärztl. Z. 18 (1963) 1361 bis 1369

Adler, P., und M. G. Polczer
Phases in the second period of permanent tooth eruption. Acta Genetica (Basel) 14 (1964) 338–350

Adler-Hradecky, C.
Die Bestimmung des individuellen Zahnalters. Z. Kinderheilk. 82 (1959) 16–22

Adler-Hradecky, C., und P. Adler
Die Zahnunterzahl als orthodontistisches Problem. Öst. Z. Stomat. 66 (1969) 249–267

Adler-Hradecky, C., und M. G. Polczer
Der Geschlechtsunterschied in der Frequenz der Dystopie des oberen Eckzahnes. Dtsch. zahnärztl. Z. 15 (1960) 732–736

Adloff, P.
Über das Eckzahnproblem. Zahnärztl. Rdsch. 33 (1924) 293–295

Adloff, P.
Einige Bemerkungen zu den Ausführungen von A. Remane „Über das Eckzahnproblem". Zahnärztl. Rdsch. 33 (1924) 466

Adloff, P.
Schlußbemerkungen zu der II. Entgegnung von Herrn Dr. Remane. Zahnärztl. Rdsch. 33 (1924) 554

Allwright, W. C.
Natal and neonatal teeth. Brit. dent. J. 105 (1958) 163–172

Altmann, K.
Untersuchungen über Frakturheilung unter besonderen experimentellen Bedingungen. Z. Anat. Entwickl.-Gesch. 115 (1950) 52–81

Alvesalo, L.
The influence of sex-chromosome genes on tooth size in man. A genetic and quantitative study. Suom. Hammaslääk. Toim. 67 (1971) 3–54

Alvesalo, L., und P. Portin
The inheritance pattern of missing, pegshaped and strongly mesio-distally reduced upper lateral incisors. Acta Odont. Scand. 27 (1969) 563 bis 575

Andrik, P.
Die Häufigkeit der orthodontischen Anomalien bei Schulkindern in der Slowakei. Fortschr. Kieferorthop. 15 (1954) 273–277

Andrik, P.
Die Entwicklung der Bißanomalien vom Neolithikum bis zur Gegenwart. Fortschr. Kieferorthop. 24 (1963) 12–21

Andrik, P.
Der Schneidezahnwechsel. Dtsch. zahnärztl. Z. 21 (1966) 1312–1320

Angle, E. H.
The Angle system of regulation and retention of the teeth, 3. Aufl. Verlag The Wilmington Dental Mfg. Co., Philadelphia 1895

Angle, E. H.
Classification of malocclusion. Dent. Cosmos (Philadelphia) 41 (1899) 248–264; 350–357

Angle, E. H.
Die Okklusionsanomalien der Zähne, 2. dtsch. Aufl., übersetzt von J. Grünberg. Verlag H. Meusser, Berlin 1913

Asbell, M. B., und N. J. Camden
A study of the family-line transmission of dental occlusion. Am. J. Orthodont. 43 (1957) 265–285

Ast, D. B., J. P. Carlos und N. C. Cons
The prevalence and characteristics of malocclusion among senior high school students in upstate New York. Am. J. Orthodont. 51 (1965) 437–445

Schrifttum

Axrup, K., B. Lindquist und G. Samuelson
Oral-facial-digital syndrom. Odont. Rev. 22 (1971) 137–144

Bailit, H. L.
Gebißvarianten in der Bevölkerung in anthropologischer Sicht. Dental-Report 1976 (1976) 87–102. Medica-Verlag Stuttgart, Wien, Zürich, Amsterdam 1976

Baker, C. R.
Report of congenitally missing theeth and supernumerary teeth. Int. J. Orthodont. 9 (1923) 617–619

Baker, C. R.
Similarity of malocclusion in families. Int. J. Orthodont. 10 (1924) 459–462

Balan, E. H.
Zusammenhänge zwischen Rezidiv und postoperativer Interkuspidation bei der chirurgischen Progeniebehandlung. Med. Diss. Berlin 1975

Ballard, M. L., und W. L. Wylie
Mixed dentition case analysis – estimating size of unerupted permanent teeth. Am. J. Orthodont. 33 (1947) 754–759

Barr, M. L., und E. A. Bertram
A morphological distinction between neurones of the male and female, and the behavior of the nuclear satellite during acceleration nucleoprotein synthesis. Nature (Lond.) 163 (1949) 676–677

Baumann, W. K.
Genetische Untersuchungen bei Ankyloglosson. Med. Diss. Göttingen 1966

Baume, L. J.
Über natürliche Veränderungen im Gebiete des menschlichen Gebisses und Gesichtes. Schweiz. Mschr. Zahnhk. 51 (1941) 509–529

Baume, L. J.
Zur Biologie des Milch- und Wechselgebisses. Schweiz. Mschr. Zahnhk. 53 (1943) 927–947

Baume, L. J.
Beitrag zur Frage der Frühbehandlung in der Orthodontie. Schweiz. Mschr. Zahnhk. 57 (1947) 177–200; 58 (1948) 337–369

Baume, L. J.
Reihenuntersuchungen über die normale Gebißentwicklung. Dtsch. zahnärztl. Z. 4 (1949) 427–432

Baume, L. J.
Physiological tooth migration and its significance for the development of occlusion. J. Dent. Res. 29 (1950) 123–132, 331–337, 338–348, 440–447

Baume, L. J.
Experimentelle Erforschung der Skelet-Morphologie mit spezieller Berücksichtigung der Schädelentwicklung. Schweiz. Mschr. Zahnhk. 67 (1957) 673–684

Baume, L. J.
Die Wachstumsbewegungen der Sella turcica. Dtsch. Zahn-, Mund- u. Kieferhk. 28 (1958) 363–371

Baume, L. J.
Über die vier Entwicklungsvarianten des regelrechten Schlußbisses. Dtsch. Zahn-, Mund- u. Kieferhk. 31 (1959) 33–42

Baume, L. J.
Die Entwicklungsmechanik des Mittelgesichtes in embryologischer Sicht. Dtsch. Zahn-, Mund- u. Kieferhk. 38 (1962) 1–18

Baume, L. J., K. Häupl und R. Stellmach
Growth and transformation of the temporomandibular joint in an orthopedical treated case of Pierre Robin's syndrom. A histological study. Am. J. Orthodont. 45 (1959) 901–916

Bay, R.
Die umwegige Entwicklung des menschlichen Unterkiefers im Lichte der Zahnentwicklung und der extrauterinen Frühzeit. Acta anat. 11 (1950/51) 5–18

Bay, R.
Ätiologie und Genese der Dysgnathien. In: Zahn-, Mund- und Kieferheilkunde Bd. 5. Verlag Urban und Schwarzenberg, München–Berlin 1955

Becker, R.
Die Wachstumsstörungen des Unterkiefers. Entstehung und Therapie. Verlag Dr. A. Hüthig, Heidelberg 1966

Becker, R., und D. Palm
Zur kausalen und formalen Genese des Pierre-Robin-Syndroms. Dtsch. Zahnärztl. Z. 21 (1966) 1321–1338

Benirschke, K.
Major pathologic features of the placenta, cord and membranes. Birth defects. Sympos. on the placenta. Nation. Found., New York 1965, Bd. 1

Benninghoff, A.
Funktionelle Anpassung im Bereich des Bindegewebes. Anat. Anz. (Erg.-H.) 72 (1931) 95–123

Bergström, K., und R. Jensen
Diastema mediale och frenulum labii superioris. Svensk. Tandläk. Tskr. 55 (1962) 59–72

Beuren, A. J., Ch. Schulze, P. Eberle und D. Harmjantz
The syndrom of supravalvular aortic stenosis, peripheral pulmonary stenosis, mental retardation and similar facial appearance. Amer. J. Cardiology 13 (1964) 471–483

Bieber, K.
Biologisch-statistische Untersuchungen zu Fragen des Gesichtsschädelaufbaus bei Deckbißträgern nach dem Fernröntgenbild. Med. Diss. Leipzig 1967

Bilfinger, F.
Dysgnathien des Milchgebisses von 1000 vorschulpflichtigen Kindern des Stadtkreises Heidelberg. Med. Diss. Heidelberg 1969

Bimmler, H. P.
Neue Gesichtspunkte zur Ätiologie der Progenie. Fortsch. Kieferorthop. 32 (1971) 169–185

Birkenhoven, R.
Beziehung der Schneidezahnbreiten zueinander und zur Gesichtsbreite. Med. Diss. Mainz 1955

Bixler, D.
Heritable disorders affecting cementum and the periodental structure. In: Oral facial genetics. Verlag C. V. Mosby Comp., St. Louis 1976

Björk, A.
Facial growth in man, studied with the aid of metallic implants. 1. Acta Odont. Scand. 13 (1955) 9–34. 2. Am. J. Orthodont. 42 (1956) 62–67

Björk, A.
The relationship of the jaws to the cranium. In: Introduction to orthodontics. Verlag McGraw-Hill Book Co., New York 1960

Björk, A., und M. Palling
Adolescent age changes in sagittal jaw relation, alveolar prognathy and incisal inclination. Acta Odont. Scand. 12 (1954) 201–232

Schrifttum

Björk, A., und V. Skieller
Facial development and tooth eruption. An implant study at the age of puberty. Amer. J. Orthodont. 62 (1972) 339–383

Blunk, Margrit
Elektronenmikroskopische Untersuchungen am Epithel der Gaumenfortsätze von Rattenembryonen (Tag 14–18). Med. Diss. Berlin 1970

Bluntschli, H.
Rückwirkungen des Kieferapparates auf den Gesamtschädel. Zahnärztl. Orthop. 18 (1926) 57–80

Bluntschli, H.
Die Gebiß- und Zahntheorien von Luis Bolk. Fortschr. Zahnhk. 7 (1931) Teil I, 1–47

Böhn, A.
Dental anomalies in harelip and cleft palate. Acta Odont. Scand. 21 (1963) 1–109, Suppl.

Böök, J. A.
Clinical and genetical studies of hypodontia. I. Premolar aplasia, hyperhidrosis, and canities prematura; a new heredity syndrome in man. Amer. J. Human Genetics 2 (1950) 240–263

Bolk, L.
Odontologische Studien I. Die Ontogenie der Primatenzähne. Verlag G. Fischer, Jena 1913

Bolk, L.
Odontologische Studien II. Die Morphogenie der Primatenzähne. Verlag G. Fischer, Jena 1914

Bolk, L.
Über überzählige Zähne in der Molarengegend des Menschen. Dtsch. Mschr. Zahnhk. 32 (1914) 197–216

Bolk, L.
Bemerkungen über Wurzelvariationen am menschlichen unteren Molaren. Z. Morph. Anthrop. 17 (1915) 605–610

Bolk, L.
Die überzähligen oberen Inzisivi des Menschen. Dtsch. Mschr. Zahnhk. 35 (1917) 185–228

Boruchov, M., und L. Green
Hypodontie in human twins and families. Amer. J. Orthodont. 60 (1971) 165–174

Brabant, J., und H. Brabant
La rétention partielle des molaires. Schweiz. Mschr. Zahnhk. 60 (1950) 994–1007

Brandt, R.
Zusammenhänge zwischen Dysgnathien und Dyslalien. Med. Diss. Berlin 1976

Brayer, J.
Zwillingsodontologie. Eine morphologisch-genetische Untersuchung an jugendlichen ein- und zweieiigen Zwillingen. Med. Diss. Gießen 1969

Bredy, E., und H. Herrmann
Form und Häufigkeit der Anomalie der Zahnzahl. Dtsch. zahnärztl. Z. 14 (1961) 927–941

Brehmer, S.
Der lückige Durchbruch der Milchzähne. Med. Diss. Bonn 1954

Breitner, G.
Über die frühe embryologische Entwicklung der menschlichen Zunge und ihre physiologische Bedeutung. Med. Diss. Berlin 1976

Breitner, K.
Experimentelle Veränderung der mesiodistalen Beziehungen der oberen und unteren Zahnreihen. Öst. Z. Stomat. 28 (1930) 134–154; 620–635

Brekhus, P. J., C. P. Oliver und G. Montelius
A study of the pattern and combinations of congenitally missing theeth in man. J. Dent. Res. 23 (1944) 117–131

Brink, H. E.
Kephalometrische Sippenuntersuchungen über die Gesichtsstruktur bei Progenie. Med. Diss. Heidelberg 1970

Brückl, H.
Kieferorthopädische Untersuchungsergebnisse an über 1000 Kleinkindern Leipziger Kindergärten. Dtsch. zahnärztl. Wschr. 44 (1938) 516–517

Brückl, H.
Die quantitative und qualitative Bewertung der ätiologischen Faktoren in der Kieferorthopädie. Dtsch. Stomat. 11 (1961) 582–593

Brückl, H., und D. Melzer
Lutschen und Atmung. Fortschr. Kieferorthop. 16 (1955) 88–95

Brückl, H., und G. Reimann
Nachuntersuchungen behandelter Schmalkiefer. Fortschr. Kieferorthop. 23 (1962) 355–365

Burmann, L. R.
Dentition of identical twins. J. Amer. Dent. Ass. 31 (1944) 705–706

Büttner, M.
Über die Häufigkeit des Lutschens im schulpflichtigen Alter. Schweiz. Mschr. Zahnhk. 79 (1969) 580–584

Butler, P. M.
Studies of the mammalian dentition. Differentiation of the post-canine dentition. Proc. zool. Soc. (London) 109 (1939) 1–36

Byloff-Clar, H., und H. Droschl
Zahnzahl und Zahnformen bei Lippen-Kiefer-Gaumenspalten. Fortschr. Kieferorthop. 33 (1972) 417–446

Campbell, D. K.
Congenitally missing upper lateral incisior teeth. Dent. Cosmos 76 (1934) 459–471

Carlson, D. B., und H. V. Meredith
Biologic variation in selected relationship of opposing posterior theeth. Angle Orthodont 30 (1960) 162–173

Carsten, P. M.
Die Bedeutung der Muco-Polysaccharide für die Bildung des sec. Gaumens. Med. Diss. Berlin 1959

Carter, C. O.
The genetics of common malformations. In: Congenital malformations, II. Intern. Conference on congenital malformations. New York 1963. 306–313. Zit.

Carter, C. O.
The inheritance of common congenital malformations. Progress in medical Genetics 4 (1965) 59–84

Carter, C. O.
Genetics of common disorders. Brit. med. Bull. 25 (1969) 52–57

Cauhépé, J.
Antlitz und Vererbung. Dtsch. zahnärztl. Z. 10 (1955) 17–18

Cheney, E. A.
Extraction and nonextraction in identical twins. Amer. J. Orthodont. 35 (1949) 351–363

Chiavaro, A.
Die Okklusionsanomalien der Milchzähne. Österr.-ung. Vjschr. Zahnhk. 30 (1914) 86–98

Schrifttum

Christiansen-Koch, S.
Familien- und Sippenuntersuchungen zur Frage der Vererbung des Deckbisses. Med. Diss. Berlin 1981

Clayton, J. M.
Congenital dental anomalies occurring in 3557 children. J. Dent. Child. 23 (1956) 206–208

Coccia, C. T., D. Bixler und P. M. Conneally
Cleft lip and cleftpalate: a genetic study. Cleft Palate J. 6 (1969) 323–336

Cohen, J. T., und J. E. Anderson
Note on the eruption of the permanent teeth in a group of subnormal children, including an observation on the frequency of congenitally missing laterals. J. genet. Psychol. 39 (1931) 279

Cohen, M. M.
Chromosomen-Anomalien. In: Dental-Report, Medica-Verlag Stuttgart–Wien–Zürich 1976

Cohen, M. M., und R. A. Winer
Dental and facial characteristics in Down's syndrome (mongolism) J. Dent. Res. 44 (1965) 197–208

Corsten, R.
Vergleichende Untersuchungen über Kieferanomalien an 22 Kindern und deren Angehörigen. Med. Diss. Köln 1953

Crow, M. L., T. Holder, F. McCoy und R. Chandler
The use of temporary gastrostomy to prevent aspiration in Pierre Robin syndrom. Plast. Reconstr. Surg. 35 (1965) 494–503

Csémi, L.
A szekundér szükület mértékének és a C, P₁, P₂ fogak helyigényének meghatározása. Fogorvosi Szemle 70 (1977) 249–251. Ref. Zbl. 67 (1979) 441

Dahlberg, A. A.
Inherited congenital absence of six incisors, deciduous and permanent. J. dent. Res. 16 (1937) 59–62

Dahlberg, A. A.
The changing dentition of man. J. Amer. dent. Ass. 32 (1945) 676–690

Dahlberg, A. A.
The dentition of the american indian. In: The physical anthropology of the american indian. Verlag Viking Fund. New York 1949

Dahlberg, A. A.
Concepts of occlusion in physical anthropology and comparative anatomy. J. Amer. Dent. Ass. 46 (1953) 530–535

Dahlberg, A. A.
A wing-like appearance of upper incisors among american Indians. J. dent. Res. 38 (1959) 203–204

Dausch-Neumann, D.
Die Diagnostik der Fehlbildungen im Milchgebiß. Dtsch. Stomat. 11 (1961) 569–581

Dausch-Neumann, D.
Über die Lücken bei fehlenden Milchfrontzähnen. Fortschr. Kieferorthop. 30 (1969) 82–88

Dausch-Neumann, D.
Kieferkompression und Deckbiß im frontalen Fernröntgenbild. Fortschr. Kieferorthop. 33 (1972) 11–19

Dausch-Neumann, D.
Der frontale Engstand im Milchgebiß. Fortschr. Kieferorthop. 41 (1980) 87–100

Davis, A., und R. Dunn
Micrognathia. A suggested treatment for correction in early infancy. Amer. J. Dis. Child. 45 (1933) 799–806

Degenhardt, K. H.
Mißbildungen des Kopfes und der Wirbelsäule. In: Humangenetik, Bd. II. Verlag G. Thieme, Stuttgart 1964

Delaire, J.
Betrachtungen über die Wachstumszunahme der Prämaxilla beim Menschen. Fortschr. Kieferorthop. 37 (1976) 167–183

Derichsweiler, H.
Experimentelle Tieruntersuchungen über Veränderungen des Kiefergelenkes bei Bißlageveränderungen. Fortschr. Kieferorthop. 19 (1958) 30–43

Derks, H.
Makromorphologische Größenvergleiche zwischen 1. und 2. menschlichen Prämolaren bei Hypodontie. Med. Diss. Gießen 1977

Dietz, H.
Über Ursachen des Distalbisses. Med. Diss. Erlangen 1949

Dolder, E.
Zahn-Unterzahl. Schweiz. Mschr. Zahnhk. 46 (1936) 663–701

Douglas, B.
The treatment of micrognathica associated with obstruction by plastic-procedure. Plastic. Surg., Baltimore 1 (1946) 300–308

Down, J. L.
Marriages of consanguinity in relation to degeneration of race. London Hosp. Clinical. Lectures and Reports 3 (1866) 224–236

Downs, W. G.
Studies in the causes of dental anomalies. Genetics 12 (1927) 570

Dressler, E.
Untersuchungen über den Einfluß der Brust- und Flaschenernährung sowie des Lutschens auf die Vorentwicklung des Unterkiefers beim Kleinstkind bis zum 9. Lebensmonat. Med. Diss. Leipzig 1958

Droschel, H.
Die Morphologie des Deckbisses. Fortschr. Kieferorthop. 35 (1974) 209–220

Eberle, P.
Die Chromosomenstruktur des Menschen in Mitosis und Meiosis. Verlag G. Fischer, Stuttgart 1966

Eberlein, M.
Beobachtungen über Häufigkeit und Vererbung des oberen Diastema in einer mitteldeutschen Landgemeinde. Med. Diss. Berlin 1964

Eckert-Möbius, A.
Die Bedeutung der Zunge für die Nasen- und Mundatmung. Fortschr. Kieferorthop. 14 (1953) 229–239

Eckert-Möbius, A.
Normale und pathologische Physiologie der Nasen- und Mundatmung. Dtsch. Zahn-, Mund- u. Kieferhk. 18 (1953) 345–378

Eckhardt, F.
Multiple Zahnretention. Med. Diss. Göttingen 1937

Edwards, J. H.
The simulation of mendelism. Acta genet. Basel 10 (1960) 63–70

Egermark-Eriksson, J., und V. Lind
Congenital numerical variation in the permanent dentition. D. Sex distribution of hypodontia and hyperodontia. Odont. Revy 22 (1971) 309–315

Ehmer, U.
Humangenetische Studien an Patienten mit Trisomie 21 unter besonderer Wertung von Morphologie und Pathogenese im orofacialen Bereich. Dtsch. Zahn-, Mund- u. Kieferhk. 64 (1976) 115–125, 810–819

Ehmer, U., B. Hanke und U. Rudolph
Humangenetisch-klinische Studien am Patienten mit Trisomie 21 unter besonderer Wertung von Morphologie und Pathogenese im orofacialen Bereich. Dtsch. Zahn-, Mund- u. Kieferhk. 64 (1976) 588–596

Ehmer, U.
Prophylaxe und Ätiologie der Dysgnathien. Fortschr. Kieferorthop. 41 (1980) 552–562

Eichler, R.
Zur Frage der disharmonischen Vererbung von Zahn- und Kiefergröße. Fortschr. Kieferorthop. 22 (1961) 94–99

Eismann, D.
Neue Untersuchungsergebnisse zur Ätiologie des Fingerlutschens. Dtsch. Stomatol. 15 (1965) 278–281

Emrich, R. E., A. G. Brodie und J. R. Blaney
Die Verbreitung von Anomalien der Klasse I, II und III (nach Angle) bei einer städtischen Population. Dtsch. zahnärztl. Z. 20 (1965) 87–94

Englert, J.
Beitrag zur Vererbung der Prognathie. Med. Diss. Freiburg 1939

Enlow, D. H.
Handbook of facial growth. Verl. W. B. Saunders Comp., Philadelphia/London/Toronto 1975

Erpenstein, H., und R. A. Pfeiffer
Geschlechtsgebunden-dominant erbliche Zahnüberzahl. Humangenetik 4 (1967) 280–293

Erpenstein, H., und E. Wannenmacher
Schmelzhypoplasie und offener Biß als autosomal dominant vererbtes Merkmalspaar. Dtsch. zahnärztl. Z. 23 (1968) 405–414

Erwin, W. G., und R. W. Corkern
A pedigree of partial anodontia. J. Hered. 8 (1949) 215–218

Eschler, J.
Inwiefern stützen tierexperimentelle Studien über die Formgestaltung der parodontalen Gewebe des Kieferknochens die Grundlagen der Funktions-Kieferorthopädie? Dtsch. Zahn-, Mund- u. Kieferhk. 6 (1939) 759–768

Eschler, J.
Über die Bedeutung der Erschütterungen für den physiologischen Knochenumbau. Kongr.-ber. d. Alljapan. Ärztekongr., Abt. Anatomie, 1942

Eschler, J.
Wesen und Möglichkeiten der Verwendung von kontinuierlichen und intermittierenden Kräften im Rahmen des Andresen-Häuplschen Behandlungssystems. Österr. Z. Stomat. 47 (1950) 53–76

Eschler, J.
Die funktionelle Orthopädie des Kausystems. C. Hauser-Verlag, München 1952

Eschler, J.
Der Zeitpunkt des kieferorthopädischen Behandlungsbeginns in Beziehung zum Entwicklungsstand der Gelenke und Parodontien. Fortschr. Kieferorthop. 27 (1966) 1–6

Eschler, J., und K. Häupl
Die Drucktheorie Flourens' vor dem Forum tierexperimenteller Untersuchungen. Österr. Z. Stomat. 38 (1940) 423–453, 469–488, 499–516

Euler, H.
Das Diastema (Trema) medianum. Dtsch. zahnärztl. Wschr. 30 (1927) 165–173

Euler, H.
Die Anomalien, Fehlbildungen und Verstümmelungen der menschlichen Zähne. Verlag J. F. Lehmann, München–Berlin 1939

Euler, H., und R. Ritter
Die Erbanlagen für Gebiß und Zähne. In: Handbuch der Erbbiologie des Menschen, Bd. IV, 2. Verlag J. Springer, Berlin 1940

Evans, M. W.
Further observations on dental defects in infants subsequent to maternal rubeola during pregnancy. Med. J. Australia 5 (1947) 780–785. Pers. Mitteilung an Prof. Stahl 1963

Fabian, H.
Beitrag zu dem Problem des offenen Bisses. Dtsch. Zahn-, Mund- u. Kieferhk. 33 (1960) 35–52

Falck, F., und R. Fränkel
Die labiale Alveolenwand unter dem Einfluß des durchbrechenden Schneidezahns. Eine fernröntgenologische Längsschnittuntersuchung. Fortschr. Kieferorthop. 34 (1973) 37–47

Feichtinger, Ch., und M. Richter
Zur Kenntnis der Vererbung multipler Zahnunterzahl. Fortschr. Kieferorthop. 38 (1977) 44–56

Feichtinger, Ch., und B. Rossiwall
Taurodontism in human sex chromosome aneuploidy. Arch. oral. Biol. 22 (1977) 327–329

Feichtinger, Ch., B. Rossiwall und H. Wunderer
Canine transposition as autosomal recessive trait in an inbred kindred. J. Dent. Res. 56 (1977) 1449–1452

Feiglora, B. S., F. D. Peagler und R. J. Gorlin
Minor craniofacial anomalies among a Negro population. 1. Prevalence of cleft urula, commissural lippits, preauricular pits, torus palatinus and torus mandibularis. Oral Surg., St. Louis 4 (1970) 566–575

Feneis, H.
Gefüge und Funktion des normalen Zahnfleischgewebes. Dtsch. zahnärztl. Z. 7 (1952) 467–476

Fernex, E., P. Hauenstein und M. Roche
Erbliche Übermittlung einiger Schädelstrukturen. Selbstverlag Genève 1967

Fischer, H.
Die „prismatischen" Molaren von Krapina, Kroatien im Lichte rezenter Funde. Dtsch. zahnärztl. Z. 16 (1961) 8–15

Flath, I.
Anatomie, Physiologie und Pathologie der Mundhöhle zwischen Geburt und 9. Lebensmonat (anhand von 335 eigenen Untersuchungsfällen) Med. Diss. Leipzig 1955

Flath, J.
Die Progenie beim Spaltträger und ihre Ursachen. Habil-Arbeit, Leipzig 1969

Fleischer-Peters, A.
Vergleichende klinisch-röntgenologische Untersuchungen über morphologische Variationen des Gesichtsschädels bei der Progenie. Med. Habil.-Schr. Erlangen–Nürnberg 1968

Fleischer-Peters, A.
Untersuchungen und Befunde bei Nichtanlage unterer Schneidezähne. Fortschr. Kieferorthop. 30 (1969) 102–111

Fleischer-Peters, A.
Gleichzeitiges Vorkommen von Lippen-Kiefer-Gaumenspalte bei Progenie. Fortschr. Kieferorthop. 37 (1976) 29–39

Flemming, W.
Beiträge zur Kenntnis der Zelle und ihrer Lebenserscheinungen. Arch. mikr. Anatom. 16 (1879) 302

Fletcher, G. G. T.
The retroclined upper incisor. Brit. J. Orthodont. 2 (1975) 207–216

Schrifttum

Fogh-Andersen, P.
Inheritance of harelip and cleft palate. Nyt Nordisk Forlag. A. Busck., Kopenhagen 1942

Fränkel, R.
Funktionskieferorthopädie und der Mundvorhof als apparative Basis. Verlag Volk und Gesundheit, Berlin 1967

Fränkel, R., und F. Falk
Zahndurchbruch und Vererbung beim Deckbiß. Fortschr. Kieferorthop. 28 (1967) 175–182

Franke, J.
Über die Okklusalwanderung der Zähne des Menschen; zugleich ein Beitrag zum Problem des Zahndurchbruchs. Dtsch. Zahn-, Mund- u. Kieferhk. 18 (1953) 97–116; 177–214

Fraunthaler, P.
Problematik einer Klärung ätiologisch-genetischer Zusammenhänge. In: Praxis der Zahnheilkunde Bd. IV. Verlag Urban und Schwarzenberg, München–Wien–Baltimore 1969

Fraser, F. C.
The genetics of cleft lip and cleft palate. Amer. J. human. Genet. 22 (1970) 336–352

Freihofer, H. P.
Die röntgenologische Darstellung des Kiefergelenks für die Kieferorthopädie. Schweiz. Mschr. Zahnheilk. Z. 77 (1967) 341–359

Freisfeld, M.
Fehlerquellen an Einzeichnungsserien kephalometrischer Bezugspunkte. Fortschr. Kieferorthop. 34 (1973) 296–306

Freisfeld, M.
Überzählige Zähne, ein genetisches und kieferorthopädisches Problem? Fortschr. Kieferorthop. 37 (1976) 196–204

Freund, H. J.
Genetische Untersuchungen beim Pierre-Robin-Syndrom. Med. Diss. Göttingen 1974

Frevert, A.
Statistische Untersuchungen über Häufigkeiten von Gebißanomalien bei Schulkindern. Z. Zahnärztl. Orthop. 26 (1934) 1–30

Frey, E. A.
Ein Beitrag zur Vererbung der pathologischen Eruption und Retention des oberen Eckzahnes. Med. Diss. Frankfurt 1950

Friel, Sh.
Occlusion. Observations on its development from infancy to old age. Int. J. Orthodont. and oral Surg. 13 (1927) 322–341

Friel, Sh.
The development of ideal occlusion of the gum pads and the teeth. Amer. J. Orthodont. 40 (1954) 196–227

Fröhlich, U.
Odontologische Untersuchungen an jugendlichen Zwillingen. 1. Med. Diss. Leipzig 1936. 2. Dtsch. zahnärztl. Zschr. 41 (1938) 463–468

Fuhrmann, W.
Taschenbuch der allgemeinen und klinischen Humangenetik. Wiss. Verlagsgesellschaft, Stuttgart 1965

Fuhrmann, W.
Die formale Genetik des Menschen. In: Handbuch der allgem. Pathologie, Bd. 9. Verlag J. Springer, Berlin 1974

Fuhrmann, W., A. Stahl und T. M. Schroeder
Das oro-facio-digitale Syndrom. Humangenetik 2 (1966) 133–164

Fuhrmann, W., und F. Vogel
Genetische Familienberatung. Verlag J. Springer, Berlin, Heidelberg, New York 1968

Fujino, H.
Genetic study of cleft lips and cleft palates based upon 2828 Japanese cases. Kyushu J. Med. Sci. 14 (1963) 317–331. Zit. nach R. J. Gorlin 1970

Fullmer, H. M.
Observations on the development of oxytalan fibers in the periodontium of man. J. Dent. Res. 38 (1959) 510–518

Fullmer, H. M., und R. D. Lillie
The oxytalan fiber: a previously undescribed connective tissue fiber. J. Historchem. Cytochem. 6 (1958) 425–430

Gabka, J.
Hasenscharten und Wolfsrachen. Verlag W. de Gruyter u. Co. Berlin 1962

Gabka, J.
Versorgung von Spaltbildungen des Gesichts. In: Handbuch der plast. Chirurgie, Bd. 2. Verlag Walter de Gruyter, Berlin 1973

Gabka, J., und G. Jörgensen
The genetic basis of prevention of cleft lips and palate. Transact. 5. Int. Congr. Plast. and Reconstr. Surg. Excerpta Medica Australia 1971

Gabka, J., und G. Jörgensen
Erfahrungen in der Prophylaxe von Lippen-, Kiefer-Gaumenspalten unter besonderer Berücksichtigung genetischer Gesichtspunkte. Fortschr. Kiefer-Gesichtschir. Bd. 16. Verl. G. Thieme, Stuttgart 1973

Galton, F.
Hereditary genius. An inquiry into its laws and consequences. Verlag Macmillan, London 1869

Garn, S. M., A. B. Lewis und D. L. Polacheck
Sibling similarities in dental development. J. Dent. Res. 39 (1960) 170–175

Garn, S. M., A. B. Lewis und J. H. Vicinus
The relationship between third molar agenesis and reduction in tooth number. Angle Orthodont. 32 (1962) 14–18

Garn, S. M., A. B. Lewis und J. H. Vicinus
Third molar polymorphism and its significance to dental genetics. J. Dent. Res. 42 (1963) 1344–1363

Garn, S. M., A. B. Lewis und R. S. Kerewsky
Third molar agenesis and variation in size of the remaining teeth. Nature 201 (1964) 839

Garn, S. M., A. B. Lewis, D. R. Swindler und R. S. Kerewsky
Genetic control of sexual dimorphism in tooth size. J. Dent. Res. 46 (1967) 963–972

Garn, S. M., und A. B. Lewis
Effect of agenesis on the crown-size profile pattern. J. Dent. Res. 48 (1969) 1314

Garn, S. M., und A. B. Lewis
The gradient and the pattern of crown-size reduction in simple hypodontia. Angle Orthodont. 40 (1970) 51–58

Gart, J. J.
A simple nearly efficient alternative to the simple sib method in the complete ascertainment case. Ann. hum. Genet. 31 (1967) 283–291

Gebauer, U., und P. Herren
Standardisierte Röntgendarstellung der Prämolarenbreite für Meßzwecke im Rahmen der kieferorthopädischen Stützzonenanalyse. Fortschr. Kieferorthop. 33 (1972) 331–363

Gergely, L.
Über die Frequenz des tiefen Bisses bei Jugendlichen. Dtsch. Zahn-, Mund- u. Kieferheilk. 12 (1949) 329–334

Gergely, L.
Die funktionelle Messung der Bißtiefe. Österr. Z. Stomat. 46 (1949) 227–231

Gergely, L.
Die Okklusionsverhältnisse von 15- bis 20jährigen. Fortschr. Kieferorthop. 19 (1958) 256–260

Glenn, F. B.
A consecutive six-year study of the prevalence of congenitally missing teeth in private pedodontic practice of two geographically separated areas. J. Dent. Child 31 (1964) 264–270

Gorjanovic-Kramberger, K.
Der diluviale Mensch von Krapina in Kroatien; ein Beitrag zur Paläontologie. Verlag Kreidel, Wiesbaden 1906

Gorjanovic-Kramberger, K.
Die Kronen und Wurzeln der Mahlzähne des Homo primigenius und ihre genetische Bedeutung. Anat. Anz. 31 (1907) 97–134

Gorlin, R. L.
Hypohidrotic ectodermal dysplasia in females; a critical analysis and argument for genetic heterogenity. Z. Kinderheilk. 108 (1970) 1–11

Gorlin, R. J.
Developmental anomalies of the face and oral structures. In: Thomas Oral pathology, 6. Auflage. Verlag C. V. Mosby Comp., St. Louis 1970. Bd. 1

Gorlin, R. J., und J. Psaume
Orodigitofacial dysostosis – a new syndrome, a study of 22 cases. J. Pediat. 61 (1962) 520–530

Gorlin, R. J., und J. J. Pindborg
Syndromes of the head and neck. Verlag McGraw-Hill Book Co., New York 1964

Gottlieb, B., und B. Orban
Die Veränderungen der Gewebe bei übermäßiger Beanspruchung der Zähne. Verlag Georg Thieme, Leipzig 1931

Gould, M. S. E., und D. C. A. Picton
A study of pressures exerted by the lips and cheeks on the teeth of subject with Angle Class II Division 1, Class II Division 2 and Class III malocclusions compared with those of subjects with normal occlusions. Arch. oral. Biol. 13 (1968) 527–541

Grabert, T. M.
Orthodontics. Principles and practice. Verlag W. B. Saunders Company, Philadelphia 1972

Gräsbeck, R., und G. K. Vist
Angeborene Mißbildung – Entstehung und Folgen. Münch. med. Wschr. 109 (1967) 1929–1935

Graf, H.
Die Verteilung der Gebißanomalien bei einer Gruppe behandlungsbedürftiger Patienten. Dtsch. Stomat. 19 (1969) 128–138

Grahnén, H.
Hypodontia in the permanent dentition. A clinical and genetical investigation. Odont. Revy 7 (1956) Suppl. 3

Grahnén, H.
Maternal rubella and dental defects. Odont. Revy 9 (1958) 181–192

Grahnén H., und L. E. Granath
Numerical variations in primary dentition and their correlation with the permanent dentition. Odont. Revy 12 (1961) 348–357

Grahnén, H., und B. Ingervall
Tooth width and morphology of the dentition in a group of caries resistent men. Odont. Revy 14 (1963) 70–75

Grahnén, H., B. Lindahl und K. A. Omnell
Dens invaginatus I. A clinical, roentgenological and genetical study of permanent upper lateral incisors. Odont. Revy 10 (1959) 115–137

Grahnén, H., und B. Lindahl
Supernumerary teeth in the permanent clentition. A frequency study. Odont. Revy 12 (1961) 290–294

Gravely, J. F., und D. B. Johnson
Variation in the expression of hypodontia in monocygotic twins. Dent. Pract. Dent. Rec. 21 (1971) 212–220

Greene, J. C., und F. McCombie
The prevalence of cleft urula in several different racial populations. Plast. Reconstr. Surg. 9 (1957) 63–68

Greene, J. C., J. R. Vermillion und S. Hay
Utilization of birth certificates in epidemiologic studies of cleft lip and palate. Cleft Palate J. 2 (1965) 141–156

Greep, R. O.
An hereditary absence of the incisor teeth. J. Hered. 32 (1941) 397

Grimm, H.
Das Diastema (R. Virchows „Trema") – ein Erbmerkmal am menschlichen Gebiß und sein Vorkommen an vor- und frühgeschichtlichen Funden. Biol. Zentralbl. 86 (1967) 423–436 (Suppl.)

Grimm, G., A. Pfefferkorn und H. Taatz
Die klinische Bedeutung des Pierre-Robin-Syndroms und seine Behandlung. Dtsch. Zahn-, Mund- u. Kieferhk. 43 (1964) 385–416

Gross, W.
Zahnärztliche Untersuchungen an 3- bis 6jährigen in Kölner Kindergärten. Med. Diss. München 1955

Gülzow, H. J., H. Kränzlein und B. Maeglin
Ist der Kariesrückgang nach Trinkwasserfluorisierung in Basel auf eine Verzögerung im Zahndurchbruch zurückzuführen? Schweiz. Mschr. Zahnhk. 88 (1978) 1192–1200

Gülzow, H. J., und B. Maeglin
Der Gingivabefund bei 7- bis 15jährigen Basler Schulkindern im Jahre 1961. Dtsch. Zahn-, Mund- u. Kieferhk. 44 (1965) 446–452

Gysel, C.
Un cas familial de rétention partielle de la deuxième molaire inférieure. Rev. belge Stromat. 52 (1955) 103–111

Gysel, C.
Douze notes à propos des rétentions partielles des molaires temporaires. Orthod. franc. 28 (1957) 375–387

Gysel, C.
La fusion des centrales superieures. Rev. belg. med. dent. 19 (1964) 623–638

Gysel, C.
La laterale superieure et la differenciacion margoide du tubercule. Rev. belg. med. dent. 19 (1964) 543–590

Hägemann, E.
Zahnbefund bei der Incontinentia pigmenti. Dtsch. zahnärztl. Z. 18 (1963) 1198–1208; 1262–1268

Häupl, K.
Gewebsumbau und Zahnverdrängung in der Funktions-Kieferorthopädie. Verlag J. A. Barth, Leipzig 1938

Häupl, K.
Die Gewebsveränderungen unter dem Einfluß kieferorthopädischer Apparate. In: Die Zahn-, Mund- und Kieferheilkunde, Bd. 5. Verlag Urban und Schwarzenberg, München–Berlin 1955

Schrifttum

Häupl, K.
Der Sieben-Tage-Versuch J. Eschlers. Dtsch. Zahn-, Mund- u. Kieferhk. 24 (1956) 10–22

Häupl, K.
Zur Frage des kieferorthopädischen Gelenkumbaus. Fortschr. Kieferorthop. 19 (1958) 1–8

Häupl, K.
Erbe und Funktion. Fortschr. Kieferorthop. 23 (1962) 433–446

Häupl, K., und R. Psansky
Histologische Untersuchungen über die Wirkungsweise der in der Funktionskieferorthopädie verwendeten Apparate (Aktivatoren). Dtsch. Mund- u. Kieferheilk. 6 (1939) 439–448

Häupl, K., und R. Psansky
Experimentelle Untersuchungen über Gelenkstransformation bei Verwendung der Methoden der Funktionskieferorthopädie. Dtsch. Zahn-, Mund-, Kieferheilk. 6 (1939) 439–448

Hafen, J. P.
Statistische Untersuchungen über den Zustand des Milchgebisses beim 5- bis 6jährigen Kind. Med. Diss. Zürich 1955

Haim, G., und R. Baumgärtel
Altersveränderungen im Periodont (Desmodont). Dtsch. zahnärztl. Z. 23 (1968) 340–344

Hals, E.
Natal and neonatal teeth. Oral Surg. 10 (1957) 509–521

Hapke, H. J., und Mitarb.
Rückstände in Frauenmilch. Dtsch. Forschungsgemeinschaft, Mitteilung V (1978)

Hardy, G. H.
Mendelian proportions in a mixed population. Science 28 (1908) 49

Harndl, E.
Milchzahnstudien I u. II. Dtsch. Zahn-, Mund- u. Kieferhk. 11 (1948) 12–36, 97–121

Harndt, E., und H. Weyers
Zahn-, Mund- und Kieferheilkunde im Kindesalter. Verlag „Die Quintessenz", Berlin, Chicago, Tokyo, Rio de Janeiro 1967

Hassel
Anomalie eines dritten Molaren. Dtsch. Mschr. Zahnheilk. 32 (1914) 462–463

Hausser, E.
Ätiologie und Genese der Gebißanomalien. Fortschr. Kieferorthop. 13 (1952) 36–46, 91–93

Hausser, E.
Der Aufbau des Kiefergelenkes bei den verschiedenen Gebißanomalien. Dtsch. Zahn-, Mund- u. Kieferheilk. 16 (1952) 177–210, 266–289

Hausser, E.
Zur Ätiologie und Genese des Deckbisses. Fortschr. Kieferorthop. 14 (1953) 154–161

Hausser, E.
Zur Genese des seitlich offenen Bisses. Fortschr. Kieferorthop. 16 (1955) 319–324

Hausser, E.
Schädelaufbau bei anatomisch korrekter Okklusion. Fortschr. Kieferorthop. 17 (1956) 175–185

Hausser, E.
Zur Genese und Ätiologie der Progenie. Dtsch. Stomat. 6 (1956) 142–163

Hausser, E.
Erbeinfluß und Gebißanomalien. Fortschr. Kieferorthop. 22 (1961) 72–82

Hausser, E.
Untersuchungen über genotypische und paratypische Besonderheiten im Aufbau des Gesichtsschädels. Schweiz. Mschr. Zahnheilk. 79 (1969) 362–371

Hayward, J. R., und S. P. Kahn
Skeletal differences in identical twins. J. Oral Surg. 32 (1974) 134–137

Heberer, G.
Homo – unsere Ab- und Zukunft. Deutsche Verlags-Anstalt, Stuttgart 1968

Heckmann, U.
Spätentwicklung eines Prämolaren. Zahnärztl. Praxis 11 (1959) 130–131

Heckmann, U.
Neuere Untersuchungen über die funktionellen Vorgänge beim Stillen. Fortschr. Kieferorthop. 20 (1959) 337–344

Heckmann, U.
Beitrag zur Morphologie des Kiefergelenkes Neugeborener. Fortschr. Kieferorthop. 21 (1960) 40–43

Heckmann, U., und R. Hiecke
Untersuchungen über die Entwicklung des Milchgebisses. Dtsch. zahnärztl. Z. 18 (1963) 1208–1216

Heggemann, R.
Untersuchungen über vertikale und sagittale Abweichungen in den Kiefer-Gesichtsbeziehungen beim Deckbiß des Menschen mit besonderer Auswertung von Fern-Profil-Röntgenaufnahmen. Med. Diss. Bonn 1933

Hehring, H., und H. Kruse
Über die Dilaceration von Zähnen. Zahnärztl. Welt/Ref. 62 (1961) 33–37

Heinichen, D.
Untersuchungen über die Verteilung von Dysgnathien bei Schulkindern verschiedener Altersgruppen. Med. Diss. Berlin (in Vorbereitung)

Hemley, S.
The incidence of root resorption of vital permanent teeth. J. Dent. Res. 20 (1941) 133–141

Henkel, G.
Die Vererbung der hochgradigen Zahnunterzahl (Oligodontie und Anodontie) beim Menschen. Med. Diss. Göttingen 1963

Hennis, J.
Kasuistischer Beitrag zur Frage der Erblichkeit von Bißanomalien. Stomat. 20 (1967) 32–38, 122–125

Herbst, E.
Über Anomalien des Milchgebisses. Z. zahnärztl. Orthop. 1 (1907) 63–67

Herbst, E.
Atlas und Grundriß der zahnärztlichen Orthopädie. In: Lehmanns medizinische Handatlanten, Bd. 26. Verlag J. F. Lehmann, München 1910, 2. Auflage 1922

Herbst, M.
Über Gebißbefunde bei rund 500 drei- und vierjährigen Kindern unter besonderer Berücksichtigung von Gebißanomalien. Med. Diss. Leipzig 1960

Herren, P.
Genauigkeitsvergleich verschiedener Verfahren zur Stützzonenanalyse. Fortschr. Kieferorthop. 33 (1972) 139–146

Herren, P., und S. Reisfeld
Die Longcone-Röntgentechnik zur Prognose der Kronenbreiten noch nicht durchgebrochener Prämolaren. Schweiz. Mschr. Zahnhk. 80 (1970) 480–498

Herrmann, S.
Untersuchungen über das Diastema mediale und seine Begleiterscheinungen. Med. Diss. Berlin 1975

Hiecke, R.
Über den Einfluß der Brust- und Flaschenernährung sowie über Angewohnheiten auf die Unterkieferentwicklung. Med. Diss. Rostock 1964

Hill, J. N., J. R. Blayney und W. Wolf
Evanston dental caries study. Prevalence of Malocclusion of children in a fluoridated and control area. J. dent. Res. 38 (1959) 782–794

Hilmer, J.
Über die Größe der apikalen Basis bei Deckbiß und Angle-Klasse II,1. Med. Diss. Berlin 1967

Hiniker, J. J., und S. Ramfjord
Anterior displacement of the mandible in adult Rhesus monkeys. J. prosth. Dent. 16 (1966) 503–512

His, W.
Beobachtungen zur Geschichte der Nasen- und Gaumenbildung beim menschlichen Embryo. Abh. sächs. Ges. d. Wiss., mathem.-phys. Kl. 27 (1901) 349. Zit. nach A. M. Schwarz, 1931

Hitchcock, H. P.
Orthodontics for Undergraduates. Verlag Lea & Febiger, Philadelphia 1974

Hixon, E. H., und R. E. Oldfather
Estimation of the sizes of unerupted and bicuspid teeth. Angle Orthodont 28 (1956) 236

Hochstetter, F.
Über die von Bolk als Verschlußleiste, Konkreszensfurche und Frenculum tectolabiale des menschlichen Keimlings bezeichneten Bildungen. Morphol. Jahrb. Gegenbauer 78 (1936) 266–312

Hockenjos, C., G. Komposch, C. Schumann und Th. Rakosi
Fernröntgenologischer und klinischer Befund bei erschwerter Nasenatmung. Fortschr. Kieferorthop. 35 (1974) 391–399

Hoffmeister, H.
Zwillings- und Familienbefunde zur Manifestationsschwankung bei Oligodontie und Hypodontie und zu verwandten Erscheinungen. Fortschr. Kieferorthop. 36 (1975) 18–33

Hoffmeister, H.
Mikrosymptome als Hinweis auf vererbte Unterzahl, Überzahl und Verlagerung von Zähnen. Dtsch. zahnärztl. Z. 32 (1977) 551–561

Hofmann, M.
Zahnbeweglichkeit – Bestimmung und Analyse. Dtsch. zahnärztl. Z. 18 (1963) 924–933

Hofmann, M., und R. Diemer
Die Pulsation des Zahnes. Dtsch. zahnärztl. Z. 18 (1963) 1268–1274

Hoppe, W.
Zur Genese der Gewebsbrücken bei Lippen-Kiefer-Gaumenspalten. Arch. Entw. Med. Org. 153 (1961) 357–362

Hoppe, W.
Lippen-Kiefer-Gaumenspalten. Ätiologie, Pathogenese und Therapie. Verlag F. Enke, Stuttgart 1965

Horowitz, S. L., und E. H. Hixon
The Nature of Orthodontic Diagnosis. Verlag C. V. Mosby Company, St. Louis 1966

Horowitz, S. L., R. H. Osborne und F. V. de George
Hereditary factors in tooth dimensions; A study of the anterior teeth of twins. Angle Orthod. 28 (1958) 87–93

Hotz, R.
Über Vererbung von Zahn- und Kieferanomalien. Schweiz. Mschr. Zahnhk. 48 (1938) 512–517

Hotz, R.
Orthodontie in der täglichen Praxis. Verlag H. Huber, Bern–Stuttgart 1954

Hotz, R.
Ein Beitrag zur Ätiologie der Zahnunterzahl. Fortschr. Kieferorthop. 18 (1957) 136–142

Hotz, R., und H. Mühlemann
Die Funktion in der Beurteilung und Therapie von Bißanomalien. Schweiz. Mschr. Zahnhk. 62 (1952) 592–606

Hotz, R., P. Stöckli, L. Rinderer und E. Benzur
Orthodontie in der täglichen Praxis, 4. Aufl. Verlag H. Huber, Bern 1970

Hüsgen, W.
Zur Klinik und kieferorthopädischen Behandlung der durch sogenannte Mesiodentes verursachten Entwicklungsstörungen im Gebiet der oberen Frontzähne. Aus einem internen Festheft für Prof. W. Meyer, 1961

Hunold, X.
Zwillingspathologische Untersuchungen der Mundhöhle. Med. Diss. München 1923

Hurme, V. O.
Ranges of normalcy in the eruption of permanent teeth. J. Dent. Child. 16 (1949) 11–15

Huskins, C. L.
On the inheritance of an anomaly of human dentition. J. Hered. 21 (1930) 279–282

Iltis, H.
Inheritance of missing incisors. J. Hered. 39 (1948) 363–366

Ingervall, B., und B. Lennartson
Cranialmorphology and dental arch dimensions in children with Angle class II, div. 2 malocclusion. Odont. Revy 24 (1973) 149–160

Inonye, M.
Der Zwischenkiefer, seine Entstehung und der Verlauf der Hasenschartenkieferspalte und der schrägen Gesichtsspalte. Anat. Hefte 45 (1912) 475–610

Ivy, R. H.
Congenital anomalies. Plast. Reconst. Surg. 20 (1957) 400

Ivy, R. H.
Recent developments in the fields of cleft lip and cleft palate. Transact. Int. Soc. Plast. Surg. 2, Congr. Livingstone, London 1960

Ivy, R. H.
The influence of race on the Incidence of certain congenital anomalies, notably cleft lip, cleft palate. Plast. Reconstr. Surg. 30 (1962) 581–585

Iwagaki, H.
Über die Vererbung der Prognathie. Zentralbl. Zahn-, Mund- und Kieferheilkunde 5 (1940) 270

Jackson, A. D.
Pachyonychia congenita: A report of six cases in one family. Ann. Eugen. (London) 16 (1951) 142–145

Schrifttum

Jackson, D.
Lip positions and incisor relationships. Brit. Dent. J. 112 (1962) 147–155

Jardanov, J. A.
Wachstum des harten Gaumens beim Menschen. Z. Morph. Anthrop. 63 (1971) 230–237

Jöhr, A. G.
Reduktionserscheinungen an oberen seitlichen Schneidezähnen, dominant gehäuft in einem Schwyzer Bergdorf. Arch. Julius-Klauf-Stift, Zürich 9 (1934) 73–133

Jörgensen, G.
Was ist Pharmakogenetik? Med. Mschr. 20 (1966) 242–252

Jörgensen, G.
Thalidomid-Embryopathie bei Zwillingen. Kongreßber. der 68. Tag. der Nordwestdtsch. Ges. f. innere Med. Hamburg 1967, Hamburg, Hansisches Verlagskontor 1967

Jörgensen, G.
Genetische Analyse von Krankheiten mit multifaktorieller (polygener) Basis. Der Landarzt 43 (1967) 852–860

Jörgensen, G.
Ätiologie der Lippen-, Kiefer- und Gaumenspalte. Medizin. Zeitschr. 10 (1969) 293–298

Jörgensen, G.
Humangenetik in ihrer Bedeutung für die heutige ärztliche Praxis. Ärztliche Praxis 23 (1971) 2493–2500

Jörgensen, G.
Erbfaktoren bei häufigen Krankheiten. Krankheiten mit multifaktorieller (polygener) Determination. In: Handbuch der allgemeinen Pathologie, Bd. 9. J. Springer Verlag, Berlin–Heidelberg–New York 1974

Jörgensen, G., und H. J. Freund
Genetische Untersuchungen beim Pierre-Robin-Syndrom. Zahnärztl. Welt/Ref. 88 (1979) 958–960

Jörgensen, G., und J. Gabka
Zwillingsuntersuchungen bei Lippen-, Kiefer-Gaumenspalten. Med. Mschr. 25 (1971) 447–449

Jörgensen, G., W. Lenz, R. A. Pfeiffer und Ch. Schaafhausen
Thalidomide-Embryopathy in twins. Acta Genet. Med. Gemellol. 19 (1970) 205–210

Jörgensen, G., und Ch. Schulze
Möglichkeiten einer klinisch-genetischen Analyse im Bereich der Kieferorthopädie. Fortschr. Kieferorthop. 34 (1973) 121–145

Jonas, J.
Histomorphologische Untersuchungen über das destruktive und restitutive Verhalten des Ligamentum parodontale unter kieferorthopädischen Zahnbewegungen. Fortschr. Kieferorthop. 39 (1978) 398–413

Jonas, J., und U. Riede
Der Einfluß von Flavichromin auf das orthodontisch stimulierte Parodontium. Fortschr. Kieferorthop. 40 (1979) 70–78

Jonas, J., und U. Riede
Ultrastrukturelle Untersuchungen am Paradentalspalt. Fortschr. Kieferorthop. 38 (1977) 82–92

de Jonge, Th. E.
Margoide Differenzierung des tuberculum dentis. Tijdschr. Tandheelk. (holl.) 47 (1935) 589

de Jonge, Th. E.
Margoide Differenzierung des „tuberculum dentis". Dtsch. zahnärztl. Z. 14 (1959) 520–522

de Jonge, Th. E.
Primäre Zahnretention im Milchgebiß und im bleibenden Gebiß. Dtsch. zahnärztl. Z. 15 (1960) 1223–1226

de Jonge, Th. E.
Betrachtungen über die Synodontie. Acta morphol. neederl-scand. 4 (1961) 231–236

Jordan, R. E., B. S. Kraus und C. M. Neptune
Dental abnormalities associated with cleft lip and/or palate. Cleft Palate J. 3 (1966) 22–55

Kadner, A.
Zur Frage der Ätiologie der Zahnstellungs- bzw. Kieferdeformitäten. Zahnärztl. Rdsch. 34 (1925) 17–19

Kaelin, A.
Statistische Prüf- und Schätzverfahren für die relative Häufigkeit von Merkmalsträgern in Geschwisterschaften bei einem der Auslese unterworfenen Merkmal mit Anwendung auf das Retinagliom. Arch. Klaus-Stift. Vererb. Forsch. 30 (1955) 263–485

Kalb, G.
Familienuntersuchungen zur Genese der Gebißanomalien. Med. Diss. Heidelberg 1959

Kanouse, M. C., S. P. Ramfjord und C. E. Nasjleti
Condylar growth in rhesus monkeys. J. dent. Res. 6 (1969) 1172–1176

Kantorowicz, A.
Über die Vererbungsarten der Zahn- und Kieferanomalien. Zahnärztl. Orthop. Proth. 8 (1914) 8–13

Kantorowicz, A.
Die Progenie und ihre Vererbung. Dtsch. Mschr. Zahnhk. 33 (1915) 105–128

Kantorowicz, A.
Rachitisbekämpfung, orthodontische Prophylaxe und Schulzahnpflege. Zahnärztl. Rdsch. 37 (1928) 1949–1955

Kantorowicz, A.
Die Bedeutung des Lutschens für die Entstehung erworbener Fehlbildungen. Fortschr. Kieferorthop. 16 (1955), 109–121

Kantorowicz, A., und G. Korkhaus
Ätiologie der orthodontischen Anomalien. Fortschr. Zahnheilk. 1 (1925) 171–213, 773–805

Karlson, P.
Kurzes Lehrbuch der Biochemie, 9. Auflage. Verlag G. Thieme, Stuttgart 1974

Karwetzky, R.
Über die Infraocclusion. Dtsch. Zahnärztl. Z. 13 (1958) 51–56

Keeler, C. E.
Heredity in dentistry. Dent. Cosmos 77 (1935) 1147–1163

Keeler, C. E.
Taurodont molars and shovel incisors in Klinefelter's syndrom. J. Hered. 64 (1973) 234–236

Keil, A.
Grundzüge der Odontologie. Verlag Gebrüder Bornträger, Berlin 1966

Keiter, F.
Über gesicherte und ungesicherte Erbgänge in der Humangenetik. Münch. med. Wschr. 104 (1962) 821–824

Keizer, D. R. R.
Dominant erfelijk ankyloglosson. Ned. tschr. Geneesk. 96 (1952), 2203

Kernahan, D. A., und R. B. Stark
A new classification for cleft lip and cleft palate. Plast. Reconstr. Surg. 22 (1958) 435–441

Klemke, B.
Über Kieferform und Bißlage beim Neugeborenen. Med. Diss. Bonn 1939

Klemt, B., und R. R. Miethke
Calafication time of mandibular deciduous molars and first permanent molars. J. Dent. Res. 58 (1979) 211

Klink-Heckmann, U., und E. Bredy
Orthopädische Stomatologie. Verlag G. Thieme, Stuttgart 1977

Klink-Heckmann, U., und T. Dahl
Paar-Vergleich der Gebißentwicklung bei eineiigen Zwillingen. Zahn-, Mund- u. Kieferheilk. 65 (1977) 762–769

Kloeppel, J.
Untersuchungen über einige Entstehungsursachen des Distalbisses. Fortschr. Kieferorthop. 22 (1961) 388–394

Kloeppel, W.
Deckbiß bei Zwillingen. Fortschr. Kieferorthop. 14 (1953) 130–135

Kloss-Bauer, B.
Das Weichteilprofil bei Kindern mit Angle Klasse II.1 und Angle Klasse II.2. Med. Diss. Tübingen 1974

Knox, G.
The family characteristics of children with clefts of lip and palate. Acta genet. 13 (1963) 299–315

Koch, L.
Die Therapie des angewachsenen Zungenbündchens beim Säugling und Kleinkind. Med. Diss. Erlangen 1950

Köbig, Th.
Über die Entstehung und Symptomatologie des Kreuzbisses. Med. Diss. Bonn 1932

Koeff, J.
Le rachitisme dans l'étiologie des anomalies orthodontiques. Rev. Stomat., Paris 59 (1958) 2. Ref. Zbl. Dtsch. Zahn-, Mund- u. Kieferhk. 38 (1962) 248

Köhler, E.
Das normale Paradentium der Milchzähne und seine Genese. Dtsch. Zahn-, Mund- u. Kieferhk. 13 (1950) 284–317, 353–379

Körber, K. H.
Untersuchungen zur Physiologie des parodontalen Gefäßsystems. Dtsch. zahnärztl. Z. 18 (1963) 1092–1101

Körbitz, A.
Kursus der systematischen Orthodontik. 2. Auflage. Verlag H. Licht, Leipzig 1914

Kösters, M.
Neue zwillingspathologische Untersuchungen der Mundhöhle. Dtsch. Mschr. Zahnheilk. 47 (1929) 65–81

Komposch, G.
Die Reaktionsfähigkeit der temporomandibulären Strukturen auf kieferorthopädischen Maßnahmen – eine tierexperimentelle Studie. Med. Habil-Schrift, Freiburg i. Br. 1978

Komposch, G., und C. Hockenjos
Die Reaktionsfähigkeit des temporomandibulären Knorpels. Fortschr. Kieferorthop. 38 (1977) 121–132

Korkhaus, G.
Die Häufigkeit der orthodontischen Anomalien in verschiedenen Lebensaltern. Dtsch. Mschr. Zahnhk. 45 (1927) 508–524

Korkhaus, G.
Anthropologische und odontologische Zwillingsstudien. Dtsch. zahnärztl. Wschr. 31 (1928) 487–489

Korkhaus, G.
Die Vererbung der Zahnstellungsanomalien und Kieferdeformitäten. Z. Stromat. 28 (1930) 22–59

Korkhaus, G.
Ätiologie der Zahnstellungs- und Kieferanomalien. Fortsch. Orthodontheilkunde 1 (1931) 136–154

Korkhaus, G.
Können Stellungsanomalien „von selbst" ausheilen? Fortschr. Orthodontheilkunde 2 (1932) 281–284

Korkhaus, G.
Biomechanische Gebiß- und Kieferorthopädie (Orthodontie). In: Handbuch der Zahnhk., Bd. 4, Verlag J. F. Bergmann, München 1939

Korkhaus, G.
Der Erbeinfluß im menschlichen Gebiß. Fortschr. Erbpath. 4 (1940) 189–210

Korkhaus, G.
Störungen beim Durchbruch der Sechsjahrmolaren. In: Zahn-, Mund- und Kieferheilkunde in Vorträgen, H. 9: Entwicklungsstörungen beim Zahnwechsel. Verlag C. Hanser, München 1952

Korkhaus, G.
Reihenuntersuchungen zur Genese der Gebißanomalien. Österr. Z. Stomat. 49 (1952) 127–130

Korkhaus, G.
Über den Aufbau des Gesichtsschädels beim Deckbiß. Fortschr. Kieferorthop. 14 (1953) 162–172

Korkhaus, G.
Über den seltenen Fall einer doppelten Anlage der Zahnleiste. Dtsch. zahnärztl. Z. 10 (1955) 887–899

Korkhaus, G.
Neue Zwillingsbefunde. Fortschr. Kieferorthop. 22 (1961) 164–185

Korkhaus, G.
Über die Beeinflussung der apikalen Basis bei der Zahnbogenerweiterung. Fortschr. Kieferorthop. 24 (1963) 33–45

Korkhaus, G., und F. Neumann
Das Kieferwachstum während des Schneidezahnwechsels und die orthodontische Frühdehnung. Fortschr. Orthodont. 1 (1931) 32–62

Kovacs, J.
Contribution à l'étude des rapports entre le developpement et la morphologie des racines des dents humaines. Bull. Group. Int. Rech. Stomat. (1964) 85–120

Kramer, F.
Über einen Fall von Hypodontie mit multipler Retention und Halbretention bei der zweiten Dentition. Stoma (Heidelberg) 6 (1953) 12–18

Kramer, R. M., und A. C. Williams
The incidence of impacted teeth. Oral Surg. 29 (1970) 237–241

Kraus, B. S.
Basic research in cleft palate – an appraisal and some suggestions. Cleft Palate J. 7 (1970) 1–26

Kraus, F.
Zit. nach H. Taatz 1976

Krauspe, R.
Untersuchungen über die anatomischen Grundlagen des Deckbisses. Med. Diss. Bonn 1934

Schrifttum

Kretschmer, E.
Körperbau und Charakter. Verlag J. Springer, Berlin 1921

Kristen, K., und G. Hefner
Zur Klinik und Therapie der Anomalien im Oberkieferbereich infolge überzähliger Zapfenzähne. Zahnärztl. Welt 11 (1956) 469–472

Krogman, W. M.
Meaningfull interpretation of growth and growth data by the clinician. Am. J. Orthodont. 44 (1958) 411–432

Krogman, W. M.
Problems in growth and development of interest to the dentist. D. Clin. N. America (1958) 497–514

Kronfeld, R.
Dens in dente. Österr. Z. Stomatol. 32 (1934) 452–461; 525–534

Kühn, K.
Ein Beitrag zur Untersuchung der Vorgänge bei der Einstellung der ersten bleibenden Molaren. Med. Diss. Halle/Saale 1952

Künzel, W., und K. Blüthner
Vergleich der Okklusionsverhältnisse von Jugendlichen aus Wohngebieten mit unterschiedlichem Fluoridgehalt des Trinkwassers. Zahn-, Mund- u. Kieferheilk. 67 (1979) 563–571

Kummer, B.
Bauprinzipien des Säugetierskelettes. Verlag G. Thieme, Stuttgart 1959

Kumpmann, H.
Persistierende Milchzähne in vier Generationen. Zahnärztl. Rdsch. 42 (1933) 1183

Lebret, L. M. L.
Der menschliche Gaumen, sein Wachstum, die auf ihn bezogene Wandlung der Seitenzähne, seine Expansion bei Anwendung zweier verschiedener orthodont. Behandlungsmethoden. Fortschr. Kieferorthop. 27 (1966) 121–140

Lechner, M.
Frequenz an Gebißunregelmäßigkeiten, festgestellt auf Grund kieferorthopädischer Untersuchungen an Münchener Schulen. Zahnärztl. Rdsch. 61 (1952) 521–522

Leech, H. L.
Angle's Class II, div. 1 and Class II, div. 2 in identical twins. Dental Pract. 5 (1953), 341–345

Leech, H. L.
A clinical analysis of orofacial morphology and behavior of 500 Patients attending an upper respiratory research clinic.. Dental Pract. 9 (1958) 57–66

Lehmann, W.
Erbuntersuchung an rachitischen Zwillingen. Mschr. Kinderheilk. 62 (1934) 205–215

Lehmann, W.
Die Bedeutung der Erbveranlagung bei der Entstehung der Rachitis. Z. Kinderheilk. 57 (1936) 603–643

Lehmann, W., und R. Ritter
Die Stellung der Lippen-Kiefer-Gaumenspaltenträger im Gesetz zur Verhütung erbkranken Nachwuchses. Z. mensch. Vererb.-Konstit.-Lehre 23 (1939) 1–16

Leiber, B., G. Olbrich und G. Scheibe
Die klinischen Syndrome. 5. Auflage. Verlag Urban und Schwarzenberg, München/Berlin/Wien 1972

Leighton, B. C.
Morphologische Variationen der Alveolarbögen beim Neugeborenen. Fortschr. Kieferorthop. 37 (1976) 8–14

Leighton, B. C.
Variationen der normalen Gebißentwicklung von der Geburt bis zum Erwachsenenalter. Fortschr. Kieferorthop. 39 (1978) 181–195

Lejeune, J., M. Gautier und R. Turpin
Etude des chromosomes somatique de neuf enfants mongoliens. C. R. Acad. Sci. (Paris), 248 (1959) 1721–1726

Lenz, F.
Die Methoden menschlicher Erbforschung, Menschliche Erblehre und Rassenhygiene 1 (1936) 587–657

Lenz, W.
Medizinische Genetik, 3. Aufl. Verlag G. Thieme, Stuttgart 1976

Lieb, G.
Untersuchungen über die Variationen im Aufbau des Gesichtsschädels und ihrem korrelativen Zusammenhang mit der individuellen Form des Kauorgans bei Gebißfehlbildungen. Fortschr. Kieferorthop. 27 (1966) 276–326

Lieb, G.
Zur Frage der mandibulären Auswirkung kieferorthopädischer Behandlungsmaßnahmen. Fortschr. Kieferorthop. 29 (1968) 334–344

Lieb, G.
Ätiologie und Genese. Erbe und Umwelt bei der Ausbildung des Gebisses und des Gesichtsschädels. In: Praxis der Zahnheilkunde, Bd. IV. Verlag Urban und Schwarzenberg, München–Wien–Baltimore 1969

Lieb, G., und G. Mühlhausen
Vorkommen von Gebißanomalien und Sprechfehlern. In: Mediz.-logopäd. Beiträge, Verlag E. Reinhardt, München–Basel 1964

Lieb, G., und P. Schlagbauer
Anwendung des Aktivators beim Rhesusaffen. Fortschr. Kieferorthop. 31 (1970) 73–79

Lind, V.
Medfödda antalsvariationer i permanenta dentitionen. Odontol. Revy 10 (1959) 176–189

van der Linden, F. P.
Genetic and environmental factors in dentofacial morphology. Am. J. Orthodont. 52 (1966) 576–583

van der Linden, F. P., und H. S. Duterloo
Development of the human dentition, an Atlas. Verlag Harper & Row, New York, San Francisco 1976

van der Linden, F. P., J. A. McNamara und A. R. Burdi
Tooth size and position before birth. J. Dent. Res. 51 (1972) 71–74

Lindner-Aronson, S.
Dimensions of face and palate in nose breathers and in habitual mouthbreathers. Odontol. Revy 14 (1963) 187–200

Lindner-Aronson, S.
Adenoids – their effect on mode of breathing and nasal airflow and their relationship to characteristics of the facial sceleton and the dentition. Acta oto-laryngol. (Suppl.) 265, Upsala 1970

Lindner-Aronson, S.
Die Wirkung der Atmungsfunktion auf das Kauorgan. Zahnarzt 25 (1981) 31–56

Lindner-Aronson, S., und A. Bäckström
A comparison between mouth and nose breathers with respect to occlusion and facial dimension. Odontol. Revy 11 (1960) 343–376

Löbell, H.
Die Beziehungen der Hals-, Nasen- und Ohrenheilkunde zur Zahnheilkunde. Verlag K. Kabitzsch, Leipzig 1932

Lundström, A. F.
Tooth size and occlusion in twins. Verlag S. Karger, Basel 1948

Lundström, A. F.
Malocclusion of the teeth regarded as a problem in connection with the apical base. Int. J. Orthodont. 11 (1952) 591–602

Lundström, A.
The significance of early loss of deciduous teeth in the etiology of malocclusion. Amer. J. Orthodont. 41 (1955) 819–826

Lundström, A.
The incidence of malocclusion. In: Introduction to Orthodontics. Verlag McGraw-Hill Book Company Inc., New York, Toronto, London 1960

Lundström, A.
Aetiology and prevention of malocclusion. In: Introduction to Orthodontics. Verlag McGraw-Hill Book Company Inc., New York, Toronto, London 1960

Lundström, A.
Asymmetries in the number and size of the teeth and their aetiological significance. Trans. Europ. Orthod. Soc. (1960) 167–185

Lundström, A.
Horizontal and vertical growth of the incision superior, incision inferior and menton. Trans. Europ. Orthod. Soc. (1969) 125–136

Luniatschek, F.
Ursachen und Formen der Zahnretention. Dtsch. Mschr. Zahnhk. 24 (1906) 365–404

Lyon, M. F.
Sex chromatin and gene action in the mammalian X-chromosome. Amer. J. Hum. Genet. 14 (1962) 135–148

Lysell, L.
Fjorton utvalda fall av hypodonti jämte några jakttagelser angående tandstorleken hos dessa fall. Svensk. tandläk. tskr. 46 (1953) 281–302

Lysell, L.
Taurodontism; a case report and a survey of the literature. Odont. Revy 3 (1962) 158–174

Mac Mahon, B., und T. McKeown
The incidence of harelip and cleft palate related to birth rang and maternal age. Amer. J. Hum. Genet. 5 (1953) 176–183

Madarasz, E.
Beobachtungen bezüglich der Vererbung orthodontischer Anomalien. Korresp.-Bl. Zahnärzt. 60 (1936) 123–131

Mannsbach, H.
Die Häufigkeit von Gebißanomalien bei Schulkindern. Med. Diss., Zürich 1938

Mansbach, M.
Über den Einfluß von Schlaflagen auf die Entstehung von Kieferanomalien. Med. Diss., Bonn 1929

Marcus, H. W.
Die Hypertrophie des lymphatischen Rachenringes und ihre Bedeutung bei der Entstehung von Kieferanomalien. Med. Diss., Bonn 1932

Markovic, M.
Die Bedeutung human-genetischer Forschungen für die Beurteilung der Ätiologie von Zahnstellungs- und Bißunregelmäßigkeiten. Dtsch. Zahn-, Mund- u. Kieferheilk. 66 (1978) 28–37

Martens, B. R.
Mesiodentes. Über Häufigkeit, Lage, Form, klinische Folgen und Geschlechtsverteilung. Med. Diss., Berlin 1976

Marxkors, R.
Statistische und physiologische Überlegungen über die Auswirkung von Kräften, die an der Zahnkrone angreifen. Dtsch. zahnärztl. Z. 17 (1962) 1359–1372

Massler, M., und B. S. Savara
Natal and neonatal teeth. A review of twenty-four cases reported in the literature. Amer. J. Orthodont. 37 (1951) 391–395

Mathewson, R. J., M. J. Siegel and D. L. McCanna
Ankyloglossia: a review of the literature and a case report. J. Dent. Child. 33 (1966) 238–243

Mathis, H.
Über die Zahnüberzahl beim Menschen. Öster. Z. Stomatol. 33 (1935) 722–735, 789–798, 863–874, 913–920

Mathis, H.
Die exzessive, lebensbedrohende Unterentwicklung des Unterkiefers und ihre sofortige Behandlung. Dtsch. zahnärztl. Z. 8 (1953) 1088–1090

Mathis, H., und G. Frenkel
Das Robin-Syndrom und im besonderen seine Behandlungsmöglichkeiten. Dtsch. zahnärztl. Z. 19 (1964) 585–592

Maurer, H.
Heilungsvorgänge an den Lippen-Kiefer-Spalten eines Keimlings von 23,3 mm Länge. Z. Anat. Entwickl.-Gesch. 107 (1938) 203–211

Mayrhofer, B.
Lehrbuch der Zahnkrankheiten. Verlag G. Fischer, Jena 1912

McCall, J. O., und S. St. Wald
Handbuch der klinischen dentalen Röntgenologie, 3. Aufl. Verlag Medica, Stuttgart u. Zürich 1954

McEvery, E. T., und F. P. Gaines
Tongue-tie in infants and children. J. Pediat. 18 (1941) 252–255

Meier, W.
Über den Vererbungsmodus des Deckbisses. Med. Diss., Bonn 1930

Mela, V., und B. Filippi
Malformazioni congenite mandibolari da presanti stati carenziali indotti con l'uso di antibiotico: la tetraciclina. Minerva stomat., Torino 6 (1957) 307–330

Melzer, D.
Untersuchungen über das Zusammentreffen von Lutschen und Mundatmung. Med. Diss., Berlin 1956

Mendel, G.
Versuche über Pflanzenhybriden. Verh. naturforsch. Verl., Brünn 4 (1866) 3

Meskin, L. H., R. J. Gorlin und R. J. Isaacson
Abnormal morphology of the soft palate: I. the prevalence of cleft uvula. Cleft Palate J. 1 (1964) 342–346

Meskin, L. H., R. J. Gorlin und R. J. Isaacson
Abnormal morphology of the soft palate: II. The genetics of cleft uvula. Cleft Palate J. 2 (1965) 40–45

Meskin, L. H., R. J. Gorlin und R. J. Isaacson
Cleft uvula, a microform of cleft palate. Acta. Chir. Plast. 8 (1966) 91–96

Meyer, H.
Die Architektur der Spongiosa. Reichert und Du Bois-Reymond's Arch. 1867, 615

Meyer, H.
Zur genaueren Kenntnis der Substantia spongiosa der Knochen. Verlag Cotta, Stuttgart 1882

Meyer, L.
Über Crania progenaea. Arch. Psychiatr. 1 (1868/69) 96–127, 336

Meyer, W.
Ein Beitrag zu den Mißbildungen im Bereich der ersten Kiemenspalte und des ersten Kiemenbogens. Arch. klin. Chir. 29 (1884) 489–530

Schrifttum

Meyer, W.
Ist das Foramen apicale stationär? Dtsch. Mschr. Zahnhk. 45 (1927) 1016–1027

Meyer, W.
Lehrbuch der normalen Histologie und Entwicklungsgeschichte der Zähne des Menschen. Lehmann-Verlag, München 1932

Meyer, W.
Die Orthopädie und das marginale Parodontium. Dtsch. zahnärztl. Z. 7 (1952) 225–230

Meyer, W.
Das funktionelle Trauma im Parodontium. Dtsch. zahnärztl. Z. 9 (1954) 659–664

Meyer, W.
Entwicklung der Zähne und des Gebisses. In: Die Zahn-, Mund- und Kieferheilkunde, Bd. 1, Verlag Urban und Schwarzenberg, München/Berlin 1958

Meyer, W.
Anomalien der Größe und Form einzelner Zähne. In: Die Zahn-, Mund- und Kieferheilk. Bd. 1. Verlag Urban und Schwarzenberg, München/Berlin 1958

Meyer, E., und G. Haase
Untersuchungen zur Deckbißdiagnose aus dem Fernröntgenseitenbild. Dtsch. zahnärztl. Z. 32 (1977) 927–930

Middleton Shaw, J. C.
Taurodont teeth in south african races. J. Anat. (London) 62 (1928) 476–498

Miethke, R. R.
Zahnbreiten und Zahnbreitenkorrelationen. Med. Diss., Berlin 1972

Miethke, R. R.
Retention eines Milchzahnes. Dtsch. zahnärztl. Z. 27 (1972) 693–695

Miethke, R. R.
Zur Anatomie der Ober- und Unterlippe zwischen dem 4. intrauterinen Monat und der Geburt. Gegenbaurs morph. Jahrb., Leipzig 123 (1977) 424–452

Miethke, R. R.
Zur intrauterinen Entwicklung der Kiefer und Lippen bei menschlichen Feten von der 17. bis zur 42. Woche. Med. Habil.-Schrift, Berlin 1978

Mischer, J. F.
Über die chemische Zusammensetzung der Eiterzellen. Hoppe-Seylers mediz.-clinische Untersuchungen (1871) 441

Mitani, S.
Malformations of newborns. Sankato Fujinka 11 (1943) 345–356

Möbius, W.
Nachuntersuchungen behandelter Patienten der kieferorthopädischen Abteilung der Klinik und Poliklinik für Zahn-, Mund- und Kieferkrankheiten in Halle. Med. Diss., Halle a. d. Saale 1958

Moore, G. R., und B. O. Hughes
Familial factors in diagnosis treatment and prognosis of dentofacial disturbances. Amer. J. Orthodont. 28 (1942) 603–639

Moorrees, C. F.
The dentition of the growing child. Harvard University Press, Cambridge 1959

Moorrees, C. F.
Genetische Gesichtspunkte der Gebißentwicklung. Fortschr. Kieferorthop. 22 (1961) 269–285

Moorrees, C. F., S. O. Thomsen, E. Jensen und P. M. Yen
Mesio-distal crown diameters of the deciduous and permanent teeth in individuals. J. dent. Res. 36 (1957), 39–47

Moorrees, C. F., und J. M. Chadda
Available space for the incisors during dental development – a growth study based on physiologic age. Angle Orthodont. 35 (1965) 12–22

Moorrees, C. F., C. J. Burstone et al.
Research related to malocclusion – a "State-of-the-art" workshop concluded by the oralfacial growth and development program. The national institute of dental research. Amer. J. Orthodont 59 (1971) 1–18

Moorrees, C. F., und B. Neumann
Der heutige Stand der Forschung über Okklusionsanomalien. Fortschr. Kieferorthop. 34 (1973) 182–196

Morgan, G. A., P. R. Morgan und St. A. Crouch
Recurring mandibular supplemental premolars. Oral Surg., St. Louis 30 (1970) 501–504

Moss, M. L.
Growth of the calvaria in the rat. Amer. J. Anat. 94 (1954) 333–362

Moss, M. L.
The differential roles of periosteal and capsular functional matrices in oro-facial growth. Trans. Europ. Orthodont. Soc. (1969) 193–205

Moss, M. L.
Funktionelle Schädelanalyse und die funktionelle Matrix. Fortschr. Kieferorthop. 34 (1973), 48–63

Moss, M. L., und L. Salentijn
The primary role of functional matrices in facial growth. Amer. J. Orthodont. 55 (1969) 566–577

Moyers, R. E.
Handbook of orthodontics, 2. Aufl. Yearbook, Chicago 1963

Mühlemann, H. R.
Der Propulsor. Dtsch. zahnärztl. Z. 3 (1948) 935–943, 973–979

Mühlemann, H. R.
Die Beeinflussung des Parodonts mit den verschiedenen kieferorthopädischen Apparaten. Dtsch. zahnärztl. Z. 6 (1951) 1087–1099

Mühlemann, H. R., H. Rateitschak und Mitarb.
Parodontologie. Verlag G. Thieme, Stuttgart 1975

Müller, E.
Reihenuntersuchungen über die Häufigkeit von Gebißanomalien bei Nürnberger Schulkindern. Med. Diss., Erlangen 1959

Müller, F.
Die Unterzahl der bleibenden Zähne im menschlichen Gebiß. Med. Diss., Zürich 1954

Müller, G.
Morphologische Variationen am Gesichtsschädel erbgleicher Zwillinge. Dtsch. zahnärztl. Z. 22 (1967) 914–923

Müller, G.
Apikale Basis und Vertikalentwicklung. Fortschr. Kieferorthop. 23 (1962) 304–311

Müller, G.
Die Erbfixation des Gebisses, Versuch einer molekulargenetischen Deutung I und II. Fortschr. Kieferorthop. 28 (1967) 235–242, 33 (1972) 73–82

Müller, G. H.
Die Retention von Milchzähnen (II.). Fortschr. Kieferorthop. 36 (1975) 127–134

Müller, G. H., und E. Sauerwein
Die Retention von Milchzähnen. Fortschr. Kieferorthop. 34 (1973) 252–261

Schrifttum

Müller, P., und P. Herren
Untersuchungen zum Verhalten des Condylus articularis mandibulae während des sagittalen Bißausgleichs. Fortschr. Kieferorthop. 32 (1971) 265–279

Murray, F. A.
Congenital anomalies of the nails. Four cases of hereditary hypertrophy of the nailbed associated with a history of erupted teeth at birth. Brit. J. derm. 33 (1921) 409

Nachtsheim, H.
Erbpathologie des Stützgewebes der Säugetiere. Handb. der Erbbiologie des Menschen 3 (1940) 46–104

Nachtsheim, H.
Vergleichende und experimentelle Erbpathologie in ihren Beziehungen zur Humangenetik. Proc. first intern. Congress human genetics. S. Karger, Basel, New York 1957; Teil I, 223–239

Nakata, M. P., B. Davis und W. E. Nance
The use of genetic data in the prediction of craniofacial dimensions. Amer. J. Orthodont. 63 (1973) 471–480

Nance, H. N.
The limitations of orthodontic treatment, mixed dentition diagnosis and treatment. Amer. J. Orthodont. Surg. 33 (1947) 177–223

Nawrath, K.
Zur Klassifikation der benignen und malignen Progenieformen und deren Behandlung. Fortschr. Kieferorthop. 32 (1971) 131–138

Neumann, D.
Zur Kenntnis des sog. „Ankyloglosson". Stoma (Konstanz) 2 (1949) 57–61

Neumann, D.
Untersuchungen zur Frage der durch das Lutschen entstandenen Gebißschäden. In: Zahn-, Mund- u. Kieferheilk. in Vorträgen, Heft 2, Verlag C. Hanser, München 1950

Neumann, D.
Untersuchungen über die Gebißentwicklung anhand von Reihenuntersuchungen bei Kindern vom 4. bis zum 9. Lebensjahr. Dtsch. Zahn-, Mund- u. Kieferhk. 20 (1954) 177–208, 285–304

Neumann, D.
Weitere Untersuchungen über die Gebißentwicklung anhand von Reihenuntersuchungen bei Kindern im 10. Lebensjahr. Dtsch. Zahn-, Mund- u. Kieferhk. 22 (1955) 157–165

Neivert, H.
The lymphoid tissue problem in the upper respiratory tract. Amer. J. Orthodont. oral Surg. 25 (1939) 544–554

Newman, G. V.
Prevalence of malocclusion in children six to fourteen years of age and treatment in preventable cases. J. Amer. dent. Ass. 52 (1956) 566–575

Noyes, H. J.
The anatomy of the frenum labii in new born infants. Orthodont. 5 (1935) 3–8

Noyes, H. J.
A review of the genetic influence on malocclusion. Amer. J. Orthodont. 44 (1958) 81–98

Ochiai, S., J. Oamori und H. Ono
Longitudinal study of jaw growth concerning total anodontia. Bull. Tokyo Med. Dent. Univ. 8 (1961) 307–318

Olin, W. H.
Dental anomalies in cleft lip and palate patients. Angle Orthodont. 34 (1964) 119–123

Oppenheim, A.
Die Veränderungen der Gewebe, insbesondere des Knochens bei der Verschiebung der Zähne. Verh. europ. Ges. Orthodont. 8 (1911) 302–359

Orban, B.
Orbans oral histology and embryology, herausgegeben von H. Sicher. Verlag C. V. Mossby, St. Louis 1962

Osborn, R. H., S. L. Horowitz und F. V. de George
Genetic variation in tooth dimensions: Twin study of the permanent anterior teeth. Amer. J. hum. Genet. 10 (1958) 350–356

Owen, D. G.
The incidence and nature of space closure following the premature extraction of deciduous teeth: a literature survey. Amer. J. Orthodont. 59 (1971) 37–49

Pauwels, F.
Die Bedeutung der Prinzipien des Stütz- und Bewegungsapparates für die Beanspruchung der Röhrenknochen. Z. Anatom. 114 (1948) 129–166

Pedersen, P. O.
Numerical variations in Greenland Eskimo dentition. Acta odont. scand. 1 (1939) 93–134

Pennrose, L. S.
The genetical background of common diseases. Acta genet. (Basel) 4 (1953) 257–265

Pernkopf, E.
Topographische und praktische Anatomie des Mundhöhlenbereichs. In: Die Zahn-, Mund- u. Kieferheilkunde, Bd. 1. Verlag Urban u. Schwarzenberg, München/Berlin 1958

Peter, K.
Neue Anschauungen von der formalen Genese der Gesichtsspalten. Kinderärztl. Praxis 4 (1933) 335–339

Petrovic, A.
Control of postnatal growth of secondary cartilagines of the mandible by mechanisms regulating occlusion. Cybernetic model. Trans. Europ. Orthodont. Soc 50 (1974) 69–75

Petrovic, A., J. Stützmann, C. Oudet und N. Gasson
Kontrollfaktoren des Kondylenwachstums: Wachstumshormon, Musculi pterygoidei laterales und Vor- und Rückschubgeräte des Unterkiefers. Fortschr. Kieferorthop. 35 (1974) 347–364

Petrovic, A., C. Oudet und J. Stützmann
Behandlungsergebnisse hinsichtlich der Dauer der übertriebenen posturalen Vorschubstellung des Unterkiefers. Fortschr. Kieferorthop. 37 (1976) 40–51

Petrovic, A., und J. Stützmann
Tierexperimentelle Untersuchungen über das Gesichtsschädelwachstum und seine Beeinflussung. Eine biologische Erklärung der sog. Wachstumsrotation des Unterkiefers. Fortschr. Kieferorthop. 40 (1979) 1–24

Petrovic, A., und J. Stützmann
Die Progenie, experimentelle Untersuchungen über Pathogenese und Therapie. Fortschr. Kieferorthop. 40 (1979) 372–381

Petrovic, A., J. Stützmann und C. Oudet
Condylectomy experiments in young rats. Fortschr. Kieferorthop. 1981 (in Vorbereitung, nach einem Vortrag, Münster 1980)

Pfändler, U.
Stoffwechselkrankheiten. In: Humangenetik, ein kurzes Handbuch in fünf Bänden, Bd. III. Verlag G. Thieme, Stuttgart 1964

Pfaff, H. W.
Lehrbuch der Orthodontie für Studierende und Zahnärzte. Verlag Zentralstelle für Zahnhygiene, Dresden 1906

Schrifttum

Pfaff, H. W.
Lehrbuch der Orthodontie, 3. Aufl. Verlag Zentralstelle für Zahnhygiene, Dresden 1921

Pfeifer, G.
Über Entstehung und Erkennung regionaler Entwicklungs- und Wachstumsstörungen bei Lippen-, Kiefer-, Gaumenspalten als Grundlage der Therapie. Med. Habil., Hamburg 1963

Pfeifer, G.
Die Entwicklungsgeschichte der Lippen-Kiefer-Gaumenspalten als Leitspur für die Behandlung. Mschr. Kinderhk. 114 (1966) 244–249

Pfeifer, G.
Über Wechselbeziehungen zwischen Zahnkeimentwicklung und Knochenwachstum bei Kieferspaltformen. Dtsch. zahnärztl. Z. 21 (1966) 195

Pfeifer, G., und E. Fröhlich
Über die Entstehung von Odontomen im Frontzahnbereich. Fortschr. Kiefer-Gesichts-Chirurgie 15 (1972) 182–187

Picton, D. C. A., und J. P. Moss
The part played by the transseptal fibre system in experimental approximal drift of the cheek teeth of monkeys (macaca irus). Arch. oral biol. 18 (1973) 669–680

Plaetschke, J.
Okklusionsanomalien im Milchgebiß. Dtsch. Zahn-, Mund- u. Kieferheilk. 5 (1938) 435–451. Med. Diss., Leipzig 1938

Platt, H.
Beitrag zur Frage der Vererblichkeit von Zahn- und Kieferanomalien. Med. Diss., Würzburg 1938

Pohlmann, E. H.
Die embryonale Metamorphose der Physiognomie und der Mundhöhle des Katzenkopfes. Med.Diss., Erlangen 1910

Politzer, G., und J. Weizenberg
Normale und abnorme Oberkiefermitte I und II. Dtsch. zahnärztl. Z. 8 (1953) 1173–1184, 1237–1243

Politzer, G., und J. Weizenberg
Embryologische Untersuchungen über die Ursache der Agenesie des oberen lateralen Schneidezahnes. Dtsch. zahnärztl. Z. 9 (1954) 1329–1343

Pommer, G.
Die lakunäre Resorption im erkrankten Knochen. Sitzungsber. Akad. Wiss. 83 (1881) 17

Poulton, D. R., und S. A. Aaronson
The relationships between occlusion and periodontal status. Amer. J. Orthodont. 47 (1961) 690–699

Praeger, W.
Die Vererbungspathologie des menschlichen Gebisses. Zahnärztl. Rdsch. 33 (1924) 599–603, 615–618

Praeger, W.
Aus der Vererbungspathologie des menschlichen Gebisses. Dtsch. Mschr. Zahnheilk. 43 (1925) 365–369

Rabson, S. M., und E. N. Merdenhall
Familial hypertrophy of pineal body, hyperplasia of adrenal cortex and diabetes mellitus; report of 3 cases. Amer. J. Clin. Path. 26 (1956) 283–290

Rakosi, T.
Untersuchungsergebnisse über den Einfluß der Lutschgewohnheiten und der Flaschenernährung bei Entstehung von Gebißanomalien. Dtsch. Stomat. 14 (1964) 211–216

Rakosi, T.
Bedeutung des Säuglings- und Kleinkindalters für die Entstehung von Bißanomalien. Zahnärztl. Prax. 23 (1972) 321–322

Rakosi, T., und F. Kozak
Anomalie docasneho chrupu 2–6 rochyeh deti spissko-novovesskeho okresu. Cs. stomat. 3 (1958) 262–270

Rasmussen, H., und Mitarb., 1974
Zit. nach D. H. Enlow, 1975

Rassl, R. E.
Sippenuntersuchungen als Beitrag zur Ätiologieforschung der Angle-Klasse II,1. Med. Diss. Gießen 1978

Reichenbach, E.
Kieferorthopädie. In: Lehrbuch der klinischen Zahn-, Mund- und Kieferheilkunde, 4. Aufl., Bd. II, Johann Ambrosius Barth-Verlag, Leipzig 1968

Reichenbach, E., und W. Rudolph
Untersuchungen zur Entstehungsweise des Distalbisses im Milchgebiß. Fortschr. Kieferorthop. 16 (1955) 96–102

Reichenbach, E., und H. Taatz
Untersuchungen zur Frage der Diagnose „Distalbiß" im Milchgebiß. Dtsch. Zahn-, Mund- u. Kieferheilk. 22 (1955) 152–156

Reichenbach, E., und G. Schätzmannsky
Parodontalprophylaxe durch kieferorthopädische Frühbehandlung. Fortschr. Kieferorthop. 19 (1958) 320–326

Reichenbach, E., und G. Meinhold
Einige Bemerkungen zum sogenannten „falschen" Schlucken als Ursache von Dysgnathien. Dtsch. Zahn-, Mund- u. Kieferheilk. 43 (1964) 355–366

Reichenbach, E., und H. Brückl
Kieferorthopädische Klinik und Therapie, Zahnärztliche Fortbildung, H. 7: 5. Auflage. Verlag J. A. Barth, Leipzig 1962

Reichenbach, E., H. Brückl und H. Taatz
Kieferorthopädische Klinik und Therapie, 7. Auflage. Verlag J. A. Barth, Leipzig 1971

Reid, D. J.
Incomplete eruption of the first permanent molar in two generations of the same family. Brit. dent. J. 96 (1954) 272–273

Reinicke-Hille, B.
Kieferorthopädische Befunde bei 56 Patienten mit doppelseitiger LK(G)-Spalte und 94 Patienten mit isolierter Gaumen/Velumspalte. Med. Diss., Berlin 1980

Reitan, K.
Tissue changes following rotation of teeth in the dog. Angle Orthodont. 10 (1940) 140–147

Reitan, K.
The initial tissue reaction incident to orthodontic tooth movement as related to the influence of function. Acta Odont. Scand., Suppl. 6, 1951

Reitan, K.
Die Bedeutung des funktionellen Faktors bei der Gewebsreaktion. Dtsch. zahnärztl. Z. 9 (1954) 57–67, 692–693

Reitan, K.
Der paradentale Gewebsumbau im Rahmen kieferorthopädischer Maßnahmen. Zahnärztl. Welt 9 (1954) 35

Reitan, K.
Die Gewebeveränderung unter dem Einfluß kieferorthopädischer Apparate. Zahnärztl. Welt 9 (1954) 570–571

Reitan, K.
Tissue reaction as related to the age factor. Dent. Rec. 74 (1954) 271–278

Reitan, K.
Tissue rearrangement during retention of orthodontically rotated teeth. Angle Orthodont. 29 (1959) 105–113

Reitan, K.
Clinical and histologic observations on tooth movement during and after orthodontic treatment. Amer. J. Orthodont. 53 (1967) 721–745

Reitan, K.
Anfängliches Gewebsverhalten während der Wurzelspitzenresorption. Inf. Orthodont. Kieferorthopäd. 6 (1974) 194–211

Remane, A.
Über das Eckzahnproblem. Zahnärztl. Rdsch. 33 (1924) 463–467

Remane, A.
Über das Eckzahnproblem. 2. Entgegnung an Herrn Prof. Adloff. Zahnärztl. Rdsch. 33 (1924) 647

Rethmann, H.
Kieferorthopädisches Repetitorium. 3. Aufl. Verlag C. Hanser, München 1970

Reulen, P.
Untersuchungen zur Frage der Gaumenhöhe bei Distalbiß mit oberer Spitzfront (Angle-Klasse II,1). Med. Diss., Berlin 1968

Rheinwald, U.
Die operative Zungenverkleinerung aus zahnärztlicher Indikation. Dtsch. Zahn-, Mund- u. Kieferheilk. 27 (1957) 129–140

Rheinwald, U.
Eingriff an der Zunge als Therapie von Wachstumsstörungen der Kiefer. Fortschr. Kieferorthop. 21 (1960) 426–432

Rheinwald, U., und R. Becker
Die Beziehungen der Zunge zum normalen und gestörten Unterkieferwachstum. Fortschr. Kieferorthop. 23 (1962) 5–79

Ricken, H. Chr.
Untersuchungen über die sagittalen Lagebeziehungen der Kiefer bei Zwillingen. Med. Diss., Heidelberg 1969

Riepenhausen, B.
Odontologische Zwillingsuntersuchungen. Med. Diss., München 1925

Rink, G.
Betrachtungen über Genese und Therapie der Progenie. Dtsch. zahnärztl. Z. 5 (1950) 839–850

Ritter, R.
Über die Frage der Vererbung von Anomalien der Kiefer und Zähne. Sammlung Meusser, H. 30. Verlag H. Meusser, Leipzig 1937

Ritter, R.
Die Entstehung von Gebißanomalien bei Kreuzung eines großschädeligen mit einem kleinschädeligen Kaninchen und ihre peristatische Beeinflussung. Dtsch. Zahn-, Mund- u. Kieferheilk. 10 (1943) 49–61

Robin, P.
La chute de la base de la langue considérée cómme une nouvelle cause de gêne dans la respiration nasopharyngenne. Bull. Acad. Med. (Paris) 89 (1923) 37–41

Robin, P.
La glossoptose, un grave danger pour nos enfants. Gaston Doin-Verlag, Paris 1929

Rönneman, A.
Early extraction of deciduous molars. Sven. Tandläk. Tidskr. 67 (1974) 327–337

Rönneman, A.
The effect of early loss of primary molars on tooth eruption and space conditions. A longitudinal study. Acta odontol. Scand. 35 (1977) 229–239

Röse, C.
Über die Rückbildung der seitlichen Schneidezähne des Oberkiefers und der Weisheitszähne im menschlichen Gebiß. Dtsch. Mschr. Zahnhk. 24 (1906) 225–258

Rose, J. S.
A survey of congenitally missing teeth, excluding third molar, in 6000 orthodontic patients. Dent. Pract. (Bristol) 17 (1966) 107–114

Ross, R. B., und T. B. Coupe
Craniofacial morphology in sex pairs of monozygotic twins discordont for cleft lip and palate. J. Canad. Dent. Ass. 31 (1965) 149–158

Roux, W.
Gesammelte Abhandlungen über Entwicklungsmechanik der Organismen. Bd. 1 u. 2. Verlag W. Engelmann, Leipzig 1895

Rubbrecht, O.
Les variations maxillo-faciales sagittales et l'heredite. Rev. Stomat. (Paris) 32 (1930) 718–719

Rubbrecht, O.
Über die Vererbung von Kieferanomalien. Korresp.-Bl. Zahnärzte 63 (1939) 293–302, 313–329

Rubbrecht, O.
A study of the heredity of the anomalies of the jaws. Amer. J. Orthodont. 25 (1939) 751–779

Rudolph, W.
Zur Frage der Beeinflussung des Knochen- und Kieferwachstums nach frühkindlicher Rachitis vom Standpunkt des Kieferorthopäden. Fortschr. Kieferorthop. 21 (1960) 273–277

Rune, B.
Submerged deciduous molars. Odontol. Revy 22 (1971) 257–273

Rushton, M. A.
Hereditary enamel defects. Proc. roy. Soc. Med. 57 (1964) 53–58

Ruttle, A. T., W. Quigley, J. T. Crouch und G. E. Ewan
Serial study of the effects of fingersucking. J. Dent. Res. 32 (1953) 739–748

Saito, T.
A genetic study on the degenerative anomalies of deciduous teeth. Jap. J. hum. Genet. 4 (1959) 27–53

Sandstedt, C.
Einige Beiträge zur Theorie der Zahnregulierung. Nord. tandläk. tskr. 104/05. Ref. Dtsch. Mschr. Z. 25 (1907) 135–136

Sarnäs, K. V.
Inter- and intra-family variations in the facial profile. Odontol. Revy 10 (1959), Suppl. 4

Schäfer, U.
Die Urula palatina. Ein Merkmal zur Verwendung in erbbiologischen Abstammungsprüfungen. Z. Morph. Anthrop. 44 (1952) 201–210

Schauman, B. F., F. D. Peagler und R. J. Gorlin
Minor craniofacial anomalies among a Negro population. Oral Surg., St. Louis 29 (1970) 566–575

Scheffler, B., und H. Taatz
Epidemiologische Untersuchungen bei 17- bis 18jährigen männlichen Jugendlichen aus kieferorthopädischer Sicht. Fortschr. Kieferorthop. 32 (1971) 107–129

Schellong, G., und R. A. Pfeiffer
Mißbildungen im Kopfbereich aus der Sicht des Kinderarztes. Dtsch. Zahnärztebl. 17 (1963) 231–244

Schierhorn, U.
Die Beziehungen des Lutschens zu den Kieferfehlbildungen. Med. Diss., Halle/Saale 1948

Schmidt, W.
Die Ätiologie des offenen Bisses unter besonderer Berücksichtigung erbbiologischer Momente. Med. Diss., Leipzig 1936

Schmuth, G.
Über Röntgenaufnahmen zur Untersuchung der Kiefergelenksveränderungen bei orthopädischen Maßnahmen. Fortschr. Kieferorthop. 19 (1958) 20–30

Schmuth, G.
Deckbiß und Fernröntgenbild. Fortschr. Kieferorthop. 20 (1959) 58–74

Schmuth, G.
Kieferorthopädie. Grundzüge und Probleme. Verlag G. Thieme. Stuttgart 1973

Schmuth, G., und K. H. Tiegelkamp
Kephalometrische Untersuchung zur Beurteilung der Entwicklung des Oberkiefers in sagittaler Richtung. Dtsch. Zahnärztebl. 11 (1957) 184–190

Schmuth, G., und H. Wunderer
Neuartige Fernröntgenaufnahmen und ihre Bedeutung für die Kieferorthopädie. Fortschr. Kieferorthop. 18 (1957) 340–344

Schneider, E. L.
Lip pits and congenital absence of second premolars: varied expression of the lip pits syndrome. J. medical Gen. 10 (1973) 346–349

Scholl, H.
Über Asymmetrien am Gesichtsschädel. Med. Diss., Bonn 1954

Schopf, P. M.
Der Einfluß habitueller Faktoren auf das jugendliche Gebiß. Fortschr. Kieferorthop. 34 (1973) 408–432

Schroeder, H. E.
Orale Strukturbiologie. Verlag G. Thieme, Stuttgart 1976

Schubert, H.
Genetische Einflüsse auf die Zahnbreitenquotienten bei Deckbiß und Progenie. Med. Diss., Heidelberg 1966

Schützmansky, G.
Unfallverletzungen an jugendlichen Zähnen. Dtsch. Stomatol. 13 (1963) 919–927

Schultz, A. H.
The hereditary tendency to eliminate the upper lateral incisors. Human Biol. 4 (1932) 34–40

Schultz, A. H.
Inherited reductions in the dentition of man. Human Biol. 6 (1934) 627–631

Schulze, Ch.
Über Milchzahnanomalien unter besonderer Berücksichtigung der Anomalien bei Kieferspalten. Stoma (Konstanz) 6 (1953) 201–221

Schulze, Ch.
Erbbedingte Strukturanomalien menschlicher Zähne. Verlag Urban u. Schwarzenberg, München/Berlin 1956

Schulze, Ch.
Über Anomalien im Bereich menschlicher Prämolaren – zugleich eine Stellungnahme zum Problem der Entstehung der Zahnform. Stoma (Konstanz) 10 (1957) 99–111, 162–167

Schulze, Ch.
Die Vererbung der Anomalien der Zahnzahl, der Zahnform und der Zahnstruktur. In: Die Zahn-, Mund- und Kieferheilkunde, Bd. 1. Verlag Urban u. Schwarzenberg, München/Berlin 1958

Schulze, Ch.
Verkümmerungserscheinungen an menschlichen Prämolaren. Dtsch. Zahnärztebl. 13 (1959) 182–187

Schulze, Ch.
Über Retention und Reinklusion (Depression) erster und zweiter Molaren. Dtsch. Zahn-, Mund- u. Kieferheilk. 37 (1962) 338–376

Schulze, Ch.
Anomalien, Mißbildungen und Krankheiten der Zähne, des Mundes und der Kiefer. In: Humangenetik; ein kurzes Handbuch in fünf Bänden. Verlag G. Thieme, Stuttgart, Bd. II (1964) 344–488

Schulze, Ch.
Über Zwillinge mit Progenie. Stoma, Heidelberg 18 (1965) 250–266

Schulze, Ch.
Zur Heterogenie der Progenie. Zahnärztl. Rdsch. Berlin 75 (1966) 9–22

Schulze, Ch.
Über die Folgen des Verlustes oberer mittlerer Schneidezähne während der Gebißentwicklung. Zahnärztl. Rdsch. 76 (1967) 156–169

Schulze, Ch.
Günstige und ungünstige Entwicklungstendenzen im jugendlichen Gebiß. Dtsch. zahnärztl. Z. 23 (1968) 1151–1163

Schulze, Ch.
Erbanlage und Rezidiv. Zahnärztl. Welt/Ref. 78 (1969) 633–640

Schulze, Ch.
Developmental abnormalities of the teeth and jaws. In: Thoma's Oral Pathology. C. V. Mosby Comp., St. Louis Bd. I, 1970, 96–183

Schulze, Ch.
Kieferorthopädische Therapie in ihrer Auswirkung auf Okklusion und Artikulation. Dtsch. zahnärztl. Z. 26 (1971) 201–215

Schulze, Ch.
Über ungewöhnliche Formen koronaler Invagination (Dens in dente) und ähnlich aussehende Zwillingsbildungen. Dtsch. Zahn-, Mund- u. Kieferheilk. 59 (1972) 73–101

Schulze, Ch.
Aufgabe und Methodik humangenetischer Forschungen im Rahmen der Kieferorthopädie. Dtsch. zahnärztl. Z. 28 (1973) 380–384, 474–480, 570–579

Schulze, Ch.
Dens tortuosus – eine neuartige Zahnformanomalie. Zahnärztl. Welt/Ref. 83 (1974) 815–819, 869–875

Schulze, Ch.
Erbbedingte Formanomalien sämtlicher Zähne – ein neues Syndrom? Zahnärztl. Welt/Ref. 85 (1976) 79–84, 178–182

Schulze, Ch.
Lehrbuch der Kieferorthopädie, Bd. 1. Quintessenz Verlags-GmbH, Berlin, Chicago, Tokyo, Rio de Janeiro 1980

Schulze, Ch.
Lehrbuch der Kieferorthopädie, Bd. 2. Quintessenz Verlags-GmbH, Berlin, Chicago, Tokyo, Rio de Janeiro 1981

Schulze, Ch.
Zur Ätiologie der Progenie. Fortschr. Kieferorthop. 40 (1979) 87–104

Schulze, Ch., und W. Wiese
Zur Vererbung der Progenie. Fortschr. Kieferorthop. 26 (1965) 213–229

Schulze, Ch., und E. Brandt
Über den Dens invaginatus (Dens in dente)
Zahnärztl. Welt/Ref. 81 (1972) 569–573, 613–620, 653–660, 690–703

Schumacher, G. H.
Der maxillo-mandibuläre Apparat unter dem Einfluß formgestaltender Faktoren. Nova Acta Leopoldina 33 (1967) 1–186

Schuricht, H.
Beitrag zur Morphogenese des Deckbisses. Fortschr. Kieferorthop. 14 (1953) 92–97

Schwarz, A. M.
Die Einstellung der Sechs-Jahr-Molaren hinter dem Milchgebiß. Österr. Z. Stomat. 25 (1927) 401–476, 627–654

Schwarz, A. M.
Das Mißlingen der normalen Okklusion: Die Bißluxation. Österr. Z. Stomat. 26 (1928) 403–410

Schwarz, A. M.
Die „Schuld" des Unterkiefers an der Angle-Klasse II und III. Z. zahnärztl. Orthop. 20 (1928) 1–22

Schwarz, A. M.
Die Ontogenese des menschlichen Gebisses in ihren Beziehungen zur Orthodontik. Fortschr. Orthodont. 1 (1931) 8–21; 190–210, Fortschr. Orthodont. 3 (1933) 130–154; 251–261

Schwarz, A. M.
Die biologischen Grundlagen der orthodontischen Therapie nebst Folgerungen für die Praxis. Öster. Z. Stomatol. 30 (1932) 1041–1068

Schwarz, A. M.
Lehrgang der Gebißregelung, Band 1: Untersuchungsgang (Diagnostik) Verlag Urban u. Schwarzenberg, Wien–Innsbruck 1936/37. Auflage 2 = 1951 – Auflage 3 = 1961

Schwarz, A. M.
Die Funktion als Schrittmacher der Erbanlagen. Fortschr. Kieferorthop. 16 (1955) 42–47

Schwarz, A. M.
Der Deckbiß (Stielbiß) im Fernröntgenbild. Fortschr. Kieferorthop. 17 (1956) 89–186

Schwarz, A. M.
Die Röntgenostatik. Verlag Urban und Schwarzenberg, Wien 1958

Schwarze, Cl. W.
Dokumentation und Analyse von Langzeitstudien über das transversale und sagittale Positionsverhalten der Zähne im kieferorthop. behandelten Gebiß. Med. Habil.-Schrift, Köln 1969

Schwenzer, N.
Zur Klinik und Therapie der Odontome. Fortschr. d. Kiefer- u. Gesichtschirurgie. Verlag G. Thieme XV, Stuttgart 175–181

Scott, J. H.
The growth of the human face. Proc. roy. Soc. Med. London 47 (1954) 91–100

Scott, J, H.
Growth at facial sutures. Amer. J. Orthodont. 42 (1956) 381–387

Scott, J. H., und N. B. B. Symons
Introduction to dental anatomy. 7. Auflage. Churchill-Livingstone-Verlag, Edinburgh–London 1974

Seipel, C. M.
Variation of tooth position, a metric study of variation and adaption in the deciduous and permanent dentitions. Sven. Tandläk. Tidskr (Supplement) 39 (1946), Abstract: Amer. J. Orthodont. 34 (1948) 369–372

Seipel, C. M.
Förtidiga mjolktandsfärluster – effect och terapie. Svensk. Tandläk. Tskr. 40 (1947) 407–428

Seipel, C. M.
Die feste orthodontische Apparatur. In: Die Zahn-, Mund- und Kieferheilkunde. Bd.5. Verlag Urban und Schwarzenberg, München/Berlin (1955) 483–536

Sergl, H. G.
Die Zahnunterzahl und ihre Beziehung zu den Kieferfehlbildungen. Dtsch. Zahnärztebl. 16 (1962) 172–178

Sergl, H. G.
Zur Theorie des Knochenwachstums und seiner Steuerung. Fortschr. Kieferorthop. 35 (1974) 323–331

Shapiro, B., und J. Cervenka
Zit. nach R. J. Gorlin, Oral pathology, Bd. 1. The C. V. Mosby Comp., St. Louis 1970

Shields, J.
Monozygotic twins – brought up apart and brought up together. Verlag Oxford Univ. Press, London 1962

Shultz, A. H.
The hereditary tendency to eleminate the upper lateral incisors. Hum. Biol. 4 (1932) 34–40

Sicher, H.
Die Entwicklung des sekundären Gaumens beim Menschen. Anat. Anz. 47 (1914/15) 513–523, 544–562

Sicher, H.
Temperomandibular articulation: concepts and misconceptions. J. oral Surg. 20 (1962) 281–284

Sicher, H., und L. Pohl
Zur Entwicklung des menschlichen Unterkiefers – ein Beitrag zur Entstehung der Unterlippenfisteln. Österr. Z. Stomat. 32 (1934) 552–560

Sieht, J.
Endogene und exogene Ursachen des Diastema, seine Vererbung und Beseitigung. Med. Diss., Tübingen 1937

Siemens, H. W.
Über die Eineiigkeitsdiagnose der Zwillinge aus den Eihäuten und aus dem dermatologischen Befund. Z. indukt. Abstamm.- u. Vererb.-Lehre 37 (1924) 122–124

Siemens, H. W., und X. Hunold
Zwillingspathologische Untersuchungen der Mundhöhle. Arch. Derm. Syph. (Berlin) 147 (1924) 409–423

Siemens, H. W.
Die Vererbungspathologie der Mundhöhle. Münch. Med. Wschr. 70 (1928) 1747–1750

Sillman, J. H.
Dimensional changes of the dental arches: Longitudinal study from birth to 25 years. Amer. J. Orthodont. 50 (1964) 824–842

Sillman, J. H.
An analysis and discussion of oral changes as related to dental occlusion. Amer. J. Orthodont. 39 (1953) 246–261

Sillman, J. H.
Some aspects of individual dental development: Longitudinal study from birth to 25 years. Amer. J. Orthodont. 51 (1965) 1–25

Sinkovits, V., und M. G. Polczer
Die Häufigkeit retinierter Zähne. Dtsch. zahnärztl. Z. 19 (1964) 389–396

Schrifttum

Smith, B., und W. V. Bernard
The mixed dentition analysis: a predictor of tooth size and arch length relationship. J. Dent. Child. 31 (1964) 114–119

Soivio, A. J.
The treatment of hare lips and cleft palates in Finland. Transcat. intern. Soc. Plast. Surg. I. Congr. Stockholm. Verlag Williams & Wilkins Co., Baltimore 1957

Sollich, Angelika
Zur Aplasie bleibender Zähne unter Berücksichtigung ihrer Mikrosymptome. Med. Diss., Berlin 1974

Sonnabend, E.
Zur Unterzahl der Zähne, insbesondere der 3. Molaren. Dtsch. Zahn-, Mund- u. Kieferheilk. 46 (1966) 34–43

Sperber, G. H.
Craniofacial embryology, 2. Auflage. Verlag J. Wright and Sons, Ltd., Bristol 1976

Stähle, H.
Bestimmung der mesio-distalen Kronenbreite der bleibenden Eckzähne und Prämolaren vor ihrem Durchbruch. Med. Diss., Zürich 1958

Stafne, C. E.
Supernumerary teeth. Dent. Cosmos 74 (1932) 653–659

Stahl, A.
Vergleichende Untersuchungen über die wechselseitigen Einwirkungen von Erbe und Umwelt auf Gebiß und Kiefer mit besonderer Berücksichtigung des Recidivs nach der kieferorthopädischen Behandlung. Med. Habil.-Schrift, Heidelberg 1964

Stahl, A., W. Fuhrmann und T. M. Schröder
Beitrag zur Genetik des orofacialen-digitalen Syndroms. Fortschr. Kieferorthop. 26 (1965) 455–464

Stallard, H.
Die allgemeinen Beziehungen der Körperlage während des Schlafens zur Okklusionsanomalie. Z. zahnärztl. Orthop. 19 (1927) 17–29

Stanton, F. L.
On identical twins. Int. J. Orthodont. 14 (1928) 228–232

Starck, D.
Embryologie. 3. Auflage, Verlag G. Thieme, Stuttgart 1975

Steigman, S., E. Koyoumdjisky-Kaye und Y. Matrai
Submerged deciduous molars and congenital absence of premolars. J. Dent. Res. 52 (1973) 842

Stein, K. F., T. J. Kelley und E. Wood
Influence of heredity in the etiology of malocclusion. Amer. J. Orthodont. 42 (1956) 125–141

Steinhardt, G.
Untersuchungen über die Beanspruchung der Kiefergelenke und ihre geweblichen Folgen. Dtsch. Zahnheilk. H. 51. Verlag G. Thieme, Leipzig 1934

Steinhardt, G.
Die Bedeutung der funktionellen Einflüsse für die Entwicklung und Formung der Kiefergelenke. Dtsch. Zahn-, Mund- u. Kieferheilk. 2 (1935) 711–722, 3 (1936) 173–185

Steinhardt, G.
Zur Morphologie, Genese und Diagnostik der offenen und geschlossenen Kiefergelenksformen. Dtsch. zahnärztl. Wschr. 42 (1939) 364–368

Steinhardt, G.
Stellungnahme zu den Möglichkeiten und Auswirkungen kieferorthop. Maßnahmen an jugendlichen Kiefern. Dtsch. Zahn-, Mund- u. Kieferheilk. 6 (1939) 456–467

Steinhardt, G., und A. Gerber
Die Bedeutung von Strukturveränderungen in den Kiefergelenken für den Zahnarzt. Okklusion und Kiefergelenk. Kursschrift des SSO-Fortbildungskursus Bern (Schweiz) 1973, 53–68

Stellmach, R., und D. Schettler
Betrachtungen zum Robin-Syndrom und kephalometrische Untersuchungen bei 12 Untersuchungsfällen. Dtsch. Zahn-, Mund- u. Kieferheilk. 49 (1967) 137–149

Stengel, H.
Gibt es eine „getrennte Vererbung von Zahn und Kiefer" bei der Kreuzung extrem großer Kaninchenrassen? Z. Tierzücht. Züchtungsbiol. 72 (1958/59) 255–285

Stern, C.
Grundlagen der Humangenetik. Verlag G. Fischer, Jena 1968

Sterrett, D. S.
Report of a case of a submerging first molar. Amer. J. Orthodont. oral. Surg. 26 (1940) 681–683

Stewart, R. E.
Taurodontism in X-chromosome aneuploid syndroms. Clin. Genet. 6 (1974) 341–344

Stöckli, P. W.
Die Reaktionsfähigkeit des mandibulären Gelenkknorpels auf orthopädische Stimulation während der Wachstumsphase. Schweiz. Mschr. Zahnheilk. 82 (1972) 335–379, 558–576

Stöckli, P. W.
Kieferorthopädie und das gnathologische Konzept der Unterkieferreheilk. 83 (1973) 727–749

Stöckli, P. W.
Postnataler Wachstumsverlauf, Kieferwachstum und Entwicklung der Dentition. In: Zahnmedizin bei Kindern und Jugendlichen. Verlag G. Thieme, Stuttgart 1976

Stöckli, P. W.
Kieferorthopädie und das gnathologische Konzept der Unterkieferreferenzposition in der terminalen „hinge axis". Fortschr. Kieferorthop. 39 (1978) 3–17

Stout, Fr. W., und W. K. Collett
Etiology and incidence of the median maxillary anterior alveolar cleft. Oral Surg., St. Louis 28 (1969) 66–72

Stucke, K.
Zur Frage der Verkürzung des Zungenbändchens. Ärztl. Wschr. 1 (1946) 259–261

Swann, G. C.
Diagnosis and interception of Class II, Division 2 malocclusion. Amer. J. Orthodont. 40 (1954) 325–340

Szabo, J.
Über den Durchbruch der ersten Milchzähne bei im Winter und im Sommer geborenen Kindern. Dtsch. Stomat. 9 (1959) 430–432

Taatz, H.
Zur Prophylaxe der Unterentwicklung des Oberkiefers bei ausgedehntem vorzeitigem Milchzahnverlust. Fortschr. Kieferorthop. 17 (1956) 314–319

Taatz, H.
Röntgenologische Untersuchungen bei Kindern mit vorzeitigem Milchzahnverlust. Fortschr. Kieferorthop. 19 (1958) 184–190

Taatz, H.
Kieferorthopädische Prophylaxe und Frühbehandlung. Verlag C. Hanser, München–Wien 1976

Takahara, S.
Progressive oral gangrene probably due to lack of catalase in the blood (acatalasaemia), report of nine cases. Lancét 2 (1952) 1101–1104

Tammoscheit, U.-G.
Zur Ätiologie und Pathogenese der sogenannten Angle-Klasse II,1. Med. Habilschr. Berlin 1971

Tammoscheit, U.-G.
Profilverhalten und Distalbißbehandlung. Dtsch. zahnärztl. Z. 29 (1974) 882–885

Tammoscheit, U.-G.
Die Bedeutung der Stützzonen und Störungen in deren Bereich. Der Freie Zahnarzt 8 (1975) 22–25

Tammoscheit, U.-G.
Klinisch-genetische Untersuchungen zur sogenannten Angle-Klasse II, 1. Fortschr. Kieferorthop. 37 (1976) 119–128

Tammoscheit, U.-G.
Zur Transposition menschlicher Zähne. Zahnärztl. Welt/Ref. 86 (1977) 1144–1148

Tammoscheit, U.-G.
Autosomal regelmäßig-dominante Schmelzhypoplasie mit frontal offenem Biß – Zufall oder Pleiotropie? Zahnärztl. Welt/Ref. 21 (1979) 952–956

Tanner, H.
Congenitally missing tooth in one of identical twins. J. Amer. dent. Ass. 51 (1955) 719

Tegzes, E.
Der Zeitablauf der Eruption des Milchgebisses. Acta Paed. Hung. 1 (1960) 289–300

Telle, E. S.
Study of the frequency of malocclusion in the county of Hedmark, Norway. Trans. Europ. Orthodont. Soc. (1951) 192–198

Terwee, P. J.
Die Vererbung des Diastemas. Med. Diss., Bonn 1922

Theuerkauf, J.
Die Infraokklusion der Milchmolaren und Sechsjahrmolaren. Dtsch. zahnärztl. Z. 15 (1960) 1358–1368

Thiele, M.
Kiefergröße und Kieferlagebeziehungen bei menschlichen Feten von der 10. bis zur 20. Schwangerschaftswoche. Med. Diss., Berlin 1978

Thielemann, K.
Über die Häufigkeit von Stellungsanomalien der Zähne im Kleinkindalter. Med. Diss., Leipzig 1923

Thielke, M.
Sippenuntersuchungen als Beitrag zur Ätiologie des Deckbisses. Med. Diss., Gießen (in Vorbereitung)

Thompson, A. B.
Orthodontic treatment of four sisters having congenitally missing teeth. Int. J. Orthodont., St. Louis 17 (1931) 730–735

Tiegelkamp, K. H.
Dysgnathien, die der Deckbißgruppe angehören und ihre Diagnostik. Med. Diss., Düsseldorf 1954

Tiegelkamp, K. H.
Beziehungen zwischen Oberkiefer- und Unterkieferlänge bei Distalbißfällen. Fortschr. Kieferorthop. 22 (1961) 211–219

Titz, G.
Gebißanomalien bei eineiigen Zwillingen im Spiegelbild. Dtsch. zahnärztl. Wschr. 38 (1935) 677–678

Tjio, J. H., und A. Levan
The chromosome number of man. Hereditas (Lund) 42 (1956) 1–6

Töndury, G.
Zum Problem der Gesichtsentwicklung und der Genese der Hasenscharte. Acta anat. 11 (1950) 300–328

Töndury, G.
Zum Problem der Embryopathia rubeolosa. Dtsch. med. Wschr. 76 (1951) 1029–1030

Töndury, G.
Embryopathia rubeolaris. Helvet. paediatr. acta 7 (1952) 105–135

Töndury, G.
Über die Genese der Lippen-, Kiefer-, Gaumenspalten. Fortschr. Kiefer- u. Gesichts-Chir. 1 (1955) 1–8

Töndury, G.
Concerning the development of the human face. The genesis of lip, maxillary and palatine clefts. Internat. Dent. J. 8 (1958) 496–511

Tolarova, M., Z. Havlova und J. Ruzickova
Die Distribution von Merkmalen, die als Mikroformen der Lippen- und/oder Gaumenspalten betrachtet werden, in einer normalen Population von 18- bis 21jährigen Individuen. Acta Chir. plast. (Prag) 9 (1967) 1

Tolarova, M., Z. Havlova und J. Ruzickova
So-called microforms of cleft lip and/or palate. Trans act. 4. Int. Congr. Plast. Surg., Excerpta Medica, Amsterdam 1969

Tomes, J.
A system of dental surgery. Verlag J. Churchill-Livingstone, London 1858

Tränkmann, J.
Häufigkeit retinierter Zähne der zweiten Dentition. Dtsch. zahnärztl. Z. 28 (1973) 415–420

Trauner, R., H. Byloff-Clar und E. Stepantschitz
Die Vererbung und Entwicklung der Zahn- und Kieferanomalien. Fortschr. Kieferorthop. 22 (1961) 1–71

Vennedey, H.
Über die Nichtanlage von Zähnen unter besonderer Berücksichtigung des oberen seitlichen Schneidezahnes und des Eckzahnes. Med. Diss., Köln 1959

Via, W. F., und G. E. Green
Familial tendencies in submerged teeth. J. Dent. Res. 43 (1964) 832–833

Vogel, F.
Lehrbuch der allgemeinen Humangenetik. Verlag J. Springer, Berlin–Göttingen–Heidelberg 1961

Vogel, F., und H. E. Reiser
Zwillingsuntersuchungen über die Erblichkeit einiger Zahnbreiten. Anthrop. Anz. 24 (1960) 231–241

Volk, A.
Untersuchungen zur Zahnunterzahl. Fortschr. Kieferorthop. 24 (1963) 202–226

Walther, H.
Untersuchungen an Milchgebissen im Entwicklungszustand des 4. Jahres. Med. Diss. Halle/Saale 1948

Wankewicz, M.
Zur Ätiologie der sogenannten Bißanomalien. Z. zahnärztl. Orthop. 22 (1930) 85–104

Warkany, J., und F. M. Deuschle
Congenital malformations induced in rats by aternal riboflavin deficiency: dentofacial changes. J. Amer. Dent. Ass. 51 (1955) 139–154

Warkany, J., M. K. Bofinger und C. Benton
Median facial cleft syndrome in half-sisters. Teratology 8 (1973) 273–285

Schrifttum

Watanabe, Y., H. Igaku, M. Otake und K. Tomida
Congenital fistulas of the lower lip. Report of five cases with special reference to the etiology. Oral Surg., St. Louis 4 (1951) 709–722

Watson, J. D., und F. H. Crick
Genetic implications of the structure of desoxyribonucleic acid. Nature (Lond.) 171 (1953) 964–967

Watzek, G., und J. Skoda
Milchzahntraumen und ihre Bedeutung für die bleibenden Zähne. Zahn-, Mund- u. Kieferhk. 64 (1976) 126–133

Weber, J.
Quantitative Erfassung des Palpationsphänomens am Ohreingang bei Verschiebung des Condylus mandibulae. Med. Diss., Bern 1966

Weiler, P.
Die Einstellung der ersten bleibenden Molaren im „distalisierten" Milchgebiß. Med. Diss. Heidelberg 1970

Weinberg, W.
Über den Nachweis der Vererbung beim Menschen. Ver. Vaterl. Naturk. Württemberg 64 (1908) 362–382

Weise, W., und B. Anbuhl
Untersuchungen zur Nichtanlage von Zähnen. Dtsch. Zahnärztebl. 23 (1969) 70–73

Weiskopf, J.
Ein Beitrag zur Untersuchung der Vorgänge bei der Einstellung der ersten Molaren. Med. Diss., Leipzig 1950

Weniger, M.
Zur Vererbung des medianen Oberkiefertremas. Z. Morph. Anthrop. 32 (1933) 367–393

Wennerholm, G., und V. Lind
Foramen coecum i överkäkslateralen. Odont. Revy 11 (1960) 207–216

Werner, Ch.
Sippenuntersuchungen zur Frage der Vererbung der Progenie. Med. Diss., Berlin 1979

Werther, R., und F. Rothenberg
Anodontia. A review of its etiology with presentation of a case. Amer. J. Orthodont. 25 (1939) 61–81

Wiemann, Ch., und R. Witkowski
Klinischer und genetischer Beitrag zum Oro-Facial-Digital-Syndrom. Pädiatrie 7 (1968) 85–94

Wiemann, Ch., und Mitarbeiter
Stomatologische Morbiditätsstudie – Berlin 1972. Stomat. DDR 25 (1975) 328–331

Wiese, W.
Zur Ätiologie der Progenie. Med. Diss., Göttingen 1964

Winer, R. A., und M. M. Cohen
Dental caries in institutionalized mongoloid patients. J. Dent. Res. 40 (1961) 661

Witkop, C. J.
Heritable disorders. In: Thoma's Oral Pathology. 6. Aufl. – The C. V. Mosby Comp., St. Louis (1970) 635–671

Witkop, C. J., und L. Barros
Oral and genetic studies of Chieleans. Amer. J. Phys. Anthrop. 21 (1963) 15–24

Witt, E., und H. W. Kühr
Experimentelle Untersuchungen über die physiologischen Vorgänge beim Tragen der Vorhofplatte. Schweiz. Mschr. Zahnheilk. 79 (1969) 650–666

Witte, H. G.
Multiple Mißbildungen im Bereich des 1. Kiemenbogens und des Ohres. Med. Diss., Rostock 1952

van der Wonde, A.
Fistula labii inferioris congenita and its association with cleft lip and palate. Amer. J. hum. Genet. 6 (1954) 244–256

Wolff, J.
Das Gesetz der Transformation der Knochen. Verlag A. Hirschwald, Berlin 1892

Woolf, C. A., R. M. Woolf und T. R. Broadbent
Genetic and non-genetic variables related to cleft lip and cleft palate. Plast. Reconstr. Surg. 32 (1963) 65–74. Dent. Abstr. 9 (1964) 369

Woolf, C. A., R. M. Woolf und T. R. Broadbent
Lateral incisor anomalies: microforms of cleft lip and/or cleft palate? Plast. Reconstr. Surg. 35 (1965) 543–547

Wunderlich, P.
Über das sog. Robin-Syndrom. Kinderärztl. Praxis 34 (1966) 567–571

Wurmbach, H.
Das Wachstum des Mittelgesichtes vom Standpunkt des Zoologen aus gesehen. Fortschr. Kieferorthop. 18 (1957) 4–22

Zehle, G.
Über den zweiten Prämolaren. Fortschr. Kieferorthop. 25 (1964) 404–412

Zeiger, K.
Zur Frage der Bedeutung der Erbmasse für das Gebiß nach den Ergebnissen von Zwillingsuntersuchungen. Verhandlungen der anatomischen Gesellschaft. Anatomischer Anzeiger, Erg.-Heft 67 (1929) 139–144

Ziegelmayer, G.
Äußere Nase und Mund-Kinn-Region (Genetik normaler anthropologischer Merkmale) In: Humangenetik, ein kurzes Handbuch Bd. I/2. Verlag G. Thieme, Stuttgart 1969

Ziegelmayer, G.
Die individuelle Variabilität des Gesichtsschädels und ihre genetischen Grundlagen. Fortschr. Kieferorthop. 34 (1973) 6–22

Zielinsky, W.
Über die beiden Haupttypen distaler Okklusion. Okklusion des Unterkiefers mit besonderer Berücksichtigung der Topographie des oberen Alveolarfortsatzes. Z. Zahnärztl. Orthop. 2 (1908) 241–262

Zielinsky, W.
Das Wachstum der Kiefer und Zähne und ihre Beziehung zur Kaufunktion. Dtsch. Mschr. Zahnheilk. 26 (1908) 804–840

Zielinsky, W.
Über die Einstellung der ersten bleibenden Molaren hinter dem Milchgebiß. Dtsch. Mschr. Zahnheilk. 28 (1910) 465–494

Zimmermann, H.
Über den Entwicklungsablauf des Gebisses beim Deckbiß. Dtsch. Zahn-, Mund- u. Kieferheilk. 10 (1943/44) 490–517

Sachregister

A

Aberration
- numerische gonosomale 25
- von oberen C 172

Additive Polygenie s. Polygenie
Adenin 17 ff.
Adenoide Vegetation 225, 276, 286, 298
- operative Beseitigung 321
Adoleszenz 187, 286
Affenlücken 106 ff., 305
Akatalasämie 33
Aktivator 157, 219, 223 f., 227 ff.
- bei Distalbiß 225, 228, 232
- zur Bißnivellierung 228
Aktive Platte 216, 219, 223, 228
Allel 21, 23, 29, 31, 37, 39, 43, 45, 166
Alveole 210, 211
- Druckseite 219 ff.
- Entwicklung 181
- Form 211
- Fundus 214, 221, 224, 226
- Limbus 218, 220, 224, 226
- Wand 211, 214, 221, 226
- Zugseite 222 ff.
Alveolarwall 244, 257, 317, 331
- Entwicklung 80 ff., 190
- Pseudo- 89 ff.
Ameloblast 40, 324
Amelogenesis imperfecta s. Schmelzhypoplasie
Amniozentese 28
Angle-Klasse II,1 15, 31, 48, 91, 300, 308, 315, 326, 327
 239 ff., 245 ff., 249 ff.
- Ätiologie 244 ff.
- Häufigkeit 244 ff., 246 ff.
- Pathogenese 248 ff.
- Sippenuntersuchungen 237 ff.
- Symptome 243, 246 ff.
- Zwillingsuntersuchungen
Ankyloglosson – Ankyloglossie
- Häufigkeit 99
- Vererbung 99
Ankylosierung 162, 171, 179, 181 ff.

Anodontie 44, 191, 277, 304
Anpassung s. Funktionelle Anpassung
Apikale Basis 308
- bei Deckbiß 282 ff., 289
- bei Progenie 261
Aplasie (s. auch Hypodontie u. Oligodontie) 167, 277
- der I_2 144, 173
- der M_1 122 ff.
- der P_2 68, 159 ff.
Artikulation
- dentale 326, 330
Artunterschiede s. Ethnische Gruppen
Atavismus 106, 183, 288
Atmung
- Behinderung 100, 252 ff., 322
- durch Mund 128, 253, 255 ff., 317, 321 ff.
- durch Nase 253, 255 ff.
- Geräusche 100
- Widerstand 128, 255
Auslese
- nach dem Interessantheitsgrad 50
- von Familien 51
- von Probanden 51, 248, 272 ff., 298
Autosom 23, 37

B

Barr-Körper s. Zellkernkörper
Biß
- offener s. Offener Biß
- tiefer s. Tiefer Biß
- Hebung 105, 129, 191, 318
- Lage 118, 232, 239, 256, 258 ff., 283, 293
- Nivellierung 224, 326
- Verschiebung 224, 230, 326, 330
- Zwangs 265, 283, 293
Blastogenese 55
Blastozystenstadium 40, 55
Blutgruppen 17
- A, B, 0 299
Blutsverwandtschaft 34, 37, 53, 72

Sachregister

C

Centrosomen	21
Chondroblasten	196, 202
Chromatin	20 ff.
Chromosomen	20 ff., 28 ff., 37
– Anomalie	23 ff.
– Bandmuster	22
– Darstellung	22
– Zahl	22
Codon	19 ff.
Collumwinkel	288
Confusio s. Gemination	
Copula	85
Cortison	79
Crossing-over	23, 40
Cytosin	17 ff.

D

Deckbiß	15, 48, 50 ff., 91, 239, 280 ff., 308, 315, 327, 328, 335, 337
– Ätiologie	293 ff.
– Formenkreis	285
– Häufigkeit	280, 288 ff.
– halber	282
– Nomenklatur	280
– Pathogenese	97, 288 ff.
– primärer	297
– Sippenuntersuchungen	296 ff.
– Symptome	281 ff.
– und Mikrodontie	299
– und Mundatmung	298
– und Progenie	299
– Zwillingsuntersuchungen	293
Dens in dente s. Invagination	
Dens tortuosus	141 ff.
Dentition	
– Krankheitsverursacher	104
– lacteale	102, 150, 189, 244, 288
– normale	102 ff., 147
– permanente	127, 147, 150, 244, 288, 340, 399
– Populationsunterschiede	102
– präcox	102, 111 ff., 147
– tarda	102, 111 ff., 147
– tertiäre	169
Depression	
– Milchmolaren	115, 155, 161 ff., 325
– Molaren	179 ff., 325
Desmodont s. Parodontium	
Desmosomen	104
Desoxyribonukleinsäure s. DNS	
Diastema mediale s. Trema	
Dilazeration	116, 141 ff.
– Ätiologie	142
– Formbesonderheit	142
Dimertheorie	132, 186
Discus articularis	94, 202
Diskordanz s. Zwillingsforschung	
– Entwicklung	202 ff.
– Funktion	202
– Veränderungen	232
Distalbiß	121, 239, 244, 248, 250, 258
– bei Deckbiß	48, 283, 290
– einseitig	240
– genuin	241
– hälftenungleich	240
– Häufigkeit	283, 290
Distomolar	183 ff.
DNS	17, 19 ff., 28, 196
Doppelhelix	17 ff., 21
Druckatrophie	103 ff., 181
Druckspannung	133, 197 ff., 209, 216, 219, 226 ff.
Durchbruch der Zähne (s. auch Dentition und Zahnwechsel)	
– bleibende Zähne	127, 147, 150, 244, 288, 399
– Milchzähne	102 ff., 150, 189, 244, 288
– Perioden	148 ff., 175
– Phasen	148 ff., 175
– verfrüht	102, 111 ff., 147
– verspätet	102, 111 ff., 147
Dysostosis	
– cleidocranialis	182 ff.
– kranio-facialis	322, 334
– maxillo-facialis	323
– oculo-auricularis	323

E

Ektodermale Dysplasie	167
– anhidrotische (hypohidrotische)	43 ff., 167
Embryogenese	55, 79, 205
Endoplasmatisches Reticulum	19
Endost	197, 213, 233
Engstand	128, 239
– bei Deckbiß	281 ff., 288
– bei Trema	308
– im Milchgebiß	335
– primärer	159, 300, 314
– sekundärer	159, 300
Entwicklung	
– abnorme	87, 109 ff.
– des Gebisses	101 ff., 116, 125 ff., 290, 292
– des Gesichtsschädels	188 ff., 304
– der Kiefergelenke	200 ff.
– der Mandibula	86, 189, 196, 200 ff., 277
– der Maxilla	70, 80, 82, 89 ff., 189, 197 ff.
– embryonale	79
– fetale	79 ff., 311
Enzym	20, 28, 206, 219, 225, 258, 324
– Defekt	35
Epithel	
– Ansatz	104

Sachregister

- Mauer 56 ff.
- Perlen 60
- Proliferation 57, 104, 169
- Scheide 115, 135, 144
- Schmelz 104

Erbberatung s. Genetische Beratung
Erbeinheit s. Gen
Erbfaktoren s. Gen
Erbprognose 78 ff.
Ernährung 257
- an der Mutterbrust 257 ff.
- mit der Flasche 258
Ethnische Gruppen 16, 31, 61, 70, 112, 128, 148, 160, 167, 206, 244, 303, 305, 316, 318
Exogenie 15, 31, 52, 72 ff., 75, 77 ff., 101, 137, 162, 166, 233, 235, 245, 256, 259, 266, 268, 279 ff., 294, 303 ff., 319, 328, 332, 336 ff.
Expressivität 31, 45, 138, 166
- Schwankung 296, 313
Extraktion
- als therapeutische Maßnahme 157, 218
- von bleibenden Zähnen 135, 154, 302, 312, 326, 336
- von Milchzähnen, Folgen 156 ff., 274, 277

F

Familienforschung s. Sippenforschung
Fasern 210 ff.
- Aggregation 210 ff.
- Anpassung 212, 216, 222, 224
- elastische 212
- kollagene 196, 210 ff., 216, 218, 222, 225, 338
- oxytalanhaltige 213
- präkollagene 212
- Sharpeysche 210 ff., 216
- supraalveoläre 210 ff.
- suturale 196, 211
- transseptale 215
Feldtheorie 174
Fernröntgenseitenbild s. FRS
Fetus
- Fehlentwicklungen 86 ff.
- normale Entwicklungen 79 ff.
Fibrinoide Verquellung 221, 223 ff., 228
Fibroblasten (Fibrozyten) 197, 212, 221, 224, 228
Flaschenernährung 246, 252
Fluoreszenz 22, 232
Fluoridierung 156
- Einfluß auf Fehlstellungen 159
Fontanellen 189, 191, 197
Foramen
- apicale 221 ff.
- caecum 136, 138
- incisivum 58, 131, 310
- mandibulare 189

- mentale 200, 232
- occipitale magnum 195
Fotografie s. Photographie
Fraktur von Zähnen 116, 130
Frenulum
- labiale 90 ff., 307 ff., 314
- laterale 90
- platte 310 ff.
- multipel 40 ff.
- tectolabiale 91, 307
FRS-Analyse 69, 94 ff., 101, 194, 229, 232, 242, 255 ff., 263, 276, 282, 286, 290, 292, 317, 320, 322 ff., 327
- Bedeutung 51
- standardisierte 230
Funktion (s. auch Matrix, funktionelle) 204 ff., 237
- Reizeinwirkungen 219, 224 ff., 228 ff.
- Störungen 206
Funktionelle Anpassung 202, 204 ff., 213, 218, 239, 290, 298, 320, 322, 326 ff., 331 ff.
- Reizqualität 217
- Zeitfaktor 217

G

Gametenbildung 29, 35
Gaumen
- Breite 81, 105
- Entwicklung 55 ff., 58 ff., 79, 81, 85, 277
- Formen 82, 283, 320, 327
- Höhe 70, 82
- Länge 81 ff.
- primärer 55 ff.
- sekundärer 58 ff., 76 ff.
Gaumennahterweiterung 254, 312, 321
Gaumenspalte, isolierte 40
- Ätiologie 61 ff., 76 ff.
- Entwicklung 60, 76
- Häufigkeit 61, 76 ff.
- Mikrosymptome 60
- beim Robin-Syndrom 101
Gauß-Verteilung 45, 111, 127, 149, 279 ff., 303, 305, 315, 329
Gehirn 189
- Entwicklung 190 ff.
Gemination 67, 112, 127, 132 ff., 170
- koronale 112
- radikuläre 112, 170
- totale 112
Gen (s. auch Vererbung) 15, 17, 25, 29
- autosomal 29 ff., 312
- dominant 29 ff., 101, 133, 182, 312
- geschlechtsgebunden 37, 165
- gonosomal 29
- Hauptgen 46
- Leitgen 46, 303

365

Sachregister

Gen
- Operatorgen   206
- rezessiv   29, 32 ff., 181
- X-chromosomal   37 ff., 165, 313
- Zahl   35
Genetik
- klinische   15, 28 ff.
- medizinische   15
- Unterteilungen   16
Genetische Beratung   78 ff.
Genetischer Code   18 ff.
Geschlechts-
- begrenzung   333
- bevorzugung   77, 130, 160, 175
- gebundenheit (s. a. X-Chromosom)   165
- unterschied   117, 125, 147 ff., 159,
                                  171, 296, 303, 324
Geschwister
- Fälle   273, 337
- Methode   52, 248, 273, 296
Gesichtsschädel   51, 189 ff.
- Entwicklung   58, 189 ff.
- Form   242, 254, 262, 299, 333
- Profilverlauf s. Profilverlauf
- Proportionen   242 ff., 262
Gewebsveränderungen (s. auch
  Funktionelle Anpassung)
- am Apex   221 ff.
- im Kiefergelenk   229 ff.
- im Parodontium   209 ff.
Gleithindernis s. Zwangsführung
Gonosomen   23
Guanin   17 ff.

H

Habits s. Lutschen
H-Brücke   17, 21
Hämophilie   41, 43 ff.
Halbretention s. Retention
Halteapparat s. Parodontium
Hemizygot(ie)   29, 37 ff.
Heterochromatin   23
Heterogenie   165
Heterozygot(ie)   29 ff., 32, 37, 39, 101, 133, 182, 312
- Testverfahren   35
Histokompatibilität   47
Histone   20
Homo heidelbergensis   108
Homozygot(ie)   29, 32 ff., 37, 39, 166, 181, 270
Humangenetik s. Genetik
Hyalin s. Fibrinoide Verquellung
Hydroxylapatit   195
Hyperodontie   41, 67, 110, 301, 312, 336
- Ätiologie   133, 177, 183
- atypischer Zähne   131 ff., 169 ff.
- der C   40, 168

- Frequenz   133
- der I_2 183
- der Molaren   183, 186
- der Prämolaren   169 ff., 183
Hypodontie   27, 40, 110, 144, 159 ff., 278, 300
- Häufigkeitsunterschiede   68
- bei LKG- und G-Spalten   67 ff., 74 ff.
- Mikrosymptome   67 ff., 144, 159 ff.
- bei Progenie   278
- bei Trema   312
Hypomineralisation   35, 45

I

Imbezillität   25
Incontinentia pigmentie
  s. Syndrom, Bloch-Sulzberger
Inklination s. Stellungsfehler
Interinzisalwinkel   282
Interphasenzustand   20, 23
Invagination   136 ff.
Inzisale Stufe
- negativ   80, 87, 95, 239 ff., 278, 292 ff.
- positiv   97
Inzisales Plateau
- Neigungsgrad   91, 96
Inzucht   34, 166
- Koeffizient   78
Isolation   34

K

Karies
- Anfälligkeit   27, 99, 159, 244, 288
- Folgen   156
- Frequenz   40
- Milchzähne   115
- Reduzierung   159
Karyogramm   22
Kaufunktion   148, 242, 264, 304, 317, 328
- Modi   235, 287
Keimlage der Zähne
- abnorme   122, 160 ff., 169 ff., 281 ff., 335
Kiefergelenk
- des Neugeborenen   94 ff., 257
- Entwicklung   202 ff., 229
- Formbesonderheiten   287
- Funktion   94, 264
- Knorpelschichten   202 ff., 229
- Position   328
- primäres   94, 229
- sekundäres   94
- Umbauvorgänge   229 ff., 330
- Wuchsknorpelfunktion s. Knorpel
Kieferhöhle   198, 200

Kieferwinkelgröße
- bei Deckbiß 287
- Entwicklung 189 ff.
- intrauterin 94
- bei Neugeborenen 93
Klassifizierung der Dysgnathien 237, 242, 288, 297
Knickung s. Dilazeration
Knochen
- Abbau 189, 206, 219 ff.
- Anbau 189, 206, 219, 222
- bälkchen 230
- fasriger 210 ff., 214
- lamellärer 210 ff., 220
- Mark 194, 215, 225 ff.
- schalenartiger 210 f., 215, 220
- Umbau 189, 206, 230 ff.
- Wachstum 195 ff., 230
Knorpel
- akzessorischer 197
- fasriger 202
- hyaliner 195 ff., 202
- des Kiefergelenkes 94, 196, 202 ff., 229, 232, 277
- Meckelscher 85, 86, 94, 196, 200, 202
- der Nasenscheidewand 196, 199, 206, 232
- primordialer 196, 200, 229, 233
- sekundärer 197
- Wachstum 196, 199, 202, 229 ff., 277
- Zonen 202 ff., 230, 231
Komplementarität
- zwischen Angle-Kl. II,1 und Progenie 274, 278 ff.
- zwischen Engstand und Weitstand 305
- zwischen Exversion und Inversion 337
- zwischen Knochenan- und -abbau 198
- zwischen offenem und tiefem Biß 329
- zwischen übergroßem C und „Affenlücken" 106 ff.
Kompressionsanomalie 110, 239, 250 ff., 254, 256
Konduktor 34, 37, 43 ff.
Konkordanz s. Zwillingsforschung
Kopfbiß
- bei Progenie 265
- zur Zeit der Geburt 96 ff.
Kraft 209
- Ansatzpunkt 209
- Einwirkungsformen s. Krafteinwirkung
- Feld 216
- Intensität 209, 223
- Richtung 223
Krafteinwirkung 228
- intermittierend 218, 223 ff., 225
- kontinuierlich 218 ff., 222, 228
- stoßartig 225
- überschwellig 218
- unterbrochen 217 ff.
Kranium
- Entwicklung 195 ff., 206
- Kapsel 197

- Neuro 189 ff., 205
- primordial 195
- Splanchno s. Viscerokranium
- Viscero 189 ff., 196, 205
Kreuzbiß 240, 283, 322, 329 ff., 335
- Ätiologie 256, 332 ff.
- Behandlung 319
- fetaler 97, 333
- Häufigkeit 331
- halbseitig 330
- Nomenklatur 326, 329 ff.
- Pathogenese 159, 261, 331 ff.
- progener 332
- Symptome 330 ff.
- zur Zeit der Geburt 97, 331
K-Wert 53

L

Lateralverschiebung des Unterkiefers
  (s. auch Kreuzbiß) 97, 239, 241, 250 ff., 330 ff., 333
Lippen 26, 43, 80
- Beißen 318
- Entwicklung 83 ff.
- Haltung 242, 253, 278, 283, 285, 291, 317
- Pars cutanea 83
- Pars glabra 83
- Pars intermedia 83
- Pars villosa 83, 84
- Talgdrüsen 83
- Tonus 286 ff.
- Zotten 83 ff.
Lippenband s. Frenulum labiale
Lippen-Kiefer-Gaumenspalte 15, 25, 47, 55, 58, 67, 133, 173
- Ätiologie 61 ff.
- Häufigkeit 61 ff.
- Mikrosymptome 47, 64, 65 ff.
- Operation 196
- Pathogenese 57 ff.
- Sippenuntersuchungen 73
- Zwillingsuntersuchungen 75
Lücken 128, 150, 239, 302, 305 ff., 314
- Halter 116, 158
- primäre 126 ff., 300, 307
- Schluß 150, 158
- sekundäre 300
Lutschen 31, 115, 239, 312, 313
- bei Angle-Klasse II,1 239 ff., 246, 249 ff., 256
- bei Deckbiß 251, 289, 292
- bei Kreuzbiß 331, 333
- bei offenem Biß 318 ff.
- bei Progenie 280
- Protrusion 31, 115 ff.
- Wirkungskomponenten 250, 318 ff.

Sachregister

M

M_1-Einstellung	106, 117 ff.
– Baume-Modus	120
– Friel-Korkhaus-Modus	119 ff.
– primär korrekt	118, 120
– sekundär korrekt	121, 149
– Störungen	121 ff., 177
– Zielinsky-Modus	119 ff.
M_2-Einstellung	175 ff., 290
– Störungen	175 ff., 325
Mandibula s. Unterkiefer	
Mandibuläre Verschiebung s. Lateralverschiebung	
Manifestationswahrscheinlichkeit	
– Abnahme	49, 294
Margoide Differentiation	140
Masseterkauer s. Kaufunktion	
Matrix	
– funktionelle	199, 204 ff.
– funktioneller Hohlraum	205
– kapsuläre	199, 205
– periostale	205
Maxilla s. Oberkiefer	
Meiose	23, 40
Mesiodens	137, 307, 312
– Ätiologie	131
– Häufigkeit	131
– Pathogenese	132 ff.
Messenger-RNS s. RNS	
MGS	45 ff., 52, 75, 166 ff., 259, 270, 274, 293, 304, 314
Mikrodontie	165 ff., 292, 299, 303, 312
Mikrosymptome	
– von Deckbiß	45, 299
– von Hämophilie	44
– von Hypodontie/Oligodontie	160 ff., 303, 337
– von LKG-Spalten	64 ff., 67, 70
– von Progenie	45, 261, 268
Mikrogenie s. Syndrom nach Robin	
Mikromelie	89
Milch	
– Ersatzprodukte	258
– der Kuh	258
– der Mutter	257 ff.
– Schadstoffe	258
– Zusammensetzung	258
Milchgebiß	41
– Entwicklung	101 ff.
– Entwicklungsstörungen	109 ff.
– lückenlos	106, 115, 125 ff.
– mit Engstand	106, 335
– mit Lücken	106, 115, 125 ff.
– Okklusionsfindung	104
Milchmolarendepression s. Depression	
Milieufaktoren s. Exogenie	
Mißverhältnis Zahn–Kiefergröße	92, 128, 158, 282, 300 ff., 308, 312, 314
– Ätiologie	302 ff.
– einkiefriges	302
– Pathogenese	302 ff.
– Symptome	300
Mitose	21 ff., 29, 55, 213, 222
Mongolismus	
s. Syndrom nach Down	
Monosomie	23, 25
Multifaktorielles genetisches System	
s. MGS	
Mund	
– atmung	246, 252 ff., 298
– boden	86, 256
Mutation	15, 28 ff., 31 ff., 35, 40, 77, 108, 165, 235

N

Nase	
– bei Deckbiß	285 ff.
– Choanen	56, 58, 254
– Entwicklung	56, 85, 196
– Form	56, 64 ff., 196, 206, 285
– Gänge	200
– Lumen	80, 206, 253 ff.
– Polypen	254
– Rachenraum	276
– Scheidewand	196, 253, 320
– Wurzel	44
– Zähne in	131
Nasenatmung	
– Bedeutung	252
– behinderte	246, 252 ff., 298 ff.
– Voraussetzung	252
Nasenwülste	
– laterale	56 ff.
– mediale	56 ff.
Nichtanlage s. Hypodontie	
Normalverteilung s. Gauß-Verteilung	

O

Oberkiefer	232, 302
– Entwicklung	80, 82, 89 ff.
– Form	82, 89, 321
– Größe	80, 82, 89, 286, 304
– Verkümmerung	158
Odontoid s. Mesiodens	
Odontom	
– im bleibenden Gebiß	124, 135, 169, 173, 177
– im Milchgebiß	115
Offener Biß – frontal	240, 251, 276, 283, 289, 315 ff.
– Ätiologie	256, 318 ff.
– bei erbl. Schmelzhypoplasie	40, 323 ff.
– bei Progenie	261
– Häufigkeit	317 ff.

Sachregister

- Pathogenese 317ff.
- Symptome 316ff.
- zur Zeit der Geburt 95f., 190, 317
Offener Biß – seitlich 161, 179ff., 325ff.
- Ätiologie 161, 179ff., 325ff.
- Häufigkeit 325
- Pathogenese 325ff.
- Symptome 325, 379ff.
- zur Zeit der Geburt 95, 190
Oligodontie (s. auch Hypodontie) 112, 165, 304
- bei ektodermaler Dysplasie 44
- bei Progenie 278
Ossifikation
- desmale 194, 200
- enchondrale 195ff., 200
- intramembranöse 195
- Zentren 197
Osteoblasten 194ff., 197, 209, 213, 226ff.
Osteoid 213, 222, 226f., 230ff.
Osteoklasten 194, 195, 209, 213, 219, 226ff.

P

Panmixie 34
Papilla incisiva 90, 92, 307
Paramolar 183ff.
Parodontium 200, 211ff.
- Bestandteile 211ff., 216
- Strukturen 181, 211ff.
- Umbauvorgänge 218ff.
Parodontopathie
- apikale 66, 143, 158
- marginale 34, 141, 317, 326
Penetranzschwankung 31, 45, 138, 166, 296, 313
Periodontium 212
- Blutversorgung 214ff.
- Spaltbreite 211ff., 217ff., 222, 224, 228
Periost 197, 213, 233
Phänokopie 74, 77
Photographie 50, 80, 187ff., 242, 263
Phylogenese 94, 132
Piezo-Effekt 195, 197, 219
Platzhalter s. Lückenhalter
Polygenie, additive 15, 45ff., 52, 75, 77, 112, 127, 166, 248, 259, 270, 272ff., 279, 286, 303ff., 313
- mit Schwelleneffekt 45, 248, 274
Population s. Ethnische Gruppen
Postlactealebene 117ff.
Proband 30, 166, 247ff., 256, 273, 286
- Auslese 248, 272ff., 298
- Methode 52, 99, 248, 296, 313
Processus
- alveolaris s. Alveolarwall
- condylaris 93, 101, 200, 202, 204, 229ff., 333
- coronoideus 206
- mastoideus 189, 192

Profilverlauf 290, 317
- fliehend 100, 242, 263, 285, 317, 322
- gerade 263, 285
- progen 263, 285
Progenie 15, 27, 45, 50ff., 248, 259ff., 293, 315, 327, 335
- Ätiologie 264, 266ff.
- embryonale 58, 79, 80, 86, 264
- Familienuntersuchungen 270ff.
- genuine 260
- Häufigkeit 265
- klinische Formen 266, 270
- Mikrosymptome 47, 261, 264ff., 270
- mit LKG 68ff., 274
- Pathogenese 158, 249, 264ff.
- Symptome 260ff., 302
- zur Zeit der Geburt 95
- Zwillingsuntersuchungen 266ff.
Prognathie 237, 247, 264
- embryonale 264
- mandibuläre s. Progenie
Propositus s. Proband
Pseudodominanz 37
Pubertät 196
- Wachstumsschub 147, 187, 194

R

Rachitis 319ff.
- Folgen 319ff.
- Prophylaxe 258
- Schmelzhypoplasie 319
- Vitamin-D-resistente Form 40
Rasse s. Ethnische Gruppen
Reihenextraktion s. Serienextraktion
Re-inklusion s. Depression
Replikation 21ff.
Resorption
- des Knochens 195, 219ff.
- des Knorpels 204
- direkte 219, 223ff.
- indirekte 219ff., 223
- unterminierende 121ff., 145, 155ff., 336
- der Zahnwurzel 162, 228
Retention 170ff., 315, 336, 340
- Ätiologie 171ff.
- Häufigkeit 171
- multipel 34
- von C 170, 172
- von I_1 131
- von M_1, M_2, M_3 124, 178ff., 325
- von P_2 34, 170
Retrogenie
- embryonale 79ff., 244
- fetale 79ff., 244
- zur Zeit der Geburt 95, 104

369

Ribonukleinsäure s. RNS
Ribosomen 19, 196
RNS 17, 20
- Boten = messenger = m-RNS 19
- Matrizen-RNS 19
- ribosomale = r-RNS 19
- transfer = t-RNS 19
Rotation (s. auch Stellungsfehler einzelner Zähne)
- der Kiefer 322, 325, 328
- von Zähnen 281, 301, 334 ff.

S

Sammelkasuistik 31, 48, 50
Saugen
- an der Flasche 252, 257 ff.
- an der Mutterbrust 99, 252 ff.
- an der Unterlippe 291
Schachtelbiß 91, 96
Schädel s. Kranium
Schizodontie s. Gemination
Schlaflage 246, 248, 331
Schlucken 242, 244, 252, 286, 291
- Schwierigkeiten 264, 317
Schmelzhypoplasie 316
- erbliche Formen 39 ff., 45, 47, 323 ff.
- mit offenem Biß 320 ff., 324
- durch Rachitis 320 ff.
Selektion 108, 133, 165
Serienextraktion 129, 145
Sichelzahn s. Dilazeration
Sippenforschung 45, 49 ff., 101, 166, 313
- bei Angle-Klasse II,1 246 ff.
- bei Deckbiß 296 ff.
- beim Mißverhältnis zwischen
  Zahn–Kiefergröße 304 ff.
- bei Progenie 270 ff.
- beim Trema 313
Solitärfall 35, 37, 71, 73, 76, 101, 133, 273
Spaltbildung s. Gaumen- und
Lippen-Kiefer-Gaumenspalte
Spongiosa 197
- bälkchen 181
- Raum 224
- retroalveoläre 220
- Struktur 229
Sprache
- Fehlerhaftigkeit 61, 317
Stäbchenversuch 226 ff.
Stellungsfehler einzelner Zähne 334 ff.
- Ätiologie 335 ff.
- Drehung (Rotation) 301, 334, 337
- Falschstand im Ganzen
  (paraxiale Position) 301, 334 ff.
- Häufigkeit 335
- im Milchgebiß 334 ff.
- Kippung (Inklination) 301, 335, 337

- Pathogenese 334 ff.
- Sippenforschung 337
- Symptome 334, 338
- Transposition 338, 340
- Zwillingsuntersuchungen 337
Stützzone
- Analyse 148, 150 ff.
- Größe 148, 156
- Voraussage 152 ff.
- Zusammenbruch 154 ff., 161
Stufenbiß
- flach 91, 96
- mittelsteil 91, 96
- steil 91, 96
Sulcus
- dento-gingivalis 90
- lateralis 89
- postero-lateralis 89
- terminalis 85, 90
- transitorischer 90
Suturen 92
- Wachstumsvorgänge 196 ff.
- Zerstörung 205, 206
Symphyse des Unterkiefers 100, 189
Synchondrosis spheno-occipitalis 195 ff.
Syndrom 48, 73, 86, 182, 280
- Bloch-Sulzberger 41
- Christ-Siemens-Touraine 43, 167
- Definition 25
- Down 25 ff., 78, 167
- Edwards 25
- Klinefelter 25
- long-face 322
- Oro-facio-digitales (OFD) 40, 77 ff., 169
- Pateau 25
- PHC (Böök) 165
- Robin 77, 99 ff., 244, 277
- Turner 25
Synodontie s. Gemination

T

Tectalwulst 90 ff.
Temporaliskauer s. Kaufunktion
Tetracyclin 101
Thymidin 22
Thymin 17 ff.
Tiefer Biß 48, 240, 289 ff., 292, 319, 326 ff.
- Ätiologie 328 ff.
- „echter" 327
- „falscher" 327
- Häufigkeit 328
- im Seitenzahngebiet 175, 330
- Pathogenese 327 ff.
- Symptome 327
- zur Zeit der Geburt 95 ff., 190

Tonsilla	
– Hyperplasien	264, 276
– pharyngica	242, 264, 276, 299
Trabekel	194, 229, 233
Trajektorien	194 ff., 340
Transformation	194 ff., 209, 232
Translation	20, 194 ff., 229, 232
Transport-Ribonukleinsäure s. RNS	
Transposition von Zähnen	37, 338
Transskription	19
Trema	31, 45, 91, 110, 131, 302, 305 ff., 335
– Ätiologie	31, 312 ff.
– echt	310 ff.
– Häufigkeit	310 ff.
– Pathogenese	309 ff.
– physiologisch	307, 309 ff.
– Symptome	307 ff.
– unecht	312
Triplet	19, 28
Trisomie 21 s. Syndrom nach Down	
Tuber	
– mandibulae	201
– maxillae	70, 82, 175, 199
Tuberculum	
– articulare	94, 202, 229 ff., 232
– Carabelli	105
– dentis	138, 140 ff., 316
– impar	84 ff.
– linguae	84
– paramolare	183 ff.
– postglenoidalis	202, 230, 232

U

Überzahl von Zähnen s. Hyperodontie	
Umbauvorgänge s. Funktionelle Anpassung	
Umwelteinfluß s. Exogenie	
Unterkiefer	
– Breite	93
– Entwicklung	86, 196, 200 ff., 277
– Form	25, 92 ff., 200, 322
– Größe	25, 92 ff., 100, 200, 276, 304
– Länge	93
– Lage zum Oberkiefer	95 ff., 330
– Rand	233
Unterkieferwinkel	200, 322
– bei Deckbiß	287
– Umbauvorgänge	230
– zur Zeit der Geburt	93 ff., 189
Unterlippenfisteln	73, 165
Unterzahl von Zähnen s. Aplasie u. Hypodontie	
Urazil	17
Uvula	
– bifida s. bipartita	70, 100
– Kerbe	60, 70

V

Velum-Spalte s. Gaumenspalte	
Vererbung (s. auch Gen)	
– autosomaler Gene	29 ff., 235, 247, 312
– beidelterliche	32, 35 ff.
– disharmonische	303
– dominante	29 ff., 39 ff., 133, 247, 312
– einelterliche	30
– hemizygote	37 ff., 323
– heterozygote	37 ff.
– homozygote	32 ff., 41, 181, 235, 247, 312
– multifaktorielle s. MGS	
– rezessive	32 ff., 41 ff.
– X-chromosomaler Gene	37 ff., 41, 165, 323
Verkümmerung von Zähnen s. Mikrosymptome	
Versenkung s. Depression	
Vitaminmangel	101, 225

W

Wachstum	187 ff., 195 ff., 257, 322
– appositionelles	195, 203
– autonomes	196
– der Zunge	84 ff.
– des Oberkiefers	197 ff.
– des Schädels	188 ff., 318
– des Unterkiefers	200 ff.
– dysproportionales	51, 60, 326
– induziert	205
– interstitiell	195 ff., 203
– suturales	199
– V-Prinzip	201
– Zentrum	196
– Zone	196
Watson-Crick-Modell	17 ff.
Wechselgebiß	265
– Perioden	117 ff., 232, 318
– phasen	147
– Störungen	130 ff., 147, 155 ff.
Weinberg-Korrektur s. Geschwister- und Probandenmethode	
Wuchsknorpelfunktion s. Kiefergelenk	

X

X-Chromosom	23, 29, 37 ff., 165, 313, 323 ff.

Y

Y-Chromosom	23, 25, 29, 37, 40

Z

Zähne
- angeborene   111
- Durchbruch   338 ff.
- Formabweichungen   15, 40, 46, 166 ff., 168, 170
- Größe   15, 27, 41, 44, 46, 127 ff., 166, 170, 303 ff.
- Stammformel   165
- Verlagerung   34, 122, 124, 132, 137, 143, 160 ff., 170 ff., 338 ff.
- Wanderung   120, 176
- Zahl   15, 44, 166, 168, 186, 304

Zahnbogen   106, 129, 232, 260 ff., 302, 304, 337
- Asymmetrie   330
- Breite im bleibenden Gebiß   238
- Breite im Milchgebiß   105
- Länge im bleibenden Gebiß   237
- Länge im Milchgebiß   109
- Veränderung beim Schneidezahnwechsel   129 ff., 192
- Veränderung beim Seitenzahnwechsel   194
- Verformung   319, 330

Zahnleiste
- Nebenleiste   170
- primäre   57, 85, 133, 135, 170, 310
- sekundäre   67, 183
- Septum   310 ff.

Zahnwechsel   232, 289, 322
- im Bereich der Schneidezähne   117 ff., 156
- im Bereich der Stützzonen   148 ff.
- Perioden   148 ff., 175
- Phasen   148 ff., 175
- Störungen   130 ff., 155 ff.

Zahnwurzel
- akzessorische   141, 185
- Form   209, 225
- Länge   209, 225, 305
- Resorptionen   162, 228
- Verbiegung
   s. Dens tortuosus
   s. Dilazeration

- Verformung   168, 169
- Wachstum   158, 226, 338, 340
- Zement   221 ff.

Zellkernkörper   23 ff., 29, 40

Zentromer   21
- Index   22

Zugspannung   197 ff., 206, 209, 216, 222

Zunge
- Druckwirkung   240, 256, 287, 318
- Entwicklung   58, 80, 84 ff.
- Faltungen   26
- Haltung   252, 257, 317, 325
- Hyperplasie   26, 262, 276, 318, 325
- Kerbungen   40
- Verkümmerung   99 ff., 276

Zwangsführung s. Zwangsbiß

Zwangsbiß (s. auch Lateralverschiebung)
- progener   264 ff., 332
- sagittaler   332, 283, 293
- transversaler   239, 241, 250 ff., 330 ff., 333

Zwillinge (s. auch Zwillingsforschung)
- eineiige = erbgleiche = identische = EZ   46, 48
- zweieiige = dizygotische = nicht identische = ZZ   46, 48
- Entstehung   46 ff.
- Häufigkeit   46
- Pärchen   46
- Serie   48, 246

Zwillingsbildung der Zähne s. Gemination

Zwillingsforschung   17, 29, 46 ff., 75 ff., 111, 127, 162, 166, 246 ff., 266 ff., 293 ff., 303, 313, 321

Zwischenkiefer   197, 311
- Hyperplasie   282, 287

Zygote   15, 23, 25

Zytoplasma   21

Zysten
- follikuläre   171, 173, 177
- Retentionszysten   60